CONTRIBUTION A L'ÉTUDE ANATOMIQUE ET CLINIQUE

DES

PARALYSIES SPINALES SYPHILITIQUES

PAR

Le Docteur Jules SOTTAS

Ancien interne des hôpitaux de Paris

PARIS

G. STEINHEIL, ÉDITEUR

2, RUE CASIMIR-DELAVIGNE, 2

1894

CONTRIBUTION A L'ÉTUDE ANATOMIQUE ET CLINIQUE

DES

PARALYSIES SPINALES SYPHILITIQUES

IMPRIMERIE LEMALE ET Cie, HAVRE

CONTRIBUTION A L'ÉTUDE ANATOMIQUE ET CLINIQUE

DES

PARALYSIES SPINALES SYPHILITIQUES

PAR

Le Docteur Jules SOTTAS

Ancien interne des hôpitaux de Paris

———◆|◆|◆———

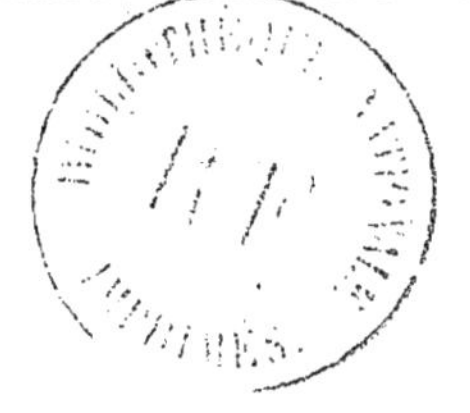

PARIS

G. STEINHEIL, ÉDITEUR

2, RUE CASIMIR-DELAVIGNE, 2

——

1894

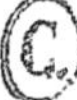

DU MÊME AUTEUR

1890. **Épithélioma de l'œsophage, ulcération de l'aorte, mort par hémorrhagie interne.** *Bull. Soc. anat.,* 13 juin 1890, p. 282.

Fracture du pubis, rupture de la vessie, péritonite, mort. *Bull. Soc. anat.,* 13 juin 1890, p. 283.

Kyste des conduits de Gaertner (avec figure). *Bull. Soc. anat.,* 17 octobre 1890, p. 439. (En collaboration avec M. le docteur Walther.)

1891. **De l'opération de Wladimiroff Mickulicz** (avec figures). *Arch. gén. de Méd.,* avril et mai 1891.

Dilatation bronchique exclusivement limitée au lobe supérieur du poumon droit ; hyperplasie considérable des fibres musculaires lisses. *Bull. Soc. anat.,* juin 1891, p. 376.

Corps libre de la cavité péritonéale chez un vieillard. *Bull. Soc. anat.,* juin 1891, p. 378.

Polyurie, glycosurie, amaigrissement rapide, mort. Lithiase pancréatique. *Bull. Soc. anat.,* novembre 1891, p. 625.

1892. **Fièvre typhoïde ou phtisie aiguë.** *Médecine moderne,* 3 mars 1892.

Cancer du cardia ; gangrène de la rate, gangrène pulmonaire (avec figure). *Bull. Soc. anat.,* mars 1892, n° 8, p. 252.

Un cas de sclérose en plaques dans la convalescence de la variole. *Gazette des hôpitaux,* avril 1892, n° 44.

Sur un cas de syringomyélie unilatérale et à début tardif, suivi d'autopsie (avec figures). *Soc. de biolog.,* 23 juillet 1892. (En collaboration avec M. le docteur Dejerine.)

Un cas de tétanos traité par les injections d'iode. *Gazette des hôpitaux,* août 1892, n° 92.

Note sur un cas de paralysie puerpérale générale. *Gazette des hôpitaux,* octobre 1892, n° 123. (En collaboration avec M. le docteur E. Sottas.)

Péricardite et symphyse. Dilatation cardiaque, rétrécissement de l'aorte et persistance partielle du trou de Botal. *Bull. Soc. anat.,* novembre 1892, n° 28, p. 710.

Le choléra à l'hôpital Cochin (service de M. Dujardin-Beaumetz) ; quelques modes de traitement. *Bull. de thérap.,* 30 décembre 1892. (En collaboration avec M. Patay, externe des hôpitaux.)

1893. **Sur l'état de la moelle épinière dans deux cas de compression des racines postérieures.** *Soc. de biol.*, 4 mars 1893.

Deux cas d'hémiplégie spinale avec anesthésie croisée (avec figures). *Revue de méd.*, janvier 1893.

Sur la névrite interstitielle hypertrophique et progressive de l'enfance (avec figures). *Mémoires de la Soc. de biol.*, mars 1893. (En collaboration avec M. le docteur Dejerine).

Contribution à l'étude des dégénérescences de la moelle consécutives aux lésions des racines postérieures (avec figures). *Revue de méd.*, avril 1893.

Sur la nature des lésions médullaires dans la paraplégie syphilitique. *Soc. de biol.*, avril 1893.

Sur un cas de maladie de Thomsen, suivi d'autopsie. *Soc. de biol.*, 24 juin 1893. (En collaboration avec M. le docteur Déjerine.)

Dilatation bronchique lobaire diagnostiquée pendant la vie par l'absence dans l'expectoration du bacille de Koch (avec figures). *Revue de méd.*, août 1893. (En collaboration avec M. le docteur Dejerine.)

Dégénérescence rétrograde du faisceau pyramidal. *Soc. de biol.*, 25 novembre 1893.

Je dédie ce travail comme un faible témoignage de ma reconnaissance

AVANT-PROPOS

L'influence de la syphilis sur le développement des affections du système nerveux et de la moelle en particulier n'est plus à prouver aujourd'hui. Les questions qui se posent actuellement sont : d'une part, la modalité des lésions produites dans la moelle par cette affection et leurs conséquences ; d'autre part, les limites qu'il convient d'attribuer à l'influence de l'infection syphilitique sur le développement des maladies de la moelle.

C'est au premier de ces deux problèmes que nous nous attacherons ; quant à fixer les limites de l'influence de l'agent syphilitique sur la genèse de certaines affections systématiques comme le tabes, par exemple, c'est une tâche que nous n'entreprendrons pas.

Si la réalité des myélopathies syphilitiques est acceptée, c'est en grande partie sur l'observation clinique que repose cette conviction. Et cependant, en restant sur le terrain de la clinique, la nature syphilitique de telle ou telle affection du système nerveux ne peut guère être affirmée que par le raisonnement : *post hoc, ergo propter hoc*, raisonnement bien aléatoire. Il faut avouer toutefois que dans nombre de circonstances, cette induction prend une singulière valeur. Si, en effet, par exemple, chez un jeune sujet, syphilitique depuis quelques mois ou un petit nombre d'années seulement, on voit apparaître des douleurs lombaires, de la difficulté dans la miction, puis plus ou moins rapidement une faiblesse des jambes faisant bientôt place aux symptômes d'une paraplégie spasmodique, on pensera naturellement à l'influence de la syphilis. Si toute autre cause évidente de lésion de la moelle, comme un mal de Pott, un traumatisme, manque, cette supposition deviendra presque une certitude. Mais il est d'autres circonstances où le diagnostic repose sur des données bien moins précises. Si cette paraplégie survient chez un individu âgé, syphilitique depuis longtemps, pourra-t-on affirmer la nature syphilitique de l'affection, ou bien s'agit-il d'une paraplégie de cause inconnue survenue chez un syphilitique? La difficulté bien souvent ne peut être tranchée du vivant du malade. Il n'est même pas toujours facile, lors de l'autopsie, d'établir sur des caractères anatomiques précis la nature spécifique de l'affection.

L'incertitude s'accroît encore à l'égard de certaines myélites systématisées, le tabes, par exemplé, que nombre d'auteurs considèrent comme relevant ou pouvant relever de la syphilis. Les divergences d'avis des différents auteurs prouvent l'incertitude d'une opinion qui ne repose que sur la statistique et manque de base anatomique certaine.

Y a-t-il, en effet, en correspondance avec les différentes manifestations cliniques de la syphilis médullaire des altérations anatomiques particulières qui permettent une classification de ces formes ? Avant de répondre à cette question, nous rechercherons d'abord s'il existe des lésions spécifiques de la syphilis, et quels tissus elles pourront atteindre dans la moelle.

Dans l'ignorance où nous sommes de la nature de l'agent infectieux syphilitique, nous n'avons pour nous guider que l'étude de la réaction histologique du tissu affecté. En raisonnant par analogie, on assimile l'action du virus syphilitique à celle d'autres agents infectieux qui produisent des lésions à tendance nodulaire comme dans la morve, la tuberculose, la lèpre, etc. Or la spécificité du tubercule n'a pu être affirmée que par l'isolement, la culture et l'inoculation du bacille de Koch. Et même, le tubercule est-il le seul mode de réaction des tissus en présence du bacille de Koch ? Cet agent ne peut-il produire des modifications du tissu conjonctif autre que le tubercule, ne peut-il pas aussi agir sur les éléments nobles des différents parenchymes ?

Les mêmes questions se posent à l'égard de la syphilis, et elles sont naturellement plus obscures encore, pour la raison que nous avons indiquée.

D'après l'opinion générale, le virus syphilitique porte surtout son action sur les éléments dérivés du mésoderme, en particulier sur le tissu osseux, le tissu conjonctif, les systèmes lymphatique et vasculaire sanguin.

Il se peut que les éléments différenciés qui constituent le tissu noble des différents organes soient également atteints directement par la vérole, mais cette action n'est pas actuellement démontrée, et, jusqu'à preuve du contraire, les lésions parenchymateuses doivent être considérées comme secondaires.

Le mode de réaction du tissu affecté se rapproche beaucoup de l'inflammation vulgaire ; quelle que soit la date de l'infection, et ici la distinction en période secondaire et tertiaire n'a pas sa raison d'être, le processus d'irritation est toujours le même, il consiste en une hyperplasie des cellules conjonctives, un apport de cellules lymphoïdes, et une multiplication des éléments analogues qui entrent en action dans toute inflammation.

Toutefois, cette hyperplasie inflammatoire se présente souvent avec une apparence particulière. Elle peut aboutir à la formation de granulations spécifiques dont la structure a permis d'établir un rapprochement entre la syphilis et les autres maladies infectieuses à productions nodulaires.

L'importance de cette néoplasie est très variable, et entre l'infiltration plus ou moins conglomérée qui peut être regardée comme la gomme microscopique (gomme miliaire) et la gomme macroscopique, il y a tous les intermédiaires. Mais cette hyperplasie cellulaire n'est pas nécessairement circonscrite, ce caractère spécifique peut manquer et elle se présente alors sous l'aspect d'une infiltration diffuse. « Au « point de vue anatomique, disent MM. Cornil et Ranvier, les « lésions les plus caractéristiques de la syphilis sont les gommes, « mais toute production syphilitique n'est pas une gomme, et dans « beaucoup de ces produits, on ne saurait trouver de différence anatomique avec les lésions que cause une inflammation simple. »

On considère le tissu gommeux comme naturellement débile. « Il est formé essentiellement d'éléments de nature transitoire et, en « dernier terme de son existence, il aboutit ordinairement et nécessairement à la dégénérescence, au ramollissement, à l'ulcération, « à l'atrophie » (Virchow) (1).

L'évolution de la gomme peut être divisée en deux périodes : la première est caractérisée par l'hyperplasie des cellules du tissu conjonctif ou du tissu similaire ; dans la seconde, les éléments se multiplient sur place, se tassent et diminuent de volume ; en même temps, les cellules des parties centrales deviennent granuleuses, s'atrophient, et le centre de la tumeur subit la transformation caséeuse.

(1) Virchow. *Die krankhaften Geschwülste,* Bd. II, p. 387.

Cette tendance aux transformations rétrogrades (dégénérescence graisseuse et caséeuse) n'est peut-être le propre que des gommes massives. Il ne serait pas illogique de la considérer comme résultant uniquement de la texture même de la tumeur dont les éléments confluents produisent par leur tassement un obstacle aux échanges nutritifs des parties centrales.

Les infiltrations gommeuses diffuses étalées ont-elles la même tendance à la fonte nécrobiotique, ou bien ce tissu bien nourri reste-t-il toujours vivace et évolue-t-il naturellement vers la sclérose ? Nous trouverons, au cours de cette étude, des exemples de ces deux évolutions en dehors des gommes proprement dites.

Enfin, la syphilis peut-elle provoquer des scléroses d'emblée ? en d'autres termes, peut-on reconnaître une origine syphilitique à des lésions scléreuses non accompagnées d'infiltrations gommeuses diffuses ou conglomérées ? C'est une question encore débattue et que discutent surtout les partisans ou les adversaires de la nature syphilitique de certaines affections systématiques de la moelle.

Nous venons d'indiquer rapidement les modes de réaction du tissu conjonctif en présence de l'agent infectieux syphilitique, mais cet élément n'est pas le seul intéressé et la prédilection du virus syphilitique pour le tissu vasculaire est aujourd'hui bien connue. Nous verrons plus loin que l'attention a été attirée sur ce fait depuis un certain nombre d'années ; aujourd'hui on compte les altérations vasculaires parmi les manifestations pour ainsi dire constantes dans les modifications anatomiques produites par la syphilis.

Ici comme ailleurs, le processus manque de caractéristique anatomique ; il s'agit d'une infiltration d'aspect banal et dont le point de départ est encore discuté. Certains auteurs (Heubner, Gerhardt, Litten) regardent la tunique interne comme le point de départ de l'inflammation. D'autres (Köster, Lancereaux, Friedländer, Baumgarten) pensent que c'est dans la tunique adventice que débute le processus, les autres membranes n'étant que secondairement affectées. Enfin, pour Rumpf, c'est à l'inflammation des vasa-vasorum qu'est dû l'épaississement des parois artérielles, et l'infiltration débute dans la tunique moyenne où ces capillaires sont le plus nombreux.

Dans les centres nerveux, et dans la moelle en particulier, la syphilis n'affecte primitivement que le tissu conjonctif et lymphatique et le tissu vasculaire.

Quel que soit le tissu affecté, l'inflammation est de même nature, et il n'y a pas de différence réelle entre la gomme, l'infiltration des méninges et celle des parois vasculaires.

Mais il importe de déterminer quelle est la fréquence de ces localisations et leur importance relative dans la détermination des lésions du parenchyme nerveux. Nous croyons que les lésions vasculaires ont dans la moelle une importance prépondérante, et c'est ce que nous essaierons de démontrer par le présent travail.

Laissant donc de côté l'étude de certaines maladies systématiques de la moelle, pour lesquelles l'influence de la syphilis est sujette à contestation, nous nous occuperons spécialement des formes qui se traduisent par des symptômes d'une affection diffuse de la moelle.

La plupart des auteurs décrivent deux formes en rapport avec l'intensité des symptômes et la rapidité de leur évolution : la *myélite syphilitique aiguë* et la *myélite syphilitique chronique*. La mieux connue au point de vue clinique, et la plus fréquente d'ailleurs, est la forme chronique. Elle est souvent désignée par le terme de *paraplégie spasmodique syphilitique*, en raison de la prédominance des symptômes spasmodiques dans les membres inférieurs. Charcot l'appelait *myélite transverse syphilitique*, et, dans un travail récent, Erb (1) donna, sous le nom de *paralysie spinale syphilitique*, le tableau clinique de cette affection.

La forme aiguë est beaucoup moins connue. Dans les descriptions données par les auteurs, elle revêt le plus souvent les allures d'une myélite aiguë centrale diffuse. Quoi qu'il en soit, elle a presque toujours été complètement séparée de la forme chronique, tant au point de vue clinique qu'au point de vue anatomique.

Nous aurons précisément à nous demander s'il y a une si grande différence entre ces deux formes, ou bien si, relevant d'un processus identique, les apparences différentes dans l'évolution clinique ne tiennent pas à une simple variante dans l'intensité et l'étendue d'une même lésion.

La vraisemblance de cette dernière opinion semble confirmée par l'existence de nombreuses formes intermédiaires. Il est très fréquent,

(1) ERB. Ueber syphilitische Spinalparalyse. *Neurol. Centralbl.*, 1892, XI, 161-168.

en effet, de voir la paraplégie syphilitique débuter brusquement et faire place ensuite à une paraplégie spasmodique persistant à l'état chronique. D'autres fois, au contraire, au cours d'une paralysie spinale syphilitique à évolution lente, apparaissent des poussées aiguës qui viennent aggraver la situation du malade et quelquefois déterminer la mort assez rapidement. Enfin, dans quelques cas, après un début variable, l'affection continue ses progrès, les symptômes s'exagèrent progressivement jusqu'au terme fatal.

Il faut ajouter que, si toutes ces formes que nous venons d'esquisser rapidement peuvent rester isolées et traduire une localisation spinale pure, il s'y joint fréquemment des symptômes de syphilis cérébrale qui viennent compliquer le tableau symptomatique.

Nous n'entrerons pas actuellement dans plus de détails au sujet de la description de ces formes ; il nous suffit pour le présent d'indiquer sur quel terrain nous désirons nous placer.

DIVISION DU SUJET

Nous avons divisé notre travail en deux parties.

Pour en faciliter la lecture, nous avons préféré grouper à part, dans la deuxième partie, les principales observations sur lesquelles repose cette étude, de façon à ne pas couper trop souvent le texte par des descriptions histologiques et des répétitions.

La PREMIÈRE PARTIE est divisée en deux chapitres.

Dans le Chapitre 1, nous avons passé en revue les opinions des principaux auteurs qui se sont occupés de la question; nous avons recherché les lésions qu'ils ont signalées, les théories qu'ils ont adoptées, etc., et nous avons essayé de donner une interprétation des faits (*paragraphes 1 et 2*).

L'étude d'un certain nombre d'observations anciennes, de la plupart des observations récentes et des cas qui nous sont personnels nous a permis d'établir la fréquence des lésions vasculaires dans la syphilis médullaire (*paràgraphe 3*).

Examinant au point de vue général l'influence des altérations des vaisseaux spinaux sur la nutrition du parenchyme médullaire (*paragraphe 4*), nous montrerons le rôle important que jouent ces lésions vasculaires dans la myélopathie syphilitique en particulier (*paragraphe 5*).

Le Chapitre II contient une description anatomique et clinique de la syphilis médullaire dans ses principales formes, et c'est à la fin de ce chapitre que nous avons placé nos Conclusions.

La DEUXIÈME PARTIE contient 8 observations personnelles suivies d'autopsies, dont 7 ont été l'objet d'un examen histologique détaillé. Nous y avons joint 11 observations récentes, empruntées aux auteurs allemands. Enfin les documents cliniques fournis par ces observations sont complétés par la relation de 15 cas inédits qui nous sont personnels.

Le présent travail comporte ainsi les titres suivants :

Étude des paralysies spinales syphilitiques.

PREMIÈRE PARTIE

ÉTUDE CRITIQUE ET DESCRIPTION ANATOMO-CLINIQUE

CHAPITRE I. — Étude historique et critique des lésions constatées dans les paralysies spinales syphilitiques.
CHAPITRE II. — Étude anatomique et clinique de la syphilis médullaire.
CONCLUSIONS.

DEUXIÈME PARTIE

OBSERVATIONS JUSTIFICATIVES

CHAPITRE I. — 8 observations cliniques suivies d'examen anatomique (*personnelles*).
CHAPITRE II. — 11 observations cliniques suivies d'examen anatomique (*empruntées*).
CHAPITRE III. — 15 observations cliniques (*personnelles*).

Nous devons ajouter que ces études entreprises en 1891 dans le laboratoire de l'hospice de Bicêtre à l'instigation et sous la direction de M. Dejerine, ont été poursuivies en 1892 et 1893 dans les services de M. Dujardin-Beaumetz et de M. le professeur Debove.

PREMIÈRE PARTIE

Étude critique et description anatomo clinique.

CHAPITRE PREMIER

SOMMAIRE. — Étude historique et critique des lésions anatomiques constatées dans les paralysies spinales syphilitiques.

§ 1. — *Lésions syphilitiques du rachis.*

§ 2. — *Syphilis méningo-médullaire.*

    I. — Lésions circonscrites et macroscopiques.

        A. — Gommes des méninges.
        B. — Gommes de la moelle.
        C. — Pachyméningite spinale syphilitique.

    II. — La méningo-myélite syphilitique.

§ 3. — *Importance des lésions vasculaires.*

§ 4. — *L'Ischémie de la moelle et le ramollissement médullaire.*

§ 5. — *Du rôle des altérations vasculaires dans la myélopathie syphilitique.*

CHAPITRE PREMIER

Étude historique et critique des lésions anatomiques constatées dans les paralysies spinales syphilitiques.

Les auteurs qui ont étudié les manifestations de la syphilis intéressant la moelle ou ses enveloppes ont groupé ces lésions en trois classes :

La première comprend les affections osseuses qui ont leur point de départ dans les vertèbres et atteignent secondairement la moelle.

Dans la deuxième, on range les lésions des méninges qui seraient représentées par des gommes, par l'infiltration diffuse ou l'épaississement fibreux de ces enveloppes et particulièrement de la pie-mère.

Enfin, dans la troisième classe on fait rentrer les lésions de la moelle elle-même, lésions que l'on caractérise par le terme de *myélite*. Mais ici, la confusion est extrême : on trouve, dans les observations, des exemples tantôt de ramollissement de la moelle, tantôt d'induration scléreuse ou d'infiltration embryonnaire, et cette confusion ne saurait être dissipée par l'usage d'une dénomination aussi vague que celle de *myélite*.

On pourrait dans un quatrième groupe ranger les cas où les auteurs ont remarqué des lésions vasculaires prépondérantes. Ces lésions avaient d'abord passé inaperçues, mais, aujourd'hui que l'attention a été attirée sur cet ordre de faits, les observations de lésions vasculaires syphilitiques de la moelle se multiplient. Par analogie avec ce que l'on sait de la syphilis cérébrale, il était naturel de faire jouer un certain rôle aux modifications vasculaires dans la production des lésions médullaires. Ce rapprochement a été fait récemment par plusieurs auteurs. Nous verrons que dans tous les types d'altérations décrits (gomme, méningite, myélite), on peut constater des altérations vasculaires considérables et nous essaierons de faire ressortir toute l'importance de ces lésions.

Il est à remarquer que la division établie pour la commodité de la description entre les lésions de la pie-mère et celles de la moelle, n'a pas en réalité raison d'être, car, des altérations quelque peu prononcées de la membrane nourricière de la moelle ne sauraient exister sans provoquer des troubles de nutrition et des altérations dans cette dernière. Bien plus, les lésions du parenchyme nerveux même n'ont aucune autonomie, elles sont toujours subordonnées à des modifications primitives du système nourricier de la moelle : méninges et vaisseaux.

Nous conformant à la division adoptée, nous passerons en revue les lésions décrites par les auteurs en discutant leur fréquence et leur importance réelle. Cherchant un lien entre toutes ces altérations, nous essaierons de montrer l'enchaînement qui unit le ramollissement médullaire, la destruction des éléments nerveux, l'infiltration embryonnaire et l'induration scléreuse, et de donner une idée de ce qu'il faut entendre par le terme de *myélite* appliqué à la syphilis médullaire.

§ 1. — Lésions syphilitiques du rachis.

Bien que les lésions osseuses et périostiques de la colonne vertébrale n'entrent pas, à proprement parler, dans l'étude de la syphilis de
la moelle, puisqu'elles n'intéressent cet organe que secondairement,
ces lésions ont joué autrefois un si grand rôle dans la pathogénie des
paraplégies syphilitiques que nous devons discuter leur importance.

C'est, en effet, sur le compte des altérations de la colonne vertébrale
qu'on mettait autrefois la plupart des faits de paraplégie observés
chez des syphilitiques, et, d'après les descriptions des auteurs, les
lésions pouvaient se présenter sous deux formes : tantôt il s'agissait
d'une *carie osseuse* développée sous l'influence de la syphilis et produisant la paraplégie par le mécanisme de la pachyméningite qui
l'accompagne; ou bien, plus simplement encore, c'était une ostéopériostite suivie du développement d'une *exostose* qui comprimait la
moelle.

Le mal de Pott syphilitique, décrit pour la première fois par Portal
en 1797, fut accepté par Dupuytren, Montfalcon.

Pour les exostoses, le rôle important qu'on leur attribuait ressort
évidemment de la lecture des premières observations de paraplégies
mises sur le compte de la syphilis. C'est ainsi que, par exemple, dans
la thèse de Bedel (1), est rapporté un fait de paraplégie observé par
Récamier en 1842 et attribué à une exostose. Le malade s'améliora
sous l'influence d'un traitement spécifique : il n'en fallait pas plus à
cette époque pour confirmer dans l'esprit des auteurs l'opinion qu'il
s'agissait bien d'une exostose résorbée sous l'influence du traitement.

La théorie des exostoses régna encore longtemps. Sandras (2)
insiste sur l'importance d'un traitement énergique au début des acci-

(1) Bedel. Thèse de Strasbourg, 1851.
(2) Sandras. *Gazette des hôpitaux*, 7 juillet 1852.

dents pour amener la résorption de l'exostose avant la destruction de la moelle. Il mentionne même un cas dans lequel à l'autopsie il trouva une exostose avec ramollissement de la moelle. Ces cas isolés, dans lesquels on trouvait des lésions vertébrales (dont l'interprétation d'ailleurs est sujette à caution), semblaient donner raison aux partisans de cette théorie.

Vidal de Cassis (1) rapporte aussi un fait semblable chez un malade atteint de syphilis constitutionnelle, mais sans vérification anatomique.

Cependant, le doute commençait à naitre dans l'esprit des pathologistes, et Lagneau (2) fait remarquer que si les accidents médullaires syphilitiques sont généralement attribués à des lésions de la surface interne des vertèbres, bien des auteurs à son époque nient l'existence constante de cette cause.

A cette époque, Ladreit de Lacharrière (3) admet encore la prédominance des lésions osseuses et écrit: « Les lésions que l'on « constate le plus sont des altérations osseuses. » Gros et Lancereaux (4), dans leur traité, rapportent 13 cas de paraplégie attribués à des lésions osseuses du rachis et recueillis dans les différents auteurs. On peut en vérité émettre des doutes sur l'existence réelle de ces lésions dans un certain nombre de cas qui manquent de vérification anatomique ; et pour les autres, la nature en est souvent discutable, à cause de l'existence fréquente de lésions tuberculeuses concomitantes.

Zambaco (5), tout en admettant l'existence de ces lésions, les considère comme extrêmement rares et comme tout à fait insuffisantes pour expliquer les différents cas de paraplégie syphilitique.

Jaccoud (6), en 1864, se montre aussi sceptique : « Dans la « plupart des observations rapportées comme exemples d'exostose « ou de périostose syphilitique, il ne s'agit, après tout, dit-il, que d'un « diagnostic probable. »

Dans les différentes thèses qui parurent plus tard sur le sujet qui

(1) Vidal de Cassis. *Maladies vénériennes*, 1853.
(2) Lagneau, *Maladies syph. du syst. nerv.*, 1860.
(3) Ladreit de Lacharrière. *Des paralysies syph.*, Thèse de Paris, 1861.
(4) Gros et Lancereaux. *Des affections nerveuses syph.*, 1861.
(5) Zambaco. *Des affections nerveuses syph.*, Paris, 1862.
(6) Jaccoud. *Les paralysies et l'ataxie du mouvement*, Paris, 1864.

nous occupe, les auteurs [Vialle (1), Caizergues (2), Julliard (3), Savard (4)] signalent l'existence des lésions syphilitiques du rachis mais sans donner une appréciation de leur degré de fréquence.

Néanmoins, la formule de Zambaco reste vraie, la rareté de ces lésions est dès lors une notion classique, et, dans son traité didactique Leyden (5) écrit : « En réalité, les affections syphilitiques des « vertèbres, loin d'être aussi communes qu'on le suppose généra- « lement, sont au contraire une véritable rareté. »

L'existence des lésions syphilitiques du rachis n'est évidemment pas contestable ; la syphilis peut porter son action aussi bien sur les vertèbres que sur les autres parties osseuses de l'économie, mais il n'est pas toujours facile de déterminer, surtout lorsqu'il s'agit de carie osseuse, si la lésion est bien de nature syphilitique.

Levot (6) a réuni dans sa thèse un certain nombre de lésions vertébrales constatées chez des syphilitiques ; mais, sauf un petit nombre, la plupart de ces faits sont bien sujets à contestation. Jasinski (7) a repris récemment l'histoire de ces cas en y joignant cinq observations personnelles.

Ces études modernes prouvent que les lésions vertébrales syphilitiques méritent d'être prises en considération : aussi donnerons-nous un résumé de la plupart des cas publiés jusqu'ici.

Observation 1.

Portal. *De la nature de l'épilepsie*. In Gros et Lancereaux, 1861. — Homme, 36 ans. Paralysie incomplète des extrémités inférieures avec tumeur au niveau des premières vertèbres lombaires (apophyses épineuses saillantes), exostoses du tibia. Attaques épileptiformes, symptômes cérébraux graves, mort. Évolution en quelques mois, malgré un traitement mercuriel.

Autopsie. — Corps des deux premières vertèbres lombaires épaissis, cariés ; saillies osseuses et gommeuses, moelle ramollie.

(1) Vialle. *Essai sur les paraplégies syph.*, Thèse de Paris, 1875.
(2) Caizergues. *Des myélites syph.*, Thèse de Montpellier, 1878.
(3) Julliard. *Étude sur les localisations spinales de la syph.*, Thèse de Lyon, 1879.
(4) Savard. *Étude sur les myélites syph.*, Thèse de Paris, 1882.
(5) Leyden. *Maladies de la moelle épinière*, traduction française ; 1879, p. 199.
(6) Levot. *Des lésions syphilitiques du rachis*, Thèse de Paris, 1881.
(7) Jasinski. Ueber syphilitische Erkrankungen der Wirbelsäule. *Arch. f. Derm. und Syph.*, 1891, p. 409.

Observation 2.

Joseph Franck. *Pathologie interne, traduction de* Bayle. — En 1798, J. Franck soigna à l'hôpital de Vienne un homme atteint d'un ulcère syphilitique ancien de la gorge et qui fut pris d'engourdissement dans les bras, puis de douleurs de la nuque et finalement d'une paralysie des membres supérieurs.

Autopsie. — Carie des troisième, quatrième, cinquième vertèbres cervicales. L'altération des vertèbres s'étendait jusqu'aux membranes de la moelle et au tissu nerveux lui-même.

Observation 3.

Wilson. *Transact. of a Society for the improvement of med. and chirurg. knowledge.* London, 1812, vol. III, p. 115, 121. — Homme, 28 ans. Syphilis, troubles céphaliques diffus, parésie des membres supérieur et inférieur gauches, douleurs à la nuque. Quelques vertèbres cervicales gonflées, plusieurs autres présentant des hyperostoses. Traitement mercuriel, guérison à peu près complète.

Quatre observations tirées du Compendium.

Observation 4.

De J. Cloquet. — Autopsie d'un homme mort de paraplégie : exostose des lames de la dixième vertèbre dorsale, tissu osseux compact. Aplatissement de la moelle réduite à ses enveloppes.

Observation 5.

Exoste des sixième et septième vertèbres cervicales comprimant l'artère sous-clavière.

Observation 6.

De Ast. Cooper. — Femme soumise depuis quelque temps à un traitement mercuriel. Mort subite dans un mouvement que la malade couchée fit pour s'asseoir sur son lit.

Autopsie. — Fracture de l'apophyse odontoïde de l'axis, favorisée sans doute par une altération osseuse syphilitique (?).

Observation 7.

Homme, dysphagie par exostose du corps des vertèbres cervicales. Syphilis (?).

Observation 8.

Minich de Padoue. *Ann. de thérapeutique*, t. V, p. 423.—Vieux militaire ayant présenté de nombreux accidents syphilitiques antérieurs. Faiblesse des jambes, paralysie des sphincters, embarras de la parole. Saillie douloureuse de la deuxième vertèbre dorsale. Traitement : KI et révulsion. Au bout d'un mois, amélioration, puis mort. Pas d'autopsie.

Observation 9.

Piorry. *Moniteur des hôpitaux*, t. I, p. 470. — Périostose ou exostose de l'apophyse transverse gauche de la troisième vertèbre lombaire « de cause évidemment syphilitique ». Douleurs lombaires et sciatique par compression nerveuse ; parésie du membre inférieur correspondant. Traitement mixte, résolution de la tumeur, disparition des symptômes fonctionnels.

Observation 10.

Ollivier d'Angers. *Maladies de la moelle épinière.* 3e édition. *Paris*, 1837, p. 119. — Femme, 33 ans, syphilitique. Un an après, ulcération profonde bucco-pharygienne ; puis, sept mois plus tard, symptômes de méningite spinale aiguë. Mort en huit jours.

Autopsie. — Carie du corps de la troisième vertèbre cervicale, faisant communiquer l'arrière-bouche avec le canal rachidien par une ouverture qui admet le petit doigt. Hémorrhagie sous-arachnoïdienne, liquide puriforme. Myélite.

Observation 11.

Ollivier d'Angers. *Loc. cit.*, p. 422. — Femme, 35 ans. Syphilis il y a huit ans. Depuis six mois, douleur de la nuque et gêne des mouvements. Application d'un appareil de contention. Aggravation, raideur des membres supérieurs. La malade enlève son appareil, la tête s'incline à gauche : paraplégie, asphyxie, mort en quelques heures.

Autopsie. — Carie osseuse du corps des troisième et quatrième vertèbres cervicales ; déplacement des fragments, compression et ramollissement de la moelle.

Observation 12.

In thèse de Bedel. *Strasbourg*, 1851, p. 33. — Godelier cite un cas de paraplégie avec exostose au bas de la colonne vertébrale. Traitement mixte, résolution de la tumeur, disparition de la paraplégie.

OBSERVATION 13.

DEBOUT. *Mémoires de la Société de chirurgie*, 1852. — Homme, 34 ans. Paralysie du membre supérieur droit avec douleur à la pression, au niveau de l'émergence des racines du plexus brachial. Atrophie musculaire. Symptômes attribués à une exostose vertébrale. Traitement mixte, amélioration.

OBSERVATION 14.

YVAREN. *Métamorphoses de la syphilis. Paris*, 1854, p. 101. — Jeune fille. Infection *a postera venere*. Parésie des membres inférieurs. Carie du sacrum. Traitement mixte et traitement local. Guérison lente.

OBSERVATION 15.

ALLAIN D'ANGERS. *Moniteur des hôpitaux*, octobre 1858. — Homme, 36 ans. Syphilis; un an et demi après, douleurs rachidiennes très vives, puis faiblesse des membres inférieurs avec engourdissement. Incontinence des urines et des matières fécales. En trois semaines, paraplégie absolue, anesthésie jusqu'à l'ombilic. Symptômes attribués à des exostoses syphilitiques. Traitement mixte et révulsion. Amélioration très marquée.

OBSERVATION 16.

LAGNEAU. *Maladies du système nerveux*, 1860. — Homme, 48 ans. Infection syphilitique de date indéterminée. A 45 ans, tumeurs du volume d'une noix à peu près et siégeant en arrière de l'épaule gauche, près de la clavicule droite et dans le voisinage du sternum. Tumeurs analogues dans d'autres parties du corps. Ces tumeurs s'abcèdent et restent en partie fistuleuses. Nécrose et perforation du voile du palais, marasme. Mort subite.

AUTOPSIE. — Nécrose et carie des parties molles et osseuses de la base du crâne, intéressant également l'articulation altoïdo-axoïdienne.

OBSERVATION 17.

VIRCHOW. *Syphilis constitutionnelle. Traduction* PICARD, 1860. — Homme. Chancre, puis syphilis constitutionnelle. Douleurs de la nuque et des bras. Raideur du cou. Paraplégie avec engourdissement des bras. Mort.

AUTOPSIE (partielle). — Lésions osseuses anciennes et cicatrices du crâne. Entre la troisième et la sixième vertèbre cervicale, dure-mère

adhérente à l'os, saillies osseuses et ankylose des articulations vertébrales.

OBSERVATION 18.

De PARROT. In GROS et LANCEREAUX, 1861, p. 397. — Femme, 46 ans.
Accidents syphilitiques antérieurs non reconnus, mais dans les antécédents éruption suspecte. A la suite de la fièvre scarlatine, paralysie qui
débute par les membres inférieurs et s'étend aux membres thoraciques.
Pas de phénomènes spasmodiques. Troubles de la vision : diplopie. On
attribue les symptômes à une exostose. Traitement par le mercure et
l'iodure ; guérison.

OBSERVATION 19.

ZAMBACO. *Des affections nerveuses syphilitiques. Paris*, 1862. — Cite
un cas de carie syphilitique du corps de la quatrième vertèbre cervicale,
produisant des symptômes de dysphagie et d'asphyxie imminente. Les
accidents ne se sont dissipés qu'après l'extraction d'un séquestre nécrosé
qui faisait saillie à la paroi postérieure du pharynx. Douleurs locales
intenses et irradiations dans les membres supérieurs.

OBSERVATION 20.

WILLIAM OGLE. *Med. chir. Transact.*, 1872. — Homme, 40 ans. Douleur dans l'arrière-gorge, dysphagie. Vertèbre dénudée, puis nécrose de
l'os, élimination du corps de la quatrième vertèbre cervicale ; plus tard
nouveau séquestre osseux éliminé. Origine syphilitique supposée à cause
de l'heureuse influence du traitement.

OBSERVATION 21.

MICHEL. *Article « Exostoses du rachis ». In Dict. encyclopédique des
sciences médicales*, 1874. — Femme, 45 ans. Pas d'infection syphilitique
avouée. Trois tumeurs considérées comme gommeuses des os du crâne,
amélioration par le traitement mixte. Quelques mois plus tard, tumeur
analogue au niveau des premières vertèbres dorsales, douleurs dans
les jambes, en ceinture et à la base du thorax. Paraplégie incomplète,
guérison par le traitement spécifique.

OBSERVATION 22.

J. E. BECK. *Transactions de la Société médicale de l'Ulster*. Session
1876-1877, 28 novembre 1876.—Homme. Trois ans après l'infection syphilitique, affection grave de l'arrière-gorge, ulcération aboutissant à l'élimination de la surface antérieure de l'axis.

Observation 23.

Leyden. *Maladies de la moelle*, obs. XI, in Thèse de Levot. — Homme, 25 ans. Syphilis à 23 ans. Douleurs de la nuque et raideur, troubles de la sensibilité dans les bras, faiblesse des jambes, exagération des réflexes. Traitement. Légère amélioration, puis aggravation et mort environ deux ans après le début.

Autopsie. — Carie de l'atlas et de l'axis, destruction des articulations unissant ces deux vertèbres; altération de l'apophyse odontoïde. Subluxation avec rotation partielle de l'axis et rétrécissement du canal vertébral. Compression de la moelle, plus accusée d'un côté. Cavernes et granulations tuberculeuses aux sommets des poumons.

Observation 24.

Autenrieth. In Leyden. *Mal. de la moelle; trad. franc.*, 1879, p. 199. — Homme, 20 ans. Syphilis. Ulcération de la gorge, si profonde qu'on pouvait voir au fond de la gorge la moelle épinière recouverte seulement par la dure-mère.

Autopsie. — Arc antérieur de l'atlas détruit; la face antérieure de l'apophyse odontoïde était également atteinte. La perte de substance de l'atlas avait 11 millim. de large.

Observation 25.

Verneuil. In Thèse de Levot, 1881. — Enfant atteint d'un mal de Pott attribué à la syphilis héréditaire.

Observation 26.

Levot. Thèse de Paris, 1881, p. 76 (obs. XXIX). — Homme 36 ans Rien dans les commémoratifs. Affaiblissement général, pas de symptômes nerveux prédominants. Dix tumeurs sous-cutanées sous-aponévrotiques ou intramusculaires, considérées comme des manifestations de syphilis tertiaire. Sarcocèle syphilitique. Ulcération du gros orteil, atrophie des muscles fessiers.

Autopsie. — Symphyse cardiaque, péritonite chronique, péri-hépatite, cirrhose, tuberculose pulmonaire, carie vertébrale et abcès par congestion.

Observation 27.

Fournier. In Thèse de Levot, p. 90 (obs XXX). — Homme. Syphilis, dysphagie, voix voilée. Tumeur dure sur la paroi postérieure du pharynx. Exostose des troisième et quatrième vertèbres cervicales. KI et sirop de Gibert. Guérison.

OBSERVATION 28.

LEVOT. *Des lésions syphilitiques du rachis.* Thèse de Paris, 1881. — Homme, 49 ans. A 24 ans, ulcère et bubon suppuré. Sept ans et demi après, douleur et raideur de la nuque. Iodure de potassium pendant quatre mois, légère amélioration. Puis reprise de symptômes l'année suivante. Finalement ankylose des vertèbres cervicales. Actuellement douleur et empâtement à la pression. Attribué à la syphilis (?).

OBSERVATION 29.

A. FOURNIER. *Leçons sur la syphilis tertiaire à l'hôpital Lourcine (Journal de l'École de médecine).* In Thèse de LEVOT, p. 92. — Homme. Dysphagie, dyspnée. Tumeur des corps vertébraux au niveau de l'orifice glottique. Guérison par KI.

OBSERVATION 30.

JURGENS. *Deutsche med. Wochenschr.*, 1888, n° 25, *et Berlin. klin. Wochenschr.*, 1888. — Femme, 30 ans. Au milieu d'une grossesse, paraplégie brusque, paralysie des sphincters, anesthésie. Raideur du cou, douleur à la pression au niveau de la troisième vertèbre cervicale. Mort en quatre semaines.

AUTOPSIE. — Point de départ des lésions à la face interne de la dure-mère spinale, dans la partie supérieure de la région cervicale. De là, les lésions se sont étendues en haut et en bas. Destruction du troisième corps vertébral. Fracture spontanée de cette vertèbre. Compression de la moelle.

OBSERVATION 31.

LEYDEN. Ueber einen Fall von syphilitischer Wirbelerkrankung. *Berlin. klin. Wochenschr.*, 1889, n° 21, p. 461. — Homme, âgé de 34 ans en 1889. Chancre en 1872. Début de l'affection il y a deux ans par des douleurs rachidiennes. Un peu plus tard (printemps 1888), douleurs dans la jambe gauche. Symptômes diffus. Enfin paraplégie. En 1889, parésie très prononcée des membres inférieurs, surtout à gauche et faiblesse du bras droit avec douleurs. Altération de la partie dorso-lombaire du rachis, sensibilité à la pression de plusieurs vertèbres. Amélioration par le traitement.

OBSERVATION 32.

JASINSKI. *Gazeta lesharska,*1883, n° 46.— Cas de périspondylite syphilitique de la colonne cervicale. Douleurs occipitales surtout nocturnes, raideur complète de la nuque. Ganglions.Éruptions caractéristiques sur les
deux jambes. Traitement par les frictions mercurielles et les injections
de sublimé et l'iodure de potassium. Guérison complète.

OBSERVATION 33.

JASINSKI. Ueber syphilitische Erkrankungen der Wirbelsäule. *Arch.
für Derm. und Syph.,* 1891, p. 409. — Homme, 30 ans. Douleur et
contracture de la nuque attribuées à des lésions gommeuses périostiques des vertèbres cervicales. Immobilisation de la région et traitement
spécifique. Guérison.

OBSERVATION 34.

JASINSKI. *Loc. cit.* — Enfant de 5 ans. Paraplégie, contracture, anesthésie, paralysie des sphincters. Deux tumeurs : région sacro-lombaire
et région dorsale.Syphilis héréditaire (?); amélioration par le traitement
spécifique. Contracture persistante.

OBSERVATION 35.

JASINSKI. *Loc. cit.* — Enfant de 6 ans. Douleurs en ceinture, cyphose
angulaire au niveau de la onzième vertèbre dorsale. Exagération des
réflexes rotuliens et phénomène du pied ; mais motilité et sensibilité des
membres inférieurs conservées. On pensa à une manifestation de syphilis
héréditaire. Traitement mercuriel et corset de Sayre. Le résultat n'est
pas connu, l'enfant ayant été perdu de vue.

OBSERVATION 36.

JASINSKI. *Loc. cit.* — Homme, 18 ans ; carie osseuse de la clavicule,
considérée comme résultant de la fonte d'une tumeur gommeuse. Affection analogue de la sixième et probablement aussi de la cinquième
vertèbre cervicale. D'abord pas de douleur, mais les mouvements de la
tête sont gênés. La pression du rachis n'est pas douloureuse. Quelques
mois plus tard, douleurs occipitales, tête immobilisée. De temps à autre,
sensation d'engourdissement dans les extrémités supérieures. Amélioration par le traitement spécifique.

OBSERVATION 37.

DARIER. *Bulletins de la Société anatomique,* 1893 p. 22. *Carie syphi-*

litique des vertèbres cervicales avec pachyméningite syphilitique. — Femme, 52 ans. Syphilis probable à l'âge de 17 ans.

Deux fausses couches et sept grossesses à terme. A 48 ans, en 1889, accidents de syphilis tertiaire. Entre à l'hôpital le 24 décembre 1892. Gomme et ostéopériostite du crâne. Tuméfaction de la nuque et immobilisation du cou. Exostoses de la clavicule, du tibia, etc. Céphalalgie, contracture des masséters. Engourdissement, puis parésie des membres supérieurs. Mort le 31 décembre.

Autopsie. — Ostéopériostite gommeuse du crâne, pas de lésions syphilitiques de l'encéphale. Périhépatite et gommes du foie. Ostéo-arthrite syphilitique de l'axis, de la troisième, de la quatrième et de la cinquième vertèbre cervicale. Apophyse odontoïde détachée; nécrose du corps de l'axis et de la troisième vertèbre cervicale. Pachyméningite exclusivement externe; dure-mère spinale ayant près de 7 à 8 millim. au niveau de l'axis et reprenant son épaisseur normale à partir de la sixième vertèbre cervicale. Compression des racines spinales au niveau des trous de conjugaison. La moelle n'est nullement déformée et paraît saine.

On voit, par la lecture de ce résumé, qu'un certain nombre de cas manquent de vérification anatomique. Dans ces cas, il existait bien assez souvent une déformation rachidienne ayant une certaine valeur pour l'appui du diagnostic, mais ce signe manquait quelquefois. On se contente alors de l'influence plus ou moins heureuse du traitement pour affirmer d'abord la nature syphilitique de l'affection, puis conclure à l'existence d'une exostose résorbée. Cependant, même dans les cas où la guérison a suivi l'emploi du mercure, la nature syphilitique même de l'affection était loin d'être démontrée, à plus forte raison l'existence d'une exostose. Ainsi, dans l'observation 18, le début à la suite d'une scarlatine d'une paralysie à marche ascendante, sans phénomènes spasmodiques ni troubles des sphincters, la participation même des nerfs moteurs oculaires et la guérison sont des signes qui feraient admettre aujourd'hui une *polynévrite infectieuse* liée à l'existence de la scarlatine antérieure, même si le sujet était syphilitique.

Dans beaucoup d'autres cas où la lésion osseuse a été constatée à l'autopsie, ou affirmée par des signes physiques évidents du vivant du malade, la nature de cette lésion ne pouvait toujours être affirmée et aurait pu souvent être aussi bien mise sur le compte de la tuberculose.

Enfin, dans les observations que nous avons rapportées, les lésions vertébrales n'atteignaient pas toujours la moelle. Les symptômes nerveux manquaient même quelquefois complètement (obs. 5, 7, 17, 19, 20) ou pouvaient être mis sur le compte des altérations radiculaires (obs. 9, 13, 19, 37). L'observation 13 est un type de paralysie radiculaire du plexus brachial avec phénomènes douloureux, atrophie musculaire, etc.

Il ne reste plus alors qu'un nombre relativement restreint de faits dans lesquels on ait trouvé, avec des phénomènes de paraplégie spinale, des altérations du rachis d'origine vraisemblablement syphilitique.

A une époque où les études histologiques étaient dans l'enfance, l'attention des anatomo-pathologistes n'était fixée que par les altérations macroscopiques. Les lésions vertébrales rentrant dans cette catégorie furent d'abord remarquées, et de la généralisation de quelques faits particuliers est née la théorie des exostoses. Mais les recherches modernes ont réduit l'importance de cette cause à sa juste valeur. En réalité, la syphilis peut atteindre les vertèbres comme toutes les autres parties du système osseux ; la moelle et les racines peuvent être intéressées secondairement, mais ces localisations constituent de véritables exceptions en comparaison des autres causes qui produisent les paralysies spinales syphilitiques.

§ 2. — Syphilis méningo-médullaire.

Dans l'étude de la syphilis médullaire, on décrit quelquefois séparément les lésions des méninges et celles de la moelle ; mais, pour les raisons que nous avons indiquées, à cause de l'intimité qui unit le parenchyme de la moelle à ses enveloppes et de la participation ordinaire de ces deux organes aux modifications constatées dans les autopsies, nous étudierons parallèlement leurs altérations.

I. — Lésions circonscrites et macroscopiques

Tout d'abord, il est un certain nombre d'altérations que nous considérons comme relativement rares et qui se manifestent par des modifications localisées et appréciables à l'œil nu. Ce sont les gommes

massives des méninges et de la moelle et l'épaississement considérable des méninges. Si nous admettons la rareté de ces lésions, ce
n'est pas que les productions gommeuses puissent être considérées
comme exceptionnelles dans l'évolution de la syphilis médullaire,
puisqu'au contraire elles sont extrêmement fréquentes et qu'elles en
sont une des caractéristiques; mais l'infiltration circonscrite est le
plus ordinairement, ainsi que nous le verrons, réduite au nodule
microscopique. De même, l'épaississement des méninges est fréquent,
mais il est généralement peu prononcé et arrive rarement à produire
ce que l'on a décrit sous le nom de pachyméningite syphilitique.

Cependant, lorsqu'on eut reconnu l'insuffisance de la théorie des
exostoses, ce furent précisément ces altérations plus saillantes de la
moelle et de ses enveloppes qui attirèrent l'attention. Bien que l'on
accordât à la syphilis une certaine importance dans l'étiologie des
myélites diffuses aiguës ou chroniques, on ne considéra comme véritablement caractéristiques de la syphilis médullaire que les tumeurs
gommeuses de la moelle, les gommes et l'épaississement fibreux des
méninges.

Avant d'entrer dans l'étude de la forme anatomique la plus fréquente
de la syphilis médullaire, nous passerons en revue un certain
nombre d'observations où ces altérations macroscopiques ont été
constatées.

A. — Gommes des méninges.

Les observations de gommes macroscopiques et isolées des
méninges sont rares. Il existe cependant un certain nombre de cas
anciens, bien souvent cités, dont la critique a été faite par nombre
d'auteurs. Si ces cas sont en effet discutables, des observations plus
récentes paraissent affirmer l'existence de ces lésions. Rien ne
s'oppose, en effet, au développement dans les méninges d'infiltrations
gommeuses massives et circonscrites revêtant parfois la forme de véritables tumeurs. La tumeur gommeuse est une manifestation banale de
la syphilis qu'aucune raison n'exclut du tissu conjonctif des enveloppes de la moelle. Il existe d'ailleurs des formes de transition entre
l'épaississement gommeux léger et étalé des méninges et la tumeur
gommeuse massive. On trouvera dans les observations suivantes les
exemples les plus célèbres de ces cas très rares de tumeurs gom-

meuses. Nous chercherons ultérieurement à établir la genèse de ces productions.

OBSERVATION 38 (résumée).

ZAMBACO. *Des affect. nerv. syph.*, 1862 (obs. XXXIV). — Homme. En 1850, à 30 ans, chancre induré. Traitement mercuriel. Deux exostoses du sternum. A 35 ans, paraplégie très intense, douleurs très vives dans les jambes ; névrite sciatique, gomme ulcérée au sein droit ; périostose à la base du sternum et sur le maxillaire inférieur gauche ; paralysie du nerf mentonnier. Nombreuses tumeurs gommeuses le long du rachis. Aucune action du traitement spécifique. Mort.

AUTOPSIE. — Il existe dans le canal rachidien, dans la moitié inférieure de la région dorsale de la moelle, et dans toute l'étendue de la région lombaire, un épanchement gélatineux de consistance gommeuse qui comprime la moelle. Tumeur analogue dans la fesse gauche, comprimant le nerf sciatique. Ces tumeurs ont été diagnostiquées gommes syphilitiques d'après un examen microscopique fait par Ch. Robin.

OBSERVATION 39 (résumée).

WESTPHAL. *Charite Annalen*, 1876, p. 420. — Paraplégie subaiguë chez une femme arrivée à la période tertiaire de la syphilis.

AUTOPSIE. — La moelle est normale. Au niveau du premier trou sacré gauche antérieur, on trouve une plaque de tissu conjonctif épaissi, oblitérant le trou sacré avec carie superficielle de l'os au voisinage. En ouvrant le canal sacré par la paroi postérieure, on constate qu'il est rempli par une masse en partie gommeuse, en partie hémorrhagique, qui envahit la dure-mère et englobe les racines nerveuses. La dure-mère est encore reconnaissable mais épaissie, entourée de tissu conjonctif hyperhémié et parsemé de tumeurs gommeuses.

OBSERVATION 40 (résumée).

ROSENTHAL. *Maladies du système nerveux*, 1877. — Femme. En 1860, ulcérations vaginales. En 1863, accidents syphilitiques. En janvier 1865, névralgies dans les jambes, puis paraplégie rapide. A l'automne, on constate une paraplégie avec anesthésie, analgésie des membres inférieurs et amaigrissement, diminution des contractions électro-musculaires. Puis cystite, lésions de décubitus, mort à la fin de l'année.

AUTOPSIE. — Gomme du volume d'une noisette dans le pariétal gauche, déprimant la dure-mère. Gomme de l'épaisseur du doigt, longue de 3 centim., développée dans la dure-mère spinale et comprimant la moelle à gauche depuis la deuxième jusqu'à la cinquième vertèbre cervicale.

OBSERVATION 41 (résumée).

LE PETIT. Thèse de Paris, 1878. *Étude sur la paraplégie syphilitique* (obs. I, p. 70). — Homme, 20 ans. En décembre 1877, chancre induré de la verge et accidents secondaires. Trois mois de traitement mercuriel. Au commencement d'avril 1878, incontinence d'urine ; en mai, rachialgie surtout la nuit et céphalée nocturne. Dans les jambes, douleurs vives, crampes, fourmillements, secousses. Faiblesse génitale. Fatigue rapide et anesthésie plantaire, marche mal assurée sans le secours de la vue.

10 juillet. Le malade ne peut plus rester debout, douleurs vives dans les lombes et dans les jambes. Escarre sacrée étendue, dont le début remonte à deux mois.

Le 15. Paraplégie complète, sensibilité diminuée.

Le 17. Incontinence des matières fécales.

Amélioration dans les jours suivants, puis aggravation et mort le 6 octobre.

AUTOPSIE. — Au niveau de la queue de cheval, nombreuses petites tumeurs dont le volume varie de celui d'un grain de millet à celui d'une noisette. Ces tumeurs se sont développées dans les enveloppes de la moelle, elles sont dures, grisâtres et de nature gommeuse.

B. — Gommes de la moelle.

Les observations de gommes dans la moelle sont aussi rares que celles des gommes méningées et sujettes aux mêmes critiques.

OBSERVATION 42 (résumée).

MAC DOWEL. *Dublin quart. Journal*, 1861, n° 5, XXI, p. 321. — Homme de 24 ans. Offrant les signes évidents d'une syphilis qui remonte à dix-huit mois (cicatrice du gland, reste d'iritis syphilitique, testicule syphilitique).

Paraplégie qui amène la mort en deux mois.

AUTOPSIE. — Les membranes spinales sont parfaitement saines, rien d'anormal à la surface de la moelle. Mais au toucher, la région dorsale est évidemment diminuée de consistance. Une section verticale de la moelle montre des altérations plus remarquables. Dans la partie centrale de la région dorsale, mais s'étendant plus à droite de la ligne médiane, on trouve une tumeur jaunâtre parfaitement sphérique, unie à la surface de coupe, offrant une consistance fibro-cartilagineuse et le volume d'un haricot. Aux environs, la substance médullaire est ramollie et plus vasculaire que de coutume. Dans le centre d'une de ces aires vasculaires, on remarque un petit point jaune qui pourrait être comme une miniature de la grande tumeur. Pas traces de tubercules dans les poumons ni dans le foie. Le testicule n'a pas été examiné.

OBSERVATION 43 (résumée).

WILKS. On the syphilitic affect. of intern organs. *Guy's hospital reports*, 1863, 3º série, IX. — Paraplégie chez une femme de 53 ans qui ne présente aucun symptôme de syphilis, mais dit avoir eu cette affection.

AUTOPSIE. — Le cerveau n'a pas été examiné. A la partie droite de la région lombaire, la moelle renferme un corps dur ayant environ 2 centim. de longueur, le néoplasme entoure les racines postérieures des nerfs auxquelles il adhère ainsi qu'à la moelle elle-même. Il forme une masse allongée, irrégulière, du volume d'une noix environ. A la coupe, il présente une substance jaune amorphe qui ressemble à de la lymphe dégénérée, et on trouve dans le foie une substance analogue. Le foie présente, en effet, deux à trois nodules d'une substance jaune, amorphe, résistante : l'un d'eux apparaît comme une cicatrice à la surface de l'organe. Le poumon contient quelques masses jaunes de même aspect.

OBSERVATION 44 (résumée).

E. WAGNER. Das Syphilom oder die constitutionnell syphilitische Neubildung. *Arch. d. Heilk.*, 1863. — Homme, 49 ans. Chancre il y a un an. Meurt avec le diagnostic de tumeur cérébrale et hydrocéphalie chronique.

AUTOPSIE. — Gomme du cervelet, du volume d'une noix. Une autre tumeur, du volume et de la forme d'une noisette, siégeait dans la moitié gauche de la moelle, immédiatement au-dessous de la protubérance ; elle présentait une coloration blanche avec un reflet bleuâtre. Le centre était occupé par un petit noyau jaunâtre. Le reste de la moelle était intact.

OBSERVATION 45 (résumée).

LORENZO HALES. *American journ. of syphilography*. Octobre 1872. In *Thèse* de SAVARD, p. 55. — G..., nègre, âgé de 31 ans, syphilitique depuis cinq ans. Depuis un an, paralysie totale de la jambe droite survenue graduellement. Six semaines avant sa mort, il prend de l'iodure de potassium, mais le suspend par négligence au bout de deux jours. Enfin, il survient de la rétention d'urine, une paralysie complète des deux côtés et de l'ascite. Mort.

AUTOPSIE. — Gomme de la moelle, au niveau de la troisième vertèbre lombaire. Les reins offraient les lésions du mal de Bright.

Observation 46.

Savard. Thèse de Paris, 1883, p. 53. — Nous avons observé dernièrement un cas de gomme de la moelle chez une femme de 50 ans, qui était syphilitique depuis cinq ans et qui portait encore des cicatrices caractéristiques de l'affection. Développement d'une paralysie spinale ascendante aiguë qui amène la mort en quinze jours.

Autopsie. — A l'ouverture du canal rachidien, aucune exostose, aucune déformation sur les vertèbres, pas de compression médullaire. A l'œil nu, les méninges rachidiennes paraissent congestionnées. Ouvertes par la partie postérieure, ces membranes ne sont pas adhérentes. Mais on constate sur la pie-mère et sur l'arachnoïde un exsudat très apparent et inégalement marqué dans les différentes parties des méninges ; c'est au niveau des régions dorsales inférieure et lombaire que cet exsudat est le plus abondant ; il atteint une grande épaisseur et un aspect très louche à la partie moyenne de la région dorsale. En ce point, on constate une petite tumeur indépendante des méninges, développée sur la moelle même et faisant saillie à gauche. Elle a une consistance molle, le volume d'un gros pois et une forme régulièrement arrondie.

Nous avons évidemment sous les yeux une gomme médullaire. De plus, en examinant la consistance de la moelle dans ses différentes parties, on trouve que cette consistance est très augmentée à la région dorsale et lombaire ; la moelle est certainement sclérosée.

A la partie antérieure de l'axe nerveux, mêmes altérations des méninges qu'à la partie postérieure ; même aspect louche des méninges, mais l'exsudat est moins développé ; l'injection vasculaire est un peu plus prononcée qu'à la région postérieure. A la coupe, la moelle paraît saine, de consistance normale dans la portion supérieure ; mais, dans la région dorsale, le tissu est plus ferme, a un aspect plus blanc que partout ailleurs, la surface de la coupe est comme nacrée.

Cerveau sain, à part un peu de congestion des méninges ; pas d'exsudat ; à la coupe, on ne constate aucune tumeur, aucune lésion. Les autres organes sont sains. Au microscope, on constate, dans toute la hauteur de la moelle épinière, de l'artérite, avec prolifération nucléaire tout autour des vaisseaux, dont les parois sont très épaissies. Atrophie de quelques cellules des cornes antérieures.

Observation 47 (résumée).

W. Osler. Case of syphiloma of the cord of the cauda equina ; death from diffuse central myelitis. *J. nerv. and ment. diseases*, N.-Y., 1889, XVI, 449-507. — Homme, avocat, 42 ans, alcoolique et fumeur ; chancre mou (?) sans symptômes secondaires. 1876, delirium tremens.

Avril 1887. Douleurs lancinantes dans les bras et les jambes, surtout dans la jambe gauche. Octobre, prend le lit. Novembre, impossibilité de marcher, atrophie rapide de la jambe gauche et anesthésie des deux jambes. Miction et défécation involontaires.

Février 1888. Le phénomène du genou existe à droite, il est peu net à gauche. Réflexe crémastérien aboli à gauche. Escarre. Les bras sont encore très forts. — Mars. Tuméfaction dans les genoux et les orteils. Paresthésie dans les doigts de la main gauche, main droite sans force. A gauche, les mouvements sont faibles et incoordonnés. Douleur au niveau de la septième vertèbre cervicale. A la fin du mois, fièvre, anesthésie du bord cubital des mains. Délire. Mort le 25 mars 1888.

Autopsie. — Gomme dans le cordon antérieur droit, au niveau de la quatrième racine cervicale. Gommes au niveau des troisième, quatrième, cinquième racines sacrées antérieures et deuxième, troisième racines sacrées postérieures du côté gauche. Dégénération ascendante du cordon de Goll dans la moelle dorsale et de la zone radiculaire dans la région lombaire.

Myélite centrale, depuis le segment du deuxième nerf cervical jusqu'à la partie supérieure de la région dorsale.

Dégénération profonde du nerf sciatique gauche.

Nous avons insisté sur la rareté des gommes volumineuses développées dans les méninges rachidiennes et la moelle même. Il faut ajouter que les apparences macroscopiques sur lesquelles on s'est appuyé le plus souvent pour établir la nature gommeuse syphilitique de tumeurs constatées à l'autopsie n'offraient pas toujours une garantie suffisante, et l'on peut émettre des doutes sur la nature exacte de ces productions. Encore aujourd'hui, le diagnostic anatomique est quelquefois bien difficile. Des histologistes compétents sont souvent embarrassés ; l'on trouve par exemple la preuve de cette incertitude dans une observation publiée récemment par Baumgarten (1). Dans ce cas, il s'agissait d'une femme de 32 ans qui avait été atteinte de syphilis quatre ans auparavant. Elle était morte rapidement, à la suite d'une hémiplégie précédée de longue date de phénomènes cérébraux diffus. A l'autopsie, on trouva de nombreuses petites tumeurs d'apparence gommeuse sur les vaisseaux de la base du cerveau et sur la pie-mère, de la protubérance du bulbe et de la moelle cervicale. Le diagnostic anatomique était rendu difficile par ce

_____

(1) Baumgarten. Ueber gommose Syphilis, etc. *Virchow's Archiv*. Bd. LXXXVI, f. 2.

fait que la malade était atteinte de tuberculose pulmonaire, et ce n'est qu'après une étude minutieuse, et en s'appuyant principalement sur l'altération des vaisseaux, que l'auteur put admettre qu'il s'agissait de gommes et non de tubercules.

Ce n'est donc qu'avec une extrême réserve qu'il faut admettre la nature syphilitique de ces tumeurs d'apparence gommeuse. On devra rechercher des garanties dans un examen microscopique approfondi des différentes parties de l'axe spinal où l'on trouvera des lésions élémentaires dont l'ensemble constitue, ainsi que nous le verrons, une base plus sérieuse pour le diagnostic.

C. — *Pachyméningite spinale syphilitique.*

A côté des infiltrations molles, gommeuses, circonscrites ou plus ou moins étalées des méninges, les auteurs signalent des épaississements fibreux considérables de ces méninges.

Les altérations grossières des méninges, et de la dure-mère en particulier, peuvent être secondaires à des lésions osseuses du canal vértébral, qui ont pour conséquence le développement d'une pachyméningite externe.

Mais le point de départ peut être dans les méninges mêmes ; dans ce cas, il siège ordinairement dans les membranes molles plus vasculaires, la pie-mère surtout. Plus rarement, la lésion occupe primitivement la face interne de la dure-mère. A un degré plus avancé, elle intéresse toutes les enveloppes qui s'unissent et forment un épaississement qui entoure quelquefois la moelle d'une sorte de virole fibreuse.

Il existe dans la littérature un certain nombre d'exemples remarquables de pachyméningite attribuée à la syphilis.

Observation 48 (résumée).

Bruberger. Ein Fall von Meningitis syph., etc. *Virchow's Archiv.*, Bd LX, 1874. — Homme, 30 ans. Chancre en 1871, à 28 ans, accidents secondaires. Hiver 1873, ulcération de la gorge et du voile du palais. 2 juin 1873, attaque brusque, le malade tombe dans la rue et perd connaissance. Paraplégie, troubles des sphincters.

État, lors de l'entrée à l'hôpital, 1er juillet 1873 : paraplégie absolue, diminution de la réaction électrique, sensibilité intacte. Pas de douleurs le long du rachis. Traitement mixte.

Août. Incontinence d'urine, puis escarres au sacrum, aux trochanters, aux malléoles, aux talons. Dans la suite, affaiblissement général; mort le 23 octobre.

AUTOPSIE. — Les méninges de la région cervicale sont épaissies et offrent l'apparence d'une couenne épaisse, adhérente en dedans à la moelle et en dehors au canal vertébral. Hémorrhagie dans la région cervicale de la moelle, atrophie de la substance grise, élargissement du canal central.

Méningite de la base du cerveau. Affection des vaisseaux du cerveau dont les parois sont épaissies.

OBSERVATION 49 (résumée).

EISENLOHR. Meningitis spinalis chronica der cauda equina, etc. *Neurolog. Centralbl.*, 1884, n° 4, p. 73. — Homme, 30 ans, entre le 31 mai à l'hôpital pour une paraplégie de date récente. Il y a onze ans, syphilis, plaques muqueuses anales. L'année dernière, constipation, faiblesse des jambes, surtout à gauche, incontinence d'urine, puis paralysie subite de la jambe droite. A l'entrée, on constate : paralysie complète pour la jambe droite, incomplète à gauche, paralysie des sphincters, catarrhe vésical. Sensibilité très diminuée surtout dans la jambe gauche. Douleurs vives dans les jambes, le rectum et la vessie.

Traitement spécifique, légère amélioration.

En juillet, aggravation des symptômes, paralysie, atrophie, lésion du décubitus.

Dans la suite, les troubles s'accentuent : douleurs vives, perte de la sensibilité objective, paralysie avec atrophie musculaire et réaction de dégénérescence. Mort le 12 mars 1878.

AUTOPSIE. — Adhérence de la dure-mère à la pie-mère : en arrière, depuis la dixième vertèbre dorsale jusqu'à la partie inférieure du sac dural; en avant, à partir du milieu de la queue de cheval seulement. Les racines sont englobées. Les racines postérieures sont de couleur gris rosé, très altérées, les dernières racines dorsales sont saines. Les racines antérieures sont moins atteintes. Destruction de la moelle dans sa partie terminale. Dégénérescence secondaire ascendante des cordons postérieurs.

OBSERVATION 50 (résumée).

BUTTERSAK. Zur Lehre von den syphilitischen Erkrankungen des Centralnervensystems, etc. *Arch. f. Psych.*, Bd. XVII, H. 3, p. 603. — Femme, 31 ans, qui se réveilla subitement avec une soif très vive; à la suite, survinrent bientôt des vertiges avec céphalalgie à exacerbations nocturnes, courbatures, douleurs de la nuque, diminution de l'ouïe et de la faculté de penser, paralysie des nerfs oculo-moteur commun droit, abducteur de l'œil, facial ; amblyopie, déviation de la langue à droite.

Les signes de syphilis antérieure manquent complètement, car la malade ne peut donner à ce sujet aucun renseignement. Pendant les onze mois de la maladie, il y eut deux améliorations remarquables à la suite de deux cures énergiques par l'iodure de potassium. La polyurie et la polydipsie qui existaient depuis le début disparurent après un certain temps sous l'action de ce moyen curatif.

Plus tard, nouvelle aggravation ; quatorze jours avant la mort, hémiparésie prononcée, hyperesthésie des bras et du tronc, raideur de la nuque. Mort par pneumonie aiguë.

Autopsie. — On trouva une méningite chronique syphilitique du cerveau et de la moelle. Périnévrite et névrite nodulaires des nerfs moteurs oculaires communs. Les racines médullaires étaient épaissies, surtout les racines cervicales, qui formaient des cordons volumineux et renflés. Les méninges et les enveloppes des racines étaient le siège d'une inflammation diffuse très intense ; les vaisseaux altérés d'une façon typique.

On constata de plus une endartérite fibreuse de l'aorte descendante, des cicatrices multiples et des gommes du foie.

Observation 51 (résumée).

Oppenheim. Zur Kenntniss der syphilitischen Erkrankungen des centralen Nervensystems. *Berlin. klin. Wochenschr.*, 1889, nos 48 et 49. — Femme de 24 ans. En octobre 1888 entre à l'hôpital. Infection syphilitique, sept ans auparavant. Il y a trois ans, sténose syphilitique du rectum. Depuis trois mois, paralysie progressive des jambes, impossibilité de marcher et de se tenir debout, engourdissement des jambes, douleurs en ceinture. Troubles des sphincters. Quelques mois auparavant : symptômes cérébraux, diplopie, paresse de l'accommodation.

État actuel. — Parésie spastique surtout à gauche, altération de la sensibilité, surtout pour la température. Station debout et marche impossibles. Miction difficile. Douleurs en ceinture. Faiblesse et tremblement légers des membres supérieurs. Inégalité pupillaire : ptosis variable à gauche. Traitement mixte suivi d'une amélioration passagère, puis reprise des symptômes : paralysie du nerf moteur oculaire commun, paresthésie dans le domaine du trijumeau, paralysie faciale. État comateux. Mort à la fin de janvier 1889.

Autopsie. — Méningite cérébro-spinale ; les méninges cérébrales, au niveau de la base, présentent des opacités diffuses avec proliférations en forme de tumeurs. Le processus s'étend aux nerfs crâniens et aux

artères basilaire et vertébrales. Pour la moelle, il existe un épaississement considérable des méninges qui sont unies entre elles et ne peuvent
se détacher de la moelle dans les deux tiers supérieurs de l'organe. La
moelle est très altérée, ramollie, le tissu est farci de corps granuleux
et de noyaux.

On constate une infiltration embryonnaire des méninges avec envahissement de la moelle et des racines, et des altérations vasculaires
énormes.

Des faits analogues ont été publiés par Jürgens et par Heubner (1). Jürgens a rapporté cinq observations dont trois ont trait à
la syphilis congénitale.

OBSERVATION 52 (résumée).

JURGENS. Ueber syphilis des Rückenmarks und seiner Häute. *Charite Annalen*, 1885 (obs. I). — Enfant mort-né, long de 45 centim. On
constate un épaississement considérable de la dure-mère au niveau de
la base du crâne, qui présentait une légère hyperostose. La dure-mère,
dans la zone de transition céphalo-rachidienne, est très vascularisée à sa
face interne, trouble, soudée à l'arachnoïde. Les méninges de la convexité du cerveau étaient, au contraire, intactes. Au voisinage du chiasma,
il existe un épaississement fibreux considérable des membranes molles,
épaississement qui se continue sur la protubérance et la partie inférieure du bulbe. De même, pachyméningite et arachnite spinales, surtout
développées à la région cervicale et disparaissant dans les parties sous-
jacentes de la moelle. Altérations des branches de l'artère vertébrale et
des vaisseaux de la moelle cervicale.

On trouvait de plus une ostéochondrite avec sclérose et périostite
ossifiante des os longs, une hépatisation grisâtre des poumons, des
gommes multiples miliaires de la capsule et du tissu hépatiques. Péri-
phlébite portale gommeuse ; rate grosse et indurée, péritonite hémorrhagique récente, etc.

OBSERVATION 53 (résumée).

JURGENS. *Loc. cit.* (obs. II). — Enfant né le 8 mars 1885, mort le
13 mai 1885. Ictère, pemphigus de la plante des pieds, gommes des cap-
sules surrénales. Dure-mère crânienne intacte. Pie-mère de la convexité
fibreuse épaissie, trouble. Gommes et petits foyers de ramollissement.
L'altération des méninges se prolonge sur la protubérance.

La pie-mère spinale, dans les régions cervicale et thoracique, est très

(1) HEUBNER. *Ziemssen's Handbuch*, 1878, Bd. II, H. I.

épaissie, unie à la face interne de la dure-mère par de nombreux et forts tractus. Moelle grise. Dure-mère épaissie dans sa partie postérieure. Ostéochondrite syphilitique des fémurs, tibias et vertèbres.

OBSERVATION 54 (résumée).

JURGENS. *Loc. cit.* (obs. III). — Enfant de 2 ans. Spina ventosa de plusieurs phalanges des doigts. Abcès de la joue gauche en voie de guérison. Cicatrice ancienne adhérente à l'os, au tiers supérieur de la cuisse gauche. Abcès de la malléole interne droite. Pas d'autres symptômes. Mort de diphtérie.

AUTOPSIE. — Gomme cérébrale, hydrocéphalie interne. Le périoste des vertèbres et le tissu graisseux intrarachidien sont intacts. La dure-mère spinale, dans les régions cervicale et thoracique, est unie par de nombreuses et fortes adhérences à la pie-mère. Sur la face interne de la dure-mère, nombreuses fausses membranes épaisses et fibreuses.

A la partie inférieure de la moelle, l'affection s'efface peu à peu ; cependant, dans la région lombaire, on trouve une induration fibreuse, isolée, rayonnée, grisâtre et longue de 3 centimètres.

Sur les coupes de la moelle, on constata, dans la région cervicale, une coloration diffuse des cordons postérieurs ; dans la région thoracique, les cordons cunéiformes seuls sont pris. A la région lombaire, les cordons postérieurs sont intacts. Il existe de plus dans la région cervicale une petite gomme, de la grosseur d'un grain de millet. Le segment médullaire correspondant est légèrement renflé ; la néoplasie intéresse environ la moitié du territoire du cordon latéral droit.

Gomme du rein gauche. Péri-hépatite et périsplénite fibreuses avec adhérences. Périostite syphilitique ossifiante du tibia. Ostéomyélite et périostite des doigts de la main gauche. Diphtérie, broncho-pneumonie, pleurésie.

On peut rapprocher de ces observations le fait suivant, rapporté par Siemerling.

OBSERVATION 55 (résumée).

E. SIEMERLING. Zur lehre von der congenitalen Hirn und Rückenmarkssyphilis. *Arch. f. Psych.* Bd. XX, H. 1, p. 102. — Fille de 12 ans dont le père était syphilitique. A l'âge de 4 ans, ictus apoplectique suivi de parésie droite avec aphasie. La parole est revenue, mais la parésie persiste. A 6 ans, incoordination et faiblesse des membres inférieurs ; pas de troubles nets de la sensibilité.

Avril 1886 (12 ans). Vomissements et vertige.

Juin 1886. Attaques épileptiformes se reproduisant tous les huit ou quinze jours.

Octobre 1886. Diminution de l'acuité auditive des deux côtés.

Novembre. Surdité complète, atrophie des nerfs optiques, cécité, nystagmus. Commissure labiale un peu abaissée à droite. La malade pouvait encore marcher, mais se plaignait de vertiges et ses mouvements étaient incoordonnés. Les réflexes rotuliens ne sont pas abolis. Intelliligence diminuée.

Pendant son séjour à l'hôpital, la malade a eu plusieurs attaques épileptiformes et a succombé à la suite d'une semblable attaque.

AUTOPSIE. — *Cerveau.* Hydrocéphalie interne. Gommes de la dure-mère avec atrophie de cette membrane. Par places, impossibilité de détacher du cerveau l'arachnoïde et la pie-mère intimement soudées l'une à l'autre, principalement à la base. Les nerfs crâniens étaient envahis par l'infiltration syphilitique sur une étendue variable d'une paire à l'autre. Nerfs optiques complètement dégénérés.

Moelle enserrée dans une gangue épaisse formée par les méninges altérées. L'examen histologique a fait constater sur la pie-mère des prolongements en forme de bouchons, parsemés de cellules arrondies et pénétrant dans la substance blanche de la moelle, sans atteindre la substance grise qui était néanmoins déprimée. La destruction des éléments nerveux est secondaire et consécutive à la compression exercée par les produits d'infiltration. Des altérations vasculaires considérables existaient dans le cerveau et la moelle, surtout dans le premier de ces organes. Les racines spinales étaient à peu près intactes.

OBSERVATION 56 (résumée).

JURGENS. *Loc. cit.* (obs. IV). — Homme, 44 ans en 1885. Signes de syphilis, neuf ans auparavant. Il y a quatre ans, douleurs rhumatoïdes, engourdissement, douleurs de la nuque. L'année dernière, symptômes analogues ; de plus, marche entravée progressivement jusqu'à l'impotence fonctionnelle. A la fin de l'année, aphasie brusque, troubles respiratoires. Depuis trois ou quatre ans, il existe dans la nuque des douleurs qui s'étendent à toute la tête. Persistance depuis quatre ans d'un écoulement nasal avec nécrose des os du nez. A partir du mois de février 1885, le malade ne peut plus prendre que des aliments liquides. Mort le 11 mars.

AUTOPSIE. — Carie des os du nez. Pachyméningite cérébrale avec fausses membranes fibreuses et hémorrhagiques. Dans la région inférieure de la moelle allongée, la dure-mère est très épaissie, intimement unie à l'arachnoïde. Ces lésions vont en s'atténuant à la surface du cervelet.

La dure-mère forme une enveloppe épaisse, grisâtre, qui entoure le bulbe et la moelle cervicale. L'altération s'atténue peu à peu dans les parties sous-jacentes de la moelle. Altérations vasculaires considérables.

Aplatissement et envahissement de la moelle allongée, myélite gommeuse et ramollissement de la moelle dans la région cervicale.

OBSERVATION 57 (résumée).

JURGENS. *Loc. cit.* (obs V). — Homme, 28 ans. Chancre en 1883, ulcération phagédénique de la verge et du scrotum. Syphilides maculeuses et papuleuses du corps. Ulcération syphilitique de la voûte palatine. Traitement mixte, amélioration (février 1884).

En octobre 1884, crises épileptiformes, parole bredouillante, traînante, affaiblissement général.

28 octobre, agitation, délire. Mort le 29 octobre.

AUTOPSIE.— Gomme de la deuxième circonvolution temporale gauche. Méningite cérébrale gommeuse. Dégénération des nerfs optiques. Gomme du nerf moteur oculaire commun droit.

Moelle. Adhérence des méninges, surtout à la partie postérieure; épaississements localisés et grisâtres. Au niveau du ligament dentelé, méninges troubles, recouvertes d'un épaississement gélatiniforme et de très nombreuses nodosités gommeuses de la grosseur d'un grain de millet à celle d'un pois. Sur les racines postérieures, il existe des tumeurs analogues, qui se prolongent sur les cordons nerveux jusqu'à l'orifice de la dure-mère. Dans la région dorsale, gomme de la pie-mère, de la grosseur d'un pois.

A l'examen microscopique, on constate, dans l'épaisseur de la pie-mère et de l'arachnoïde, une infiltration abondante de cellules embryonnaires. En certains points, l'épaississement des membranes est de nature fibreuse; en d'autres, l'infiltration forme des nodosités miliaires avec début de dégénérescence granulo-graisseuse des éléments cellulaires.

Les vaisseaux sont très altérés, leurs parois sont entourées et envahies par une infiltration très dense, dont la limite externe est diffuse. La lumière est presque oblitérée. Le parenchyme médullaire est le siège d'une infiltration diffuse qui forme de nombreux petits nodules miliaires.

OBSERVATION 58 (résumée).

H. LAMY. *De la méningo-myélite syphilitique.* Thèse de Paris, juillet 1893 (obs. III). — Femme de 43 ans, entrée à l'hôpital le 28 février 1892. Syphilis il y a huit ans. Bientôt après, céphalée intense, douleurs vives à la nuque, faiblesse des membres inférieurs, lenteur de la parole. Plusieurs ictus sans paralysie consécutive.

État en mars 1892. Apathie intellectuelle sans démence. Paralysie presque complète des membres inférieurs. Membres supérieurs moins pris. Légère atrophie musculaire.

Douleurs de la nuque avec raideur, sensibilité à la pression des régions cervicale et dorsale du rachis.

Nystagmus, réflexe lumineux disparu, réflexe accommodatif faible ; déviation légère de la commissure labiale. Troubles de la miction.

Mai. Vomissements répétés et ictus. Érysipèle ; mort à la fin du mois.

AUTOPSIE. — Méningite de la base, qui s'étend jusqu'au bulbe.

Moelle. Dans toute la région cervicale, la moelle est entourée d'une épaisse virole formée par les trois méninges hypertrophiées et soudées entre elles. Il n'y a pas d'adhérences avec le périoste des vertèbres.

Vers le renflement cervical, la dure-mère cesse d'être adhérente à la face antérieure de la moelle, mais reste soudée aux faces latérales et postérieure.

Dégénérescence des cordons postérieurs et de la partie postérieure des cordons latéraux.

Double dégénération pyramidale dans la région dorsale supérieure, avec épaississement léger des méninges. Les trois méninges sont encore très épaisses et soudées au niveau de la région dorsale moyenne.

Les observations précédentes établissent l'existence de la pachyméningite syphilitique, mais il faut ajouter que ces faits semblent former un groupe à part. Il est, en effet, remarquable que ce sont les méninges de la partie supérieure de la moelle qui sont ordinairement intéressées dans ces cas, et que la dure-mère prend une part importante à la formation de l'épaississement. Le développement du processus semble alors obéir à la loi formulée par Jürgens. Pour cet auteur, les lésions syphilitiques de l'axe cérébro-spinal suivent une marche descendante et se propagent du cerveau à la moelle. Dans ces cas, en effet, les lésions des méninges cérébrales, surtout à la base, sont très marquées et elles s'atténuent à mesure que l'on considère des régions plus inférieures de la moelle. Mais cette loi n'est applicable rigoureusement qu'à ces faits particuliers qu'on pourrait réunir sous la désignation de *méningite cérébro-spinale syphilitique,* qu'a proposée M. Lamy (1).

L'épaississement considérable des méninges et la participation de la dure-mère peuvent cependant se rencontrer dans des régions de la moelle éloignées du cerveau, ainsi que le prouve, par exemple, l'observation d'Eisenlohr (obs. 49).

Dans tous ces faits, l'altération anatomique initiale ne diffère pas essentiellement de celle qui caractérise la forme commune que nous décrirons plus tard. Il s'agit simplement d'une variante peu fréquente dans l'évolution.

(1) LAMY. Thèse de Paris, 1893, p. 56.

Les lésions du parenchyme nerveux sont naturellement importantes, puisque c'est à elles qu'il faut en dernière analyse rapporter les symptômes et le plus souvent la mort; mais ce n'est relativement qu'assez tard qu'elles acquièrent cette importance, lorsque le processus a déjà atteint dans les méninges un degré assez avancé. En tous cas, il est évident que, dans ces faits particuliers, les lésions méningées peuvent atteindre une grande intensité sans déterminer tout d'abord de lésions graves de la moelle. C'est là une circonstance bien remarquable, qui ne se rencontre pas dans les cas ordinaires de la syphilis médullaire, ainsi que nous le verrons. Elle semblerait prouver que ce n'est pas tant l'épaississement considérable des méninges qui influe sur l'état du parenchyme médullaire que l'altération de certains éléments capitaux des membranes nourricières : les vaisseaux, par exemple.

II. — LA MÉNINGO-MYÉLITE SYPHILITIQUE

Les gommes méningées et médullaires, la pachyméningite syphilitique ne sauraient expliquer toutes les formes cliniques de la syphilis médullaire, il s'en faut de beaucoup. On peut même considérer ces manifestations comme des accidents qui correspondent à des formes cliniques spéciales.

Dans la plupart des cas, c'est à des lésions plus diffuses que l'on a affaire, les altérations macroscopiques sont à peine accusées et c'est par l'étude histologique que l'on découvre les altérations intimes qu'ont subies la moelle et sa membrane nourricière.

Il faut cependant noter que les modifications des méninges et de la moelle, qui peuvent ne pas apparaître tout d'abord à l'œil nu dans un examen superficiel, se manifestent le plus souvent par des altérations que l'on peut apprécier au moment de l'autopsie. Nombre d'auteurs ont indiqué l'aspect blanchâtre et dépoli de la pie-mère, l'état trouble de l'arachnoïde. K n o r r e avait déjà signalé à la surface de la pie-mère ces sortes de plaques laiteuses qu'il considérait comme pouvant être l'origine d'épaississements et d'adhérences des méninges, ou le point de départ de développements gommeux.

Il n'existe pas, en réalité, de limite tranchée entre les lésions diffuses étendues, qui ne sont appréciables qu'avec l'aide du microscope, et les altérations macroscopiques représentées par un épaississement considérable des méninges ou des productions gommeuses massives.

Les apparences différentes tiennent à la durée plus ou moins longue de l'affection ou à la limitation du processus. En parcourant les observations, on trouve d'ailleurs des cas de transition où, à côté de lésions diffuses microscopiques prédominantes, on note des altérations microscopiques plus ou moins accentuées. Enfin dans des cas où ces dernières étaient surtout développées, le microscope a décelé d'autres modifications importantes.

D'autre part, en ce qui concerne le parenchyme même de la moelle, si dans quelques cas il paraît à l'œil nu à peu près normal, on a signalé maintes fois dans l'aspect extérieur, la consistance, la coloration des différentes parties, certaines modifications qui, pour n'être parfois qu'assez peu accusées, traduisent cependant une altération profonde dans ce tissu si délicat.

Il n'en reste pas moins constant que les modifications anatomiques que l'on constate dans les cas de paraplégie syphilitique précoce et à évolution rapide ne peuvent être que très incomplètement appréciées à l'œil nu. Avec le secours du microscope, on pourra au contraire reconnaître l'étendue et l'importance des altérations intimes des méninges et de la moelle. Il faut ajouter que ce sont les cas à marche rapide qui sont naturellement les plus favorables à l'étude des lésions initiales. Lorsque l'affection s'est prolongée, l'analyse des lésions est bien plus difficile. On peut cependant arriver à les interpréter avec le secours des formes de transition et à découvrir l'enchaînement qui unit ces différentes altérations.

Lorsque, exceptionnellement, le processus syphilitique se limite et se manifeste par des gommes ou un épaississement circonscrit des méninges, la moelle est naturellement intéressée secondairement, mais nous avons vu que cette participation était relativement tardive. Dans les cas, au contraire, auxquels nous faisons allusion et qui sont les plus communs, les méninges et la moelle sont également intéressées et les altérations de ces deux organes semblent marcher de pair. Aussi, à côté des *gommes* et de la *pachyméningite*, a-t-on décrit la *méningo-myélite syphilitique*.

Cette forme a été particulièrement étudiée dans ces dernières années et les auteurs se sont efforcés de fixer le point de départ des altérations et de donner une classification établie sur les apparences variables de ces altérations.

Julliard a cherché à démontrer la prédilection du processus syphilitique pour le système lymphatique. Cette conception résultait de la diffusion de l'inflammation constatée dans les méninges et les gaines périvasculaires. Elle s'applique en effet très bien aux altérations de la pie-mère, mais la propagation de l'inflammation au tissu même de la moelle dans tous les cas est plus discutable.

On a cependant jusqu'ici généralement considéré les lésions de la moelle comme étant primitivement de nature inflammatoire et relevant de la même influence que les lésions propres de la pie-mère : c'est ce que semble indiquer d'ailleurs le terme de *méningo-myélite*.

MM. Gilbert et Lion (1) ont proposé la classification suivante ; cherchant à grouper les altérations constatées dans les différents cas, ils décrivent quatre types.

« 1° La *méningo-myélite hyperhémique et nécrobiotique*, caractérisée par une congestion et peut-être par une multiplication des vaisseaux de la moelle et de ses enveloppes, congestion et multiplication qui engendrent des troubles nutritifs dans les éléments de l'axe nerveux et définitivement le ramollissement de la moelle épinière.

« 2° Dans la *méningo-myélite embryonnaire* apparaissent l'hyperplasie cellulaire, la diapédèse, les exsudations vasculaires, et si les lésions macroscopiques sont nulles ou presque nulles, les lésions histologiques sont représentées par une prolifération luxuriante de jeunes cellules dans les parois vasculaires et dans la trame même de la pie-mère et de ses prolongements intramédullaires, ainsi que par la production d'un dépôt fibrino-leucocytique sous-pie-mèrien.

« 3° Que les cellules rondes disséminées dans la moelle et ses enveloppes poursuivent leur évolution, aboutissant à la formation d'un tissu adulte, et les méninges s'épaissiront, se symphyseront, la moelle s'indurera, et le microscope montrera la substitution aux éléments méningo-médullaires d'un tissu fibreux, principalement développé autour des vaisseaux dont les parois subissent des altérations notables dans la *méningo-myélite diffuse scléreuse*, comme dans les modalités précédentes de la syphilis médullaire.

(1) A. Gilbert et G. Lion. De la syphilis médullaire précoce. *Arch. de méd.*, 1889.

« 4° Que, d'autre part, enfin, les cellules rondes s'accumulent sur certains points sous forme de petites tumeurs subissant ensuite les dégénérescences propres aux productions syphilitiques nodulaires et prendront naissance la méningite gommeuse, la myélite gommeuse ou la *méningo-myélite gommeuse*. »

D'après les descriptions données par MM. Gilbert et Lion, l'altération de la pie-mère et de la moelle serait univoque, justifiant pleinement la dénomination de méningo-myélite. Il s'agirait d'une inflammation développée sous l'influence du poison syphilitique, les différentes formes correspondant à de simples variantes dans l'évolution ou la durée d'un même processus : l'inflammation syphilitique.

Nous envisageons d'une manière un peu différente les altérations de la moelle qui correspondent aux cas les plus communs de la syphilis médullaire ; nous croyons que les modifications du parenchyme nerveux sont primitivement d'ordre dégénératif et sont provoquées par les troubles de nutrition résultant des lésions des organes nourriciers de la moelle.

Cette idée n'est pas nouvelle, nous la trouverons exprimée par un grand nombre d'auteurs; mais on n'a pas attribué à ce mécanisme toute l'importance qu'il comporte à notre avis.

M. Lamy (1), dans une thèse récente, regarde les troubles circulatoires comme entrant en ligne de compte dans la production des lésions médullaires : « Les auteurs s'entendent généralement à admettre que les lésions premières en date occupent les méninges et les vaisseaux et que les éléments nerveux sont intéressés secondairement, soit par la propagation directe de l'infiltration méningée à la moelle, soit par suite des troubles circulatoires qui résultent des oblitérations vasculaires. Ces deux modes d'altérations coexistent la plupart du temps, avec prédominance de l'un ou de l'autre suivant ces cas : de telle sorte que l'on serait presque autorisé, en ne tenant pas compte des lésions méningées, parfois très légères dans cette forme, à décrire à part la phlébite et l'artérite médullaires syphilitiques. »

Nous irons plus loin : l'infiltration spécifique peut bien, dans certains cas, se propager de la pie-mère dans le parenchyme nerveux voisin, elle peut même se développer primitivement dans la moelle autour des vaisseaux, mais ces lésions sont le plus souvent très

(1) LAMY. *Loc. cit.,* p. 31.

limitées, à part quelques formes spéciales (gommes, pachyméningite).
L'altération importante est la dégénérescence nécrobiotique du tissu
nerveux. Pour être secondaire, cette nécrose anémique n'en est pas
moins la lésion principale, c'est d'elle que relève le tableau symptomatique de la forme la plus fréquente de la paraplégie syphilitique
qu'on associe à la *myélite transverse*.

Dans les formes à évolution rapide, l'étude des lésions, pour ainsi
dire toutes fraîches, permet d'établir la véritable nature du processus ;
mais, dans les formes chroniques, l'interprétation est plus difficile ;
néanmoins nous aurons à rendre compte des aspects variables de la
moelle dans chaque cas. Auparavant, nous dépouillerons un certain
nombre d'observations empruntées aux différents auteurs et nous
rechercherons si les lésions signalées ne s'accordent pas avec la
description du processus d'altération, telle que nous la donnerons
plus loin.

OBSERVATION 59 (résumée).

WINGE. Disease of the spinal cord. *Dublin med. pres.*, 1863, 2ᵉ série,
vol. IX, p. 659. — Homme de 39 ans ; syphilis constitutionnelle. Paraplégie à marche subaiguë avec rémission considérable et rechute grave
qui amena la mort.

AUTOPSIE. La dure-mère est légèrement injectée par places. A la face
interne, il existe quelques dépôts membraneux, et dans la région dorsale
quelques adhérences de l'arachnoïde. Celle-ci est distendue par de la
sérosité autour de la queue de cheval et contient quelques plaques
ostéoïdes. La moelle est normale dans la moitié supérieure de la région
cervicale ; mais, à partir de ce point, elle offre une dégénérescence qui
devient de plus en plus prononcée en descendant et atteint son maximum
vers le centre de la partie dorsale. Elle diminue ensuite et la partie
inférieure de la région lombaire paraît normale. L'altération consiste en
une coloration grise de la surface postérieure avec des taches transparentes qu'on voit mieux sur les coupes transversales. A la partie supérieure, la périphérie seule des cordons postérieurs et latéraux est
atteinte, mais à mesure qu'on descend, la substance se trouve remplacée
de plus en plus par une masse gris jaunâtre translucide, ressemblant
à du mucus solidifié. La dégénérescence marche de la périphérie au
centre, et elle est partout plus accusée dans les cordons postérieurs et
latéraux du côté gauche. Elle apparaît aussi dans les cordons antérieurs.
Au milieu de la région dorsale de la moelle, c'est à peine s'il reste un
peu de substance blanche, on voit seulement une masse muqueuse avec
des îlots blanc jaunâtre et opaques. En cet endroit, les bords de la

substance grise sont mal définis. La consistance de la moelle est diminuée à ce niveau seulement ; au microscope, les parties dégénérées contiennent très peu de fibres nerveuses, elles renferment :

1° De petits corps grêles, homogènes, peu luisants, ayant la grosseur et l'aspect de cellules fusiformes, arrondies à une extrémité, pointues à l'autre, dentelées sur un ou sur deux bords, sans double contour, les restes, selon toute probabilité, des fibres nerveuses ;

2° Des globules d'huile agglomérés et granulations graisseuses libres surtout dans les parties opaques ;

3° Des corpuscules amylacés ;

4° Des granules de pigment et des vaisseaux qui sont transformés en cordons de pigment.

Tout cela est plongé dans une masse finement granuleuse avec quelques noyaux disséminés et un peu de tissu fibreux. La substance grise contient des cellules ganglionnaires au milieu de la partie dorsale : elles ne sont pas distinctes et ressemblent à des amas anguleux de pigment sans membrane ni prolongements.

En dehors de ces altérations, l'autopsie révéla les lésions suivantes :

Exostose de la table interne du pariétal droit. Deux infarctus du poumon gauche. Thrombose de l'artère pulmonaire. Thrombose des veines iliaque gauche et hypogastrique.

OBSERVATION 60 (résumée).

Moxon. On syph. diseases of spinal cord. *Dublin quart. journ.*, 1870, t. LI, p. 449 (in Thèse de Savard). — Homme syphilitique depuis sept ans. Fourmillements aux jambes et douleurs lombaires ; trois semaines après le début, incontinence d'urine et des matières fécales ; anesthésie complète des membres inférieurs. Entre le 4 août, meurt le 24, d'accidents urinaires.

Autopsie. — Taches de sclérose ancienne au niveau de la convexité du cerveau. Pigment abondant dans les membranes de la moelle allongée. A la partie inférieure de la dure-mère spinale, taches assez nombreuses, brunes, variant en étendue du volume d'un grain de mil à un pois. A leur niveau, la moelle est plus dure. A la coupe, les taches semblent formées par une masse foncée, molle, filante, au centre de laquelle est une couche mince de tissu jaunâtre, élastique, dont la consistance diffère de celle de la masse noirâtre environnante. Ces taches sont disséminées, les unes dans les cordons postérieurs, les autres dans les cordons latéraux dont elles atteignent la surface.

Au microscope on remarque :

1° Une zone périphérique composée de deux couches : l'une à cellules rondes, à noyaux à corps fusiformes ; l'autre, plus centrale, formée de corps fusiformes pressés les uns contre les autres.

Il y a donc à ce niveau une hyperplasie du tissu conjonctif à noyaux très nombreux, parsemée de masses abondantes de myéline ;

2° Une zone centrale, jaunâtre, constituée en dehors par une couche de transition à noyaux et à cellules arrondies, en dedans par une masse amorphe en dégénérescence granulo-graisseuse.

Les vaisseaux de la zone extérieure semblent pigmentés. On trouve en outre un foyer induré dans le centre du lobe inférieur du poumon droit, une pyélonéphrite à droite et une orchite double. Les deux testicules renferment chacun deux formations identiques à celles de la moelle.

Observation 61 (résumée).

Mollière. *Annales de dermatologie*, 1870, t. II, p. 311. — Homme, 41 ans, chancre il y a quinze ans, syphilides multiples, angine, gommes du radius et du péroné.

Entre à l'hôpital le 3 juillet 1870, souffre de douleurs nocturnes, traitement spécifique.

7 juillet. Incontinence brusque d'urine. Le lendemain, affaiblissement des membres inférieurs qui s'accroît rapidement les jours suivants. Constipation, rétention d'urine, paraplégie presque complète.

Le 17. Aggravation subite des accidents, urines purulentes. Mort le 18 juillet.

Autopsie. — On n'a pu enlever que la partie inférieure de la moelle. Dans cette partie, on constate une hyperhémie considérable des substances blanche et grise, une dilatation vasculaire considérable.

Pas d'examen histologique.

Observation 62 (résumée).

Charcot et Gombault. Note sur un cas de lésions disséminées des centres nerveux observées chez une femme syphilitique. *Arch. de physiologie*, 1873. — Femme de 40 ans, observée en 1871.

En 1850. Ulcérations des organes génitaux externes, traitement mercuriel.

En 1860. Psoriasis palmaire et plantaire, nombreux accidents syphilitiques pendant dix ans.

1870. Fourmillements, élancements et faiblesse dans la jambe gauche.

État en septembre 1871. — Paralysie incomplète et hyperesthésie du membre inférieur gauche. Anesthésie symétrique du côté opposé. Traitement inefficace, évolution progressive.

Janvier 1872. Céphalalgie très intense, troubles pupillaires, douleur spontanée au niveau des troisième et quatrième vertèbres dorsales, irradiations en ceinture, zone d'anesthésie douloureuse à ce niveau. Au-dessous, anesthésie à droite, hyperesthésie à gauche. Parésie très prononcée du membre inférieur gauche avec amaigrissement, douleurs spontanées et secousses musculaires. Membre inférieur droit non paralysé. Pas de paralysie des sphincters.

Au début de février, plusieurs ictus congestifs.

10 février. Paralysie du nerf moteur oculaire externe gauche.

Le 14. Paralysie faciale complète à droite.

Le 27. Diminution de la contractilité faradique.

Mars. Affaiblissement général. Paralysie de la troisième paire. Douleurs dans la sphère du nerf trijumeau droit. Névrite optique, paralysie de la sixième paire à droite.

Avril. Amaigrissement, marasme. Mort le 26 avril.

Autopsie. — Hémisphères cérébraux et cervelet sains.

Base et isthme. — Dégénérescence partielle des bandelettes et des nerfs optiques, plus marquée à gauche. Atrophie du corps mamillaire gauche. Petites plaques indurées, gris rosé à la périphérie, jaunâtres au centre, sur le milieu du pédoncule gauche, sur la partie interne et inférieure du pédoncule droit, au niveau de l'émergence du nerf moteur oculaire commun droit qui est dégénéré. Deux plaques analogues sur la protubérance, une sur le plancher du quatrième ventricule et une sur le faisceau latéral de l'isthme à gauche.

Moelle. — Parois osseuses et dure-mère intactes, plaque de méningite longue de 1 centim., siégeant au niveau de la troisième paire dorsale du côté gauche. L'arachnoïde épaissie englobe les racines correspondantes qui sont atrophiées. En ce point, sclérose du parenchyme médullaire intéressant le cordon latéral correspondant, la substance grise et les cordons postérieurs, tissu induré.

Au-dessus, dégénérescence des cordons de Goll ; au-dessous, dégénérescence du faisceau pyramidal droit.

Examen microscopique. — Le tissu des parties centrales des plaques est formé de cellules granulo-graisseuses et de corps granuleux qui se colorent mal. La périphérie du foyer est constituée par un tissu vivace composé de cellules araignées et de fibrilles de névroglie. A la périphérie du nodule, le tissu nerveux ne reprend pas brusquement son aspect normal, il existe une troisième zone dans laquelle l'irritation du tissu se traduit par la présence de cellules ramifiées et par l'épaississement manifeste du réticulum que constituent leurs prolongements. Altération des parois vasculaires au voisinage des nodules.

Le tissu de sclérose médullaire au niveau de la troisième racine dorsale est constitué par des éléments névrogliques très développés (cellules araignées et filaments). Disparition des tubes nerveux. Atrophie des cellules nerveuses de la substance grise.

Observation 63 (résumée).

Mauriac. Affections syphilitiques précoces des centres nerveux. *Ann.*

de dermat., 1875, t. VI, p. 161. — Homme, 27 ans. Chancre induré, accidents secondaires. Phénomènes cérébraux : céphalalgie, troubles oculaires, ptosis, traitement mixte. Sept mois après le chancre, hémiplégie gauche incomplète, guérison rapide par un traitement spécifique. Trois mois plus tard, nouveaux symptômes développés brusquement torpeur ; faiblesse des membres inférieurs sans diminution marquée de la sensibilité. Accès violents d'oppression, sans lésion cardiaque ni pulmonaire. Dans la suite, amaigrissement, douleur à la pression le long des vertèbres dorsales, paraplégie complète, paralysie des sphincters. Escarre sacrée. Difficulté de la déglutition, raideur de la nuque, mort.

AUTOPSIE. — Au niveau de la queue de cheval, les nerfs sont recouverts d'une couche gris rougeâtre, les enveloppes de la moelle à ce niveau sont rouges et paraissent enflammées. Le tissu osseux des vertèbres voisines paraît intéressé.

La partie terminale de la moelle est très ramollie, le tissu nerveux est tellement désorganisé qu'il est impossible de pratiquer un examen microscopique.

OBSERVATION 64 (résumée).

HOMOLLE. *Progrès médical*, 1876, p. 6. (In GILBERT et LION). — Femme, 33 ans. Accident primitif inaperçu. Avortement en avril 1872. Éruption qui n'a pas disparu depuis et pour laquelle la malade entre à l'hôpital le 19 janvier 1874. Iritis en 1873.

19 janvier. Syphilide pigmentaire du cou, pléiades ganglionnaires.

Le 30. Douleurs lombaires qui vont en augmentant les jours suivants.

10 février. Marche douloureuse.

Le 28. La marche devient hésitante, presque impossible. Rétention d'urine.

2 mars. La paraplégie est absolue surtout à droite. Réflexes exagérés. Secousse convulsive à la moindre excitation. Contraction et sensibilité électriques conservées. Analgésie. Pas de perversion de la sensibilité au tact et à la température. Pas de perte de la sensation de position dans l'espace. Amélioration sous l'influence du traitement. Mort de tuberculose pulmonaire.

AUTOPSIE. — A l'œil nu : ramollissement de la partie inférieure de la moelle dorsale. Au microscope : nombreux corps granuleux au niveau de la partie ramollie. A 4 centim. au-dessus du renflement lombaire, zone de sclérose empiétant à la fois sur les cordons de Goll et les faisceaux radiculaires internes, envahissant la commissure postérieure et la corne postérieure gauche. La substance grise présente aussi un certain degré de condensation de son tissu interstitiel. Canal central rempli de cellules épithéliales. Certain degré de méningite ; pie-mère infiltrée d'éléments embryonnaires.

Observation 65 (résumée).

Le Petit. *Étude sur la paraplégie syphilitique.* Thèse de Paris, 1878 obs. IV). — Homme, 27 ans. En février 1872, chancre, et quelques mois après, accidents secondaires.

19 juillet 1872. Accidents cérébraux.

31 janvier 1873. Faiblesse des jambes, céphalalgie, vertiges, dyspnée. Difficulté de la miction, abolition du sens génital, rachialgie.

23 mars. Paraplégie complète avec troubles très marqués de la sensibilité, paralysie des sphincters, escarres au sacrum et aux trochanters.

Milieu d'avril. Aggravation des accidents. Mort le 20 avril.

Autopsie. — « On examine au microscope la moelle et le cerveau, ce dernier est complètement normal. Quant à la moelle, elle ne présente rien d'extraordinaire sinon à 7 ou 8 centim. de sa terminaison. A ce niveau, malgré le ramollissement de l'organe, on remarque une injection veineuse très évidente. Le ramollissement est tel qu'il est impossible de dire ce qui existait à ce niveau, ni de faire l'examen microscopique. La dure-mère ne présente pas de lésion ni d'adhérence avec la moelle. »

Observation 66 (résumée).

Julliard. Thèse de Lyon, 1879. — Femme, 48 ans, entrée à l'hôpital le 7 septembre 1878. Il y a quelques mois, roséole, céphalée, engorgement ganglionnaire indolent, syphilides caractéristiques, mais l'accident primitif a passé inaperçu.

Depuis quatre mois, fourmillements, crampes, faiblesse des jambes. Trois jours avant l'entrée, la faiblesse a augmenté progressivement, il fut impossible à la malade de se tenir sur les jambes et des douleurs avec contracture se firent sentir toute la nuit. A l'entrée, paraplégie complète sans contracture ; sensibilité conservée, sauf à la face interne du tibia gauche, perversion de la sensibilité thermique à la cuisse gauche. Réflexes très affaiblis à droite, diminués à gauche. Douleurs en ceinture, rétention d'urine. Membres supérieurs sains.

16 septembre. Urines purulentes. Extension de l'anesthésie, fièvre.

19 septembre. Œdème des jambes, escarres au siège. Puis affaiblissement général, dyspnée, mort le 8 octobre.

Autopsie. — Le canal rachidien n'offre rien de particulier. La moelle est ramollie au niveau des régions dorsale et lombaire. Au microscope, lésions prédominantes dans la région dorsale moyenne.

Région cervicale : gaines périvasculaires remplies d'exsudats amorphes. Dégénération du cordon de Goll.

Région dorsale supérieure : lésions méningées et médullaires ; méninges injectées, infiltrées, vaisseaux dilatés et épaissis.

Région dorsale : ramollissement des cordons latéraux et postérieurs et de la substance grise, hémorrhagies interstitielles. Dans la substance blanche, tuméfaction très accentuée des cylindres-axes et corps granuleux. Ainsi, il y a une destruction rapide des éléments liés probablement à des phénomènes ischémiques, plutôt que tendance à la néoformation conjonctive.

Les altérations disparaissent au niveau de la première paire lombaire. La seule lésion qui persiste, c'est la méningite qui conserve ses caractères d'acuité.

Dégénérescence des cordons latéraux.

OBSERVATION 67 (résumée).

JULLIARD. *Loc. cit.* (In thèse de SAVARD, p. 67.) — Femme, 49 ans. Syphilis il y a huit ans, en 1871. Vers l'automne de 1876, elle a commencé a éprouver un peu de faiblesse et d'insensibilité dans les membres inférieurs. Ces phénomènes ont augmenté très lentement, car le 2 décembre 1878, la marche était encore possible. A ce moment, la paraplégie devint brusquement complète, et s'accompagna de paralysie des sphincters, de vomissements et de douleurs en ceinture.

12 décembre. Accès fébrile, abolition de la contractilité électrique et des réflexes ; dyspnée.

Le 29. Dyspnée, cyanose, accès fébriles irréguliers, vomissements. La mort survient dans la journée.

AUTOPSIE. — La moelle ne présente rien d'anormal à l'œil nu.

Examen microscopique. — Les lésions offrent leur maximum d'intensité vers la partie supérieure de la région dorsale et dans le cordon latéral. Ce qui frappe au premier abord; c'est l'épaississement très marqué de la gaine adventice des vaisseaux, en sorte que ceux-ci se montrent sous l'aspect de cylindres, ordinairement réguliers, lorsqu'on les considère sur une coupe pratiquée perpendiculairement à leur axe ; mais ils paraissent moniliformes quand, par hasard, la coupe les atteint suivant leur longueur. On peut dire que leur diamètre total est plus que doublé par cet épaississement ; et cette modification porte d'une façon indubitable sur les dépendances de la gaine adventice, c'est-à-dire sur la gaine lymphatique des vaisseaux. En outre, on trouve de véritables îlots de sclérose, confondus avec les dépendances de la gaine lymphatique et formant comme un petit lac au milieu duquel on aperçoit le vaisseau. D'un autre côté, au niveau des points les plus malades, on voit que la pie-mère adhère au tissu scléreux et forme un épaississement considérable ; mais, dans le cas actuel, le processus phlegmasique est déjà de date assez peu récente pour qu'on ne trouve plus les traces d'inflammation subaiguë qu'on rencontre d'autres fois. La sclérose en tous cas intéresse fort peu la substance grise.

Si l'on cherche à établir la topographie des altérations, on trouve qu'en général périphériques, elles offrent leur maximum entre la première et la troisième racine dorsale : ce fait est démontré par l'existence d'une dégénérescence ascendante manifeste portant à la région cervicale sur la totalité du cordon de Goll. En second lieu, de la première à la troisième dorsale, il existe une lésion qui intéresse également les cordons latéraux, lésion qui prouve une dégénérescence latérale double, complète et symétrique, déjà manifeste au niveau d'une coupe pratiquée vers la naissance de la troisième paire dorsale. Cette dégénérescence secondaire symétrique se poursuit jusqu'à la partie inférieure de la région lombaire. Quant aux lésions qui occupent les cordons latéraux et postérieurs, leur maximum est situé entre la troisième dorsale et la dernière cervicale.

OBSERVATION 68 (résumée).

STRUMPELL. Beiträge zur Pathologie des Rückenmarks. *Arch. für Psych.*, 1880, p. 667. — Homme, 25 ans. En 1873, chancre, éruption secondaire, traitement. En avril 1877, le sujet travaille dans un endroit humide et froid.

Depuis six semaines faiblesse des jambes et tremblement dans la marche. Depuis quatorze jours, incontinence d'urine.

État le 16 septembre 1877. Parésie inégale des deux extrémités inférieures, contracture, réflexes exagérés, clonus du pied, hyperesthésie, incontinence d'urine, constipation. Traitement mercuriel.

Plus tard, altération de la sensibilité dans le pied gauche. Décubitus gangréneux. Mort.

AUTOPSIE. — Macroscopiquement : dégénérescence des cordons de Goll dans la région cervicale, de la partie postérieure des cordons latéraux dans les régions dorsale et lombaire.

Dans la région dorsale supérieure, surtout entre la troisième et la sixième vertèbre dorsale, la moelle était remarquablement grêle et molle.

Examen microscopique. — Dans la région cervicale supérieure, dégénération des cordons de Goll, dégénération de la partie périphérique des cordons latéraux. Histologiquement, c'est l'image de la dégénération secondaire. Plus bas, la zone malade des cordons postérieurs et des faisceaux cérébelleux directs est un peu plus étendue ; dans le cordon antérieur il existe une légère dégénération marginale.

A la hauteur de la huitième racine cervicale, les mêmes rapports existent ; de plus, les faisceaux pyramidaux latéraux commencent à participer à l'altération.

Dans la région dorsale supérieure, même état, avec altération plus prononcée des faisceaux pyramidaux. La substance grise est fasciculée, pauvre en cellules nerveuses, fragmentée, contient de nombreux vaisseaux très dilatés. A la hauteur de la quatrième racine dorsale, la partie la plus postérieure des cordons grêles est également dégénérée. Au niveau de la cinquième racine dorsale, la partie moyenne des cordons postérieurs est altérée au plus haut degré ; on trouve de plus, dans les régions latérales des cordons postérieurs, de petits foyers de dégénération. Les cordons postérieurs contiennent de nombreux vaisseaux, les uns dilatés, les autres rétrécis par l'épaississement de la tunique adventice. Altération intense des faisceaux pyramidaux et cérébelleux directs, et légère de la partie antérieure des cordons latéraux. Là aussi, dégénération en plaques. Dans les cordons antérieurs, il existe également une dégénérescence de la zone marginale. Dans la substance grise, cellules nerveuses clairsemées, cellules araignées très nombreuses, altérations vasculaires.

Plus bas (vers la huitième racine dorsale) le processus envahit de plus en plus les faisceaux pyramidaux et cérébelleux directs. En outre, dans toute la région dorsale, les colonnes de Clarke sont très pauvres en cellules. Les cordons postérieurs sont normaux en ce point. Dans la moelle lombaire, on trouve encore une dégénérescence des faisceaux pyramidaux avec une dégénération légère de la partie marginale des cordons antérieurs.

En remontant, la dégénérescence secondaire se poursuit jusqu'au bulbe.

OBSERVATION 69 (résumée).

HAYEM. In thèse de SAVARD, p. 64. — Homme, 50 ans, entre à l'infirmerie de Bicêtre le 12 juillet 1864, se plaignant de douleurs et de faiblesse des jambes.

La maladie va en progressant; bientôt survient de la faiblesse du membre supérieur droit, les membres inférieurs sont absolument immobiles. Les douleurs persistent, pas d'atrophie notable sauf au mollet; incontinence des urines. Le malade succombe le 2 novembre.

AUTOPSIE. — Exostoses crâniennes; injection des méninges; sérosité abondante qui distend les ventricules.

Le rachis ouvert laisse voir, à la surface des méninges rachidiennes, une couche épaisse vasculaire au niveau de la région dorsale, et jaunâtre dans la région lombaire ; elle adhère surtout dans les régions supérieures à la dure-mère spinale. Ces diverses couches ressemblent à des fausses membranes. La face interne de la dure-mère un peu dépolie adhère assez fortement à l'arachnoïde spinale. L'arachnoïde est aussi un peu épaissie. Les vaisseaux de la pie-mère sont congestionnés. Au toucher, on sent la moelle ramollie au commencement de la région dorsale ; le reste est assez ferme. Sur des coupes transversales, on trouve dans la région cervicale une ligne noirâtre remplaçant la commissure. La partie la plus centrale des faisceaux postérieurs est ramollie, déprimée et d'une coloration grisâtre, sale. A la fin de la région cervicale, et au commencement de la région dorsale, la coupe est très diffluente, les cornes se desssinent mal sur les parties avoisinantes. L'altération paraît générale à ce niveau, et porte sur les parties blanches qui avoisinent les cornes dans les faisceaux latéraux, principalement le faisceau latéral droit.

Sur le foie et la rate, cicatrices caractéristiques. Foyers gommeux dans les reins; altérations osseuses multiples, principalement sur les tibias.

Examen microscopique de la moelle. — Dans toute l'étendue et l'épaisseur de la moelle, surtout dans la substance blanche, on trouve des concrétions de formes et de dimensions variables. Les différentes réactions prouvent que ce sont des corps amylacés. Ces corps paraissent répandus dans le tissu conjonctif de la substance blanche et de la substance grise ; ils sont extrêmement abondants. Sur les coupes colorées par le carmin, on constate une sclérose diffuse sans localisation spéciale, c'est-à-dire portant irrégulièrement sur les faisceaux antéro-latéraux et postérieurs et s'accompagnant en général, sur les points malades, d'une atrophie des tubes nerveux. Çà et là, quelques cylindres-axes gonflés ; l'altération gagne d'une façon inégale les cornes antérieures, dont quelques cellules sont atrophiées et pigmentées.

OBSERVATION 70 (résumée).

SAVARD. *Étude sur les myélites syphilitiques.* Thèse de Paris, 1882 (obs. XVI), p. 68. — Femme de 65 ans. Syphilis à 49 ans. En janvier 1881, éruption caractéristique : syphilides pustulo-crustacées. Entrée à l'hôpital le 19 janvier 1881. Cinq jours avant, la malade a été atteinte brusquement pendant la nuit d'une paraplégie qui s'est établie si rapidement que la malade ne pouvait le matin se tenir sur ses jambes.

État actuel, 20 janvier. — Paraplégie absolue avec anesthésie correspondante, rétention d'urine, incontinence des matières fécales, développement d'une escarre.

24 janvier. Légère amélioration dans la jambe droite.

En février. Aggravation progressive, progrès du décubitus, œdème des jambes, amaigrissement rapide.

Mars. Même état. Lymphangite. Escarres aux talons, fièvre, collapsus, marasme. Mort le 25 mars.

AUTOPSIE. — *Cerveau* : légère teinte opaline et légère adhérence des méninges au niveau des circonvolutions pariétales, mais pas de lésions macroscopiques de la substance cérébrale.

Moelle. — Extérieurement, les méninges sont saines ; en les détachant de la partie postérieure de la moelle, on constate à la partie inférieure du renflement dorsal une adhérence très nette des membranes. A ce niveau, en comprimant légèrement la moelle, on la trouve plus molle que dans les autres parties. La région lombaire est très ferme. A la section du tissu médullaire, les surfaces de coupe paraissent saines jusqu'à la partie moyenne de la région dorsale. A partir de ce niveau, la moelle est très ramollie, diffluente, la substance grise peu nette et comme atrophiée.

Plus bas, à la région lombaire, la substance médullaire semble, au contraire, plus ferme qu'à l'état normal ; les cornes antérieures paraissent altérées, moins apparentes que d'habitude.

Dans ce cas, malgré les modifications importantes constatées à l'œil nu, dans l'état du parenchyme nerveux, les lésions microscopiques étaient très peu marquées, elles paraissaient presque exclusivement limitées aux cellules des cornes antérieures.

OBSERVATION 71 (résumée).

SAVARD. *Loc. cit.*, p. 71 (obs. XVII). — Homme, 43 ans. Il y a dix ans, chancre, plaques muqueuses, accidents secondaires légers.

17 avril 1881, fatigue insolite dans les membres.

Le 22. Dans la matinée, la faiblesse s'accentue tout à coup à tel point que les jambes fléchissent et que le malade est obligé de rester chez lui. En même temps, il commence à éprouver des fourmillements et des picotements dans les membres inférieurs. Incontinence d'urine.

État, le 26 avril. — Paraplégie, anesthésie irrégulière dans la moitié inférieure du corps. Incontinence d'urine par regorgement. Douleurs abdominales, sensibilité du rachis à la pression au niveau de la sixième vertèbre dorsale.

Les jours suivants, les mouvements revinrent un peu dans les jambes et l'état de la sensibilité s'améliora.

4 mai. Escarre sacrée. 18 mai. Urines ammoniacales, escarres aux trochanters. Amaigrissement, marasme. Mort le 11 juin.

AUTOPSIE. — La moelle au niveau du renflement lombaire présente un point de ramollissement très marqué dans une étendue de 1 centim. environ. A la coupe, la substance médullaire paraît injectée, rougeâtre, et présente quelques points d'une coloration un peu jaunâtre.

Comme lésions histologiques, on note une destruction des éléments nerveux, tubes et cellules nerveuses avec prolifération du tissu interstitiel. Quant aux vaisseaux, ils paraissent peu altérés, si on les examine suivant leur longueur, quoiqu'ils paraissent étranglés en certains points, mais ceux qui se présentent sectionnés perpendiculairement ont leurs parois épaissies et leur calibre est fort diminué.

Observation 72 (résumée).

Dejerine. De la myélite aiguë centrale survenant chez les syphilitiques à une période rapprochée du début de l'affection. *Revue de médecine*, 1884 (obs. I), p. 60. (In Gilbebt et Lion.) — Homme, 51 ans. Chancre il y a treize mois (septembre 1878). Traitement mercuriel pendant deux mois. Cinq mois après, érosion spontanée sur la cicatrice du chancre. Nouveau traitement spécifique pendant deux mois. Pas d'autre accident.

En février 1879, maux de tête, envies fréquentes d'uriner sans émission d'urine. Affaiblissement des membres inférieurs, qui vacillent sous le malade. Atrophie apparente. Douleurs fulgurantes, crampes. Sirop de Gibert, amélioration.

En octobre, à la suite d'une exposition au froid et à la pluie, les douleurs reparaissent, et le 22 octobre, les jambes se dérobent sous le malade qui tombe sans pouvoir se relever.

Le 23 octobre, la paraplégie est absolue. Léger œdème des jambes. Sensibilité abolie jusqu'au niveau de l'ombilic. Incontinence des urines et des fèces. Sensation de constriction à la base du thorax. Eschares légères aux deux fesses.

Le 11 novembre, eschares de la paroi abdominale du sacrum, des talons. Poitrine remplie de râles. Mort le 21 novembre.

Autopsie. — Moelle. A l'œil nu : foyer de myélite centrale dans toute la hauteur de la région dorsale.

Au microscope, myélite parenchymateuse et interstitielle. Cellules presque complètement disparues, état hypertrophique de certaines d'entre elles, apparence globuleuse, prolongements disparus, aspect vitreux du protoplasma, disparition des noyaux et des nucléoles. Vaisseaux très dilatés, gorgés de sang, à parois épaissies et remplies d'éléments embryonnaires. Épaississement et infiltration embryonnaire de la pie-mère et des cloisons qui en partent.

Observation 73 (résumée).

Dejerine. *Loc. cit.* (obs. II), p. 66. — Homme de 38 ans. Chancre il y a un an. Plaques muqueuses dans la gorge, croûtes dans les cheveux, alopécie. Pas de traitement. Il y a huit jours, douleurs le long de la colonne vertébrale et, la veille de l'entrée à l'hôpital, faiblesse des membres inférieurs au lever. La faiblesse augmente dans la matinée et la paraplégie est absolue dans l'après-midi. Le jour de l'arrivée (16 mai), paraplégie absolue. Sensibilité complètement abolie jusqu'à la base de la poitrine. Réflexes plantaire et patellaire abolis. Rétention d'urine et des matières fécales. Les jours suivants, escarre sacrée. Mort le 23 mai.

Autopsie. — Moelle. Œil nu : diminution de consistance et coloration grisâtre de la moitié inférieure de la région dorsale et de la moitié supérieure de la région lombaire. Au microscope, myélite parenchymateuse très intense, cellules diminuées de nombre, quelques-unes normales, les autres arrondies, globuleuses, sans prolongements, noyaux et nucléoles intacts, quelques cellules renferment une grande quantité de pigment jaune. Les vaisseaux sont congestionnés et enflammés, les capillaires dilatés, remplis de sang, les noyaux des parois sont multipliés.

La substance blanche est peu altérée : un foyer de myélite très limité dans le faisceau latéral gauche de la région dorso-lombaire.

Observation 74 (résumée).

Gilbert et Lion. — *De la syphilis médullaire précoce.* Paris, 1889, (obs. I), p. 27. — Homme 20 ans. A 19 ans, au mois d'août 1884, chancre du prépuce, traitement mercuriel. En octobre, douleurs dans les reins, les cuisses et les genoux. Décembre, syphilides buccales et cutanées. Persistance des douleurs dans les lombes et les membres inférieurs. Au mois d'avril, la marche devient difficile.

Juin 1885. Douleurs et affaiblissement des membres inférieurs. Céphalée; périostite syphilitique du tibia.

Juillet. Aggravation des symptômes dans les membres inférieurs.

24 août. Marche et station debout impossibles. Rétention d'urine.

27 août. Affaiblissement général. Membre inférieur droit absolument paralysé. Membre inférieur gauche presque complètement paralysé. Réflexe rotulien normal à droite, exagéré à gauche. Engourdissement et douleurs dans les jambes. Pas d'anesthésie ni d'hyperesthésie dans les membres inférieurs. Hyperesthésie de la colonne vertébrale et de la moitié inférieure du tronc. Rétention d'urine, constipation. Dans la suite, aggravation des symptômes, accès d'oppression. Mort le 30 septembre 1885.

Autopsie. — La pie-mère cérébrale était injectée et semblait un peu épaissie. La pie-mère spinale était vascularisée et, dans sa portion lombaire, montrait quelques exsudats blanchâtres, concrets, longitudinalement dirigés, perceptibles seulement à un examen très attentif. La substance grise de la moelle était d'une teinte plus rose qu'à l'état habituel. L'examen histologique a montré l'existence de lésions importantes dans la pie-mère et de lésions secondaires et accessoires dans la moelle.

La pie-mère est infiltrée de cellules rondes, vivaces, parfaitement colorées par les réactifs. Celles-ci s'agglomèrent principalement autour des vaisseaux. Elles pénètrent dans les tuniques vasculaires elles-mêmes qu'elles dissocient et dont elles augmentent notablement l'épaisseur. La lumière des vaisseaux est ordinairement étroite par rapport aux dimensions de leurs parois; parfois même elle est complètement oblitérée. La face interne de la pie-mère est séparée de la moelle par un exsudat granuleux contenant un nombre plus ou moins considérable de cellules rondes. Quelques petits vaisseaux à parois épaissies sont englobés dans cet exsudat. La substance granuleuse, qui le forme essentiellement, se colore nettement en rose par le picro-carmin ; elle prend par l'éosine hématoxylique une teinte rose très légère. Sur quelques points elle perd son aspect granuleux pour prendre l'aspect fibrillaire de la fibrine réticulée.

L'infiltration embryonnaire de la pie-mère spinale occupe toute sa hauteur et tout son contour, présentant des maxima et des minima irrégulièrement distribués. De même l'exsudat fibrino-leucocytique sous-piemérien forme un manchon pour ainsi dire discontinu à la moelle épinière offrant tour à tour une grande minceur ou une épaisseur assez grande. Les prolongements externes que la pie-mère fournit aux racines des nerfs rachidiens et qui constituent leur névrilème sont, comme la pie-mère elle-même, infiltrés d'éléments embryonnaires. Il en est de même de ses prolongements internes. Le double prolongement qu'elle fournit au sillon médian antérieur est, en général, très altéré : il contient d'innombrables cellules rondes et apparaît souvent séparé de la moelle par l'exsudat fibrino-leucocytique que nous avons décrit. L'unique prolongement que la pie-mère fournit au sillon médian postérieur est d'ordinaire moins lésé. Quant aux prolongements de moindre importance qui, partis de la face profonde de la pie-mère, pénètrent dans la moelle, s'y divisent et s'y subdivisent pour en former le squelette conjonctif, ils se montrent presque tous plus ou moins modifiés. Tantôt les parois des vaisseaux qu'ils contiennent sont uniquement infiltrées de cellules rondes et tantôt en même temps que les parois vasculaires, le tissu conjonctif qui les constitue est infiltré de ces éléments. Ces lésions sont à leur maximum à la périphérie de la moelle, au niveau de l'attache à la pie-mère de ses prolongements internes. Elles vont en diminuant à partir de ce point vers la substance grise, au sein de laquelle l'infiltration des parois vasculaires par les cellules rondes est à son minimum.

Dans la moelle épinière, en un point répondant à la partie moyenne du renflement cervical, existe une lésion circonscrite du cordon latéral gauche. A un faible grossissement, cette lésion donne l'idée d'une nodosité gommeuse de forme ovalaire qui refoulerait légèrement la substance blanche adjacente. A un fort grossissement, sur des coupes colorées à l'éosine hématoxylique, l'on peut reconnaître que cette nodosité est formée d'une substance granuleuse contenant un assez grand nombre de cellules rondes et qu'en somme elle est histologiquement identique à l'exsudat sous-pie-mérien que nous avons décrit précédemment.

Observation 75 (résumée).

Breteau. *Des myélites syph. précoces,* thèse de Paris, 1889 (obs. II),
p. 13. — Homme. En janvier 1882, syphilis, accidents cutanés secondaires.
Cinq mois après, nouvelles manifestations de syphilis secondaire. Octobre 1882 : plaques ulcéreuses des organes génitaux, affaiblissement et
douleurs des membres inférieurs. Constriction en ceinture. La faiblesse musculaire s'accentue à droite. Il faut ajouter que, déjà au mois
d'août 1882, le malade urinait souvent au lit.

Entré à l'hôpital le 10 octobre. Aggravation très rapide des accidents,
en trois jours marche impossible, rétention d'urine, puis incontinence,
garde-robes involontaires. Sensibilité presque totalement abolie dans
les extrémités inférieures surtout du côté droit ; de ce côté, l'anesthésie
remonte jusqu'à trois travers de doigt au-dessous de l'ombilic. Douleur
à la pression des deux ou trois dernières vertèbres dorsales et de la
première lombaire.

Syphilide papuleuse circinée en voie de régression.

Escarres étendues et profondes développées en quarante-huit heures.

Les jours suivants, paraplégie absolue, tressaillements musculaires
involontaires dans la jambe droite. Évolution progressive. Mort le
12 novembre 1882, dixième mois et demi de la contamination, quarante
et unième jour de la myélopathie.

Autopsie. — Myélite diffuse ayant porté principalement sur les cornes
antérieures et surtout à la partie inférieure de la région dorsale et à la
région lombaire. Altération maxima à l'union des deux tiers supérieurs
et du tiers inférieur du segment dorsal.

Les lésions histologiques sont caractérisées par des dilatations vasculaires, la production de corps granuleux, le développement de cellules
araignées et la prolifération de la névroglie. Dégénérescence secondaire des cordons de Goll.

L'auteur ajoute : « Il s'agit d'une lésion diffuse ; et la prolifération
notable du tissu conjonctif qui sépare les différents éléments de la
moelle, cordons et cellules, indique que le système vasculaire a dû
être primitivement intéressé, et que c'est d'une façon secondaire que
les cellules ont été lésées par suites des troubles de nutrition résultan
des lésions de l'endartérite. »

Observation 76 (résumée).

Walker. A case of syphilitic paraplegia. *The Lancet,* 1889, 8 juin,
p. 1135. — Homme 34 ans. Infection il y a dix-huit mois. Pas de traitement mercuriel. Deux mois après, accidents secondaires. Douze mois
plus tard, iritis double traitée par mercure et KI.

<table>
<tr><td>S.</td><td></td><td>5</td></tr>
</table>

Depuis quatorze jours, le malade éprouve une violente céphalalgie, des douleurs et de la faiblesse dans la jambe droite ; quatre jours après le début, la parésie gagne la jambe gauche, et trois jours plus tard la paraplégie est complète.

État actuel. —·Paraplégie complète des deux jambes. Réflexes patellaires très peu développés. Sensibilité normale, à part une diminution circonscrite du tact. Rétention d'urine ; incontinence des matières.

Malgré un traitement spécifique énergique, les réflexes patellaires disparaissent, les lésions du décubitus se développent, cystite, ischurie. Le malade succombe en un mois environ.

Autopsie. — Le résultat de l'autopsie est assez incomplètement relaté, il manque en particulier une indication sur le siège exact des lésions dans les coupes. Cependant l'auteur signale que sur une étendue d'environ un pouce et demi, dans la région lombaire, la moelle est diminuée de consistance. Les parois des vaisseaux sont épaissies au plus haut degré. Dans le segment ramolli, presque tous les vaisseaux de la pie-mère sont oblitérés par suite de l'épaississement des parois surtout de la tunique interne. Les cornes antérieures contiennent de nombreux leucocytes. (In Kuh. Die Paralysis spinalis syphilitica, etc. *Deutsche Zeitschr. für Nervenheilk.*, 1893, p. 422.

Observation 77 (résumée).

Thompson. Sudden paraplegia from syphilitic disease. *The Brit. med. Journ.*, 1890, 14 juin, p. 1371. — L'auteur rapporte un cas de paraplégie à début subit chez un homme de 24 ans qui portait une cicatrice de chancre sur le pénis et un engorgement ganglionnaire du pli de l'aine. il fut saisi dans la rue et transporté sans connaissance à l'hôpital. Ses pupilles ne réagissent pas à la lumière, léger degré de coma, respiration diaphragmatique. Anesthésie à partir de la quatrième côte. Les deux bras sont parétiques. Douleur à la nuque, s'étendant jusqu'au milieu de la portion dorsale de la moelle. La mort survint le neuvième jour.

Autopsie. — On trouva la pie-mère adhérente à la partie supérieure des deux hémisphères. Dans la région de la cinquième vertèbre cervicale, on trouva un ramollissement de la moelle. Dans la région lombaire, un autre ramollissement. La dure-mère n'était nulle part adhérente. Une coupe verticale de la moelle cervicale montre une sorte de caverne circulaire de cinq quarts de pouce de diamètre qui occupe presque toute la coupe de la moelle et est en rapport avec le foyer de ramollissement. Le contenu est une substance épaisse, crémeuse. Dans la moelle lombaire existe une caverne analogue avec le même contenu.

Observation 78 (résumée).

Williamson. The changes in the spinal cord in a case of syphilitic paraplegia. *Medical chronicle.* July 1891, London (in Kuh. *Loc. cit.*). — Homme. Age (?). Syphilis en 1880.

Quelques mois plus tard, brusquement, rétention d'urine et paraplégie complète. Guérison (?).

Quelques semaines après, nouvelle faiblesse subite des jambes, puis paralysie complète. Paraplégie absolue qui dura jusqu'à la mort (neuf ans après). Incontinence d'urine et des matières fécales. Dans la suite, contractures.

État actuel (en 1885). Paralysie spastique avec contracture à droite. Douleurs modérées dans la région lombaire. Incontinence des urines et des matières fécales; plus tard, constipation. Mort en juillet 1890.

Autopsie. — La moelle et ses enveloppes paraissent normales à l'œil nu.

Examen microscopique. — Dans la région cervicale de la moelle, dégénérescence des deux cordons de Goll et des faisceaux de Gowers (faisceau antéro-latéral ascendant).

Les cellules des cornes antérieures sont légèrement atrophiées. La névroglie est hypertrophiée et riche en noyaux. Au centre du foyer de dégénération, les tubes nerveux sont complètement détruits ; à la périphérie, il en persiste encore quelques-uns. On trouve quelques cellules rondes et beaucoup de vaisseaux dilatés, surtout dans les parties sclérosées, moins dans la substance grise. La paroi des vaisseaux est très épaissie, elle présente une endartérite légère et un épaississement très prononcé de l'adventice ; ces modifications se retrouvent au plus haut degré dans les zones dégénérées surtout dans les faisceaux pyramidaux. La région dorsale moyenne offre le même aspect. La dégénération des cordons de Goll se porte en avant à mesure que l'on descend ; dans la région cervicale inférieure, elle occupe à gauche les deux cinquièmes, à droite le tiers antérieurs. A la limite des régions cervicale et dorsale, il existe encore un petit foyer dans la partie la plus antérieure du cordon grêle. Dans la région lombaire, la dégénération intéresse les faisceaux pyramidaux.

La substance grise est partout normale, sauf l'atrophie des cellules nerveuses signalée dans la région cervicale.

Sur quelques coupes dans la région cervicale, on trouve, dans les cordons de Burdach, de petits foyers de dégénération contigus à la zone dégénérée des cordons de Goll.

Il faut encore indiquer que, dans la région cervicale, la dégénération marginale s'étend en certains points jusqu'au sillon antérieur et qu'une petite portion des faisceaux pyramidaux antérieurs est intéressée.

Les vaisseaux de la pie-mère sont dilatés. Dans la région cervicale, la dure-mère est épaisse et fibreuse.

OBSERVATION 79 (résumée).

R. GRAESSNER. *Ueber einen Fall von specifischer Myelo-meningitis unter dem Bilde des spastischen Spinalparalyse.* Dissertation. Berlin 1891. (In KUH. *Loc. cit.*). — Femme (fille de brasserie) se plaignant de céphalalgie. Depuis quatre ans, boit beaucoup de bière. Il y a trois ans et demi, « taches rouges » sur le corps. Il y a un an, ptosis bilatéral et parésie faciale gauche. Au milieu d'avril 1889, difficulté dans la marche, jambe gauche prise d'abord, puis jambe droite. Au milieu de septembre, la malade garde le lit.

État, 18 octobre 1880. — Paralysie de la jambe gauche, parésie de la droite, faiblesse des bras. Raideur musculaire très développée à gauche. Contracture en flexion des deux jambes. Secousses musculaires. Réflexes des extrémités inférieures notablement exaltés. Sensibilité normale. Incontinence persistante des urines et des matières fécales. Décubitus. Paralysie des deux muscles droits supérieurs de l'œil. Inégalité pupillaire. Réflexes iriens lents à gauche, abolis à droite. Ptosis à droite.

Traitement mercuriel qui paraît d'abord efficace ; puis, dans la suite, aggravation, marasme, mort le 28 décembre.

AUTOPSIE. — On trouva une perte de substance dans le noyau lenticulaire gauche et dans le corps strié droit. Le diagnostic de l'affection cérébrale était : encéphalite multiple et épendymite granuleuse.

La moelle, non durcie, paraît normale. Après conservation dans le liquide de Müller, on trouve les foyers de dégénération suivants, surtout dans la région comprise entre la troisième et la cinquième racine dorsale. En ce point, il existe une altération du cordon latéral droit surtout prononcée dans le faisceau cérébelleux direct. A gauche, la dégénération est moins prononcée et plus diffuse.

Les cordons postérieurs ne sont que peu touchés.

Dans les cordons antérieurs, dégénération marginale.

Une racine postérieure du côté droit est complètement dépourvue de tubes nerveux.

A la hauteur de la première racine dorsale, les cordons latéraux sont atteints d'une façon diffuse, mais à un moindre degré que plus bas. Le cordon postérieur droit est également altéré d'une manière diffuse, le gauche est dans le même état que plus haut. La racine postérieure droite est ici normale.

Plus haut, sur les préparations non colorées, on ne constate que peu d'altérations ; au microscope, on trouve les mêmes aspects qu'au niveau de la première dorsale, mais à un moindre degré. Dans le renflement cervical, la dégénération des cordons latéraux disparaît progressivement et se limite dans les cordons postérieurs à une bande étroite.

Dans la région cervicale supérieure, les pyramides latérales sont normales, l'altération des cordons latéraux postérieurs diminue. Le bulbe n'a pas été examiné.

Plus bas, à partir du foyer principal d'altération, ce sont surtout les cordons latéraux qui sont malades. Dans les cordons postérieurs, on ne trouve qu'une légère dégénération diffuse et peu étendue. La dégénération marginale se poursuit jusqu'à la région lombaire.

Au-dessous de ce point, on ne trouve plus que la dégénérescence des cordons pyramidaux qui s'éteint plus bas à la façon ordinaire.

Observation 80 (résumée).

Minor. Hemiplegie und Paraplegie bei Tabes. *Zeitschrift für klinische Medicin*, 1891, XIX, 5 und 6 (in Kuh. *Loc. cit.*). — Femme. A l'âge de 16 ans, angine spécifique. Bientôt après, douleurs dans les tibias. Un ou deux ans plus tard, fausse couche de 8 mois. Nouvelle fausse couche deux ans après.

Trois semaines avant l'entrée à l'hôpital, excès de boisson et refroidissement prononcé. Aussitôt des douleurs se manifestèrent dans les différentes parties du corps ; rétention d'urine et faiblesse des jambes. Huit jours plus tard, la jambe droite était paralysée, puis bientôt après la jambe gauche.

État actuel. — Parésie prononcée des deux jambes, faiblesse des muscles de l'abdomen et du dos. Abolition des réflexes des extrémités inférieures. Hyperesthésie en plaques sur les jambes, paresthésies dans ces muscles et aussi dans les doigts. Rétention des urines et des matières.

Douleurs dans la région lombaire. Myosis, immobilité des pupilles. Parésie du muscle moteur oculaire externe droit. Exanthème. Les crêtes tibiales sont rugueuses et sensibles à la pression.

Frictions mercurielles suivies d'amélioration dans les troubles moteurs et sensitifs.

Quelque temps après, les symptômes revêtent la forme du tabes.

Quelques années plus tard, la malade succombe à une attaque d'apoplexie.

Autopsie. — Les membranes molles du cerveau étaient légèrement épaissies et troubles. Le cerveau lui-même présentait plusieurs foyers d'étendue variable. Dans la tête du noyau coudé, on trouve un foyer kystique. Les artères de la base offrent les signes de l'artérite syphilitique typique.

L'examen macroscopique de la moelle indique un épaississement et un état trouble de l'arachnoïde et une dégénération grise des cordons postérieurs qui remonte jusqu'au bulbe. Par l'étude histologique, on reçonnaît que l'altération des cordons postérieurs reproduit la lésion caractéristique du tabes.

OBSERVATION 81 (résumée).

SACHS. Multiple cérébro-spinal syphilis. *New-York medical Journal*, 10 septembre 1891 (in KUH. *Loc. cit.*). — Femme, 37 ans. Époque de l'infection inconnue. La malade a éprouvé des symptômes cérébraux : vertiges, céphalalgie, troubles de la parole. De plus, paralysie des jambes, rétention d'urine et constipation. Traitement spécifique suivi d'amélioration. Plus tard, réapparition de la céphalalgie, de la faiblesse des jambes, constipation, ptosis, paralysie du bras gauche, puis des deux jambes, troubles intellectuels, paralysie des sphincters.

État actuel. — Paralysie spasmodique des quatre extrémités. Réflexes rotuliens exagérés. L'état de la sensibilité n'est pas noté. Incontinence des urines et des matières fécales. Atrophie de la langue. Ptosis. Ophtalmoplégie. Mort.

AUTOPSIE. — Méningite de la base du cerveau. Gomme de la protubérance. Le faisceau pyramidal droit est dégénéré tout entier, le gauche en partie. Épaississement de la dure-mère spinale.

Examen microscopique. Endartérite syphilitique des artères vertébrales et basilaire et des vaisseaux de la protubérance. Dans la moelle, dégénérescence complète des deux cordons latéraux jusqu'au milieu de la région lombaire et des cordons antérieurs jusqu'à la partie inférieure de la région dorsale.

Les cordons postérieurs sont intacts.

La pie-mère spinale est épaissie, infiltrée, beaucoup plus altérée que la dure-mère. La substance grise est absolument normale. L'auteur insiste sur ce fait qu'il ne s'agit pas d'une dégénération secondaire des cordons latéraux, mais d'une infiltration gommeuse provenant d'une méningite syphilitique.

OBSERVATION 82 (résumée).

H. HOPPE (de Cincinnati). Zur Kenntniss der syphilitischen Erkrankungen des Rückenmarks und der Brücke. *Berliner klin. Wochenschr.*, 6 mars 1893 (in *Revue neurologique*, p. 112). — Homme. Chancre induré en 1884. Hémiplégie gauche n'intéressant pas la face en 1890, sans le moindre ictus. Traitement spécifique : amélioration suffisante pour permettre au malade de reprendre ses occupations. Mars 1892 : douleurs subites dans les membres supérieurs, et en quelques jours se développe une paralysie flasque à peu près absolue des quatre membres. La sensibilité est conservée ; pas d'atrophie musculaire, réactions électriques des muscles normales sauf pour le thénar et le premier interosseux de la main gauche qui sont atrophiés et ne réagissent plus. Absolument rien du côté des yeux, ni dans la sphère des nerfs crâniens ; intelligence conservée. Malgré le traitement spécifique, état stationnaire de la paralysie. Une vaste escarre sacrée se développe, et le malade est emporté le 17 juin 1802 par une pleuro-pneumonie. Durée trois mois.

AUTOPSIE. — Les lésions macroscopiques n'intéressent que la moelle et ses méninges. La dure-mère spinale est congestionnée sur toute la hauteur, et au niveau de la première vertèbre dorsale elle est soudée à la pie-mère. La moelle elle-même est le siège d'un ramollissement étendu en hauteur de la sixième racine dorsale à la partie moyenne du renflement cervical.

Examen microscopique de la moelle. — Moelle lombaire. Pie-mère légèrement épaissie, les deux faisceaux pyramidaux montrent une dégénération simple de leurs fibres nerveuses. Sous la pie-mère, on voit un mélange de dégénération et d'infiltration : la majorité des éléments cellulaires de cette infiltration sont en voie de régression, l'hématoxyline n'y colore que quelques rares noyaux.

L'artère spinale antérieure est normale.

Dixième racine dorsale. — Même lésion pyramidale double ; mais en outre, les cordons de Goll sont degénérés, et les cellules des colonnes de Clarke atrophiées. Les vaisseaux de la substance grise sont extrêmement développés et un grand nombre d'entre eux ont leurs parois épaissies.

Sixième racine dorsale. — Limite inférieure du ramollissement. La corne antérieure droite est détruite, ainsi que les parties adjacentes des faisceaux blancs.

Les faisceaux pyramidaux cérébelleux directs, de Goll et de Burdach sont épargnés par le ramollissement, mais présentent la même dégénération que plus bas.

Foyer de ramollissement. — Dans la région dorsale supérieure, la moelle est déformée ; toute la moitié antérieure, sur une coupe transversale est détruite (cornes antérieures, faisceaux pyramidaux directs, cordons antérieurs et latéraux). La moitié postérieure, au contraire, est conservée, mais elle présente toujours la même dégénération. L'artère spinale antérieure présente à ce niveau une endo-périartérite modérée.

Le foyer de ramollissement est composé d'un détritus granuleux qui ne se colore pas par les réactifs. La pie-mère est modérément épaissie : elle est le siège d'un exsudat partie granuleux comme le champ de ramollissement médullaire, partie composé de cellules rondes pressées les unes contre les autres.

Moelle cervicale supérieure. — Elle est le siège d'une dégénération combinée systématique (faisceaux pyramidaux croisés et cérébelleux directs, cordons de Goll). Rien d'anormal dans les méninges ni dans les vaisseaux.

Pas d'examen histologique du cerveau ni du bulbe qui avaient paru sains à l'œil nu.

L'auteur fait remarquer qu'il s'agit de deux processus pathologiques : une dégénération combinée systématique (latérale et postérieure) et un ramollissement médullaire aigu, ce dernier étant de date plus récente. A ne considérer que les lésions anatomiques, bien qu'il n'y ait pas de formations gommeuses dans la moelle, la nature syphilitique est indiquée par l'origine méningée de l'infiltration, la participation des vaisseaux. Par quel mécanisme s'est produit le ramollissement médullaire? Deux hypothèses sont en présence : on peut invoquer la production rapide d'un exsudat méningé abondant, ou bien l'oblitération d'un grand nombre de vaisseaux. L'auteur ne tranche pas la question. Il ne considère pas la dégénération combinée comme secondaire à la lésion dorsale.

A côté des observations précédentes, il faudrait placer un certain nombre d'autres cas dont l'étude a été faite avec un soin particulièrement minutieux et qui fournissent des documents précieux sur la nature même du processus dans la myélopathie syphilitique. Mais en raison même de l'importance de ces observations, nous les rapporterons en détail dans la seconde partie de ce travail. Nous utiliserons surtout ces observations et celles qui nous sont personnelles pour décrire l'évolution ordinaire de l'affection que nous étudions et indiquer les accidents qui peuvent la compliquer.

Ce qui frappe, à la lecture des observations, c'est la variabilité dans la forme et la diffusion des lésions. Il est cependant un groupe d'altérations qui paraissent constantes et dont l'importance a déjà été signalée : ce sont les modifications méningées et vasculaires. J u l l i a r d faisait de cette localisation la caractéristique de la syphilis. Dans l'ignorance où nous sommes encore sur la nature de l'agent spécifique, nous ne pouvons proposer un autre criterium. Tout en reconnaissant que la participation des voies lymphatiques et vasculaires sanguines, la diffusion des lésions et l'impossibilité de leur systématisation sont des caractères de l'inflammation syphilitique, il faut avouer qu'il n'y a là rien de bien spécial, et le tissu conjonctif, le système lymphaticosanguin sont un terrain commun d'évolution pour tout agent infectieux. Peut-être y a-t-il un mode de réaction de ces tissus un peu particulier à la syphilis, c'est ce que nous rechercherons.

D'après l'opinion générale, les lésions vasculaires et méningées sont primitives, l'altération du tissu nerveux même est secondaire. Or, si on recherche quel était l'état de la moelle dans les différentes observations, on y trouve décrits des aspects très variés. Deux altérations surtout sont signalées : c'est tantôt le ramollissement du tissu nerveux avec destruction des éléments nobles, tantôt l'induration avec sclérose.

L'état de *ramollissement* est de beaucoup le plus fréquent; on remarquera que dans tous les cas à marche rapide il existe presque seul et qu'il est toujours important à côté de lésions plus anciennes dans les cas à marche chronique terminés par une reprise brusque des accidents.

Le ramollissement de la moelle dans la myélopathie syphilitique a été constaté il y a déjà longtemps, car il se manifeste ordinairement par des modifications macroscopiques qui permettent de le reconnaître. Dès 1860, Valdemar Steenberg l'avait noté d'une façon très nette dans trois cas de syphilis médullaire ; et l'observation de Winge (obs. 59), qui date de 1863, présente une description histologique remarquable du parenchyme ramolli.

Dans presque tous les cas que nous avons rapportés, le ramollissement médullaire est d'ailleurs signalé. Il accompagne parfois des lésions méningées très accentuées et macroscopiques comme dans les cas de M. Mauriac (obs. 63), de M. Hayem (obs. 69), etc. D'autres fois, il est encore très marqué tandis que les lésions des méninges sont constatables seulement au microscope, et c'est là le cas le plus fréquent.

Le ramollissement médullaire peut siéger dans tous les points de la moelle et occuper dans les différents segments une étendue plus ou moins considérable. Tantôt il est localisé à la périphérie, tantôt dans la partie centrale, ou bien intéresse presque tout un segment et prend alors l'aspect d'un foyer transverse type ; une des observations de Savard (obs. 71), le cas de Strümpell (obs. 68), celui de M. Hayem (obs. 69), etc., sont des exemples frappants de cette disposition. Le nombre de ces cas est d'ailleurs très considérable. On pourrait y faire rentrer la plupart des observations de myélite transverse aiguë.

L'intensité du ramollissement offre certainement bien des degrés. Dans le cas de Thompson (obs. 77), il semble avoir été poussé jusqu'à la fonte complète du tissu nerveux et à la formation d'une substance crémeuse. Dans les cas de M. Mauriac (obs. 63), de Le Petit (obs. 65), la partie ramollie de la moelle était réduite en bouillie et impropre à un examen histologique.

Dans les cas ordinaires où l'examen microscopique a été pratiqué, les auteurs ont décrit dans les éléments du parenchyme nerveux des modifications sur lesquelles nous passerons rapidement, car nous les étudierons complètement plus tard. Ces modifications consistent en une destruction plus ou moins avancée des éléments nobles avec la formation de produits de nécrose : substance albumineuse granuleuse amorphe, granulations de myéline, corps granuleux, etc., et en une altération particulière du tissu interstitiel propre au parenchyme nerveux : la névroglie. Les modifications des cellules araignées ont frappé les auteurs qui ont remarqué leur développement exagéré. Mais ces modifications n'ont rien de spécial à la myélopathie syphilitique et ces éléments entrent en action dans toutes les lésions du parenchyme nerveux. On peut même dire qu'ils sont étrangers à la formation des néoplasies syphilitiques. En effet, Coyne (1) dans un cas de gomme du cervelet ne les a pas retrouvés parmi les éléments participant à la constitution de la tumeur. Mais ce stade de ramollissement de la moelle est certainement précédé d'un état où les modifications ne sont pas encore établies. Et depuis le moment où le parenchyme nerveux est frappé de mort jusqu'à celui où le ramollissement est nettement caractérisé, il existe une période où les lésions d'abord à peine marquées, s'accentuent progressivement. Au début, les modifications peuvent être assez peu accentuées pour être à peine appréciables même au microscope. C'est ainsi que dans des cas de Savard (obs. 70), bien que la moelle fût altérée dans sa consistance, les tubes nerveux paraissaient sains et les cellules nerveuses seules étaient dégénérées.

Il est même très important de noter que dans ces cas *il n'existe pas trace d'inflammation du tissu interstitiel* du parenchyme nerveux. Ce fait est une preuve que la destruction des éléments nobles n'est pas consécutive à une inflammation du tissu interstitiel et qu'il faudra rechercher à ce phénomène une autre explication.

L'observation de Mollière (obs. 61), dans laquelle l'auteur signale une altération dans la coloration de la substance nerveuse et une dilatation vasculaire considérable, représente probablement aussi un des stades intermédiaires qui précèdent le ramollissement.

A un degré plus avancé, mais précédant encore le stade de destruction des éléments nerveux, on observe les aspects d'une myélite parenchymateuse, comme par exemple dans les deux cas de M. Dejerine (obs. 72 et 73), celui de Bretau (obs. 75), etc.

(1) COYNE. In thèse de SAVARD, p. 77.

Dans tous les cas où le ramollissement médullaire ou bien les stades qui le précèdent existent seuls, ils sont toujours assez étendus et se rencontrent dans les formes cliniques à évolution rapide. Ils peuvent se présenter en même temps que des lésions saillantes des méninges ou bien constituer les seules altérations visibles à l'autopsie, les lésions des méninges étant appréciables seulement au microscope. Si l'altération de la moelle n'en est qu'à ses débuts, si les modifications de la pie-mère sont elles-mêmes peu prononcées, la moelle pourra paraître sain à l'œil nu et c'est dans ces cas, croyons-nous, qu'il faut faire rentrer les observations de paraplégie syphilitique sans lésions matérielles.

L'existence de ces paraplégies « *sine materia* » a été bien souvent discutée; autrefois, on en faisait une classe à part.

Ladreit de Lacharrière pensait que « dans un certain nombre de cas les lésions échappent à nos recherches, ou bien elles sont si peu marquées qu'il est impossible de ne pas admettre une influence directe de la syphilis sur la moelle épinière ».

Zambaco cite deux observations que nous analyserons plus loin, dans lesquelles il n'a remarqué aucune modification importante de la moelle. Pour lui, il est prouvé d'une manière incontestable que la paraplégie syphilitique, à son summum d'intensité, peut exister sans lésions appréciables, il s'est même demandé si ce n'était pas le cas ordinaire. La gravité des symptômes et la rapidité de leur évolution indiquent, en effet, l'existence d'une lésion très étendue qui détermine la mort avant d'avoir atteint un stade avancé. C'est là qu'il faut chercher l'explication de l'absence de lésions saillantes.

Caizergues pense que le virus syphilitique peut agir directement sur le tissu nerveux de la moelle et produire des myélopathies revêtant la forme des paralysies ascendantes aiguës; « les lésions sont alors souvent peu prononcées, parfois même ces maladies deviennent si rapidement mortelles que leurs altérations n'ont pas le temps de se développer. »

Vialle admet également une dyscrasie syphilitique sans lésion appréciable.

Julliard, au contraire, émet des doutes sur l'existence de ces paraplégies dites fonctionnelles; il constate que les observations dont on s'est servi pour établir cette forme manquent d'étude microscopique et Savard pense que « avec les progrès de l'anatomie pathologique, cette variété de paraplégie fonctionnelle disparaîtra complètement ». Il semble pourtant que, dès les premiers temps de l'infection syphilitique, le système nerveux subit une influence manifeste. Hutchinson et Broadbent comparaient la syphilis aux fièvres éruptives dont l'évolution s'accompagne de désordres nerveux diffus.

En 1873, M. le professeur Fournier signalait l'*analgésie syphilitique secondaire*. Des travaux récents, ceux de Lang (1), de Schnabel (2), de Jarisch (3) et Finger (4), ont appelé l'attention sur les phénomènes nerveux transitoires qui se produisent à la période secondaire. Ces phénomènes : céphalalgie, abattement, modifications dans l'état du pouls, de la température et de la circulation générale; phénomènes douloureux et parétiques vagues, troubles de la vision (Schnabel), modifications dans l'état des réflexes tendineux et cutanés (Jarisch et Finger), etc., indiquent un état de souffrance du système nerveux tout entier. Peut-être peuvent-ils s'exagérer et donner lieu, dans certains cas, à des formes particulières de paralysie syphilitique, mais actuellement, ces manifestations doivent être séparées de la myélopathie syphilitique commune.

Pour en revenir aux cas de paraplégie syphilitique dans lesquels on n'a pas noté de lésions à l'autopsie, nous pensons que leur étude n'a pas été assez approfondie pour qu'on puisse admettre leur valeur sans contestation. Il est possible, au contraire, lorsque l'auteur est entré dans une description un peu plus complète, de retrouver des caractères indiquant peut-être une lésion qui n'aurait pas échappé à un examen microscopique minutieux. Nous prendrons pour exemples les deux observations de Zambaco.

OBSERVATION 83 (résumée).

ZAMBACO. *Des affect. nerv. syph.*, 1862 (obs. LXXI). — Homme, 28 ans. En mai 1856 : sarcocèle syphilitique, résorption partielle après traitement par KI.

(1) LANG. *Wiener med. Wochenschr.*, 1880. *Vierteljahrschr. f. Derm. und Syph.*, 1881, p. 499.
(2) SCHNABEL. *Vierteljahrschr. f. Derm. und Syph.*, 1881, p. 473.
(3) JARISCH. *Wiener med. Blätter*, 1881, p. 353.
(4) FINGER. *Vierteljahrschr. f. Derm. und Syph.*, p. 269.

24 juillet. En se couchant, il a senti pour la première fois des fourmillements dans les jambes.

Le 25. Après une bonne nuit, il a senti encore toute la journée des fourmillements et s'est trouvé plus faible sur ses jambes qu'à l'ordinaire. A 11 heures du matin, impossibilité d'uriner; cette dysurie persista jusqu'au soir.

Le 26. Il put encore se lever; mais ses jambes sont plus faibles et il urine involontairement.

Le 27. Impossibilité de marcher; dans la soirée, le mouvement des jambes est tout à fait aboli.

Il importe de noter que quinze jours auparavant, le malade avait déjà ressenti des douleurs vagues et modérées dans les parties latérales du tronc.

Le 28. Il entre à l'hôpital avec une paraplégie complète, une diminution de la sensibilité dans les parties correspondantes et une incontinence d'urine.

Le 7 août. Escarres sacrée et trochantériennes.

Les jours suivants, phénomènes d'infection et mort le 26 août.

Autopsie. — Pas de lésions macroscopiques sauf l'existence d'une rougeur de la pie-mère accompagnée d'une *diminution de consistance de la moelle*, particularités que l'auteur considère comme accidentelles et dues à une altération cadavérique.

Pas d'examen microscopique.

Observation 84 (résumée).

Zambaco. *Loc cit.* (obs. LXXII). — Homme, 58 ans. Entré à l'hôpital le 2 juin 1857. Quatorze ans auparavant chancre, pas de traitement, accidents secondaires. Depuis six semaines, difficulté dans la miction. Il y a deux semaines, rétention complète pendant trois jours; depuis ce moment, incontinence.

24 mai 1857. — Engourdissement dans les jambes. Le lendemain, faiblesse des jambes, et développement rapide des symptômes paraplégiques les jours suivants. Le malade ne peut bientôt plus se traîner qu'avec des béquilles.

État actuel. 3 juin. — Paraplégie incomplète mais très prononcée, le malade peut encore se tenir debout. Sensation d'engourdissement et de froid jusqu'au pli de l'aine; le malade sent encore le pincement et les piqûres; secousses dans les jambes. Incontinence d'urine.

1er juillet. Escarre sacrée. Frissons les jours suivants et paraplégie complète.

Mort le 6 juillet.

Autopsie. — Pas de lésions macroscopiques, « à la partie supérieure de la région dorsale, on constate à la coupe, il est vrai, un léger piqueté et une *consistance peut-être un peu moins considérable*, mais ces caractères sont si peu accusés qu'il est impossible d'admettre l'existence d'une affection de la moelle ».

Pas d'examen microscopique.

L'apparence de ramollissement constatée dans le premier cas, le léger piqueté et la diminution de consistance qui existaient dans le second, nous paraissent constituer des modifications importantes pour un tissu aussi délicat que le parenchyme nerveux. Elles nous semblent être des preuves suffisantes d'une lésion matérielle dont l'étendue eût pu être appréciée avec le microscope.

Outre le ramollissement de la moelle, les auteurs signalent l'*induration* du parenchyme médullaire avec *sclérose* et ils s'accordent à reconnaître que si le ramollissement caractérise les formes à évolution rapide, la sclérose est en rapport avec les formes chroniques.

La sclérose n'est donc que le dernier stade d'un processus dont la nature reste à déterminer.

On considère généralement cette sclérose comme l'aboutissant de l'inflammation du tissu interstitiel de la moelle : l'inflammation et la prolifération du tissu interstitiel déterminées par l'action directe du poison syphilitique amèneraient la destruction des éléments nerveux et seraient suivies plus tard de sclérose.

Pour nous, il y a lieu d'établir une distinction importante, et le tissu de sclérose qu'on rencontre dans la moelle n'est pas toujours de même nature.

Tantôt en effet, et c'est pour nous le cas de beaucoup le plus rare, il s'agit d'un tissu de cicatrice résultant de l'organisation d'une *infiltration spécifique.* L'inflammation gommeuse partie de la pie-mère ou des vaisseaux se caractérise d'abord par une prolifération embryonnaire confluente qui peut envahir une étendue plus ou moins considérable du parenchyme médullaire sain ou déjà altéré, et donner lieu par la suite à du tissu scléreux. Les apparences de cette sclérose de nature conjonctive sont spéciales, le tissu névroglique n'entre pas dans sa constitution et elle forme pour ainsi dire corps étranger au milieu de la sclérose médullaire.

Cette *sclérose médullaire* au contraire est ordinairement de nature purement névroglique, elle procède d'une réaction inflammatoire du tissu interstitiel propre au tissu nerveux, mais cette irritation est consécutive à la destruction préalable des éléments nobles. On peut constater dans les cas à évolution très rapide cette destruction des éléments nerveux *alors que le tissu névroglique ne présente pas encore trace de réaction*. Cette particularité est, ainsi que nous le verrons, un des caractères propres aux altérations de la moelle d'origine ischémique. Nous essaierons d'ailleurs, dans un autre chapitre, d'établir la série des modifications qui précèdent l'établissement de la sclérose névroglique définitive.

C'est cette sclérose névroglique qui constitue fondamentalement les zones de dégénération que les auteurs signalent dans la moelle. Elle est distribuée tantôt d'une façon diffuse, et semble dans ce cas pouvoir être considérée comme l'aboutissant d'un état de ramollissement antérieur, tantôt elle affecte une disposition systématique et résulte alors le plus souvent de la dégénération secondaire des cordons blancs (dégénérescence secondaire des cordons de Goll, des faisceaux cérébelleux directs, pyramidaux, etc.)

La sclérose qui est le signe d'une lésion ancienne, se rencontre dans les cas à évolution chronique, mais elle n'indique nullement un processus spécial, Elle s'accompage du ramollissement d'autres parties de la moelle lorsque la myélopathie chronique s'est terminée par une reprise récente des accidents. C'est ce qu'on observe par exemple dans le cas rapporté par Hoppe (obs. 82).

Il faut encore faire mention d'altérations portant sur les racines des nerfs rachidiens. Ces altérations sont généralement peu marquées, cependant dans quelques cas elles sont assez développées pour qu'on puisse leur attribuer une part importante tant dans la détermination des symptômes que dans la production des lésions secondaires de la moelle. C'est particulièrement dans les cas de lésions très accentuées des méninges que les cordons radiculaires sont surtout intéressés.

Une observation de Eisenlohr (obs. 49) en est un exemple remarquable.

En résumé, les altérations signalées dans la myélopathie syphilitique, revêtant la forme caractérisée par le terme classique de *méningo-myélite syphilitique*, sont les suivantes :

Pour les méninges, une inflammation qui peut être très discrète ou donner lieu à des épaississements considérables et qui se caractérise par une infiltration embryonnaire envahissant le tissu propre des méninges et les parois des vaisseaux.

Dans la moelle, plusieurs états : le ramollissement avec destruction du parenchyme nerveux ; l'infiltration embryonnaire ; la sclérose.

Enfin dans les racines, une destruction plus ou moins importante des tubes nerveux.

Il existe des apparences un peu particulières suivant les cas, si bien qu'il est possible de décrire des formes aiguës et des formes chroniques, mais le processus est toujours le même ; ce sont de simples variantes, dans l'étendue, l'évolution et surtout la durée, qui constituent les différentes formes.

§ 3. — **Importance des altérations vasculaires.**

Il est tout un groupe d'altérations sur lesquelles nous n'avons pas insisté jusqu'ici et qui méritent une mention spéciale, ce sont les modifications des vaisseaux. Ces lésions, ainsi que nous le verrons, sont extrêmement importantes dans la syphilis de la moelle et jouent un rôle prépondérant dans la détermination des lésions secondaires du tissu médullaire. Les altérations des petits vaisseaux dans la syphilis du névraxe ont été indiquées surtout dans la syphilis cérébrale dès l'époque où l'on s'est appliqué aux études histologiques, mais ce n'est guère que depuis une vingtaine d'années que l'on a reconnu toute leur importance.

On pourrait déjà trouver des exemples d'artérite syphilitique dans des observations anciennes dues à Virchow (1847), à Dittrich (1), à Gildemeister et Hoyack (2), Esmarch (1857), Steenberg (1860) ; dans le traité de Virchow sur la *syphilis constitutionnelle* ; M. Lancereaux la signale en 1861 dans son mémoire publié en collaboration avec L. Gros ; mais, c'est Wilks (3) qui l'indiqua le premier d'une façon précise et, après lui, les recherches se multiplient dans ce sens en Angleterre : Hughling Jackson, Buzzard, Broadbent, Batty, Tuke apportent des matériaux nouveaux.

Wilks et Moxon (4) signalent « des exemples vraiment caractéristiques d'inflammation gommeuse des petites artères, surtout de

(1) DITTRICH. *Prager Vierteljahr.*, 1849, t. I.
(2) GILDEMEISTER et HOYACK. *Nederl. Weekbl.*, janv. 1854.
(3) WILKS. *Guy's hospital Reports*, 1863,
(4) WILKS et MOXON. *Traité d'anat. pathol.*, 2e édit., 1875, p. 74.

celles du cerveau ». Avec Hughling Jackson, ils montrent que l'épaississement siège particulièrement dans la tunique externe des vaisseaux et insistent sur le rôle des lésions artérielles dans la détermination des accidents cérébraux de la syphilis et notamment dans la production du ramollissement du tissu nerveux.

En 1874, parurent en Allemagne les travaux de Heubner (1) qui donnèrent à la question un nouvel essor en la présentant sous un aspect nouveau. Jusqu'ici, en effet, il ne s'agissait que d'une artérite gommeuse associée à d'autres manifestations anatomiques de la syphilis. Heubner décrit une forme d'altération artérielle qu'il considère comme propre à la syphilis et comme se produisant isolément, sans qu'il y ait inflammation syphilitique des parties voisines, sans syphilome. Dans d'autres cas, ces lésions artérielles particulières et les syphilomes existent ensemble, mais restent indépendants. Pour l'auteur, avons-nous dit, l'artérite syphilitique est tout à fait spéciale. L'altération débute par la face interne de l'artère, entre la membrane fenêtrée et l'endothélium ; elle est constituée par une prolifération de cellules aplaties, fusiformes ou arrondies, qui seraient d'origine endothéliale. Cette prolifération soulève le revêtement endothélial, il en résulte que la membrane élastique qui à l'état normal est dans les artérioles du cerveau en contact immédiat avec l'endothélium, s'en trouve séparée par une couche de nouvelle formation. Les ondulations de la membrane fenêtrée sont effacées. La prolifération ne se manifeste ordinairement d'abord que sur une partie du contour interne de la paroi vasculaire ; ainsi se forme un bourgeon latéral qui fait saillie dans la lumière du vaisseau. Cette production diminue l'élasticité de l'artère, elle entrave sa dilatation sous l'influence de l'ondée sanguine, elle rétrécit la lumière et peut être le point de départ d'une thrombose.

Le processus aurait donc une origine purement endartéritique et serait déterminé par l'irritation directe du sang syphilitique. Heubner a bien constaté, il est vrai, dans l'épaisseur de cette prolifération, des débris de membrane élastique et des fibres musculaires, mais il regarde ces éléments comme étant de nouvelle formation et compare l'infiltration à un néoplasme reproduisant la structure des artères, à un *artériome*.

(1) HEUBNER. *Die luetische Erkr. der Hirnarterien,* etc., Leipzig, 1874.

S.   6

Plus tard, l'artérite qui a débuté par la membrane interne s'étend à la tunique adventice, il se forme autour des vasa-vasorum des dépôts de cellules rondes provenant du sang par diapédèse. Il est à remarquer que, tandis que la prolifération de l'endartérite a pour origine, selon Heubner, la multiplication des cellules de l'endothélium vasculaire, les cellules rondes qui infiltrent la couche externe viendraient par diapédèse des capillaires nourriciers de cette tunique. Cependant, c'est encore le sang contenu dans les vasa-vasorum qui serait la cause de l'inflammation des petits vaisseaux.

La description d'Heubner ne fut pas admise sans contestation, et, aujourd'hui encore, la détermination exacte du processus d'altération des parois artérielles n'est pas fixée. Mais le grand mérite d'Heubner, c'est d'avoir montré la fréquence des lésions artérielles dans la syphilis cérébrale et leur rôle prépondérant dans la production des symptômes de l'encéphalopathie syphilitique. C'est là une notion qui reste acquise et que personne ne songe aujourd'hui à rejeter.

Tandis que Heubner place dans la membrane interne le point de départ de l'artérite, Baumgarten, Friedländer, M. Lancereaux pensent que l'inflammation occupe d'abord la couche externe.

Pour Baumgarten (1), l'irritation se manifeste d'abord dans les vasa-vasorum et les gaines lymphatiques de l'adventice, la syphilis des artères est une « inflammation granuleuse des couches externes à laquelle la prolifération de la membrane interne s'ajoute comme un phénomène secondaire et sans valeur anatomique » *(Virchow's Archiv.*, Bd LXXXVI, p. 219). A la suite de l'altération de la tunique externe, les modifications de la circulation et de la nutrition qui en résultent provoquent dans l'endartère une lésion qui péut se propager; l'endartérite une fois provoquée peut évoluer pour son compte et se prolonger dans des segments du vaisseau où la tunique adventice est saine. On aurait ainsi la clef de l'apparence de certaines coupes de vaisseaux qui n'offrent qu'un épaississement localisé dans l'endartère.

Pour appuyer son interprétation, Baumgarten fait appel à des

(1) Baumgarten. *Archiv d. Heilk.*, Bd XII, p. 875. *Virchow's Archiv.*, Bd LXXIII, p. 90; Bd LXXVI, p. 268; Bd LXXXVI, p. 179.

travaux antérieurs qui lui sont propres (1) et à ceux de Riedel (2) sur la direction du courant nutritif dans la paroi des vaisseaux. Selon eux, le sang qui se meut dans la lumière du vaisseau n'a pas grande influence sur la nutrition de l'endothélium, mais les échanges nutritifs se font par les branches capillaires des vasa-vasorum. Le courant nutritif va de dehors en dedans jusqu'aux cellules endothéliales, même pour les petits vaisseaux non pourvus de vasa-vasorum. Le processus pathologique suit la même direction et l'irritation commence par les couches externes qui, une fois altérées, agissent sur la nutrition des couches profondes.

Friedländer (3) attribue également à la membrane externe le rôle principal dans la détermination des lésions de la tunique artérielle tout entière. Le processus n'est, d'ailleurs, pour lui, nullement spécial à la syphilis, il est commun à toutes les affections à granulations qui attaquent particulièrement la tunique adventice des vaisseaux; les modifications des autres parties de la paroi sont secondaires.

Cette opinion nous reporte aux premières descriptions de l'artérite gommeuse.

M. Lancereaux (4), en France, soutient la même opinion, il trouve dans l'existence de la gaine lymphatique de His, autour des artères cérébrales, étant donnée la prédilection du virus syphilitique pour les organes lymphatiques, la raison du début de l'inflammation par la tunique externe. Celle-ci s'infiltre « de petites cellules rondes, pourvues d'un noyau volumineux et qui se groupent de façon à former des amas ou foyers multiples autour desquels on observe ordinairement des cellules géantes ; à la limite de ces foyers, les nouveaux éléments se développent de façon à constituer des vaisseaux et un tissu de cicatrice ; mais, au centre, où leur nutrition devient difficile, ils subissent une transformation granulo-graisseuse qui donne à la nodosité une coloration jaunâtre et en facilite la résorption ».

En somme, les auteurs qui font de la tunique externe le lieu de l'altération primitive ne nient pas l'existence de l'endartérite ; mais

(1) BAUMGARTEN. *Virchow's Archiv,* Bd LXXIII, p. 110.
(2) RIEDEL. *Zeitschr. f. Chirurg.,* VI, p. 459.
(3) FRIEDLAENDER. *Centralbl. für die med. Wissenschaft.,* janv. 1876.
(4) LANCEREAUX. *Traité d'anat. pathol.,* t. II, 1879-1881.

elle est pour eux purement secondaire, ce qui ne l'empêche pas d'ailleurs d'avoir un rôle très important dans les accidents d'oblitération artérielle. La lésion décrite par Heubner existe, mais l'opinion exclusive de l'auteur qui l'a décrite est exagérée. Entre l'opinion de Heubner et celle de Baumgarten et Lancereaux, il faut placer l'interprétation de Köster (1) qui considère la lésion primitive comme étant une *mésartérite*. L'origine de l'irritation est dans les vasa-vasorum, mais l'inflammation se manifeste d'abord dans la tunique musculaire, les autres modifications, en particulier l'épaississement de l'endartère, sont secondaires et dues à un envahissement progressif de l'infiltration. Quelle que soit l'origine de l'infiltration dans la paroi du vaisseau, l'aboutissant est toujours le même, et les troubles dans la mécanique circulatoire qui en résultent sont de la plus grande importance.

Peut-on trouver dans l'évolution des lésions artérielles une caractéristique de la syphilis ? Heubner croit que l'endartérite primitive, telle qu'il l'a décrite, est bien spécifique et Baumgarten même pense que l'ensemble de l'altération présente un caractère particulier qui permet de le reconnaître ; mais bien des auteurs refusent tout caractère spécifique à l'inflammation syphilitique. En présence d'ailleurs des divergences d'opinion sur le point de départ de la lésion, il est difficile de donner une caractéristique de la lésion à son début.

Quant à l'évolution ultérieure, elle se distinguerait de celle de l'athérome par l'absence de dégénération calcaire et graisseuse. Cette opinion est à peu près généralement admise, elle est considérée comme de nature absolument exclusive par Heubner, par M. Lancereaux. Elle semble, en effet, exacte pour la majorité des cas. Il existe cependant un certain nombre d'observations qui pourraient être regardées comme des exceptions à cette loi, en particulier celle rapportée par Virchow d'une jeune fille syphilitique atteinte de néphrite interstitielle et dont l'aorte était garnie de plaques sclérotiques. Huber (2) cite le cas d'une femme de 26 ans, syphilitique depuis six mois, chez laquelle on trouva à l'autopsie une transformation calcaire très étendue, surtout dans les artères des extrémités, et M. le professeur

(1) KOSTER. *Sitzungsb. d. niederrhein. Gesellschaft. für Natur und Heilk.*, in Bonn, 1874, et *Berlin. klin. Wochenschr.*, 1876, p. 454.
(2) HUBER. *Virchow's Archiv*, Bd LXXIX, p. 537.

Cornil (1) reconnaît que l'artérite syphilitique peut aboutir à des altérations qui rappellent absolument l'athérome artériel.

A la suite des travaux dont nous avons fait mention, les lésions artérielles dans la syphilis cérébrale deviennent de connaissance classique et nous citerons la thèse de Rabot (2), la revue critique de M. Hanot (3) et les leçons magistrales de M. le professeur Fournier (4), de M. le professeur Cornil (5); enfin une revue générale de M. Thibierge (6). En Allemagne, Rumpf (7), dans son traité sur la syphilis du système nerveux, donne à la syphilis artérielle une place considérable, il considère les lésions de la tunique externe sur lesquelles M. Lancereaux et Baumgarten insistaient comme les plus importantes. Le processus est diffus, mais il commence par l'infiltration des vasa-vasorum.

Les lésions artérielles deviennent alors, comme les lésions de tous les tissus, une conséquence des modifications des vaisseaux nourriciers au contact du sang syphilitique. La tunique musculaire est envahie secondairement, de même que l'endartère ; mais dans cette dernière couche, l'infiltration semble trouver un développement plus facile, et présente un nouveau maximum. La conséquence de l'affection est un trouble dans la nutrition du tissu dépendant du vaisseau dont la lumière est oblitérée ou diminuée de calibre.

Les lésions que nous venons d'indiquer ont surtout été constatées dans l'étude de la syphilis cérébrale, mais ces notions sont applicables aux vaisseaux du névraxe tout entier.

Bien que les altérations vasculaires syphilitiques de la moelle aient moins attiré l'attention, il existe cependant un certain nombre d'observations qui prouvent l'exactitude de cette opinion.

Au cours des observations que nous avons précédemment résumées, nous avons plusieurs fois noté des altérations vasculaires auxquelles toutefois les auteurs ne semblent pas avoir attribué grande importance ; mais les faits suivants sont particulièrement remarquables.

(1) CORNIL. *Journal des connaissances médicales*, 11 février 1886.
(2) RABOT. *Lésions syph. des artères cérébrales*. Thèse, Paris, 1875.
(3) HANOT. De la syphilis cérébrale. *Rev. des sciences méd.*, 1877, t. IX, p. 724.
(4) FOURNIER. *La syphilis du cerveau*, 1879.
(5) CORNIL. *Leçons sur la syphilis*, 1879.
(6) THIBIERGE. Lésions artérielles de la syphilis. *Gaz. des hôp.*, janvier 1889.
(7) RUMPF. *Die syphilitischen Erkrankungen des Nervensystems*. Wiesbaden, 1887.

En 1876, Leyden (1) publiait une observation que nous rapporterons plus loin (obs. 116), dans laquelle l'altération de la moelle était accompagnée d'une lésion vasculaire importante.

Eisenlohr (2) a publié l'histoire d'un homme de 42 ans, syphilitique, qui fut pris de faiblesse des quatre membres, lesquels, deux jours après, étaient complètement paralysés. Il succomba le dixième jour, à une affection qui avait revêtu l'aspect d'une paralysie ascendante aiguë.

A l'autopsie, on trouva deux foyers de ramollissement dans la moelle : un au niveau de la troisième racine cervicale, l'autre dans la région lombaire supérieure. Lésions vasculaires considérables.

Les observations suivantes de Schultze (3) font également mention d'altérations vasculaires dans la moelle. Elles ont trait à cinq hommes qui étaient âgés de 28 à 42 ans.

Observation 85 (résumée).

Cas n° 1. — Syphilis treize ans auparavant. Période prémonitoire représentée par quelques phénomènes cérébraux, puis attaque de paraplégie avec participation des sphincters. Amélioration par le traitement. État stationnaire avec parésie des membres inférieurs et des muscles du dos, exagération des réflexes et intégrité de la sensibilité.

Mort à la suite d'une deuxième attaque.

Autopsie. — Infiltration des méninges, surtout dans la moelle allongée, leptoméningite spinale. Parois des vaisseaux infiltrées de cellules.

Observation 86 (résumée).

Cas n° 2. — Sujet à la période secondaire. Affection spinale à forme de myélite transverse aiguë. Mort en dix mois.

Autopsie. — Myélite dorsale avec épaississement des méninges (pie-mère et arachnoïde), dégénération secondaire ascendante et descendante. Altérations vasculaires considérables.

Observation 87 (résumée).

Cas n° 3. — Sujet à la période secondaire. Myélite transverse dorsale aiguë. Mort en trois mois.

(1) Leyden. *Charite Annalen,* 1876, III, p. 260.
(2) Eisenlohr. *Virchow's Archiv,* 1878, Bd LXXIII, p. 73.
(3) Schultze. *Archiv für Psychiatrie,* 1878, Bd VIII, p. 222.

Autopsie. — Myélite aiguë dorsale, hypertrophie des cylindres-axes. Dégénérescence secondaire ascendante et descendante. Les méninges sont moins intéressées que dans le cas n° 2, mais les vaisseaux sont tout aussi malades.

Observations 88 et 89 (résumées).

Cas n°° 4 et 5. — Huit et douze ans après l'infection.

Ces malades avaient présenté les symptômes d'une méningite spinale dorsale. Après une légère amélioration suivie d'état stationnaire pendant plusieurs années, ils avaient été pris de paraplégie complète avec lésions de décubitus et cystite terminée par la mort.

A l'autopsie, on trouvait un épaississement des méninges, surtout dans la région dorsale, et un épaississement des parois des vaisseaux.

Westphal (1), étudiant les rapports du tabes avec la syphilis, insiste sur les lésions syphilitiques des vaisseaux et de la moelle. L'observation de Greiff (2) que nous résumerons (obs. 117) apporte de nouvelles connaissances. Cet auteur indique l'extension considérable des lésions aux vaisseaux de la moelle et la participation importante des veines.

Dans les artères, il constate une endartérite telle que l'a décrite Heubner, mais aussi des modifications importantes de la tunique externe ; il se rallie à l'opinion de Baumgarten, tout en reconnaissant que l'endartérite est indépendante jusqu'à un certain point, car une fois provoquée elle peut s'étendre sur des parties du vaisseau dans lesquelles il n'existe pas de modifications des couches externes.

Pour les lésions veineuses, elles étaient très prononcées, et Greiff semble être le premier auteur qui ait insisté sur une altération qu'on a reconnue depuis comme étant pour ainsi dire constante et même prépondérante.

L'infiltration, dès le début, intéresse la paroi veineuse tout entière. L'épaississement progressif de la paroi détermine un rétrécissement de la lumière qui va jusqu'à l'oblitération complète, souvent précédée de thrombose.

Dans le cas de Greiff, il existait de plus un épaississement considérable et une infiltration de la pie-mère, particulièrement au niveau

(1) Westphal. *Arch. f. Psych.*, 1881, Bd XI, p. 230.
(2) Greiff. *Arch. f. Psych.*, 1882, Bd XII.

de la région cervicale. L'auteur cherche quels sont les rapports qui unissent l'infiltration des méninges et les altérations vasculaires, et se demande si elles ne sont pas dépendantes l'une de l'autre. Baumgarten s'était déjà posé cette question.

Greiff remarque que l'infiltration de la pie-mère est toujours beaucoup plus développée *au pourtour des vaisseaux*. L'infiltration qui débute par la tunique adventice agit sur la nutrition de toute la paroi du vaisseau et détermine des modifications de l'endartère, en même temps qu'elle se propage dans les régions voisines de la pie-mère. Aussi peut-on dans ces cas reconnaître une communauté d'origine à la méningite et à l'affection du vaisseau.

Cependant, en d'autres points, il n'existait pas un pareil rapport entre les lésions de la méninge et celles des vaisseaux. Les deux processus, provoqués par la même influence et souvent confondus, présentent donc aussi une certaine indépendance.

Dans l'observation de Rumpf (1) (v. obs. 118), avec un foyer d'altération transverse dans la région dorsale de la moelle, il n'existait que des lésions fort peu marquées des méninges, mais des altérations vasculaires remarquables.

La lumière des vaisseaux était très rétrécie et souvent absente, et les parois vasculaires, très altérées, étaient composées d'un tissu fibrillaire semé de noyaux, sans qu'il fût possible le plus souvent de distinguer les différentes tuniques.

Sur des vaisseaux moins malades, on constatait des lésions d'endartérite ; quant aux veines, elles présentaient les modifications décrites par Greiff.

La couche externe des vaisseaux était toujours entourée d'une gaine compacte de noyaux qui se propageaient dans le tissu environnant.

Dans une observation très complexe de syphilis cérébro-spinale rapportée par Knapp (2), il est également fait mention de lésions vasculaires dans la moelle. Les artères offraient presque toujours un épaississement hyalin de la membrane interne avec rétrécissement de la lumière et les veines étaient entourées et souvent comblées par l'infiltration embryonnaire.

(1) RUMPF. *Arch. f. Psych.*, 1885, Bd XVI.
(2) KNAPP. *Neurol. Centralbl.*, 1885.

Les mêmes altérations vasculaires sont signalées dans plusieurs observations à côté de lésions plus ou moins étendues des méninges : infiltration diffuse ou épaississement considérable, syphilomes des méninges ou de la moelle ; on pourrait citer comme exemples les cas de Jürgens (1), de Oppenheim (2), de Siemerling (3).

Mais il existe des cas où ces altérations vasculaires sont pour ainsi dire absolument isolées.

L'observation de Schmauss (4) que nous rapporterons (obs. 119) est particulièrement intéressante. Dans ce cas, la destruction des éléments nerveux qui constituaient des foyers disséminés dans la moelle existait sans lésion du tissu même des méninges. Toute l'inflammation était localisée dans les parois des vaisseaux, et, remarque importante, les plus petits vaisseaux étaient intéressés. L'altération des vaisseaux était même primitive, car la pie-mère était saine, même dans les points où les lésions vasculaires étaient le plus prononcées. L'aspect des vaisseaux était d'ailleurs très variable, mais un fait constant, c'était l'infiltration des gaines lymphatiques périvasculaires et de la tunique adventice. La tunique moyenne semblait cependant parfois le point de concentration de l'infiltration. L'endartère était aussi souvent très développé et tantôt présentait les apparences d'une infiltration cellulaire, tantôt formait un épaississement hyalin. L'endartérite était souvent prédominante et, sur certaines coupes, existait sans lésions des couches externes.

Néanmoins Schmauss la regarde comme secondaire, bien que possédant une certaine indépendance. Quand elle se montre isolée, c'est qu'une fois provoquée par l'altération de la tunique externe, elle s'est étendue au loin, ou bien que l'affection des couches externes a rétrogradé.

Ce qui caractérise l'affection des parois artérielles, c'est la participation de toutes les couches (*panartérite*). L'auteur constate que, dans la syphilis médullaire, les lésions vasculaires, qui existent d'ailleurs dans les cas de syphilomes de la moelle, peuvent se montrer isolées, tout en reconnaissant le même processus, et constituer une forme d'*artérite syphilitique diffuse*.

(1) Jurgens. *Charite Annalen*, 1885.
(2) Oppenheim. *Berliner klin. Wochenschr.*, 1888.
(3) Siemerling. *Archiv. f. Psych.*, 1889. Bd XX.
(4) Schmauss. *Deutsches Archiv. für klinische Medicin.* Bd XLIV, p. 244.

Il faut rapprocher de l'observation de Schmauss le cas rapporté par Möller (1) (v. obs. 120).

Chez un homme syphilitique depuis un an et demi environ, survient une paraplégie brusque qui détermine la mort en cinq semaines. On trouva dans la moelle un foyer de ramollissement dans la région dorsale moyenne. Or les lésions des méninges étaient excessivement discrètes et limitées aux régions voisines des vaisseaux sur lesquels se concentrait l'inflammation.

Les lésions vasculaires, répandues sur toute la hauteur de l'axe spinal, dans l'épaisseur de la pie-mère comme dans la moelle, étaient particulièrement développées à la hauteur du foyer d'altération médullaire.

Les artères et les veines étaient également intéressées, mais dans ce cas, les lésions des artères étaient particulièrement prononcées dans la tunique interne, dont l'épaississement hyalin était souvent poussé jusqu'à l'oblitération complète de la lumière. Les couches externes sont moins atteintes et plus tardivement. L'auteur insiste particulièrement sur la dégénérescence hyaline des parois artérielles ou veineuses, processus qui peut aller jusqu'à la transformation du vaisseau en un cordon plein et hyalin, et sur les néoformations des capillaires dans les parois épaissies.

Les deux cas de Schmauss et de Möller constituent des formes anatomiques remarquables par la localisation exclusive du processus inflammatoire sur les vaisseaux. D'autre part, le tableau clinique a été dans les deux cas d'une netteté remarquable : après quelques phénomènes prémonitoires, la paraplégie survient brusquement et détermine la mort après une courte durée de l'affection. Il est impossible de ne pas établir un rapprochement entre un tableau clinique aussi caractéristique et le ramollissement cérébral par artérite syphilitique.

Mais nous avons vu que dans des formes moins pures, tant au point de vue clinique qu'anatomique, des lésions vasculaires avaient été signalées : elles devaient certainement jouer un rôle important dans la production des lésions du parenchyme nerveux et les manifestations cliniques.

Dans trois observations très complexes dues à Siemerling (2) et

(1) MOELLER. *Arch. f. Derm. und Syph.*, XIII, 1891.
(2) SIEMERLING. *Arch. f. Psych.*, 1891. Bd XXII.

que nous résumerons (obs. 121, 122, 123), les lésions sont multiples. A côté de l'infiltration et de l'épaississement des méninges, de l'envahissement plus ou moins étendu du parenchyme nerveux par cette infiltration qui, dans les trois cas, revêt la forme de foyers circonscrits, on trouve des lésions destructives du tissu nerveux accompagnées de ramollissement ou de sclérose. L'auteur a également noté de petits foyers hémorrhagiques qui sont attribuables aux troubles circulatoires résultant des altérations vasculaires considérables constatées dans les trois cas.

Siemerling observe que les veines sont beaucoup plus atteintes que les artères, dont les grosses branches au moins sont relativement saines ; mais il fait cette remarque importante que, dans les petits vaisseaux dont la nature artérielle ou veineuse reste indécise, les lésions sont très accentuées.

On pourrait encore citer trois observations dues à Goldflam (1), dans lesquelles les lésions vasculaires étaient très prononcées (obs. 124, 125, 126).

Dans sept cas inédits dont nous donnons plus loin l'étude microscopique, les lésions vasculaires étaient absolument prédominantes et c'est à elles que nous croyons devoir rapporter les altérations principales du tissu nerveux et les symptômes capitaux du tableau clinique.

En somme, les altérations vasculaires ont été signalées dans toutes les formes de myélopathie syphilitique.

Dans les cas où les lésions méningées étaient très marquées et formaient des épaississements considérables (Buttersack, Oppenheim, Jurgens, Siemerling, Greiff).

Dans ceux où l'infiltration méningée, bien que diffuse et très étendue, était seulement appréciable au microscope (Leyden, Julliard, Gilbert et Lion, Schultze, Oppenheim, Rumpf, Sachs, Hoppe, Lamy).

Dans les cas de gommes des méninges ou de la moelle (Savard, Baumgarten, Siemerling).

Enfin dans de nombreuses autopsies où les méninges étaient saines alors que les altérations de la moelle étaient considérables (Strüm-

---

(1) GOLDFLAM. *Wiener Klinik*, févr., mars 1893.

pell, Savard, Dejerine, Breteau, Walker, Schmauss, Möller).

Les altérations vasculaires dans la syphilis médullaire sont des plus précoces, elles s'accompagnent généralement d'une inflammation diffuse du tissu même de la pie-mère, mais peuvent, dans certains cas, constituer à elles seules les lésions primitives.

Quoi qu'il en soit, les modifications de la membrane nourricière de la moelle sont les premières en date, et c'est d'elles que relèvent les modifications du parenchyme médullaire.

Nous avons vu, dans les observations précédemment relatées, que le ramollissement de la substance médullaire était une des formes anatomiques les plus fréquentes de l'altération du tissu médullaire et qu'il était constant dans les formes à évolution rapide. Nous attribuons cet état aux troubles circulatoires qui résultent des lésions vasculaires.

Il est important de rechercher quel peut être le mécanisme du ramollissement ischémique de la moelle, quelle est l'évolution ultérieure de cette altération et si les symptômes cliniques qui y répondent sont de nature à éclairer le tableau symptomatique de la paraplégie syphilitique.

§ 4. — L'ischémie de la moelle et le ramollissement médullaire.

L'histoire des lésions consécutives aux troubles circulatoires de la moelle est restée assez obscure; cependant l'étude expérimentale est venue jeter un certain jour sur cette question.

Les physiologistes ont tenté, par plusieurs procédés, de déterminer un arrêt plus ou moins prolongé de la circulation dans des territoires d'étendue variable de la moelle. Mais ici les difficultés sont beaucoup plus grandes que pour le cerveau, et les méthodes employées, forcément assez grossières, ont fourni des résultats naturellement variables. Nous verrons qu'ils sont toutefois suffisamment concluants dans leur ensemble.

Les deux méthodes employées furent, soit la ligature de l'aorte abdominale produisant l'anémie d'un segment étendu de la moelle, soit l'injection par l'artère crurale de poudres inertes dans la direction du cœur. Ces particules, lancées dans les artères collatérales de l'aorte, aboutissent aux terminaisons spinales de ces artères et produisent autant d'embolies.

La première de ces expériences fut tentée d'abord par Nicolas Stenon (1) (1667) qui, liant l'aorte abdominale chez des poissons, observa à la suite la cessation des mouvements volontaires dans la moitié postérieure du corps.

Cette expérience a été depuis répétée bien des fois, notamment par M. Brown-Séquard (2), Stannius (3) qui attribuèrent la paralysie produite à l'arrêt de la circulation dans les parties périphériques du train postérieur de l'animal, puis par Dubois-Reymond (4).

Schiffer (5), qui reprit l'expérience, conclut que la paralysie est due à l'anémie de la portion terminale de la moelle où la circulation est interrompue par la ligature au-dessus des origines des artères intercostales et lombaires.

Weill (6) a confirmé les conclusions de Schiffer, il a signalé au niveau des régions inférieures de la moelle des modifications dans la coloration du tissu nerveux, des stases sanguines et du ramollissement.

Afin de rendre l'anémie de la moelle plus complète en supprimant les voies de suppléance, Kussmaul et Tenner (7) ont lié au préalable les artères vertébrales. Dans ce cas, la paralysie se produisait en une minute et aboutissait à la mort par arrêt de la respiration.

Ehrlich et Brieger (8), liant l'aorte pendant une heure chez un lapin, trouvèrent un ramollissement de la substance grise.

(1) NICOLAS STÉNON. *Elementorum myologiæ specimen.* Florentiæ, 1667, p. 87. D'après HALLER, *Elementa physiologiæ*, 1766, t. IV, lib. XI, *motus animalis*, p. 544, l'expérience « quod vulgo Stenonio tribuitur » a été d'abord pratiquée par SWAMMERDAM, *Tractatus physico-medicus de respiratione*, Th. de doct., Leyde, 1667, p. 62.

(2) BROWN-SÉQUARD. *Comptes rendus de l'Acad. des sc.*, 1851, t. XXXII, p. 855.

(3) STANNIUS. Untersuchungen über Leistungsfähigkeit der Muskeln und Todtenstarre. *Vierordt's Arohiv. für physiolog. Heilk.*, Jahrg. XI, p. 1-28 ; 1853.

(4) DUBOIS-REYMOND. Abänderung des Stenson'schen Versuches für Vorlesungen. *Arch. f. Anat. und Phys.*, 1860, p. 639.

(5) SCHIFFER. Ueber die Bedeutung des Stenson'schen Versuches. *Centralblatt für die med. Wissenschaften*, nos 37, 38 ; 1869.

(6) WEILL. Thèse de Strasbourg, 1873.

(7) KUSSMAUL et TENNER. Ueber den Ursprung der fallsuchtartigen Zuckungen, etc. *Moleschott's Untersuchungen zur Naturlehre*, 1857, Bd III, p. 59.

(8) ERLICH et BRIEGER. Ueber die Auschaltung des Lendenmarkgrau. *Zeitschr. f. klin. Medicin*, Bd VII, p. 155, *supplemenheft*, 1884.

L'autre procédé a été mis en usage par Panum (1) qui répéta plusieurs fois l'expérience suivante : il introduisait chez des chiens une mince sonde en gomme dans l'artère crurale, en la dirigeant vers le cœur, jusqu'au niveau du bord inférieur de la dernière côte et injectait dans le sang une émulsion de petites boulettes de cire noire.

Le résultat était une paralysie presque immédiate de la sensibilité et du mouvement dans les membres postérieurs, avec perte de l'excitabilité réflexe.

Les boulettes de cire noire furent retrouvées dans les vaisseaux médullaires élargis et souvent entourés d'extravasats sanguins ; il y avait de plus, dans les parties atteintes de la moelle, un ramollissement rouge, d'autant plus marqué que la survie de l'animal avait été plus prolongée.

Cohn (2), avec la même expérience, observa les mêmes résultats fonctionnels durant la vie de l'animal, mais ne retrouva pas à l'autopsie les mêmes lésions.

En France, Flourens, Vulpian (3) injectèrent par le même procédé, dans les vaisseaux spinaux de chiens, de la poudre de lycopode ou des grains de tabac en suspension dans une vingtaine de centimètres cubes d'eau. Vulpian constata l'oblitération des artères spinales avec ramollissement rouge hémorrhagique de la substance grise de la moelle dans les parties correspondantes. Le ramollissement survient très rapidement, dès la vingtième ou la trentième heure.

P. Bert s'appuyait sur ces faits pour expliquer la paraplégie et la mort qui surviennent chez les animaux soumis à une dépression atmosphérique brusque. Dans ces conditions, les gaz dissous dans le sang sous l'influence de la pression plus forte antérieure sont mis en liberté, et forment de nombreuses embolies dans les petits vaisseaux, en particulier dans les capillaires des centres nerveux.

Les résultats obtenus par les expérimentateurs présentent quelques

(1) PANUM. Ueber den Tod durch Embolie, *Günzburg's Zeitschrift,* 1856. Bd VII, p. 401.

— Experimentelle Beiträge zur Lehre von der Embolie. *Virchow's Archiv.* Bd XXV, 1862, p. 303-339 et 433-551.

— *Experimentelle Untersuchungen zur Physiol. und Path. der Embolie, transfusion und Blutmenge.* Berlin, 1864.

(2) COHN. *Klinik der embolischen Gefässkrankheiten,* p. 407-410, Berlin, 1860.

(3) VULPIAN. Durée de la persistance des propriétés des muscles, des nerfs et de la moelle, etc. *Gaz. hebdom.,* 1861, p. 365-411.

différences, ce qui se conçoit, étant donné le peu de précision de la méthode employée. Cependant deux faits principaux résultent de ces expériences, ce sont : au point de vue fonctionnel, la production d'une paraplégie, et au point de vue anatomique, le ramollissement de la moelle.

Les autres symptômes observés sont : l'anesthésie des parties atteintes, la paralysie des sphincters. Des troubles trophiques graves sont aussi fatalement la conséquence d'un ramollissement ischémique étendu.

Quelques auteurs ont observé chez les animaux en expérience, au moment de la ligature, des convulsions accompagnées de violents cris de douleur ; V u l p i a n attribuait ces phénomènes à une période pendant laquelle la circulation était insuffisante, avant de cesser complètement, remarquant que cette phase d'agitation et de symptômes douloureux précède la paralysie. M a y e r (1), au contraire, les considère comme résultant de l'arrêt brusque et complet de la circulation. C'est en effet lorsqu'il avait pris soin de supprimer au préalable les voies de suppléance, par la ligature des vertébrales ou des carotides, qu'il observait cette phase de convulsion à la suite de l'occlusion de l'aorte.

Quoiqu'il en soit, nous retiendrons ce fait important que des troubles circulatoires de la moelle sont capables de provoquer des sensations subjectives très vives.

Les altérations médullaires déterminées par l'anémie vasculaire ont été récemment étudiées par S p r o n c k (2) (d'Utrecht), qui a repris l'expérience de S t é n o n avec le procédé opératoire de D u b o i s - R a y m o n d. Chez des lapins, il passait un fil au-devant de l'aorte au moyen d'une aiguille courbe qu'il faisait pénétrer à travers la région lombaire, sur le côté de la quatrième vertèbre lombaire. Le fil ressortait par le point symétrique du côté opposé. Il était alors possible, en faisant une ligature, de serrer l'aorte contre la colonne vertébrale pour interrompre le cours du sang, et de laisser reprendre la circulation en dénouant la ligature.

(1) MAYER (Sigmund). Zur Lehre von der Anämie des Rückenmarks. *Zeitschr. f. Heilk.*, 1883, Bd IV, p. 26.

(2) SPRONCK (d'Utrecht). Contribution à l'étude expérimentale des lésions de la moelle épinière déterminées par l'anémie passagère de cet organe. *Archives de physiologie*, janvier 1888.

Spronck, en faisant varier la durée de l'occlusion de l'aorte, a cherché à déterminer le temps nécessaire pour produire dans la moelle une lésion anatomique et une paralysie persistantes. Les résultats ont été assez variables : c'est ainsi que, dans un certain nombre de cas, une interruption de dix minutes de durée a suffi pour produire une paralysie persistante, tandis que dans d'autres cas les symptômes ne duraient pas, même après une ligature d'une demi-heure.

Quoi qu'il en soit, après une heure d'interruption de la circulation, les lésions anatomiques sont constituées, le parenchyme nerveux est frappé de mort et les symptômes paralytiques persistent.

Notons rapidement les symptômes fonctionnels et les lésions anatomiques qui résultent de l'anémie aiguë de la moelle. Quelques secondes après la ligature, le train postérieur de l'animal devient insensible, puis perd ses mouvements. Il survient ensuite des convulsions cloniques, la paralysie se complète et intéresse les sphincters du rectum et de la vessie.

Si une heure après on lâche la ligature, la circulation se rétablit, mais les symptômes persistent.

Pendant la première semaine, la paraplégie est flasque, les membres sont souples et flexibles, mais au bout d'une dizaine de jours, la contracture se manifeste ; il y a d'abord une flexion légère des membres, puis les muscles se raidissent progressivement et les membres sont fixés en flexion. Dans la suite, il survient rapidement de l'amaigrissement avec atrophie musculaire des régions paralysées (membres postérieurs, régions dorsale postérieure et lombaire), des troubles trophiques des poils et de la peau, enfin des escarres. Ces accidents graves du décubitus sont assez difficiles à éviter, cependant on parvient à en préserver les animaux pendant assez longtemps par des soins minutieux. Ehrlich et Brieger ont pu ainsi garder un lapin vivant pendant six semaines et Spronck en a conservé un trente-deux jours.

Le résultat de l'anémie de la moelle est la nécrose des éléments nerveux et le ramollissement du parenchyme. Toutefois les lésions matérielles ne se manifestant pas immédiatement, et bien que les éléments soient frappés de mort, ils ne présentent de modifications appréciables que dans le courant du deuxième jour.

C'est la substance grise qui est altérée la première : au bout de deux jours, les cellules nerveuses se chargent de granulations qui peuvent être assez abondantes pour masquer le noyau; les prolongements protoplasmiques de second ordre disparaissent. Le prolongement de Deiters persiste plus longtemps, cependant le troisième jour il est séparé du corps cellulaire, variqueux et fragmenté.

Dans les jours suivants, la cellule, complètement informe, est remplacée par un amas de granulations graisseuses. Chez le lapin qui avait survécu trente-deux jours, les cellules nerveuses avaient disparu dans la région ramollie.

Les fibrilles nerveuses de la substance grise deviennent variqueuses dès le troisième jour, les cylindres-axes hypertrophiés sont moniliformes et granuleux, la gaine de myéline distendue se fragmente.

Les détritus de ces éléments s'entassent ensuite irrégulièrement dans les mailles de la névroglie.

Au bout de six jours, tous les éléments nerveux de la corne antérieure sont réduits en granulations. Beaucoup de ces granulations, d'origine myélinique (granulations érythrophiles), se colorent par la méthode de Weigert, elles sont absorbées par de petites cellules granuleuses qui constituent les corps granuleux.

Les tubes nerveux de la substance blanche sont également altérés, mais un peu plus tardivement. Pour Ehrlich et Brieger, ils ne sont atteints que dans le cours de la deuxième semaine; mais Spronck a constaté au bout de deux jours des altérations manifestes. Dans beaucoup de tubes, le cylindre-axe se gonfle, il se colore en rose clair par le carmin; la gaine de myéline amincie est dilatée ; les tubes vus en coupe longitudinale sont moniliformes. Puis les gaines se fragmentent ainsi que les cylindres-axes, les granulations érythrophiles sont mises en liberté, et tous ces détritus forment une matière granuleuse qui remplit les mailles de la névroglie.

Le tissu interstitiel, de son côté, subit d'importantes modifications. Les vaisseaux capillaires, artérioles et veinules, présentent des dilatations, on constate également de petites hémorrhagies capillaires assez rares.

Dès les premiers jours, on trouve une augmentation dans le nombre des éléments cellulaires ; les noyaux de la névroglie sont tuméfiés, globuleux, entourés d'un protoplasma grenu devenu plus abondant,

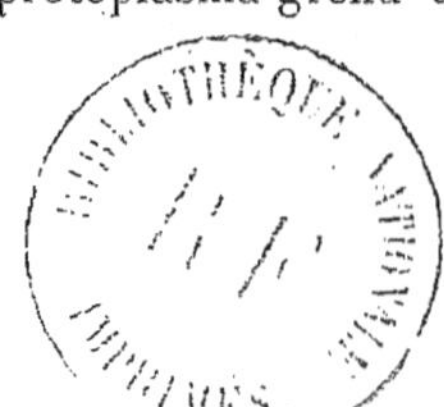

puis ils se multiplient. Cette hyperplasie est surtout manifeste le quatrième jour, et se traduit par de nombreuses figures caryokinétiques, surtout dans les parties centrales de la substance grise.

Il existe également des cellules lymphoïdes, qui se chargent de granulations graisseuses et absorbent les granulations érythrophiles. Les corps granuleux s'amassent souvent dans les gaines lympatiques périvasculaires.

Au bout d'un certain temps, le parenchyme est constitué par une substance réticulaire chargée de nombreux noyaux ; dans les mailles de ce tissu, se trouvent les débris des éléments nerveux qui forment une matière granuleuse.

En somme, ces lésions passent par plusieurs phases. A la suite de la nécrose anémique des éléments, il se produit un ramollissement du tissu et Spronck a constaté que la moelle était ramollie le quatrième jour. Puis survient une phase de réaction du tissu interstitiel qui prolifère et tend à prendre la place des éléments détruits ; le tissu de cicatrice se forme et la moelle reprend une consistance plus ferme, ainsi que l'a noté Spronck, vers le douzième ou le quinzième jour.

Dans les expériences de Ehrlich et Brieger, de Spronck, c'était surtout la substance grise des régions anémiées qui subissait la fonte nécrobiotique, les cordons blancs n'étaient atteints que dans une faible étendue. Les auteurs ont considéré la dégénération des tubes nerveux de la substance blanche comme secondaire à la destruction de la substance grise, s'appuyant sur ce fait que le système radiculaire postérieur, dont le centre trophique est extramédullaire, était généralement respecté, tandis que les racines antérieures dégénéraient.

Dans ces cas particuliers, où l'anémie n'était que passagère, il est possible que les tubes qui ont leur centre trophique dans les ganglions rachidiens offrent plus de résistance que les tubes d'origine médullaire, mais il est fort probable que des tubes nerveux traversant des régions dont l'anémie serait persistante subiraient également les effets de cet arrêt prolongé de la circulation.

Il est donc facile de déterminer le ramollissement médullaire ischémique et d'en étudier l'évolution ; mais les faits analogues dans la pathologie humaine sont excessivement rares. On connaît cependant un certain nombre d'observations de paralysie des membres inférieurs à la suite d'oblitération de l'aorte.

Les cas les plus célèbres sont ceux de :

Schlesinger. *Casper's Wochenschrift*, 1836.

Romberg. *Lehrbuch der Nervenkrankheiten*, 1844, p. 722-730.

Gull. Paraplegia from obliteration of the abdominal aorta. *Guy's hospit. Reports*, 1851.

Murchison. *Transact of the pathol. Society of London*, 1863.

O. Hjelt. Cité par Leyden. *Maladies de la moelle épinière*, trad. franc., 1879, p. 379, note.

Psilander (d'Upsal). *Canstatt's Jahresbericht*, 1869, Bd II, p. 81.

Tutscheck. Ein Fall von vollständiger Verstopfung der aorta, etc., München, 1873. *Ærtzt. Intelligenzblatt*.

Barnes. *Amer. Journ. of med. Soc.*, janvier 1873.

Leyden. Anémie et ischémie de la moelle. *Traité des maladies de la moelle*, 1879, p. 378.

Barth. Oblitération complète de l'aorte. *Archives gén. de médecine*, 1885, 2ᵉ série, t. III.

Mais dans ces cas, il est assez difficile de faire la part des symptômes qui pouvaient avoir une origine spinale; il semble même que, dans la plupart des cas, il s'agissait de paralysies et de gangrènes causées par l'arrêt de la circulation dans les membres inférieurs, d'origine périphérique, par conséquent.

L'embolie pathologique de la moelle est aussi un phénomène extrêmement rare, ce qui se conçoit en raison de l'exiguïté des vaisseaux spinaux et de leur insertion à angle droit sur l'axe des branches d'origine.

En 1860, Cohn (1) déclare n'en connaître aucune observation. On cite aujourd'hui celle de Tuckwell (2) : chez un garçon de 14 ans, atteint d'affection cardiaque, qui succomba à la suite d'une violente chorée avec délire maniaque, on trouva, à l'autopsie, dans le cerveau, deux foyers récents de ramollissement, avec un bouchon embolique dans l'artère cérébrale postérieure.

Dans la moelle, il existait, au niveau des régions cervicale inférieure et dorsale, un ramollissement central qui intéressait les cordons postérieurs dans leur partie antérieure. Au centre du foyer de ramollis-

---

. (1) Cohn. *Loc. cit.*, p. 410.

(2) Tuckwell. Some remarks on maniacal chorea and its probable connexion with embolism, illustrated by a case. *British and foreign med. Review*, octobre 1867.

sement, existait une petite artère oblitérée. Dans le cœur, les valvules mitrale et tricuspide étaient revêtues de végétations.

Leyden (1) rapporte aussi deux observations d'embolies capillaires de la moelle chez des sujets morts d'endocardite ulcéreuse.

Les lésions qui atteignent les parois des vaisseaux et déterminent le rétrécissement de leur calibre ou leur oblitération, sont vraisemblablement aussi capables d'entraver la circulation et de donner lieu à des lésions nécrobiotiques ; néanmoins, cette conception n'a guère été développée par les auteurs, et c'est seulement dans ces dernières années qu'elle a été mise en lumière.

Il semble qu'un tel processus eût dû déjà être décrit depuis longtemps, mais il s'est produit pour la pathologie de la moelle le même fait que pour l'histoire du ramollissement cérébral. Avant que l'idée du ramollissement ischémique du cerveau ait été acceptée, toutes les lésions étaient regardées comme le résultat d'une inflammation. Aussi bien est-il certain que bon nombre de ramollissements de la moelle décrits comme étant de nature inflammatoire n'étaient vraisemblablement que des ramollissements d'origine ischémique.

Cette dernière opinion a été soutenue récemment, ainsi que nous le verrons. Cependant déjà en 1839, Calmeil (2) pensait qu'une cause autre que l'inflammation était aussi capable de produire le ramollissement du tissu nerveux : « La substance nerveuse spinale, écrit-il, comme la substance nerveuse encéphalique, peut subir différents degrés de ramollissement, que cette perte de consistance soit la conséquence d'une fluxion inflammatoire ou le résultat d'un travail morbide spécial dont la nature nous est inconnue. » (*Loc. cit.*, p. 112.)

Plus tard, les auteurs cherchent, dans les traités classiques, à séparer le ramollissement inflammatoire du ramollissement anémique. Ce dernier état est généralement décrit sous le nom de *ramollissement blanc*. C'est le terme adopté par Bertin (3) dans son article du *Dictionnaire encyclopédique*. Cet auteur reconnaît toutefois que la teinte rosée ou rouge n'est nullement un indice certain de l'inflammation et que les travaux de Panum, Cohn, Feltz, Prevost et Cotard ont

(1) Leyden. *Loc. cit.*, p. 381.

(2) Calmeil. *Dict. en 30 vol.*, 1839, t. XX, *article :* maladies de la moelle, p. 33.

(3) Bertin (Émile). *Dict. encyclop. des sciences méd.*, 1874, 2ᵉ serie, t. VIII, *art. :* Moelle, Anémie, Ischémie, Ramollissement.

enlevé définitivement à cette altération toute signification favorable à une genèse phlegmasique.

Les lésions histologiques décrites par Bertin sont la reproduction de celles qui ont été constatées dans les cas de ramollissement ischémique de la moelle d'origine expérimentale : hypertrophie des cylindres-axes et aspect moniliforme des tubes nerveux, fragmentation de la gaine de myéline qui se résout en une véritable poussière de granulations graisseuses, apparition de nombreux corps granuleux, etc. Tout ces débris de parenchyme nerveux baignent dans un liquide homogène ou finement granuleux.

Tout en admettant l'existence certaine du ramollissement médullaire ischémique, l'auteur reconnaît que les bases cliniques manquent, mais il s'empresse d'ajouter que c'est précisément faute de recherches dans ce sens, et il ajoute que : « L'exclusion de la nécrose médullaire représente un dernier reste du scepticisme qui a longtemps repoussé la nécrose du cerveau. »

Il était assez naturel d'établir un rapprochement entre les lésions nécrobiotiques du cerveau résultant des altérations séniles des artères et les modifications analogues de la moelle. Cette comparaison a été faite par Vulpian (1) et par Leyden (2) qui en a cité plusieurs exemples ; Vulpian ajoute : « Il est possible que les lésions athéromateuses des artères et les thromboses intra-artérielles qui peuvent en être la conséquence déterminent des attaques d'ischémie plus ou moins passagères de la moelle, caractérisées par l'affaiblissement des parties en rapport avec la région de la moelle où siège l'ischémie et avec les régions situées au-dessous, attaques plus ou moins analogues à celles qui se produisent assez fréquemment dans l'encéphale. »

Il est juste d'ajouter que les attaques de paraplégie spinale imputables à l'athérome sont beaucoup plus rares que les paralysies résultant de l'athérome cérébral. Cette différence tient au régime circulatoire de la moelle, qui ne ressemble pas à celui du cerveau. En raison de nombreuses anastomoses des vaisseaux sanguins médullaires, l'anémie des différentes régions de la moelle ne peut se produire que dans les cas de lésions vasculaires très étendues, pour ainsi dire confluentes, et portant sur les plus fins vaisseaux.

<hr>

(1) VULPIAN. *Maladies de la moelle*, 1879.
(2) LEYDEN. *Maladies de la moelle*, 1879.

L'auteur, qui a le plus insisté sur la fréquence de l'origine ischémique du ramollissement médullaire est Tietzen (1), qui a, pour ainsi dire, fait le procès de la myélite aiguë.

Établissant un rapprochement entre le ramollissement cérébral autrefois décrit sous le nom d'encéphalite aiguë, et le ramollissement de la moelle qu'on nomme myélite aiguë, il se demande s'il n'y a pas lieu de leur reconnaître une cause commune.

La nature des lésions anatomiques est très analogue, au moins au début, et s'il est beaucoup plus difficile de constater pour la moelle l'altération circulatoire, cause première, cela tient à ce que les rapports circulatoires de la moelle sont beaucoup moins connus que ceux du cerveau. En tous cas, la nature phlegmasique du processus n'est pas mieux démontrée. Dans le ramollissement médullaire qui constitue l'état que l'on désigne sous le nom de myélite par compression, la nécrobiose est suffisamment expliquée par l'anémie qui résulte de la compression extérieure et « le terme de *myélite* ne saurait être appliqué à cette espèce de ramollissement, car il s'agit en première ligne d'un état surtout dégénératif ».

Tietzen rapporte une observation de ramollissement médullaire dont il fait un examen histologique très détaillé, et qu'il considère comme de nature ischémique; il attribue au même processus les cas de :

Mannkopf. *Berlin. Klin. Wochenschr.*, 1864, n° 1.

Gérin Rose. *Soc. méd. des hôpit.*, 26 mars 1875 et *Union méd.*, 1875, n° 90.

Lauenstein. *Deutsches Arch. f. klin. Med.*, 1877, XV.

Eisenlohr. *Virchow's Arch.*, 1878, LXXIII, p. 56.

Moeli. *Arch. f. Psych.*, 1881, p. 757.

Sachse. *Inaug. Dissert.*, Berlin, 1887.

Dans tous ces cas, l'étiologie était inconnue et l'affection à début brusque était constituée par une paralysie des extrémités inférieures et des sphincters accompagnée de troubles de la sensibilité. La lésion anatomique était un foyer de ramollissememt intéressant un segment plus ou moins étendu de la moelle.

Dans un cas de Marchand (2), il s'agissait d'une femme de 42 ans

(1) Tietzen. *Die acute Erweichung des Rückenmarks (sogenannte spontane Myelitis acuta transversalis).* Inaug. Dissert., Marburg, 1886.

(2) Marchand. In thèse de Tietzen.

frappée brusquement de paraplégie et morte le huitième jour. A l'autopsie, on trouva un foyer de ramollissement dans l'hémisphère cérébral droit et une autre foyer, long de 5 centim., dans la région dorsale inférieure de la moelle. Il existait d'ailleurs une endocardite végétante récente de la valvule mitrale droite. Il était logique de rapporter à une même cause les deux foyers de ramollissement et l'auteur les considère comme d'origine embolique.

L'opinion de Tietzen, telle que l'auteur l'a formulée, est certainement discutable, au moins dans sa généralisation, car, dans la plupart des observations qu'il cite, on n'a pas signalé de lésions prédominantes du système circulatoire de la moelle; mais cette critique ne peut s'appliquer au ramollissement médullaire de la myélopathie syphilitique, dans laquelle les altérations vasculaires sont très prononcées. Il est très possible cependant que d'autres maladies infectieuses puissent être l'origine d'un processus analogue, et c'est l'avis de M. Lancereaux (1) : « Il est d'ailleurs démontré aujourd'hui que certaines paralysies survenant dans le cours ou à la fin des maladies infectieuses, comme la fièvre typhoïde, la variole etc., et qui se traduisent ordinairement par le syndrome connu sous le nom de *maladie de Landry*, ont pour origine une lésion vasculaire (Klebs), et par conséquent le virus syphilitique ne serait pas le seul agent infectieux pouvant modifier les vaisseaux et les oblitérer. »

§ 5. — Du rôle des altérations vasculaires dans la myélopathie syphilitique.

Malgré l'étendue des lésions vasculaires dans la syphilis médullaire, ce n'est que récemment qu'on leur a attribué un rôle important dans la production des lésions du tissu nerveux.

Il était cependant naturel d'établir un rapprochement entre les lésions médullaires et les lésions cérébrales d'origine syphilitique et d'utiliser les connaissances que l'on possédait sur la syphilis cérébrale. « En lisant les travaux qui ont été publiés sur la matière, écrit Julliard, une chose m'a toujours frappé, c'est que les auteurs semblent regarder la moelle comme un organe à part, sans analogue

_____

(1) LANCEREAUX. *Semaine médic.*, 11 avril 1891, p. 149.

dans l'économie. Aussi cette idée préconçue les a-t-elle empêchés de s'orienter dans leurs recherches en mettant à profit les connaissances qu'ils avaient acquises sur les altérations spécifiques des autres organes. » Et l'auteur montre la solidarité du cerveau et de la moelle qui constituent un même organe. Il ne pousse cependant pas bien loin les conséquences de ce rapprochement, car il refuse aux altérations vasculaires de la moelle tout rôle important dans la production des lésions du parenchyme nerveux : « Pour qui connaît, dit-il, la richesse en anastomoses que possèdent les vaisseaux de la moelle, et la facilité incroyable avec laquelle les suppléances vasculaires s'établissent dans cet organe, il paraît toujours hasardé de faire intervenir les altérations vasculaires comme cause directe de la destruction des éléments nerveux. » C'est là une objection à laquelle nous répondrons plus loin.

La théorie du ramollissement ischémique de la moelle à la suite des lésions syphilitiques des vaisseaux s'est peu à peu développée. Elle est d'abord esquissée timidement par les auteurs. Leyden écrit dans son traité didactique, à la suite de l'étude de l'ischémie de la moelle : « Peut-être faudrait-il ajouter ici, et par analogie avec ce qui a lieu pour le cerveau, quelques cas de ramollissement syphilitique (1). »

Dans les observations de Siemerling, Greiff, Schmauss, Möller, Goldflam, Kuh, cette opinion est formulée bien plus nettement, mais c'est M. Lancereaux (2) qui a surtout insisté sur la réalité de ce processus. L'auteur s'appuie uniquement sur les phénomènes cliniques, mais ils sont suffisamment concluants ; ils représentent le tableau suivant que nous connaissons déjà : après quelques phénomènes spinaux prémonitoires, apparaît une paraplégie développée brusquement et caractérisée par une paralysie flasque, avec participation de la sensibilité et des sphincters et troubles trophiques. Dans la suite, si le malade ne succombe pas, la sensibilité reparaît peu à peu, la contracture et les autres phénomènes spasmodiques s'établissent dans les membres inférieurs.

(1) LEYDEN. *Maladies de la moelle épinière*, trad. franç., 1879, p. 382, note.

(2) LANCEREAUX. Sur une forme de syphilis de la moelle épinière (artérite médullaire syphilitique) se traduisant par une attaque brusque de paraplégie un an ou deux ans après l'apparition du chancre. *Semaine médicale*, 11 avril 1891.

La brusquerie dans l'apparition des symptômes de paralysie est un phénomène caractéristique du ramollissement médullaire d'origine ischémique ; on le constate dans les cas où les lésions vasculaires étaient pour ainsi dire exclusives (cas de Schmauss, Möller, et l'une de nos observations, cas n° 1) ; dans tous les cas qui constituent la forme grave de la paraplégie syphilitique ; mais il n'est nullement particulier à ces formes graves et se rencontre également au début des formes de moyenne ou de faible intensité.

La principale objection que l'on ait faite à la théorie vasculaire du ramollissement médullaire syphilitique repose sur la distinction que l'on établit entre le régime circulatoire de la moelle et celui du cerveau, et sur le grand nombre des anastomoses qui existent dans le réseau vasculaire de la moelle.

Ces anastomoses sont, en effet, importantes, mais elles n'existent que pour les vaisseaux d'un certain ordre, elles peuvent même fournir une explication à un certain nombre de phénomènes comme la congestion collatérale, les hémorrhagies capillaires qui accompagnent ordinairement le ramollissement médullaire. Mais, ainsi que nous le verrons, les petits vaisseaux sont terminaux et leurs lésions, pour peu qu'elles portent sur un grand nombre de vaisseaux, doivent retentir naturellement sur la nutrition des parties correspondantes du parenchyme médullaire.

La circulation de la moelle, moins bien connue que celle du cerveau, a été cependant dans ces dernières années l'objet de recherches dont les plus remarquables sont celles de Adamkiewicz (1), Duret, Ross (2), Kadyi (3).

Sans entrer dans le détail de la distribution des vaisseaux dans la moelle, on peut décrire, d'après les travaux de Kadyi, les rapports généraux de la circulation médullaire, de la façon suivante.

La moelle reçoit du sang surtout par les artères des racines antérieures et postérieures, branches des rameaux spinaux des artères

(1) ADAMKIEWICZ, ALBERT. Die Blutgefässe des menschlichen Rückenmarks. I. Theil. Die Gefässe der Rückenmarkssubstanz (mit 6 Tafeln.), *Sitzungsberichte der kaiserlischen Akademie der Wissenschaften,* Wien, nov. 1881. Bd LXXXIV, Abtheil. III, Heft IV, p. 369-502. — II. Theil. Die Gefässe der Rückenmarksoberfläche (mit 5 Tafeln), *loc. cit.,* Bd LXXXV, Abtheil. III, Heft I, p. 101-130, janv. 1882.

(2) Ross. *Brain,* 1880, f. 1, 2, 3.

(3) KADYI. *Ueber die Blutgefässe des menschlichen Rückenmarks.* Lemberg, 1889

vertébrales, intercostales, lombaires et sacrées. Ces branches perforent la dure-mère en accompagnant les racines et se ramifient à la surface de la moelle.

Chaque artère se divise en une branche ascendante et une branche descendante qui s'anastomosent avec les branches correspondantes des artères situées au-dessus et au-dessous. Ainsi se trouvent constituées des chaînes artérielles longitudinales dont les principales sont :

Une chaîne antérieure (*Tractus arteriosus anterior*), située dans le sillon antérieur et formée par les branches des artères des racines antérieures.

Deux chaînes postérieures symétriques (*Tractus arteriosi posterolaterales*), situées entre les racines postérieures et les cordons latéraux correspondants.

Les rameaux qui se détachent de ces chaînes artérielles forment un riche réseau dans la pie-mère (*réseau pie-mérien*) qui établit quelques anastomoses entre le système spinal antérieur et les systèmes spinaux postéro-latéraux.

C'est de ce réseau que partent les artérioles et les capillaires qui pénètrent dans la substance même de la moelle.

Ces *vaisseaux propres de la moelle* sont *terminaux,* car une fois détachés de la pie-mère, ils n'ont plus entre eux aucune communication.

La substance grise et la substance blanche constituent deux départements vasculaires séparés.

La substance grise est irriguée par les artères centrales qui proviennent de la chaîne artérielle antérieure et s'enfoncent dans la substance grise antérieure, et il existerait d'après certains auteurs une nouvelle voie d'anastomose dans la partie centrale de la moelle au voisinage du canal central. Aux différents étages de la moelle, chacun des rameaux artériels destinés à la substance grise pénètre dans la commissure grise au fond du sillon médian antérieur, et, arrivé sur l'un des côtés du canal central, se divise en une branche ascendante et une branche descendante qui s'anastomosent avec des vaisseaux analogues au-dessus et au-dessous. Cette artère (*sulco-commissurale*) est impaire dans chaque étage et s'enfonce alternativement tantôt d'un côté, tantôt de l'autre du canal central.

La substance blanche est irriguée par les artérioles détachées de toute la périphérie de la moelle, et on peut encore diviser l'aire vasculaire de la substance blanche en deux régions : le cordon antérieur et la partie antérieure du cordon latéral sont tributaires de la chaîne artérielle antérieure, tandis que le cordon postérieur et la partie postérieure du cordon latéral comprenant le faisceau pyramidal sont sous la dépendance des artères postéro-latérales.

La limite entre la substance blanche et la substance grise ne correspond pas exactement à la ligne de séparation des deux départements vasculaires correspondants.

D'après Kadyi, il existe une zone de substance blanche entourant la substance grise où les derniers rameaux artériels des deux systèmes se confondent. Il en résulte que cette région possède deux sources d'irrigation qui peuvent se suppléer. Dans les observations qui nous sont personnelles, nous avons remarqué que le tissu nerveux de cette zone était toujours le mieux respecté et que quand la coupe tout entière de la moelle n'était pas envahie par le processus de nécrose, cette zone persistait seule alors que les parties périphériques de la moelle et la substance grise étaient très altérées. Le même fait a été noté par Goldflam.

En résumé, la circulation artérielle de la moelle comprend deux parties :

1° Un système périphérique, constitué par des vaisseaux relativement gros, accolés à la pie-mère plutôt qu'englobés dans cette membrane, et par un réseau (émané de ces vaisseaux) compris dans l'épaisseur de la pie-mère. Les gros vaisseaux et les parties du réseau pie-mérien qui leur correspondent forment trois groupes : un antérieur, médian et impair, le *système spinal antérieur*, et deux postéro-latéraux, symétriques, les *systèmes spinaux postéro-latéraux*. Ces trois groupes représentent des chaînes longitudinales continues, mais restent à peu près indépendants l'un de l'autre.

Lorsqu'une lésion peu étendue porte sur un point d'une des chaînes artérielles, elle peut être compensée, à la rigueur, par l'afflux collatéral supérieur ou inférieur ; mais si l'altération intéresse un long segment, l'anémie se manifestera inévitablement dans la partie correspondante de la moelle.

2° Un système proprement nourricier du tissu médullaire, représenté par les artérioles émanées du réseau pie-mérien. Ce sont les altérations de ces petits vaisseaux qui sont les plus importantes, car ceux-ci sont terminaux. Aussi, dans les cas où l'on constate la nécrose d'un département médullaire dont l'artère principale (artère spinale antérieure ou artère spinale postéro-latérale) semble peu altérée et reste en tout cas suffisante, faut-il examiner l'état des petits vaisseaux secondaires dans leur trajet intra-pie-mérien ou à leur entrée dans la moelle. Ceux-ci sont, en effet, dans les myélopathies syphilitiques, généralement beaucoup plus altérés que les gros vaisseaux du système dont ils émanent.

La distribution des artères dans la moelle donne.lieu à quelques considérations importantes. Nous avons déjà trouvé une explication à l'intégrité ordinaire de la zone de substance blanche contiguë à la substance grise. Ajoutons que les systèmes vasculaires peuvent être intéressés isolément dans une certaine mesure, ou, du moins, que la prédominance des lésions dans l'un d'eux peut donner la clef de l'apparence de systématisation que prennent souvent les lésions dans la syphilis médullaire.

Dans le cas de Möller, par exemple, les lésions dégénératives portaient principalement sur les cordons postérieurs et sur la partie postérieure des cordons latéraux. L'auteur fait remarquer que c'étaient précisément les vaisseaux des systèmes postéro-latéraux qui étaient le plus altérés. On pourrait également supposer avec Möller que les lésions vasculaires sont prédominantes dans le système radiculaire antérieur, et l'on aurait l'explication d'un certain nombre de cas de poliomyélite antérieure, à développement rapide, constatés chez des sujets syphilitiques.

Les *veines* de la moelle possèdent en tous points, contrairement aux artères, des anastomoses étendues et très développées. Les troncs veineux périphériques ont leurs racines dans les profondeurs de la substance grise. Ils forment à la surface de la pie-mère des chaînes longitudinales et les plus gros troncs sont situés au voisinage du sillon médian postérieur et du sillon antérieur. Ce réseau fournit des branches efférentes qui accompagnent les racines à leur sortie de l'enveloppe durale.

Dans la syphilis médullaire, les veines sont intéressées comme les artères et leurs lésions sont même, en général, bien plus accentuées ; les gros troncs sont toujours beaucoup plus atteints que les vaisseaux artériels de volume comparable. C'est une particularité qui a été indiquée par nombre d'auteurs (Greiff, Oppenheim, Siemerling, Lamy, etc.), et que nous avons nous-même constatée. Malgré les larges anastomoses des canaux veineux, les lésions très étendues de ces vaisseaux, telles qu'elles existent dans la syphilis médullaire, ne sont pas sans jouer un rôle important et sans contribuer à la production des troubles circulatoires.

Avec les quelques notions sur la circulation de la moelle que nous venons d'exposer, et la connaissance des lésions vasculaires de la syphilis médullaire, on peut interpréter les principaux symptômes du tableau clinique et les altérations fondamentales de la moelle, dans la paraplégie syphilitique.

Dans les expériences des physiologistes sur l'anémie de la moelle, la paraplégie résultant d'une suppression brusque de la circulation apparaît naturellement d'une façon foudroyante et atteint d'emblée son maximum d'intensité.

Mais les altérations vasculaires syphilitiques se produisent lentement et les troubles circulatoires ne se manifestent pas d'une façon aussi brutale; aussi bien, les phénomènes graves de paraplégie sont-ils généralement précédés d'un certain nombre de symptômes spinaux diffus qui constituent la *période prémonitoire* dont la durée est d'ailleurs excessivement variable.

Le mode d'apparition des phénomènes paralytiques est différent suivant les cas, et entre l'attaque de paraplégie apoplectiforme et la paraplégie qui se développe lentement, insidieusement, il y a tous les intermédiaires.

La brusquerie dans le début est considérée par la plupart des auteurs comme l'indice du ramollissement d'origine anémique (Möller, Lancereaux, Goldflam). Le mécanisme du ramollissement anémique a été exposé par Heubner pour le cerveau, et par Möller pour la moelle (voir obs. 120). L'explication de la brusquerie des accidents, alors que les lésions vasculaires se développent progressivement, est la même dans les deux cas. Les altérations vasculaires peuvent atteindre un certain degré de développement en ne produisant que de légers troubles circulatoires qui peuvent, même dans la moelle, être compensés suffisamment par une ébauche d'afflux collatéral; mais, à un moment donné, pour une cause ou pour une autre, l'équilibre est rompu et les conséquences des altérations vasculaires se manifestent rapidement et même brusquement.

En examinant les cas suivis de vérification anatomique qui ont débuté d'une façon brusque, on note d'abord que ce phénomène a été constaté dans les observations de ramollissement de la moelle avec des lésions vasculaires exclusives ou nettement prédominantes (Schmauss, Möller, un de nos cas). Il importe de signaler, à ce propos, deux observations dues à Goldflam (1) (v. obs. 124 et 125).

Les sujets, jeunes, et syphilitiques depuis peu de mois, furent pris, après quelques phénomènes prémonitoires, d'une paraplégie intense, développée rapidement, qui détermina la mort en quelques semaines. Dans ces deux cas, les lésions vasculaires étaient très accentuées, tandis que l'infiltration des méninges, très discrète, était limitée au pourtour des vaisseaux. Les lésions de la moelle, très étendues, furent considérées par l'auteur comme de nature nécrobiotique (myelomalacia) et attribuées aux troubles circulatoires.

L'apparition brusque des phénomènes ou leur aggravation rapide est constante dans les formes graves qui se traduisent à l'autopsie par le ramollissement de la moelle associé ou non à des modifications méningées : c'est ce que l'on peut constater à la lecture des observations que nous avons résumées plus haut. Elle est presque caractéristique des formes graves, car elle indique que le processus porte sur un grand nombre de vaisseaux et s'est développé rapidement.

Les trois observations suivantes sont des exemples à joindre à ceux que nous connaissons déjà.

OBSERVATION. 90 (résumée).

VINACHE. *Contribution à l'étude des paraplégies syphilitiques.* Thèse, Paris, 1880 (obs. II).

RÉSUMÉ. — *Homme, 35 ans. Août 1878 chancre. 28 avril 1879, attaque de paraplégie. Mort le huitième mois.*

P. H..., 35 ans, garçon de salle, de constitution faible. Bonne santé habituelle, pas d'habitudes alcooliques.

Au mois d'août 1878, chancre induré ; trois mois après, éruption généralisée papuleuse.

29 mars 1879. Kérato-conjonctivite, iritis de l'œil gauche. KI.

28 avril. Le malade éprouve dans la matinée de la faiblesse des jambes,

____
(1) GOLDFLAM. *Wiener Klinik*, fév.-mars 1893, obs. X et XI.

surtout à droite. La faiblesse augmente rapidement et sans douleur, sans perte de connaissance ; deux heures après, il lui est impossible de se tenir debout, on doit le porter à l'hôpital. Incontinence des urines.

Huit ventouses scarifiées sur la région lombaire ; iodure de potassium, 4 gr. ; frictions mercurielles.

2 mai. Paraplégie complète ; les pieds sont froids. Sensibilité abolie sur les deux jambes. Incontinence des urines et des matières fécales.

Le 6. Légère amélioration.

Le 25. Le malade peut soulever ses membres inférieurs. Pas de douleurs en ceinture. La paralysie du rectum et de la vessie persiste. Réflexe rotulien très net, surtout à droite.

22 juillet. Miction facile et volontaire ; pas de constipation ; le malade marche appuyé sur une canne.

2 septembre. Retour de la paraplégie ; abolition de la motilité et de la sensibilité, douleurs en ceinture.

Le 4. Soubresauts légers du tronc. Rétention des urines et des matières fécales ; fièvre légère, anorexie, urines ammoniacales. Quelques jours après, escarres aux talons.

La mort survint trois mois plus tard.

OBSERVATION 91 (résumée).

BAUDOUIN. Thèse de Paris, 1889 (obs. LXXXIII).

RÉSUMÉ. — *Homme, 22 ans ; 10 mois après le chancre, après quelques heures de faiblesse dans les jambes, paraplégie absolue. Troubles de la sensibilité, escarres, mort en un mois environ.*

G..., 22 ans. A un chancre syphilitique suivi de plaques muqueuses. Pas de traitement, le mercure et l'iodure n'ayant pas été tolérés.

Dix mois après, sans prodromes, étant très bien, se lève, ayant les jambes fatiguées. Il vient à Paris, les jambes s'alourdissent. A midi, il ne peut plus marcher. Revient chez lui et, vers une heure, est absolument paraplégique. Depuis lors, paraplégie absolue, escarres.

Un mois après le début de la paraplégie, même état de paraplégie absolue ; pas un seul mouvement n'est possible. Sensibilité atteinte jusqu'au milieu de l'abdomen, depuis le bas du corps.

Réflexes nuls, membres très amaigris, déjetés de côté, pâles, à peau sèche. N'urine qu'avec l'aide de la sonde. Constipation intense, jamais de fièvre ; escarres énormes aux deux régions trochantériennes. Rien aux membres supérieurs.

Traitement spécifique depuis un mois, mais irrégulier, insuffisant. Depuis quelques jours, vomissements, inappétence. Les escarres s'étendent rapidement, le malade s'affaiblit de plus en plus et meurt au bout de quelques jours.

OBSERVATION 92.

LAMY. *De la méningo-myélite syphilitique.* Thèse de Paris, 1893
(obs. XIII).

RÉSUMÉ. — *Chancre induré treize mois auparavant. Pas de traitement.
Paraplégie apoplectiforme, accompagnée d'abolition des réflexes
tendineux et de l'excitabilité électrique des muscles aux membres
inférieurs. Anesthésie absolue du membre inférieur droit. Rétention d'urine. Traitement spécifique inefficace. Escarre sacrée. Mort
par septicémie un mois après le début de la maladie. Pas d'autopsie.*

M. X..., 35 ans, professeur, contracte un chancre induré en septembre 1888. Deux mois après, apparaît une roséole très accentuée suivie
de plaques muqueuses à la bouche et au pharynx. Malgré l'avis du
médecin qui l'a vu à la fin de l'évolution du chancre et pendant celle
des accidents secondaires, il ne_fait aucun traitement.

Le début des accidents médullaires s'est fait brusquement, treize mois
après l'apparition du chancre, dans les conditions suivantes.

M. X... part de Paris le 30 septembre, à 8 heures du soir, pour se
rendre à la ville qu'il habite. Pendant le voyage, la nuit, il veut uriner
et ne peut pas. Le lendemain la rétention persiste. Dans la nuit, il se
livre au coït.

Le 2 octobre, X... va à pied à son institution et fait sa classe. A
10 heures du matin, il s'affaisse lourdement sans perte de connaissance.
Son médecin, appelé sur le champ, constate une paraplégie motrice
absolue. L'anesthésie est complète dans le membre inférieur droit ; la
sensibilité est conservée du côté gauche. Pas de fièvre. La vessie est
distendue ; le malade n'a pas uriné depuis trente-six heures. Le cathétérisme immédiatement pratiqué amène un litre d'urine chargée en couleur, trouble, fortement ammoniacale. Prescription : un grand bain, dix
ventouses scarifiées sur la région lombaire.

Le 3. A la suite d'un interrogatoire pressant, le malade avoue les
antécédents ci-dessus notés. Les réflexes tendineux et la contractilité
faradique sont entièrement abolis aux membres inférieurs ; l'impotence
motrice est absolue. La rétention d'urine nécessite le cathétérisme qui
est pratiqué deux fois par jour, jusqu'au 14 octobre, où l'incontinence
succède à la rétention.

Prescription : deux cuillerées de sirop de Gibert par jour, 2 grammes
d'onguent napolitain en frictions matin et soir sous les aisselles.

A partir de ce jour, la maladie évolue sans qu'aucune amélioration
ait jamais été constatée. Le malade succombe le 2 novembre 1888 à des
accidents pyohémiques ayant leur source dans une escarre énorme du
sacrum, dont le début a eu lieu pendant le premier septénaire de la
maladie.

Les progrès de cette gangrène ont été des plus rapides, malgré les précautions d'antisepsie les plus rigoureuses prises dès le début.

Aucun symptôme cérébral n'a été noté pendant cette maladie. Jusqu'à la fin, les fonctions intellectuelles ont été intactes. Pas d'autopsie.

Mais la mort n'est pas le terme fatal des formes graves, et les accidents très intenses, survenus très rapidement, peuvent s'amender, la paraplégie absolue et flasque diminue et fait place à une paraplégie spasmodique persistant à l'état chronique. Les faits rapportés par M. Lancereaux rentrent dans cette catégorie ; on peut encore citer comme exemples les observations suivantes.

OBSERVATION 93 (résumée).

VIALLE. *Essai sur les paraplégies syphilitiques.* Thèse de Paris, 1875.

RÉSUMÉ. — *Homme, 36 ans. Il y a deux ans, chancre. Paraplégie brusque, paralysie vésicale. État actuel : paralysie complète des jambes, incontinence des urines et des matières fécales, légers troubles de la sensibilité. Escarre. Amélioration.*

François V..., 36 ans, gantier, est entré le 14 juin 1875 dans le service de M. Richet ; il a eu un chancre accompagné d'engorgement ganglionnaire indolent il y a deux ans. Ce chancre fut peu après suivi d'une syphilide, dont le malade porte encore les traces. Il prétend n'avoir jamais eu de plaques muqueuses.

Il y a cinq mois, iritis qui guérit par un traitement spécifique. Deux mois après, quelques jours seulement avant son entrée à l'hôpital, V..., après s'être promené toute la journée, ressentit une gêne légère pour uriner. Le soir, il se mit au lit. Deux heures après, voulant se lever, il s'aperçut que ses jambes lui refusaient tout service et qu'il lui était impossible d'exécuter le moindre mouvement avec ses membres inférieurs.

Le lendemain matin, les jambes étaient toujours dans le même état ; la vessie était distendue par l'urine. Cathétérisme nécessaire, vomissements. Il entre alors à l'hôpital où l'on institue un traitement antisyphilitique.

État actuel, 25 juillet. On ne trouve rien d'anormal à l'exploration de la colonne vertébrale.

Au dire du malade, l'amaigrissement des membres inférieurs serait assez notable. L'impuissance motrice, complète il y a quelques jours encore, commence à se dissiper, du moins dans la jambe droite, que le malade peut soulever. Station debout impossible.

La sensibilité tactile et douloureuse est normale dans toute la partie inférieure du corps. La perception du froid est pervertie.

Sensation de froid et de fourmillements dans la partie inférieure du corps, depuis le niveau de la quatrième vertèbre lombaire. Des douleurs vives, qui, il y a peu de temps, se faisaient sentir à l'épigastre, ont maintenant complètement disparu. Escarre au sacrum en voie de guérison.

La sensibilité vésicale, nulle auparavant, commence à reparaître. Impuissance virile complète.

Alternatives de diarrhée et de constipation. Incontinence des matières fécales. Intelligence intacte.

Observation 94 (résumée).

Baudouin. Thèse de Paris, 1889 (obs. LXXXII).

Résumé. — *Homme, 30 ans; six mois après le chancre, phénomènes prémonitoires, puis rapidement, paralysie brusque, absolue, amélioration; quatre mois après, marche possible; deux ans plus tard, aggravation, puis amélioration et état stationnaire, paraplégie spasmodique avec troubles des sphincters.*

M..., 30 ans, boulanger. Chancre, syphilides cutanées, croûtes dans les cheveux, syphilides buccales et périnéales, alopécie, douleurs de tête ; traitement : protoiodure pendant cinq ou six mois.

Six mois après le chancre, dans le cours d'une santé en apparence excellente, il a commencé à ressentir un peu de malaise, une courbature générale. Mais cet état ne s'est pas accompagné de fièvre, et a duré une dizaine de jours. Pendant ce laps de temps, il lui est arrivé deux fois de tomber dans la rue en marchant. Au moment de ces chutes, il n'avait ni étourdissements, ni vertiges et ressentait simplement dans les membres inférieurs des secousses rapides, des élancements, puis les jambes semblaient lui faire subitement défaut, se dérober sous son corps. Au bout de quelques instants, il se relevait sans aide et continuait sa marche comme si rien d'anormal ne s'était passé.

Malgré cette altération de sa santé, le malade n'en a pas moins continué à travailler de son métier. Puis une nuit (étant boulanger c'est principalement la nuit qu'il travaille), il a ressenti un engourdissement et une faiblesse insolite dans les membres inférieurs. Quelques minutes après, ses jambes se refusèrent absolument à le porter, et il tomba sans pouvoir se relever.

Transporté à l'hôpital, il lui était absolument impossible de faire un seul pas, et il dut garder le lit pendant trois semaines Il n'éprouvait pas, à proprement parler, de douleurs dans les membres inférieurs, mais simplement un sentiment de faiblesse. De plus, il avait pendant la nuit des fourmillements dans les jambes et il lui semblait qu'elles sautaient dans le lit. Il lui était impossible de les soulever et de plier les genoux. La sensibilité était considérablement diminuée.

Après quatre mois de traitement spécifique, le malade quitta l'hôpital pouvant marcher avec difficulté.

Un an et demi ou deux ans après, reprise des accidents, et quelques mois plus tard, le malade offre le tableau de la paraplégie spasmodique.

Marche en traînant les pieds sur le sol, jambes dans l'extension; amaigrissement des membres inférieurs, mollets flasques. Contracture légère, mais réflexes très exagérés et phénomène du pied facile à produire ; sensibilité conservée dans toutes ses formes.

Légère faiblesse dans les membres supérieurs, céphalalgie.

Sphincters : mélange de rétention et d'incontinence; miction tantôt très pénible, tantôt involontaire. Constipation habituelle.

OBSERVATION 95 (résumée).

SÉNÉCHAL. *Troubles urinaires prémonitoires des myélites syphilitiques*. Thèse de Lille, 1890 (obs. I).

Homme. En 1882, à 24 ans, chancre induré de la rainure ; décembre 1884 : quelques troubles vésicaux; les mictions sont fréquentes et ne se font qu'avec difficulté, goutte à goutte.

Mars 1885. Aggravation des phénomènes vésicaux. Paraplégie assez intense, développée progressivement, puis amélioration très marquée sous l'influence du traitement. Le malade peut reprendre son travail de charbonnier. Le 16 avril 1886, il ressentit des douleurs en éclair dans la jambe droite; pendant la nuit, grandes difficultés pour uriner, la miction exige les plus violents efforts. Le lendemain il lui est impossible de se tenir debout.

A l'hôpital, on constate une paraplégie absolue; les membres inférieurs sont complètement inertes et leur sensibilité est fortement compromise. Dans la suite, escarres, incontinence des urines, coliques vésicales. Amaigrissement et douleurs dans les membres inférieurs.

Puis signes d'une paraplégie spasmodique. Épilepsie spinale.

OBSERVATION 96 (résumée).

SÉNÉCHAL. *Loc. cit.* (obs. II).

Femme. A 25 ans, chancre de la grande lèvre (avril 1886). 10 février 1887. Difficultés pour uriner; le lendemain paralysie du rectum et en même temps, dans la jambe droite, sensation de courants froids et de parésie.

Trois jours après, à l'entrée à l'hôpital, on constatait une paralysie absolue du membre inférieur droit avec anesthésie à la piqûre et sensations subjectives de courants froids. Parésie de la jambe gauche. Réflexes conservés. Parésie de la vessie et du rectum.

En mars. Incontinence d'urine, le malade marche en fauchant de la jambe droite.

OBSERVATION 97 (résumée).

SÉNÉCHAL. *Loc. cit.* (obs. III).

Homme. A 25 ans, en 1882, chancre de la rainure. Neuf mois après son chancre, il se trouva tout à coup dans l'impossibilité d'uriner et d'aller à la selle. Il consulta un médecin qui le sonda et lui prescrivit de l'eau-de-vie allemande.

Le lendemain, le purgatif produisit son effet, le malade voulut aller à la selle, mais ses jambes lui refusaient tout service. Deux jours auparavant, il avait porté des sacs de blé sans difficulté aucune.

Le médecin appelé constata une anesthésie qui remontait jusqu'à l'ombilic; paraplégie absolue, rétention d'urine, constipation, escarre sacrée.

Deux ans après, le malade, revu, présentait les signes d'une paraplégie spasmodique intense, la marche était impossible sans béquilles.

OBSERVATION 98 (résumée).

A. RENAULT. Sur un cas de myélite syphilitique lombaire aiguë. *Ann. derm. et syph.*, 1890, 3ᵉ s., p. 565.

Homme âgé de 38 ans en 1890. — 1877. Chancre, éruption croûteuse. — 1878. Nouvelle poussée ulcéreuse. — 1879. Nécrose des os du nez. KI. Guérison seulement en 1881. Puis plus de traitement.

Le 12 août 1889, éclatèrent des accidents spinaux. Plusieurs jours auparavant, le malade avait ressenti quelques inquiétudes, quelques fourmillements dans les membres inférieurs, mais il remarqua ce jour-là que ses jambes fléchissaient tout à coup et avaient peine à le soutenir. En même temps, les fourmillements redoublaient et il survenait des douleurs très aiguës vers les extrémités.

Trois jours après, la paraplégie était complète et s'accompagnait de paralysie des réservoirs. En même temps, douleurs atroces dans les extrémités ; au niveau des mains et des pieds, éruptions bulleuses qui persistent deux mois.

Oppression, dyspnée, troubles respiratoires. Quelques troubles céphaliques ; ptosis fugace et mydriase à gauche ; traitement : KI et frictions.

En octobre, le malade peut commencer à remuer les jambes.

En 1890, le malade peut marcher, les réflexes rotuliens sont plutôt affaiblis. Il persiste de légers troubles subjectifs de la sensibilité. Atrophie musculaire légère des membres inférieurs.

OBSERVATION 99 (résumée).

SURMONT. Syphilis médullaire précoce. *Bulletin médical du Nord*, 1892, nᵒ 15.

L'auteur rapporte l'histoire d'un homme qui, huit mois et quelques jours après l'apparition d'un chancre infectant de la racine de la verge, est pris brusquement, sans cause occasionnelle appréciable, de douleurs, et quelques instants après de parésie des membres inférieurs ; le surlendemain apparaît la rachialgie, et cinq jours après le début des accidents, l'examen clinique révèle l'existence d'une paraplégie spasmodique peu accentuée, mais très nette.

Sous l'influence du traitement mixte institué de suite, les troubles moteurs s'amendent rapidement ; mais le processus morbide ne s'arrête pas complètement, puisque du treizième au dix-septième jour après le début des accidents, on constate de la parésie vésicale. Deux semaines plus tard, le malade peut quitter le service, mais les réflexes tendineux sont exagérés, la sensibilité à la piqûre et au chatouillement est exaltée.

Cette dernière observation fournit l'exemple d'une forme légère dont le début s'est manifesté brusquement. Ce mode d'apparition, bien qu'ordinaire dans les formes graves, n'est nullement spécial à ces forme.

Ordinairement le début est brusque plutôt que subit, ainsi que le ait remarquer M. Lancereaux ; cependant, dans quelques cas, il peut être absolument apoplectiforme. Dans d'autres cas, l'évolution des accidents, sans être brusque, est très rapide, et c'est en quelques jours que la paraplégie atteint son maximum d'intensité. Enfin, au cours d'une forme à évolution chronique, on note souvent des accidents aigus caractérisés par une aggravation soudaine des symptômes paralytiques.

Si l'on passe en revue les observations publiées par les auteurs, on constate que les accidents brusques ont été notés dans la moitié des cas environ. En parcourant les cas rassemblés par MM. Gilbert et Lion, on trouve que dans 33 observations où il est fait une mention précise du mode d'apparition des symptômes, 9 fois le début a été brusque, 6 fois l'apparition rapide et que 2 fois, au cours d'une évolution progressive, les accidents paralytiques se sont accentués brusquement. Soit 17 cas avec des symptômes aigus et 16 cas chroniques.

Dans la statistique de M. Boulloche (1), sur 53 cas dont le début est caractérisé, 16 cas ont apparu brusquement, 7 rapidement, 2 cas en voie d'évolution ont présenté une aggravation soudaine et 28 se sont développés progressivement.

D'après nos propres observations, les accidents aigus auraient une plus grande fréquence, et, sans pouvoir fixer par un chiffre la proportion de cette fréquence, nous croyons avec M. Dejerine qu'ils sont plus communs qu'on ne l'a indiqué jusqu'ici. Au cours d'une évolution chronique, on observe souvent, en effet, de petites attaques de paraplégie passagère qui laissent ordinairement à leur suite une certaine aggravation dans les symptômes.

Mais il est des formes qui évoluent progressivement et d'une façon tout à fait chronique. Dans ces cas, le rôle des altérations vasculaires se comprend aussi bien. Les modifications des vaisseaux se produisent lentement et les lésions du tissu nerveux suivent la même marche. Nous répéterons que la marche qui peut servir de base à une classification clinique ne correspond pas à une semblable distinction dans les formes anatomiques. Certaines lésions accessoires peuvent à la vérité revêtir dans les formes lentes des aspects particuliers, mais le processus primitif est toujours le même : il consiste en une inflammation des parois vasculaires et des voies lymphatiques du tissu conjonctif des méninges.

La prédominance des symptômes d'un côté du corps, les oscillations dans l'évolution, les alternatives de rémissions et d'exacerbations, les rechutes, les attaques de paraplégie plus ou moins graves, enfin la « fragmentation » des symptômes sont des particularités qui s'expliquent par les variations dans la nutrition du tissu, variations en rapport avec les altérations vasculaires.

De l'étendue des lésions vasculaires, de leur prédominance dans certaines régions de la moelle ou de leur diffusion, résultent les différentes formes de la paralysie spinale syphilitique.

Dans les formes graves, le ramollissement est très étendu ; la destruction des centres gris et des cordons blancs de la moelle produit une paralysie intense dans les muscles des parties du corps situées au-dessous. Les troubles circulatoires secondaires peuvent

____

(1) BOULLOCHE. Contribution à l'étude des paraplégies syphilitiques. *Annales de dermat.*, octobre 1891.

atteindre les régions supérieures de la moelle et agir sur les centres respiratoires et cardiaques, lorsque ceux-ci ne sont pas intéressés directement par le ramollissement. Les accidents graves qui en résultent peuvent être une cause de mort rapide (cas nᵒ I, obs. 108).

D'autres fois, la mort est la conséquence des altérations trophiques et des lésions de décubitus (cas nᵒ II et nᵒ III, obs. 109 et 110).

Mais les lésions n'ont pas toujours cette intensité, elles peuvent n'intéresser qu'un segment de la moelle ou même une partie seulement de ce segment. Elles revêtent alors le type de la lésion décrite sous le nom de *myélite transverse*.

Il est une forme particulièrement fréquente signalée par Erb (1) et qui indique une localisation du processus dans la partie moyenne de la région dorsale. Cette forme a été récemment étudiée par un élève du professeur d'Heidelberg, M. S. Kuh (2), qui attribue aux lésions une origine vasculaire. Il rejette l'hypothèse d'une sclérose primitive ou d'une néoplasie gommeuse qui laisseraient inexpliquée l'apparition subite des symptômes notée assez souvent. Pour l'auteur, « il n'y a aucune raison de séparer les cas à début brusque de ceux qui évoluent progressivement ni d'accepter pour eux une pathogenèse particulière, car on trouve tous les cas intermédiaires entre une paraplégie subite comme un éclair et la paralysie qui se développe pendant des mois et des années. Nous en arrivons par exclusion, dit-il, à admettre une affection primitive des vaisseaux » (p. 409).

Nous avons jusqu'ici laissé de côté les altérations du tissu propre des méninges ; c'est qu'en effet, ces lésions n'ont qu'un intérêt secondaire et n'agissent le plus souvent sur le tissu nerveux que par les altérations vasculaires qui les accompagnent. Le processus, d'ailleurs, se localise au début à la périphérie des vaisseaux, comme le prouvent les observations de Baumgarten, Greiff, Schmauss, Möller, Goldflam, Lamy, etc. Dans nos cas, nous avons toujours retrouvé la même disposition. Le fait est surtout net dans les cas très rapides où les lésions, très répandues, sont peu avancées dans leur évolution.

Lorsque, au contraire, l'affection a présenté une certaine durée, les

(1) Erb. Ueber syphilitische Spinal paralyse. *Neurologisches Centralblatt*, 15 mars 1892, nᵒ 6.

(2) S. Kuh. Die Paralysis spinalis syphilitica, etc. *Deutsche Zeitschr. Nervenheilk.*, 1893. Bd III, H. 6, p. 359.

lésions vasculaires ayant évolué lentement, les altérations méningées se sont développées et l'on retrouve à l'autopsie, à côté des lésions vasculaires et de la dégénérescence du tissu nerveux des modifications importantes des méninges. Nous joindrons à nos propres observations un cas de Goldflam (v. obs. 126) comme exemple.

Dans quelques cas, l'inflammation spécifique offre un plus grand développement et les altérations qu'elle provoque directement s'ajoutent aux lésions dégénératives d'origine ischémique. Ainsi l'infiltration partie du pourtour d'un vaisseau ou du tissu de la pie-mère peut envahir le tissu de la moelle sur une étendue plus ou moins considérable. L'inflammation de la pie-mère ou de l'arachnoïde peut s'accentuer, évoluer et déterminer des épaississements, des adhérences de ces enveloppes entre elles et à la dure-mère. D'autres fois, une néoplasie gommeuse se développe et atteint des dimensions considérables ainsi que le prouvent les observations, rares il est vrai, de gommes macroscopiques des méninges et de la moelle.

Ces lésions ont, au point de vue anatomique, une valeur considérable, car jointes aux lésions des vaisseaux, elles impriment un cachet spécial au processus syphilitique, mais elles acquièrent rarement une importance capitale comme facteurs des lésions secondaires du tissu médullaire et des symptômes qui en résultent.

On doit cependant, à côté des troubles circulatoires et de la nécrose ischémique, phénomènes capitaux, donner une place aux accidents de compression occasionnés par la *pachyméningite* et les *gommes* syphilitiques de la moelle.

CHAPITRE II

SOMMAIRE. — Étude anatomique et clinique de la syphilis médullaire

Considérations générales.

§ 1. — *Les lésions.*

    A. — Période des altérations méningo-vasculaires.
    B. — Ramollissement médullaire et dégénérescence des éléments nerveux.
    C. — Période de réaction du tissu interstitiel. Sclérose névroglique.
    D. — Particularités dans l'évolution des lésions, formes anatomiques spéciales.

§ 2. — *Les symptômes* (considérations générales).

    A. — Période prodromique.

        a) Phénonèmes extrinsèques (cérébraux).
        b) Phénomènes intrinsèques (spinaux).

    B. — Attaque de paraplégie et période de paralysie aiguë.
    C. — Période de paraplégie spasmodique.

§ 3. — *L'évolution.*

Marche, durée, terminaisons, complications.

§ 4. — *Formes.*

    A. — Forme commune.
    B. — Autres localisations.
    C. — Hémiparaplégie syphilitique.
    D. — Formes pseudo-systématiques.

        a) Pseudo-tabes syphilitique.
        b) Myélopathie syphilitique à forme de sclérose latérale.
        c) Myélopathie syphilitique à forme de sclérose en plaques.
        d) Formes amyotrophiques.
        e) Forme bulbaire.

    E. — Formes spéciales.

        a) Méningite et pachyméningite spinales syphilitiques.
        b) Gommes.

§ 5. — *Diagnostic.*
§ 6. — *Pronostic et traitement.*
§ 7. — *Conditions étiologiques.*

    A. — Fréquence.
    B. — Conditions résultant de la nature du virus.

        a) Date d'apparition.
        b) Gravité de la syphilis à l'origine.
        c) Influence du traitement antérieur.

    C. — Conditions inhérentes au sujet.

        a) Causes prédisposantes. Hérédité, âge, sexe, maladies anté-
           rieures.
        b) Causes occasionnelles et localisatrices. — Surmenage de la
           moelle, refroidissements, traumatismes.

§ 8. — *Conclusions.*

CHAPITRE II

Étude anatomique et clinique de la syphilis médullaire.

CONSIDÉRATIONS GÉNÉRALES

Les lésions élémentaires de la syphilis médullaire sont assez simples puisqu'elles peuvent être ramenées à une inflammation primitive des vaisseaux et du tissu conjonctif de la pie-mère suivie de lésions dégénératives du tissu nerveux. Mais la variété dans la rapidité et le mode d'évolution, dans l'étendue et la localisation des lésions entraînent une grande complexité des symptômes. Aussi, les formes cliniques sont-elles multipliées.

Il est possible cependant de donner une description des lésions anatomiques telles qu'elles se présentent dans les cas ordinaires tout en indiquant les particularités qui caractérisent les formes spéciales.

De même, au point de vue clinique, s'il existe dans le tableau symptomatique une grande variabilité portant sur la gravité et la nature même des manifestations, l'enchaînement des signes obéit à une règle générale que l'on peut formuler.

La description anatomique et clinique que nous proposons repose sur l'examen des cas publiés dans ces dernières années et aussi sur l'étude d'observations suivies d'autopsie et de faits cliniques qui nous sont personnels.

Nous avons eu l'occasion d'examiner au microscope sept moelles de syphilitiques dont cinq ont été recueillies dans le service de M. Dejerine à l'hospice de Bicêtre ; un autre cas nous a été confié par M. Lancereaux et nous avons recueilli une observation très importante dans le service de M. Dujardin-Beaumetz, à l'hôpital Cochin. Nous donnerons, dans la deuxième partie de ce travail avec l'histoire d'un certain nombre d'observations cliniques, provenant pour la plupart du service de M. Dejerine, l'examen microscopique de ces sept cas que nous avons rangés suivant la durée de l'affection. Ils offrent un terrain très favorable à l'étude des lésions de la syphilis médullaire, car ils fournissent des exemples des principaux types cliniques.

Le premier cas (cas n° I, obs. 108) a trait à un homme de 34 ans, syphilitique depuis deux ans, qui fut pris de douleurs lombaires, de lourdeur dans les jambes et de quelques troubles dans le fonctionnement des sphincters. Quelques semaines plus tard, il est frappé d'une attaque brusque de paraplégie et meurt soixante heures après.

On comprend l'importance de ce cas qui permettait de reconnaître la nature des lésions au début de leur évolution. Or, les lésions vasculaires étaient très prononcées ; elles atteignaient les artères et les veines, surtout ces dernières, et existaient dans toute la hauteur de la moelle, en particulier, au niveau du bulbe. Les altérations du tissu propre de la pie-mère étaient très discrètes, il existait cependant des foyers d'infiltration périvasculaires et de petits nodules gommeux péricapillaires dans les méninges et dans la moelle (pl. I).

Les altérations vasculaires atteignaient leur maximum d'intensité dans la région dorsale supérieure et en ce point la moelle était ramollie sur une longue étendue, la substance grise désorganisée. Le tissu nerveux altéré ne présentait pas trace d'inflammation du tissu interstitiel, mais tous les attributs de la nécrobiose au début.

Il s'agissait en somme d'un grand foyer de ramollissement ischémique qui s'accompagnait de quelques petits foyers hémorrhagiques capillaires.

Dans le deuxième cas (cas n° II, obs. 109), qui nous a été communiqué par M. Lancereaux, il s'agit d'une femme de 34 ans qui prit la syphilis à l'âge de 26 ans. Sept ans plus tard, elle présenta des phénomènes cérébro-spinaux diffus et oscillants qui durèrent quelques mois et furent interrompus par une attaque brusque de paraplégie. A la suite de cet accident, les symptômes paralytiques s'accentuèrent progressivement mais rapidement, et la malade succomba cinq mois environ après l'attaque de paraplégie. A l'autopsie, on trouva des altérations vasculaires considérables et aussi une infiltration marquée des méninges avec prédominance de l'inflammation autour des vaisseaux. En quelques points même, l'infiltration gommeuse développée dans la paroi des veines formait des nodules assez volumineux dont le centre était en voie de régression caséeuse (pl. II, fig. 1). Les lésions vasculaires répandues dans toute la hauteur de la moelle étaient particulièrement développées dans le segment dorsal. Dans toute l'étendue de cette région, le tissu nerveux est nécrosé à la partie périphérique de la moelle, et la substance grise elle-même est très altérée.

La dégénération du tissu nerveux est ici beaucoup plus avancée que dans le cas n° I, et le parenchyme est réduit à une masse granuleuse presque amorphe absolument distincte du tissu inflammatoire de la pie-mère voisine. A côté du processus de dégénération du tissu nerveux qui est le plus répandu, on note en quelques points l'envahissement de ce tissu par l'infiltration spécifique émanée de la pie-mère ou d'un vaisseau intra-médullaire; mais ces lésions ont une étendue incomparablement moins importante que les altérations de nature dégénérative. Les altérations radiculaires, qui sont très développées dans ce cas, semblent au contraire relever d'un envahissement progressif par l'infiltration.

Le malade du cas n° III (obs. 110), présenta, à l'âge de 26 ans, quatorze mois après un chancre syphilitique, quelques symptômes spinaux qui précédèrent de quinze jours seulement une attaque légère de paraplégie bientôt suivie d'amélioration. Deux mois plus tard survint une nouvelle attaque plus grave. A partir de ce moment, les symptômes s'accentuent progressivement et la mort survient dans le seizième mois après le début de l'affection. Les lésions des vaisseaux et des méninges se présentaient avec les mêmes caractères que dans le cas précédent, mais ces modifications, ainsi que celles qui intéressaient le parenchyme nerveux, étant de date plus ancienne, offraient des particularités importantes. Les vaisseaux oblitérés présentaient les signes manifestes d'un processus de rénovation : néoformation de capillaires dans les parois et le caillot central, développement exagéré et supplémentaire des vasa-vasorum, etc., apparences qui indiquent l'établissement d'une circulation nouvelle (pl. III, fig. 4, et pl. IV, fig. 2).

Le tissu nerveux dégénéré est totalement privé d'éléments rappelant la structure des éléments nerveux, mais les produits de désintégration sont excessivement abondants et, d'autre part, le tissu névroglique en voie de réaction tend à combler par son développement les vides résultant de la nécrose des éléments nobles. Les altérations dans ce cas n'étant pas toutes de même date, on a le tableau des phases successives par lesquelles passe le tissu interstitiel avant d'arriver à la constitution de la sclérose névroglique qui remplace définitivement le tissu nerveux détruit.

Ce processus représente la presque totalité des lésions médullaires ; en un point très restreint seulement, l'infiltration de la pie-mère semble s'être développée davantage, la dure-mère adhère à la pie-mère et l'infiltration spécifique a envahi la portion sous-jacente du parenchyme médullaire qui présente les aspects d'une cicatrice scléreuse conjonctive.

Les trois observations précédentes fournissent des documents sur la nature des lésions en pleine activité, et l'échéance variable de la mort dans ces trois cas permet d'acquérir des notions sur leur mode d'évolution.

Le quatrième cas (cas n° IV, obs. 111) est un exemple de syphilis médullaire ancienne dont les altérations arrivées à leur dernier stade étaient stationnaires depuis plusieurs années. Le sujet de cette observation avait présenté, neuf mois après un chancre induré, les premiers signes d'une affection spinale, puis une attaque de paraplégie qui, après un certain degré d'amélioration, avait revêtu dans la suite l'aspect d'une paraplégie spasmodique de moyenne intensité dans le type classique. Le malade était dans cet état depuis neuf ans, lorsqu'il succomba à une pleurésie. La moelle présentait dans la région dorsale supérieure une sclérose diffuse, intéressant surtout les cordons latéraux et les cordons postérieurs. Au foyer d'altération transverse partielle, s'ajoutait naturellement une dégénération secondaire ascendante et descendante.

Les méninges étaient légèrement épaissies et scléreuses, mais les lésions prédominantes portaient encore sur les vaisseaux tant de la pie-mère que du tissu médullaire. Ces lésions offraient un caractère particulier d'ancienneté ; très développées dans la région où la moelle avait le plus souffert, elles existaient d'ailleurs dans toute la hauteur du névraxe, et l'on pouvait constater que, dans les parties où la moelle était restée saine (à part la dégénérescence secondaire), l'inflammation s'était limitée aux parois vasculaires. Comme cette lésion avait subi un arrêt dans son développement, la sclérose des parois vasculaires s'était manifestée tandis que la lumière des vaisseaux n'était pas encore notablement réduite (fig. 28, p. 353).

La sclérose du tissu médullaire se présentait avec les caractères de la sclérose névroglique, dont on pouvait suivre le développement dans le cas n° III. Ici, elle était arrivée à son dernier terme, les produits de désintégration des éléments nerveux étaient à peu près complètement résorbés, et le parenchyme médullaire sclérosé était induré.

Il faut ajouter à ces cas trois observations qui nous ont été communiquées par M. Dejerine et qui se rapportent à des malades qui succombèrent douze ans, quatorze ans et vingt ans après le début de la paralysie. Les préparations microscopiques que nous avons eu l'occasion d'examiner offraient les mêmes particularités de faible développement des altérations de la pie-mère et de prédominance des lésions sur les petits vaisseaux des méninges et de la moelle.

Si l'on résume les altérations constatées dans ces différents cas, on remarque que les altérations vasculaires sont constantes, qu'elles se montrent dès le début, car elles sont à peu près exclusives dans le cas n° 1, et manifestement plus anciennes que les altérations de la moelle; enfin que les lésions des méninges n'ont qu'un rôle tout à fait accessoire dans la détermination des altérations secondaires du parenchyme médullaire. Quant au processus d'altération de ce parenchyme, il se manifeste d'abord par un état de ramollissement du tissu avec nécrose des éléments nobles alors que le tissu interstitiel ne présente encore pas trace d'inflammation. Ce n'est que plus tard que survient la période de réaction du tissu interstitiel et la sclérose terminale présente les caractères de la sclérose névroglique. Si les altérations du tissu médullaire sont sous la dépendance des lésions vasculaires, elles résultent des troubles circulatoires et non de l'envahissement du tissu nerveux par une sclérose périvasculaire, car dans les cas anciens cas n° IV), on rencontre de nombreux vaisseaux altérés qui traversent des portions de parenchyme sain et sont en contact avec des tubes nerveux normaux. D'autre part, les parois des vaisseaux qui traversent le tissu de sclérose n'ont aucune adhérence avec ce tissu.

Un fait clinique remarquable qui ressort également de l'histoire de ces observations, c'est la fréquence du début brusque ou de l'apparition rapide des accidents. Ce phénomène est bien caractéristique d'une lésion d'origine circulatoire, il n'est d'ailleurs nullement spécial à une forme clinique particulière ; la paraplégie spasmodique développée lentement présente dans la suite le même aspect que celle qui succède à des accidents brusques, lorsque ces accidents n'ont pas été assez intenses pour déterminer rapidement la mort. Il n'y a là qu'une différence dans la rapidité d'évolution des troubles ischémiques.

Ces considérations nous amènent à proposer, pour la description de l'évolution anatomo-clinique des formes les plus communes de la syphilis médullaire, le cadre suivant :

Les altérations vasculaires et méningées sont les premières en date (*période d'altérations méningo-vasculaires*), les troubles circulatoires se manifestent alors par des symptômes oscillants et diffus assez semblables aux phénomènes cérébraux qui accompagnent l'état décrit sous le nom d'hémiplégie variable. Ces phénomènes spinaux sont la lourdeur des jambes avec des sensations subjectives variées, des douleurs lombaires, des troubles légers des sphincters, l'inégalité des réflexes dans les membres inférieurs, etc. (*période prémonitoire*). Puis surviennent, dans la nutrition des éléments nerveux, des troubles graves qui le plus souvent se manifestent rapidement. Le parenchyme nerveux est frappé de mort et présente les premiers signes de la nécrose (*stade de ramollissement*). A cet accident correspond une *attaque de paraplégie*.

Si la lésion est très étendue, la mort survient à brève échéance, surtout lorsque les centres spinaux supérieurs sont atteints. Lorsqu'elle permet la survie, l'intensité des symptômes et leur nature sont en rapport avec l'étendue et la localisation du foyer de ramollissement, et dans ce cas la lésion continue son évolution.

Le parenchyme nécrosé dégénère *in situ* (*période de dégénérescence*); en même temps, les fibres interrompues dégénèrent dans le sens de leur direction (*dégénérescence secondaire ascendante et descendante*).

A la suite de l'attaque de paraplégie, même lorsque les centres gris spinaux des membres inférieurs ne sont pas détruits, la paraplégie est généralement *flasque*, car la rupture d'équilibre qui survient dans la circulation spinale, influe sur l'irrigation de ces centres dont le fonctionnement est momentanément compromis.

Puis survient une *période de réaction inflammatoire* du tissu interstitiel névroglique. Les vaisseaux oblitérés sont suppléés par le développement des vasa-vasorum et l'afflux collatéral. Le tissu conjonctif et surtout la névroglie entrent en activité, remplacent le parenchyme nerveux et la sclérose s'établit dans les régions d'abord frappées de nécrose (*période de sclérose*).

Dans la majorité des cas qui permettent la survie du sujet, l'altération du tissu médullaire siégeant dans la région dorsale, les centres gris spinaux des membres inférieurs sont conservés, mais leur fonctionnement est modifié par la présence de la lésion située au-dessus et la sclérose secondaire du faisceau pyramidal. Les malades présentent les signes d'une *paraplégie spasmodique* persistant à l'état chronique.

Cette description s'applique au plus grand nombre des cas de syphilis médullaire, particulièrement au type clinique tracé par Erb sous le nom de *paralysie spinale syphilitique*. Le professeur de Heidelberg a eu surtout en vue les cas d'intensité moyenne qui présentent le tableau complet de l'affection, mais il faut faire rentrer dans ce cadre les formes graves qui n'offrent que les premiers stades de l'évolution et ne se distinguent des formes complètes que par la précocité du terme fatal.

Il est bien évident que le tableau clinique dépend de la localisation des lésions médullaires ; ainsi le type classique répond à une altération de la moelle dorsale n'intéressant qu'une partie de la coupe et respectant la substance grise de la région lombaire. Mais le ramollissement pourra être plus étendu, atteindre d'autres régions : la région cervicale, le renflement lombaire, donnant lieu à des formes correspondantes de paralysie spinale.

Les lésions pourront prédominer dans la substance grise, les cordons postérieurs, être distribuées en foyers disséminés et figurer ainsi des *formes pseudo-systématiques* rappelant le tabes, la poliomyélite antérieure, la sclérose en plaques, etc.

Enfin, parmi les formes spéciales, il faut ranger celles qui résultent d'un accident dans l'évolution des altérations méningées. Quelquefois, en effet, l'infiltration spécifique se localise dans les membranes et se développe considérablement, le : méninges sont très épaissies, adhèrent entre elles et plus tard deviennent scléreuses. Cette *méningite syphilitique* peut ainsi s'associer aux manifestations ordinaires que nous avons décrites et même constituer l'altération principale. Ou bien, mais rarement, c'est une *néoplasie gommeuse* qui se développe et provoque des accidents de compression.

Dans les formes ordinaires, l'inflammation spécifique dépasse fréquemment les limites de son siège primitif (tissu vasculaire et lymphatique des méninges), et envahit plus ou moins la moelle même, mais ces accidents sont purement contingents, et l'altération principale du parenchyme nerveux relève des troubles circulatoires produits par les lésions vasculaires.

Nous avons eu déjà l'occasion d'exposer cette opinion (1) avec l'appui de notre maître, M. Dejerine (2) sous l'inspiration duquel nous avons entrepris ce travail.

§ 1. — Les lésions.

A. — Période des altérations méningo-vasculaires

Dans la myélopathie syphilitique, les altérations des vaisseaux et des méninges sont les premières en date.

L'étude des lésions vasculaires comporte deux questions : d'abord l'examen des faits observés, puis l'interprétation qu'on en peut proposer.

Artères. — Nous avons déjà indiqué les divergences d'opinion des différents auteurs sur le point de départ du processus d'inflammation dans les tuniques artérielles. Il semble, en effet, que les aspects ne sont pas toujours identiques, et que les altérations peuvent prédominer sur l'une ou l'autre des tuniques artérielles, suivant les cas.

Nous avons vu que pour Heubner, l'*endartérite* est la lésion primitive, et que, pour Köster, c'est l'inflammation de la tunique moyenne (*mésartérite*). Baumgarten, Rumpf, M. Lancereaux, placent le point de départ dans la tunique adventice *(périartérite)*, en faisant jouer le rôle principal soit à l'inflammation des capillaires nourriciers, soit à celle de la gaine lymphatique. La plupart des faits consignés dans les observations s'accordent avec l'opinion des partisans de la périartérite. Cependant, on trouve, le plus souvent, associé à cette lésion, un épaississement variable de l'endartère, et dans

(1) J. Sottas. Sur la nature des lésions médullaires dans la paraplégie syphilitique. *Société de biologie,* séance du 15 avril 1892.

(2) J. Dejerine. Sur les lésions de la moelle épinière dans la paraplégie syphilitique. *Société de biologie,* séance du 22 avril 1893.

le cas de Möller (obs. 120), l'endartérite paraissait primitive et était, en tous cas, nettement prédominante. Schmauss remarque que toutes les parties de la paroi sont affectées irrégulièrement et sans systématisation, suivant les points du vaisseau intéressés par la coupe ; aussi pense-t-il que l'inflammation peut attaquer d'emblée toutes les tuniques indistinctement (*panartérite*).

Dans les cas que nous avons observés, les lésions étaient d'ordinaire plus marquées dans la tunique externe et presque exclusivement limitées à cette couche dans les premiers stades de l'altération des vaisseaux. Aussi pourrait-on, jusqu'à un certain point, admettre l'hypothèse de Baumgarten, Schmauss, etc., que les lésions de l'endartère sont provoquées par celles de la tunique adventice. Cependant, sur certains vaisseaux, l'endartérite s'est montrée prédominante et le fait était surtout manifeste pour les troncs et les branches des artères vertébrales et basilaire (v. fig. 12). Dans ce cas, il faut admettre ou que l'endartérite secondaire à l'inflammation des couches externes du vaisseau s'est propagée au loin dans des segments où ces mêmes couches sont restées saines, ou bien que l'irritation de l'endartère relève de l'action directe du sang syphilitique circulant dans le vaisseau.

En somme, dans la majorité des cas, l'infiltration débute par la tunique externe du vaisseau et les lésions de l'endartère sont en général moins développées ; elles paraissent même, dans certains cas, manifestement secondaires à celles des couches externes. Nous avons, en effet, constaté sur nombre de nos préparations qu'aux points du contour du vaisseau où les modifications de l'adventice étaient le plus prononcées, correspondait dans l'endartère une infiltration dont l'intensité paraissait proportionnelle, mais ordinairement inférieure à celle de l'adventice. La lésion décrite par Köster (*mésartérite*) ne s'est pas trouvée réalisée dans nos cas, au moins primitivement ; la tunique moyenne et la membrane élastique offraient, au contraire, une résistance marquée à l'infiltration, et ce n'est que dans les cas de lésions très avancées que cette couche se montrait envahie sur une partie de son contour.

Lorsque l'inflammation de la paroi du vaisseau atteint son maximum, la membrane fenêtrée est déplissée, percée, paraît dédoublée, les fibres musculaires de la tunique moyenne sont dissociées, désorientées et séparées par des assises de cellules embryonnaires.

On observe quelquefois, entre les différents plans des tuniques vasculaires, de petits foyers hémorrhagiques.

L'épaississement de l'endartère est formé d'un tissu fibrillaire assez clair et finement strié dont les minces couches sont séparées par des rangs de cellules plates disposés concentriquement. Au voisinage de l'endothélium, ces cellules sont généralement plus nombreuses, plus arrondies et disposées moins régulièrement. A mesure que la lésion devient plus ancienne, les cellules embryonnaires diminuent de nombre et le tissu fondamental prend une apparence hyaline.

Quant à l'infiltration de la tunique externe, elle consiste en un semis de cellules embryonnaires répandues d'une façon diffuse ou s'amassant autour des vasa-vasorum. Elles forment quelquefois des nodules plus ou moins circonscrits (*gommes miliaires*), mais cela est beaucoup plus fréquent dans les parois veineuses.

Tels sont les faits ; pour leur interprétation, on doit admettre que les lésions des artères, puisqu'elles sont primitives, se développent sous l'influence de l'agent syphilitique même (agent figuré ou toxine). On peut ajouter que le point de départ le plus ordinaire semble occuper les vasa-vasorum de la tunique externe. Il résulte des observations et des expériences de M. Thérèse (1) que le premier stade des lésions artérielles consécutives aux maladies infectieuses consiste en une transsudation leucocytique autour des capillaires et dans le tissu conjonctif des parois des vaisseaux et que cette transsudation peut se faire aussi bien sous l'influence exclusive des toxines, que par l'action directe d'un microbe.

Or, dans la syphilis comme dans les autres infections, le sang peut être à un moment donné l'un des véhicules du poison, et il peut agir aussi bien sur la paroi interne des gros vaisseaux que sur l'endothélium des capillaires nourriciers. Aussi Heubner, tout en considérant comme lésion principale et primordiale l'endartérite proliférante, reconnaît-il également l'existence d'une altération de la tunique adventice et pense-t-il que cette lésion résulte de la propagation de l'inflammation des vasa-vasorum dont l'endothélium est atteint. Il existerait donc, d'après Heubner, deux foyers d'origine à la lésion artérielle : la

____

(1) Thérèse. *Des artérites secondaires aux maladies infectieuses.* Thèse de Paris, 1893.

couche sous-endothéliale du vaisseau (foyer principal) et les vasa-vasorum (foyer secondaire).

Ces deux processus s'observent en effet, et la lésion vasculaire arrivée à une certaine période présente en général deux foyers d'alté-ration maxima : l'un dans la tunique adventice, l'autre dans l'endar-tère. Mais si, dans certains cas (Möller), conformément à l'opinion d'Heubner, l'endartérite prédomine, le plus grand nombre des faits prouve que l'inflammation de la tunique externe est ordinairement la première en date et presque toujours la plus développée.

Au reste, peu importe le point de départ ; l'endartérite primitive ou secondaire est la lésion capitale, puisque c'est de son développement que relève le rétrécissement de la lumière du vaisseau et qu'elle peut devenir le point de départ de coagulations sanguines.

Veines. — Les modifications des veines ont la même origine que celles des artères, mais un fait remarquable c'est qu'elles sont très précoces, car dans les cas où l'on a pu étudier l'affection à ses débuts, elles se sont toujours montrées plus développées. Cette parti-cularité a été signalée par Greiff, par Siemerling, M. Lancereaux et surtout mise en lumière par Lamy. Nous avons reconnu l'exac-titude de cette constatation dans tous nos cas.

L'infiltration débute manifestement par les couches externes, mais elle envahit bientôt toute la paroi dont la structure offre une résis-tance bien moindre que la paroi artérielle. L'évolution ultérieure des altérations n'en est que plus précipitée, ce qui explique la plus grande intensité du processus dans ces vaisseaux.

Les lésions vasculaires sont au début surtout développées dans les parties périphériques de la moelle et particulièrement dans la pie-mère, elles atteignent aussi les vaisseaux libres dans la cavité sous-arachnoïdienne (pl. I, fig. 3).

Les petits vaisseaux proprement *nourriciers* de la moelle qui se détachent du réseau de la pie-mère et dont les altérations sont si importantes, puisque ces vaisseaux sont terminaux, participent égale-ment à l'inflammation. On peut suivre, dans l'épaisseur de la moelle, des traînées de cellules embryonnaires qui entourent les capillaires, infiltrent leurs parois et envahissent leur lumière qu'on trouve bientôt oblitérée (pl. III, fig. 2 et 3). La nature artérielle ou veineuse des petits vaisseaux altérés est assez difficile à reconnaître, mais quel que soit

le système auquel ils appartiennent, la minceur de leurs parois
favorise les progrès de l'infiltration dans ces vaisseaux.

L'inflammation des parois vasculaires est caractérisée au début par
le développement de cellules embryonnaires vivaces qui s'amassent
surtout dans la tunique externe. L'infiltration est le plus souvent
diffuse et étalée, mais elle a une tendance manifeste, ainsi que nous
l'avons dit, à former des nodules miliaires qui entourent quelquefois une
cellule géante. On retrouve également des cellules géantes dans l'épaisseur des parois vasculaires, au milieu d'une infiltration non circonscrite et sans apparence nodulaire (pl. I, fig. 2).

Les nodules gommeux des parois vasculaires sont surtout développés dans les veines et font généralement saillie à l'extérieur du vaisseau. Ils peuvent acquérir un volume considérable et constituer de
véritables gommes dont l'évolution présente les caractères ordinaires ;
le centre peut subir la dégénérescence caséeuse à laquelle participe
souvent la paroi vasculaire tout entière (pl. II, fig. 2).

Les gommes miliaires s'observent aussi dans l'épaisseur même de
la moelle, elles se développent toujours autour d'un capillaire (pl. II,
fig. 7). Ce fait a été nettement indiqué par Goldflam (obs. 124, 125).
Le point de départ vasculaire des gommes en général a d'ailleurs été
abondamment prouvé par les recherches de MM. Hutinel (1), Brissaud (2), Malassès (3), et surtout celles de M. Balzer (4), qui écrit :
« Dans les gommes, les lésions portent principalement sur le système
vasculaire qui est évidemment leur siège primitif et leur point de
départ... Ce sont les nodules périvasculaires qu'il faut considérer
comme l'expression typique, le premier stade du processus gommeux. »
Les nodules gommeux de la moelle obéissent pour leur développement
à cette loi générale.

Lorsque la lésion vasculaire devient plus ancienne, le tissu inflammatoire et les éléments propres de la paroi du vaisseau subissent d'autres
modifications que nous exposerons plus loin, car elles sont contem-
poraines des altérations secondaires du tissu nerveux. Mais, alors
qu'elle est encore en pleine activité, l'inflammation détermine par ses

(1) Hutinel. *Rev. mens. de méd. et de chir.,* 1876.
(2) Brissaud. *Progrès médical,* 1881.
(3) Malassès. *Archives de physiologie,* 1881.
(4) Balzer. *Revue de médecine,* 1884, p. 609.

progrès des modifications dans la structure et le fonctionnement du vaisseau et des accidents comme l'oblitération ou la coagulation sanguine.

L'envahissement progressif de la paroi artérielle par l'infiltration et l'épaississement de l'endartère produisent un rétrécissement de la lumière et un ralentissement de la circulation.

Les parois veineuses, moins résistantes, sont plus rapidement envahies, l'oblitération du vaisseau résulte bientôt du rétrécissement progressif du calibre ou d'une thrombose et les altérations atteignent un degré avancé même avant l'établissement des lésions de nécrose dans le tissu nerveux. L'infiltration envahit toute la paroi qui prend une épaisseur considérable et est constituée d'abord par un tissu fibrillaire semé de nombreux noyaux orientés concentriquement entre lesquels on trouve parfois des cellules géantes (pl. I, fig. 2 et 3). Les altérations régressives peuvent atteindre les éléments de la paroi avant que le vaisseau soit oblitéré ; les noyaux résistent à l'action des colorants cytologiques, deviennent granuleux et s'effritent. Le tissu fondamental perd son aspect fibrillaire, il est trouble, granuleux et réfractaire à la coloration. En dernier terme, le vaisseau n'est plus représenté que par un gros cordon plein dont le fond est constitué par une substance fondamentale trouble ou hyaline contenant quelques rares noyaux encore colorables, de nombreux fragments granuleux, vestiges des noyaux dégénérés et des granulations pigmentaires (pl. I, fig. 4).

Les petits vaisseaux nourriciers de la moelle sont particulièrement atteints et la précocité de leur destruction explique la production de lésions dégénératives dans le tissu médullaire alors que les gros troncs artériels sont encore pleinement perméables et même souvent très peu altérés.

Méninges.—Les méninges, surtout la pie-mère, participent dans une grande mesure à l'inflammation. La prédilection du virus syphilitique pour le système lymphatique doit être mise à côté de l'action irritante du sang syphilitique pour expliquer la localisation de l'inflammation dans les couches externes des vaisseaux, la participation des fentes lymphatiques de la pie-mère et de la cavité arachnoïdienne. Cette participation est prouvée par le développement de l'infiltration entre les plans fibreux de la pie-mère et ceux de l'arachnoïde. D'autre part on constate fréquemment un état chagriné du plancher du quatrième ventricule et le microscope montre un dépôt fibrineux qui recouvre des *granulations épendymaires (épendymite)*.

Nous ferons toutefois remarquer que l'infiltration de la pie-mère est surtout développée autour des vaisseaux et que, dans un certain nombre de cas où l'affection a pu être examinée à ses débuts, elle était exclusivement localisée dans les gaines périvasculaires et le tissu environnant de la pie-mère.

En suivant les progrès de l'inflammation, on voit qu'elle se développe en premier lieu dans les parois vasculaires et les gaines lymphatiques adjacentes, puis que peu à peu l'inflammation s'étend, gagne le système lymphatique de la pie-mère où elle se répand et évolue dès lors d'une façon jusqu'à un certain point indépendante. Il semble logique d'admettre que le poison syphilitique émané des vaisseaux sur les éléments desquels il fait sentir sa première action, se répand d'abord dans les gaines lymphatiques de ceux-ci, et de là, dans le système lymphatique spinal tout entier.

On pourrait soutenir en examinant certaines préparations que les altérations des vaisseaux, loin d'être primitives, résultent de l'extension de lésions primitivement méningées. Dans quelques cas, en effet, lorsqu'un vaisseau est enserré dans un épaississement considérable de la pie-mère, ce vaisseau semble comme étouffé par le développement du tissu méningé, et il est difficile, en présence d'une lésion déjà très développée, d'établir le point de départ du processus ; mais l'étude des cas dans lesquels l'affection n'en est qu'à son début, et l'intensité d'altération de vaisseaux libres de toute adhérence et absolument isolés dans la cavité arachnoïdienne, prouvent bien le point de départ vasculaire de l'inflammation.

Que la distribution des lésions propres de la pie-mère soit toujours commandée par celle des altérations vasculaires où qu'elle possède une certaine indépendance, un fait certain n'en reste pas moins acquis, c'est l'importance des lésions vasculaires. Au reste, toute modification de la membrane nourricière de la moelle doit nécessairement retentir sur la nutrition du tissu nerveux. Et de fait, les altérations dégénératives des éléments nerveux, ne tardent pas à être la conséquence des troubles circulatoires qui résultent de ces modifications.

B. — Ramollissement médullaire et dégénérescence des éléments nerveux

Les modifications du parenchyme nerveux qui succèdent aux altérations de la membrane nourricière de la moelle peuvent apparaître de deux façons : tantôt c'est progressivement qu'elles se produisent ; tantôt, à la suite d'une rupture d'équilibre dans la circulation imparfaite, survient la nécrose rapide d'une portion étendue du tissu médullaire. Le foyer de ramollissement qui se manifeste dans ce dernier cas présente des aspects différents suivant le degré d'ancienneté de la lésion. Tout au début, la moelle ne semble pour ainsi dire pas altérée dans sa consistance, mais elle présente déjà des modifications dans son aspect macroscopique ; la substance grise est piquetée de rouge, la substance blanche est gris rosé et la portion atteinte de la moelle est comme gonflée, œdémateuse. La diminution de consistance apparaît rapidement, mais la précocité de ce phénomène varie suivant l'intensité de l'ischémie et la rapidité d'évolution des lésions de nécrose. Dans un de nos cas, le troisième jour après l'attaque de paraplégie, il était déjà très prononcé, et dans les expériences de Spronck (1) sur le ramollissement ischémique de la moelle, l'auteur l'a vu se manifester entre le deuxième et le troisième jour ; mais, le plus souvent, dans l'ischémie résultant des altérations syphilitiques des vaisseaux, le courant sanguin n'est pas interrompu d'une façon aussi complète ni aussi rapide, et les modifications du tissu médullaire n'évoluent pas avec cette constante régularité.

Quoi qu'il en soit, lorsque l'anémie est assez prononcée pour déterminer un foyer de ramollissement étendu et franchement caractérisé, la nécrose du tissu s'accompagne d'un certain nombre de phénomènes qui sont également des conséquences des troubles apportés dans la mécanique circulatoire de la région intéressée et des parties adjacentes.

L'afflux collatéral détermine, comme dans les infarctus, la congestion des vaisseaux encore perméables. Il se produit une exsudation abondante d'un liquide albumineux et souvent de petites *hémorrhagies capillaires*.

(1) Spronck (d'Utrecht). *Loc. cit.*

L'exsudat albumineux se répand autour des vaisseaux, il s'épanche dans les sillons et les encoches de la moelle, dans l'espace sous-pie-mérien (pl. I, fig. 1). Il s'amasse souvent en foyers dans la substance grise et s'infiltre entre les tubes nerveux, constituant une sorte d'œdème qui augmente le diamètre de la moelle, l'étrangle dans son enveloppe fibreuse et contribue à l'effacement du calibre des vaisseaux périphériques encore perméables.

Les extravasats sanguins sont généralement peu abondants, ils forment dans la substance blanche de petits foyers diffus qui s'insinuent entre les tubes et constituent rarement des collections compactes. Dans la substance grise, au contraire, et quelquefois sous la pie-mère ou dans l'espace sous-arachnoïdien, il peut se produire de petites hémorrhagies en foyer collecté. Dans la substance grise des cornes antérieures, le foyer hémorrhagique, après évacuation des globules au moment de la coupe, forme parfois une sorte de cavité assez étendue pour être appréciée à l'œil nu, mais sur l'origine de laquelle on ne peut se méprendre à cause du grand nombre de globules rouges, qu'avec l'emploi du microscope on voit tapisser les parois anfractueuses de la cavité.

Les foyers hémorrhagiques sont particulièrement répandus dans les parties de la moelle adjacentes au segment ramolli, et dans ces régions la congestion est toujours très intense ; les vaisseaux, surtout les veines, sont dilatés et remplis de sang, dans les méninges et dans la moelle, spécialement dans la substance grise.

Avec les premières altérations des éléments nécrosés, apparaît la diminution de consistance du tissu médullaire. Au moment de l'autopsie on trouve à la coupe de l'organe frais la substance blanche ramollie et diffluente, mal séparée de la substance grise, celle-ci est souvent déformée, déplacée, à contours diffus (fig. 1, p. 265).

Toutes ces modifications macroscopiques sont déjà bien nettes alors que les tubes nerveux frappés de mort sont encore assez peu altérés. A ce stade la gaine de myéline n'est pas encore désagrégée et l'hématoxyline de Weigert colore assez régulièrement les coupes faites après durcissement.

Nous avons considéré jusqu'ici le ramollissement en foyer type, tel qu'il se présente dans les cas graves où les altérations vasculaires rapides et confluentes atteignent le plus grand nombre des vaisseaux d'un segment de la moelle. Dans cette circonstance, la coupe tout entière est intéressée ou à peu près. La substance grise est désorganisée, les éléments sont déplacés par les extravasats, leur nécrose est rapide, les tubes nerveux de la substance blanche sont promptement détruits et leur destruction semble commencer par les parties périphériques.

Mais, même lorsque la nécrose affecte la disposition du foyer transverse, l'étendue transversale de la moelle n'est pas toujours détruite tout entière ; c'est surtout la zone marginale qui est atteinte et en second lieu le substance grise. Nous savons que la distribution des vaisseaux explique la plus grande résistance de la zone intermédiaire représentée par la substance blanche contiguë à la substance grise.

Le siège du foyer de ramollissement est variable, il occupe le plus souvent la partie moyenne de la moelle. Dans notre cas nº I, on le trouvait à la région dorsale supérieure ; pour les autres, la nécrose intéressait inégalement la région dorsale dans toute sa longueur. On pourrait citer des exemples de toutes les localisations ; nous y reviendrons.

Il est une forme très fréquente dans la distribution des zones de dégénération, c'est celle qui affecte la partie périphérique de la moelle sur une longue étendue, nous en fournirons un exemple dans notre cas nº II. Cette disposition résulte de l'inflammation prédominante des vaisseaux périphériques qui tiennent sous leur dépendance la nutrition de la zone marginale. Les lésions sont également souvent plus marquées dans la partie postérieure du cordon latéral qui correspond au système vasculaire spinal postéro-latéral.

La substance grise, dans la région altérée de la moelle, participe généralement au processus, mais l'altération de cette partie est souvent moins intense : c'est un fait qui a été noté dans plusieurs observations, et cette différence est particulièrement sensible dans les cas à évolution lente.

Quels que soient le siège et l'étendue des zones de ramollissement, les éléments du tissu nerveux frappé de mort présentent un certain nombre de modifications dégénératives qui portent sur les éléments nobles et sur le tissu interstitiel.

Dans les parties anémiées, les cellules et les tubes nerveux se détruisent (*dégénérescence in situ*) et les fibres interrompues dégénèrent dans le sens de leur direction (*dégénérescence secondaire*).

Dégénérescence in situ. — Dans ses expériences, Spronck a noté des altérations des cellules nerveuses dès le deuxième jour après la ligature temporaire de l'aorte, mais le processus n'a pas en général cette intensité dans la syphilis artérielle de la moelle et les lésions matérielles n'apparaissent pas d'ordinaire avec cette rapidité.

Dans notre cas n° I qui s'est terminé par la mort, soixante heures après l'attaque de paraplégie, nous avons cependant constaté des lésions considérables, particulièrement dans la substance grise : ceci est conforme à la description de Spronck qui place dans cette partie le siège des premières altérations.

Cellules nerveuses. — Le premier stade de la destruction semble être une augmentation dans l'état granuleux de la cellule, le noyau peut même être masqué par ces granulations. En même temps, la cellule se gonfle et perd ses prolongements protoplasmiques, les contours sont moins réguliers et plus indécis, la cellule est augmentée de volume et tend à prendre une forme arrondie.

Le prolongement de Deiters persiste plus longtemps que les prolongements protoplasmiques et l'on observe souvent des cellules globuleuses ou piriformes qui offrent un gros prolongement unique variqueux et granuleux.

Le corps de la cellule se creuse de vacuoles, perd sa cohésion et est sillonné de craquelures. A un stade plus avancé, tous les prolongements disparaissent, le corps cellulaire forme un bloc granuleux irrégulier, privé de noyau ; en dernier terme il est remplacé par un amas de granulations graisseuses, qui se dissocient et se raréfient peu à peu. La place de la cellule n'est plus indiquée que par une loge trop vaste qui contient ces détritus.

Lorsque la destruction de la cellule n'est pas complète, celle-ci subit une transformation particulière qui répond à ce que l'on nomme l'*atrophie*. La cellule devient globuleuse, diminue de volume ; elle paraît plus dense et de consistance plus ferme ; elle prend un reflet brillant et se colore vivement par le carmin, le noyau est moins apparent, il peut être ratatiné et le contenu de la cellule est granuleux et très chargé de pigment.

Les *fibrilles nerveuses* de la substance grise sont également atteintes ; le prolongement de Deiters des cellules nerveuses est le siège d'un gonflement irrégulier et devient granuleux, il se colore en rose pâle par le carmin. Les gaines myéliniques des fibrilles sont amincies par le gonflement du cylindre-axe qu'elles contiennent, elles se colorent moins vivement par l'hématoxyline de Weigert, puis elles se rompent et se résolvent en granulations myéliniques qui se disposent le long du cylindre-axe variqueux.

Plus tard, les cylindres-axes sont fragmentés et forment avec les granulations myéliniques dissociées des détritus qui s'entassent irrégulièrement dans les mailles de la névroglie.

Les *tubes nerveux* de la substance blanche offrent des aspects variables suivant le degré d'ancienneté de la lésion. Les cylindres-axes semblent modifiés les premiers, ils se gonflent et se fragmentent en même temps que la gaine de myéline est dilatée. On observe alors les aspects suivants :

Sur les coupes transversales, on voit les gaines des tubes dilatées, la périphérie est occupée par un cercle de myéline aminci et coloré en bleu noirâtre par l'hématoxyline de Weigert ; cette zone entoure une substance protoplasmique claire, amorphe ou granuleuse, au milieu de laquelle se trouve un fragment de cylindre-axe déformé, souvent replié en vrille ou en croissant. D'autres fois le cylindre-axe énorme, peu coloré, granuleux et même creusé de vacuoles, occupe presque toute la fibre.

Sur les coupes longitudinales, les fibres sont variqueuses, dilatées, elles sont parcourues par un cylindre-axe sinueux, comme relâché, formant souvent aux points où la fibre est renflée un nœud ou un peloton entouré d'une masse protoplasmique granuleuse distincte de la gaine de myéline. A un degré plus avancé, la gaine de myéline est rompue, les granulations myéliniques mises en liberté se répandent dans les interstices voisins ; ces granulations (*érythrophiles*) se colorent en noir par l'hématoxyline de Weigert.

Les cylindres-axes mis à nu forment des chapelets renflés qui se groupent souvent en faisceaux. Ils sont en même temps fragmentés, et le bout sectionné paraît souvent renflé en forme de poire ou de massue. On observe également des gaines très distendues qui paraissent vides ou remplies d'une substance claire, homogène, non colorable. Elles apparaissent sur les coupes transversales comme des vacuoles qui ponctuent çà et là le parenchyme trouble et coloré.

Le *tissu interstitiel* subit aussi d'importantes modifications. La névroglie participe d'abord à la nécrose qui frappe le tissu nerveux ; dans les intervalles qui séparent les tubes nerveux altérés et surtout dans la substance grise s'amasse une substance granuleuse au milieu de laquelle on trouve les noyaux de la névroglie tuméfiés, globuleux, entourés d'un protoplasma grenu devenu plus abondant. Les cellules araignées se gonflent, s'arrondissent, perdent leur chevelu abondant et délié qui se réduit à quelques prolongements courts, irréguliers et granuleux. Le corps de la cellule se trouble tandis que le noyau perd son affinité pour les colorants. Les fibrilles névrogliques sont gonflées, irrégulières et assez indistinctes au milieu de la substance granuleuse fondamentale.

Lorsque l'anémie du segment médullaire est très prononcée, tous les éléments qui entrent dans la structure du parenchyme participent à la nécrose, ils perdent leur affinité pour les matières colorantes et l'on n'obtient sur les coupes aucune élection. L'emploi de l'hématoxyline alunée, en particulier, qui décèle si bien d'ordinaire les noyaux des cellules lymphoïdes, des cellules embryonnaires et ceux de la plupart des éléments du tissu interstitiel, ne les colore plus. Seules, les parois des petits vaisseaux paraissent conserver leur vitalité, et dans les foyers de ramollissement, on trouve ces petits vaisseaux dont les parois sont infiltrées de cellules embryonnaires vivaces qui envahissent la lumière et forment des nodules distincts au milieu du tissu nécrosé.

Les détritus des éléments nerveux forment des granulations albumino-graisseuses qui sont peu à peu résorbées par des cellules lymphoïdes constituant les corps granuleux. Mais à côté des corps granuleux dont la nature cellulaire est caractérisée par la présence d'un noyau, on trouve des amas de granulations graisseuses libres qui forment des foyers souvent considérables et se distinguent des corps granuleux vrais par des dimensions souvent considérables, l'absence de noyau et de contour net. Ces granulations graisseuses se fondent souvent en une ou plusieurs gouttes huileuses réfringentes.

Corps granuleux. — L'origine et la signification des corps granuleux ont été l'objet d'études nombreuses, et nos connaissances sont encore bien imparfaites sur la nature de ces éléments. Ils furent d'abord considérés comme caractéristiques de l'inflammation des centres nerveux (corps inflammatoires de Glüge), mais à la suite des travaux de Reinhardt (1) on reconnut qu'ils existaient dans tous les processus nécrobiotiques.

Il est probable qu'on a longtemps confondu sous le nom de corps granuleux plusieurs éléments de provenance différente. Ainsi, un fragment de cylindre-axe hypertrophié et ayant subi la dégénérescence graisseuse, une cellule névroglique nécrosée et dégénérée peuvent ressembler à un corps granuleux; ou bien ce sont des granulations libres qui se groupent et prennent l'aspect de cet élément figuré. Les différents corps granuleux ne présentent pas d'ailleurs toujours le même aspect. Stricker et Leidesdorf (2) distinguent des corps granuleux vrais composés uniquement de granulations graisseuses et des cellules granuleuses dont une partie seulement est occupée par ces granulations, et qui possèdent une membrane d'enveloppe. Il est probable qu'il ne s'agit là que de deux aspects différents d'un même élément. On s'accorde, en effet, aujourd'hui à considérer les corps granuleux comme des cellules phagocytaires qui absorbent les produits de désintégration des éléments nerveux, en particulier les granulations graisseuses dont ils se chargent.

Quant à l'origine de ces cellules phagocytaires, elle est discutée : pour certains auteurs, ce rôle serait uniquement rempli par des cellules lymphoïdes dérivées du courant circulatoire par diapédèse; pour d'autres, toute cellule fixe du tissu conjonctif ou névroglique serait appelée à jouer éventuellement le rôle de cellule phagocytaire et pourrait donner lieu à un corps granuleux.

L. Meyer (3) et Jolly (4) ont cru remarquer qu'ils se développaient dans la tunique conjonctive des vaisseaux, constatation qui viendrait à l'appui, soit de leur origine diapéditique, soit de la participation des cellules fixes de la gaine conjonctive périvasculaire.

Les corps granuleux sont doués d'abord d'une grande activité

(1) REINHARDT. Cité par LEYDEN. *Maladies de la moelle épinière*, édit. franc., 1879, p. 56.

(2) STRICKER et LEIDESDORF. Studien über die Histologie der Entzündungsherde. *Wien. Akad. Sitzungsber.*, 1865.

(3) MEYER. Ueber die Bedeutung der Fettkörnchen und Fettkörnchenzellen im Rückenmark und Gehirn. *Wien. Akad. Sitz.*, 1865, III, p. 1-65.

(4) JOLLY. *Ueber traumatische Encephalitis*, Wien, 1869.

d'absorption, leur vitalité a été constatée par S t r i c k e r et J o l l y qui ont observé leurs mouvements amiboïdes sur la platine chauffante. Il est même probable qu'ils peuvent se multiplier par prolifération, car ils contiennent souvent deux noyaux. Mais, comme tous les phagocytes, ils peuvent être à un moment donné frappés de mort.

Dans les foyers étendus de ramollissement de la moelle, ces corps granuleux abondent, chacun des éléments est bientôt uniquement composé de gouttelettes graisseuses ; ils se pressent, perdent leur vitalité et forment des amas compacts souvent appréciables à l'œil nu sur les coupes de la moelle fraîche. Ces foyers de corps granuleux apparaissent comme des taches arrondies, elliptiques ou irrégulières, de couleur jaune mat ; à ce niveau, les corps granuleux confluents et tassés sont bientôt immobilisés et frappés de mort.

Les voies lymphatiques de la moelle prennent, dès les premiers stades du ramollissement, une part active au processus de résorption des produits de désintégration. Les espaces lymphatiques périvasculaires, lorsqu'ils persistent et ne sont pas oblitérés par l'inflammation des vaisseaux ; les fentes lymphatiques de la pie-mère, sont remplis d'une substance granuleuse trouble, de cellules dégénérées sans affinité pour les colorants, de corps granuleux et de granulations de pigment sanguin, tous éléments dérivés du foyer de nécrose et des épanchements hémorrhagiques.

Dégénérescence secondaire. — Aux lésions primitives qui atteignent les tubes nerveux sur une partie de leur étendue, s'ajoute la dégénérescence secondaire de toute l'étendue du tube interrompu placée en aval de l'altération primitive.

Aussi les différents faisceaux de la moelle sont atteints par la dégénérescence secondaire suivant le sens de leur direction. Au-dessus du foyer d'altération transverse, la dégénérescence porte sur les fibres ascendantes du cordon postérieur (cordon de Goll) et des cordons latéraux (faisceau cérébelleux direct, faisceau antéro-latéral ascendant ou de Gowers).

L'étendue du champ de dégénération du cordon postérieur dépend de la hauteur à laquelle siège le foyer primitif, et l'intensité de la dégénération secondaire est proportionnelle à celle de l'altération de ce foyer.

Immédiatement au-dessus du foyer primitif, la dégénérescence secondaire occupe tout le cordon postérieur, puis, conformément à la loi établie par Kahler (1) et que nous avons développée d'autre part (2), elle est rejetée peu à peu vers la partie médiane à mesure que de nouveaux faisceaux radiculaires pénètrent dans le cordon postérieur.

Plus le foyer de ramollissement siège haut, plus la dégénérescence du cordon de Goll sera étendue. A la suite d'une lésion transverse au niveau des premières racines dorsales, le cordon de Goll tout entier est dégénéré jusqu'à la commissure grise de la moelle. Une lésion siégeant plus haut donnerait lieu à une dégénérescence ascendante de la partie interne du cordon de Burdach si la survie du sujet permettait à cette dégénérescence de se manifester.

La destruction des fibres peut être totale dans le faisceau dégénéré lorsque la lésion primitive atteint son maximum (cas n° III).

Comme conséquence d'une destruction des fibres du cordon postérieur dans la région dorsale inférieure, on constate également un appauvrissement marqué du réseau nerveux des colonnes de Clarke.

La dégénérescence secondaire des cordons postérieurs et la destruction des fibrilles nerveuses de la colonne de Clarke peuvent aussi résulter dans une certaine mesure de l'altération des cordons radiculaires postérieurs qui, comme les racines antérieures, sont particulièrement atteints dans certaines formes de syphilis médullaire.

La dégénérescence secondaire du faisceau cérébelleux direct et du faisceau de Gowers succède aux altérations transverses qui atteignent la moelle dorsale au moins dans sa partie supérieure. Celle du faisceau de Gowers pourrait résulter de lésions intéressant des régions très inférieures de la moelle dorsale et même la région lombaire.

De tous ces faisceaux qui dégénèrent au-dessus de la lésion, les uns s'arrêtent au collet du bulbe, d'autres remontent plus haut. Les fibres du cordon postérieur ont leur relais dans les noyaux gris des cordons de Goll et de Burdach dont le reticulum nerveux se trouve appauvri par la dégénérescence des faisceaux ascendants qui y aboutissent.

(1) KAHLER. Ueber den Faserlauf in den Hintersträngen des Rückenmarks. *Berliner klin. Wochenschr.*, 16 octobre 1882, n° 42, p. 640.
(2) SOTTAS. *Revue de médecine*, avril 1893, p. 313.

Les cellules de ces noyaux restent au contraire intactes, et les nouvelles fibres qui en partent pour s'entre-croiser sur la ligne médiane et former le ruban de Reil (faisceau interolivaire, *Schleife*) sont saines.

Au contraire, les fibres ascendantes dégénérées de la périphérie du cordon latéral dépassent ce niveau, les unes se portent dans le corps restiforme (faisceau cérébelleux), les autres (faisceau de Gowers) forment dans le bulbe un triangle logé dans le sillon latéral entre l'olive et le corps restiforme.

Au-dessous du foyer primitif d'altération, ce sont les fibres pyramidales qui dégénèrent : le faisceau pyramidal croisé et le faisceau pyramidal direct. Nous avons vu ce dernier se poursuivre jusqu'au niveau des premières racines sacrées. Les fibres interrompues dégénèrent suivant la loi de Waller, le cylindre-axe se gonfle et se fragmente, la gaine de myéline se dissocie et les produits de désintégration sont résorbés par les corps granuleux dont l'existence est constante tant que dure le processus de destruction.

L'époque à laquelle apparaît cette dégénérescence secondaire n'est pas exactement déterminée, elle paraît varier suivant les cas. Dans le cas de Lamy, qui a trait à un homme mort le dix-neuvième jour de sa maladie, il n'est pas fait mention de dégénérescence secondaire, bien que la moelle présentât un foyer d'altération transverse dans la région dorsale supérieure. Goldflam rapporte au contraire une observation dans laquelle la dégénérescence secondaire était franchement développée, le sujet étant mort le trente-deuxième jour de la maladie. C'est entre ces deux termes qu'il faudrait fixer le moment où la lésion commence à être nettement constituée. Toutefois, d'après un certain nombre d'auteurs, les lésions seraient appréciables à une époque beaucoup plus rapprochée de celle de l'altération primitive. Pour M. Bouchard, à la suite des lésions cérébrales, les premiers signes de la dégénération descendante seraient constatables dès le sixième jour. Dans notre cas n° I, le malade étant mort soixante heures après l'attaque de paraplégie, la dégénérescence secondaire ne s'était manifestée par aucun signe net ; cependant, sur les coupes de la région cervicale, on constatait dans les cordons de Goll un certain gonflement du tissu névroglique qui, sur les préparations traitées par le

carmin, donnait une teinte plus rose à cette partie du cordon postérieur (1).

C. — Période de réaction du tissu interstitiel. Sclérose névroglique

Pendant que se déroulent les transformations successives des éléments nerveux nécrosés, le *tissu interstitiel* subit de son côté des
modifications qui n'atteignent leur complet développement que lorsque
l'affection présente une certaine durée.

Le tissu névroglique participe d'abord, ainsi que nous l'avons vu, à
la nécrose, dans une certaine mesure, selon l'intensité de l'anémie.
Mais, à un moment donné, il présente des phénomènes d'irritation
réactionnelle qui modifient complètement la physionomie du processus dont est le siège le foyer de ramollissement. L'aboutissant de cette
réaction est la formation d'un tissu de sclérose particulier qui se
substitue aux éléments détruits.

L'évolution du foyer de ramollissement est, en effet, différente
de celle qu'on observe dans la nécrose anémique du cerveau, et pour
plusieurs raisons.

D'abord le système circulatoire de la moelle ne se prête pas à l'anémie
absolue d'une portion étendue du tissu nerveux, comme on l'observe
dans le cerveau. L'oblitération des gros troncs vasculaires, à moins
d'être très étendue, est compensée par les anastomoses ; la nécrose est
le fait de l'altération confluente des petits vaisseaux proprement
nourriciers du tissu médullaire, et l'anémie dans ce cas n'est jamais
absolue. Elle est à un moment donné assez prononcée pour déterminer la nécrose, mais elle n'est pas persistante et est bientôt plus ou
moins compensée par l'afflux collatéral.

De plus, il survient, dans le domaine des vaisseaux oblitérés, un
certain nombre de modifications qui indiquent le retour au moins
partiel de la circulation. On observe en effet communément, dans la
gaine infiltrée des vaisseaux oblitérés, un développement très marqué des vasa-vasorum qui suppléent au vaisseau détruit ; le caillot
lui-même est creusé de nombreux capillaires néoformés (pl. III, fig. 4 ;
pl. IV, fig. 1, 2 et 5).

(1) Voir sur ce sujet une longue et intéressante note dans la thèse de Chipault
Étude de chirurgie médullaire, Paris, 1893, p. 83 et suivantes.

Dans les expériences de Spronck, l'interception du sang n'étant que momentanée, la nécrose des éléments du tissu nerveux est bientôt suivie d'une réaction du tissu interstitiel dont les quelques éléments persistants empruntent leur vitalité à la circulation rétablie. Il en va de même dans une certaine mesure pour le cas pathologique que nous étudions : c'est l'afflux collatéral et l'apport des vaisseaux néoformés qui font les frais de la réaction du tissu névroglique.

La prolifération du tissu névroglique dont les noyaux cellulaires présentent les signes de la karyokinèse, l'apport de nombreuses cellules lymphoïdes engendrent une augmentation considérable du nombre des éléments cellulaires dans la substance granuleuse fondamentale. Il est très important de faire remarquer que cette inflammation du tissu interstitiel est postérieure à la nécrose des éléments nerveux et que, bien loin d'en être la cause, elle n'en est que la conséquence. En effet, dans les cas à terminaison mortelle très rapide (notre cas n° I), on constate que cette prolifération du tissu interstitiel fait défaut et que les signes du processus dégénératif existent seuls. Mais la réaction substitutive se manifeste assez rapidement, en sorte que le processus initial perd peu à peu ses caractères purement dégénératifs.

Spronck a constaté que le processus de réaction du tissu névroglique consécutif au ramollissement anémique était surtout actif vers le quatrième jour après l'expérience telle qu'il la pratiquait; on note alors une prolifération abondante des éléments de la névroglie, et la division karyokinétique des noyaux, principalement dans les parties centrales de la substance grise.

Dans le ramollissement médullaire pathologique, le processus ne se manifeste peut-être pas avec la même précocité, car d'abord les phénomènes initiaux ne sont pas aussi rapides, puis le rétablissement de la circulation qui favorise ce mouvement réactionnel n'est ni aussi complet, ni aussi prompt; cependant on constate à un moment donné l'augmentation du réseau névroglique et la prolifération des éléments cellulaires de ce tissu, à mesure que s'accentue la destruction des éléments nerveux.

Les préparations histologiques montrent alors un réseau névroglique abondant, dans les mailles duquel sont amassés les produits de désintégration, sous forme de corps granuleux, de granulations albumino-graisseuses libres, de fragments de cylindres-axes variqueux et granuleux, de moignons de cellules nerveuses, etc.

Le tissu de *sclérose névroglique*, qui est l'aboutissant du processus de réaction que nous venons de décrire, ne présente pas le même aspect suivant les régions considérées de la moelle.

Dans la substance grise, il est en général moins dense que dans la substance blanche ; le tissu est friable, comme formé d'une fine dentelle dans les mailles de laquelle sont contenus les débris des éléments nécrosés. Aussi, sur les coupes de la moelle à l'état frais, trouve-t-on souvent une dépression correspondant à chacune des cornes antérieures. Après durcissement dans le bichromate, le tissu effondré et rétracté peut donner lieu à une sorte de cavité artificielle.

Dans la substance blanche, au contraire, le tissu névroglique scléreux présente une densité bien plus marquée.

Pour examiner les détails de structure de ce tissu, il faut traiter les coupes par l'acide acétique et la potasse qui gonflent les éléments névrogliques, puis les laver à l'alcool et à l'éther, qui font disparaître les produits graisseux de désintégration. Dans ces conditions, lorsque la destruction des éléments nerveux est complète, on obtient des préparations très nettes où le réseau névroglique apparaît comme presque pur, on n'y trouve plus comme tissus étrangers que les vaisseaux, avec leurs altérations propres et leurs gaines conjonctives épaissies, et les petits foyers d'infiltration ou de sclérose gommeuse, lorsqu'ils existent.

On observe alors que le tissu fondamental de la substance grise est constitué par un réseau extrêmement délicat, résultant de l'enchevêtrement des filaments émanés des cellules névrogliques. Celles-ci sont remarquablement nombreuses et volumineuses, présentant les signes plus ou moins évidents de la prolifération, selon l'âge du processus. Ce tissu est très peu résistant, il est souvent effondré dans les parties centrales des cornes antérieures. Au pourtour du canal central, il est au contraire plus épais et forme un feutrage serré.

Les vaisseaux sanguins se distinguent nettement par leurs parois fibreuses épaisses, formées d'un tissu conjonctif dans lequel prédomine, suivant les cas, le tissu fibreux ou l'élément embryonnaire. Quelques cellules nerveuses, qui n'ont pas été détruites par le processus, persistent dans les mailles du tissu, et présentent les aspects que nous avons décrits.

Dans la substance blanche, la disposition du tissu névroglique varie suivant les points considérés et suivant le sens des coupes. Les cellules araignées sont encore très nombreuses, les fibrilles névrogliques se groupent en faisceaux diversement orientés.

Sur les coupes transversales, on voit que dans les cordons antéro-latéraux, les fibrilles transversales affectent, en général, une disposition radiée, elles forment des travées qui se dirigent du centre de la moelle vers la périphérie, et offrent une épaisseur proportionnelle à l'ancienneté de la lésion. Cette disposition est cependant fréquemment modifiée, et le tissu forme alors un feutrage compliqué, dont les fibres affectent toutes les directions. Les mailles sont occupées par les produits de la dégénération : corps granuleux et tubes nerveux plus ou moins reconnaissables. L'abondance de ces détritus diminue à mesure que le processus devient plus ancien et que le tissu névroglique s'organise.

Dans les cordons postérieurs, le tissu de sclérose est toujours proportionnellement plus dense ; sur les coupes transversales, il affecte souvent la forme de tourbillons névrogliques analogues à ceux qui ont déjà été signalés dans d'autres affections de la moelle.

En dehors des fibres enchevêtrées qui apparaissent sur les coupes transversales, on trouve sur les préparations de nombreux faisceaux de fibrilles coupées transversalement qui apparaissent comme de petits points colorés en rouge par le carmin. C'est surtout sur les coupes longitudinales que l'on observe très bien la disposition des fibrilles qui ont cette direction. On constate alors, et principalement dans les cordons postérieurs, que les fibrilles névrogliques se disposent en faisceaux extrêmement épais. Sur les préparations débarrassées des détritus granulo-graisseux, elles forment des larges bandes continues où l'on ne trouve que des fibrilles ondulées et parallèles, de toute longueur, qui s'écartent souvent pour laisser une place à un vaisseau (pl. IV, fig. 1).

On peut dire que la densité du tissu et la régularité du dessin sont d'autant plus remarquables que la lésion est plus ancienne.

Ces aspects ont déjà été indiqués dans la syphilis médullaire par Goldflam (obs. 126).

Mais la névroglie ne revêt pas toujours un aspect aussi régulier. Dans certains points des cordons postérieurs, elle forme des amas inextricables sans ordination. Fréquemment, on observe, au milieu d'un foyer de corps granuleux, une sorte de noyau de sclérose névroglique d'où irradient des travées qui vont rejoindre le tissu de même nature tassé à la périphérie du foyer.

La névroglie se dispose aussi en anneaux concentriques autour des vaisseaux altérés, mais ne fait pas corps avec la gaine conjonctive de ces vaisseaux (pl. III, fig. 1).

Les tourbillons et les faisceaux ondulés parallèles de fibrilles névroglïques ont été décrits dans la sclérose en plaques par Weigert; dans la maladie de Friedreich, par MM. Dejerine et Letulle; par M. Chaslin, dans les lésions de l'écorce du cerveau des épileptiques. On les a vus dans la sclérose du tabes vulgaire et dans la tumeur de la syringomyélie. En effet, le tissu interstitiel propre aux centres nerveux, lorsqu'il est le siège d'une inflammation primitive ou simplement réactionnelle, ne saurait reproduire comme résultat un type de sclérose autre que la sclérose névroglique.

De même que le tissu fibreux de cicatrice est l'aboutissant de l'inflammation du tissu conjonctif, la sclérose névroglique est le dernier terme de l'inflammation du tissu névroglique. Mais le tissu fibreux ne représente pas toujours une cicatrice vulgaire; il peut, par son isolement, son état de pureté, l'intégrité des parties voisines, prendre l'aspect d'une tumeur autonome et constituer alors le fibrome. Il en va de même pour la gliose des centres nerveux, lorsque la sclérose névroglique se présente avec des caractères de pureté complète; en l'absence de lésions des vaisseaux et du tissu conjonctif périvasculaire, on est en droit de la considérer comme une production spéciale dont la nature peut être rapprochée de celle du fibrome. C'est ainsi que, dans la plupart des cas de syringomyélie, le gliome central a l'aspect d'une tumeur énucléable, composée d'un tissu homogène, véritable « *fibrome* » névroglique qui refoule le tissu nerveux voisin.

L'origine de la gliose pure n'est certes pas plus claire que celle du fibrome, cependant la gliose peut être aussi différente de la sclérose névroglique, tout en présentant le même aspect, que le fibrome l'est du tissu fibreux d'une cicatrice vulgaire; et si l'on considère le fibrome comme le résultat d'un vice dans le développement du tissu conjonctif, il sera logique d'appliquer la même conception à la sclérose névroglique.

La sclérose névroglique décrite par M. Chaslin dans le cerveau des épileptiques, et par MM. Dejerine et Letulle dans l'ataxie héréditaire, se présenterait précisément avec ces caractères de pureté et d'autonomie qui autorisent jusqu'à un certain point à considérer l'altération de ces affections familiales comme une lésion d'évolution.

Cela dit en passant, nous ferons remarquer, pour en revenir au sujet qui nous occupe, que l'hyperplasie névroglique qui, dans la syphilis médullaire, constitue en certains points un tissu très dense et presque pur, s'accompagne, d'autre part, de modifications importantes portant sur les vaisseaux et le tissu conjonctif périvasculaire. Nous avons vu quelles étaient au début les altérations des *vaisseaux* ; pendant que se développe le processus d'altération secondaire du parenchyme médullaire, les lésions des vaisseaux évoluent pour leur propre compte, et le processus qui les atteint n'offre aucune solidarité avec celui que présente le tissu médullaire environnant.

La paroi vasculaire d'abord infiltrée dans sa totalité subit une dégénérescence hyaline qui porte principalement sur les couches internes (pl. IV, fig. 3). L'infiltration des couches externes persiste, au contraire, plus longtemps, et, lorsqu'elle avance en âge, elle fait place à un tissu fibrillaire dense, de nature conjonctive. La gaine lymphatique est le plus souvent englobée dans cet épaississement scléreux et oblitérée. Mais on trouve toujours une limite tranchée entre la gaine conjonctive périvasculaire, plus ou moins confondue avec la paroi du vaisseau, et la zone névroglique annulaire qui l'entoure. La séparation est des plus nettes lorsque la partie externe de la paroi vasculaire est encore totalement infiltrée de noyaux, tandis que le tissu névroglique environnant, dont elle est séparée le plus souvent par une fente, est presque uniquement fibrillaire (pl. III, fig. 1).

D'autre part, l'infiltration du tissu des *méninges* fait peu à peu place à la sclérose ; la membrane n'offre alors le plus souvent qu'un faible épaississement et il n'y a pas généralement d'adhérence marquée avec le tissu scléreux sous-jacent de la moelle. Ici encore, il est facile d'établir une distinction entre le tissu conjonctif des travées fibreuses épaisses de la pie-mère et le tissu névroglique de la moelle, il n'y a d'ordinaire aucune continuité de tissu.

Cependant, de même que dans les premières périodes du processus les travées conjonctives qui accompagnent les vaisseaux sont des lieux de prédilection pour l'infiltration, ces travées forment plus tard des bandes conjonctives plus ou moins épaisses qui pénètrent dans l'intérieur de la moelle ; mais cette disposition n'atteint le plus souvent qu'une importance minime, et tout compte fait, lorsque l'affection est arrivée au dernier terme de son évolution, l'épaississement de la pie-mère ne représente en général qu'une lésion accessoire.

Nous avons décrit dans ses grandes lignes l'évolution de l'altération de la moelle consécutive aux lésions vasculaires de la syphilis, lorsque cette altération revêt la forme d'un foyer de ramollissement développé assez rapidement. Dans ce cas, les différents stades du processus sont assez tranchés pour qu'on puisse distinguer une première période de destruction des éléments nerveux suivie d'une période de réaction substitutive du tissu névroglique. Pour les formes à évolution lente, cette division est moins facile à établir ; les éléments nerveux ne subissent pas en bloc les effets d'une suppression rapide et plus ou moins complète de l'apport sanguin ; le ralentissement progressif de la circulation dans des régions disséminées produit des altérations plus lentes et plus diffuses des éléments nerveux, la nécrose de ceux-ci se produit de ci, de là, et inégalement. Les modifications du tissu conjonctif interviennent bientôt, se mêlent au processus de nécrose des tubes nerveux et les apparences sont des plus complexes.

Ajoutons que l'affection n'est pas toujours une dans sa marche ; plusieurs foyers de ramollissement peuvent se produire à échéances variables, une nécrose brusque peut survenir au milieu d'un processus lent. Aussi trouve-t-on dans la moelle, à côté de lésions très avancées, des altérations dégénératives de date récente. Un foyer ancien cicatrisé pourra être contigu à un ramollissement tout frais, etc. ; souvent même c'est ce nouveau foyer de ramollissement qui coupe court à une marche chronique de l'affection.

Dans les cas de ramollissement aigu comme dans les formes à évolution lente, en dehors des foyers de nécrose constituée, on constate dans les parties relativement saines, des altérations du parenchyme nerveux représentées par le gonflement du tissu névroglique surtout des cellules araignées, une dilatation de la gaine de myéline, l'hypertrophie des cylindres-axes, enfin un certain nombre d'altérations légères qui marquent l'état de souffrance d'un parenchyme mal irrigué, mais pas aussi fortement anémié que les régions franchement nécrosées. Ces légères modifications s'observent dans les zones voisines des foyers de ramollissement et quelquefois dans des parties très étendues de la moelle.

Dans les régions qui sont le siège de la dégénération secondaire (cordon de Goll, faisceaux pyramidaux, etc.), la destruction des tubes nerveux se fait par le processus ordinaire, les corps granuleux abondent et le tissu névroglique ambiant entrant en activité se substitue peu à peu aux tubes détruits. Une fois constituée, la sclérose névroglique présente les mêmes aspects que celle des foyers d'altération primitive. La zone scléreuse est traversée par les tubes persistant qui n'ont pas été interrompus dans leur parcours et se montrent absolument intacts. Quels que soient la rapidité et le mode de destruction des éléments nerveux (dégénérescence secondaire ou nécrose anémique), la sclérose névroglique est le terme final du processus dans le cas qui nous occupe. Au fur et à mesure que la lésion vieillit, elle prend des apparences plus nettes, la sclérose s'épaissit, la région se rétracte et la moelle, d'une consistance plus ferme, est souvent déformée. Les produits de désintégration des éléments nerveux disparaissent peu à peu, les corps granuleux de plus en plus rares persistent cependant fort longtemps. Indépendamment de ceux qui, frappés de mort, restent accumulés en foyers, on peut dire qu'on en trouve, tant qu'il existe un tube nerveux en voie d'altération.

Mais à la longue, le processus s'éteint complètement et l'on trouve une sclérose névroglique dense envahissant des régions plus ou moins étendues de la moelle. La limite qui sépare les zones scléreuses des parties saines est en général assez irrégulière ; en dehors des segments où la dégénérescence secondaire existe seule, on n'observe pas cette séparation nette qui caractérise les altérations de la sclérose en plaques.

Dans le tissu de sclérose, on voit des vaisseaux énormes, hyalins, entourés d'un manchon fibreux, les uns offrant encore une petite lumière centrale ; les autres, complètement oblitérés, formant un cordon plein, homogène, avec quelques noyaux fusiformes, parfois un débris de membrane élastique ondulé, et souvent des vaisseaux néoformés.

On trouve aussi souvent dans les zones sclérosées, des tubes nerveux parfaitement constitués et qui se distinguent nettement sur le tissu dense qui les environne (pl. IV, fig. 5). Ces quelques tubes qui ont échappé à la nécrose primitive ont été respectés par le développement de la névroglie qui n'a qu'un rôle de substitution. Leur nombre est variable et naturellement en rapport avec le degré plus ou moins accentué de l'anémie qui a produit le ramollissement. Cette persistance de tubes isolés au milieu des zones altérées est plus ordinaire dans les cas où la nécrose anémique s'établit progressivement. Dans le ramollissement aigu, tous les éléments de la région anémiée sont frappés de mort en bloc et aucun tube n'échappe à la nécrose.

Dans les cas très anciens et arrêtés dans leur évolution, la pie-mère et le tissu médullaire des segments de moelle respectés possèdent souvent des vaisseaux à parois épaisses et fibreuses mais à lumière largement béante et suffisante pour le maintien de la circulation. Particularité remarquable, ces vaisseaux épaissis mais perméables sont dans la moelle en contact avec des tubes nerveux absolument sains, ce qui prouve que la sclérose du tissu nerveux, quand elle existe, n'est nullement le fait de l'extension d'une sclérose périvasculaire. La pie-mère de ces régions est elle-même le plus souvent intacte, et en effet, le processus primitif frappe d'abord la paroi vasculaire ; arrêté dans ses progrès, il évolue vers la sclérose avant que l'altération ait franchi les limites de sa localisation primitive et gagné le tissu propre de la pie-mère (fig. 28).

Une question qui se pose à la fin de l'étude de la destruction des éléments nerveux, c'est celle de leur *régénération*. La destruction des éléments nerveux une fois consommée est-elle définitive, ou bien au contraire, certains de ces éléments dont les centres trophiques sont respectés peuvent-ils se régénérer ? La solution de cette question présente un grand intérêt pour l'interprétation de certaines constatations cliniques.

Il est bien évident que sans faire intervenir la régénération des éléments détruits, bien des particularités anatomiques, comme la limitation d'un processus d'abord étendu d'une façon diffuse, le retour de la circulation après rupture momentanée d'équilibre dans des parties non encore frappées de mort, peuvent donner la raison de l'amélioration que l'on observe, la période des accidents graves une fois passée. Mais on voit des malades qui, après avoir présenté pendant des mois et des années des phénomènes de paraplégie spasmodique très intense avec contracture extrême allant jusqu'à produire l'impotence fonctionnelle, bénéficient au bout d'une longue période d'une amélioration très lente et progressive qui les amène à un état assez satisfaisant. Il est possible alors que la régénération des tubes nerveux joue un rôle important dans cette amélioration.

Voyons d'abord ce que nous apprennent les expériences des physiologistes.

Kempten (1) a observé chez des pigeons une cicatrisation complète de la moelle après une simple section transversale.

Flourens (2) a constaté qu'une section longitudinale du renflement lombaire chez un lapin était à peu près complètement guérie au bout de trois mois et que les mouvements étaient rétablis. Une section transversale était suivie du même résultat.

M. Brown-Sequard (3) ayant coupé la moelle transversalement au niveau de la cinquième racine dorsale chez un pigeon, l'animal recouvra graduellement les mouvements d'abord supprimés et même les fonctions génitales. La pièce anatomique fut examinée par Robin qui observa la réunion des conducteurs nerveux au niveau de la section cicatrisée. Sur un autre pigeon, on constata encore la régénération des fibres nerveuses.

Les expériences de Masius et Vanlair (4) fournissent des renseignements encore plus explicites. Ces auteurs ont observé non seulement la réunion des fibres sectionnées, mais même la régénération de parties étendues de la moelle après des pertes de substance considérables. D'après leurs descriptions, les tubes nerveux en voie de régénération présenteraient d'abord l'aspect des fibres de Remak et les cellules nerveuses elles-mêmes pourraient se reproduire.

Il est vrai que les expériences de Masius et Vanlair ont été pratiquées sur la grenouille, mais Paul Dentan (5), ayant pratiqué sur

(1) KEMPTEN. Cité par LEYDEN. *Mal. de la moelle*, p. 61.

(2) FLOURENS. *Annales des sciences naturelles*, 1828, t. XIII, p. 113.

(3) BROWN-SEQUARD. Sur la faculté de régénération des plaies de la moelle épinière. *Méd. exam.*, 1852, p. 379. — Régénération des tissus de la moelle épinière. *Comptes rendus de la Société de biologie*, 1850 ; *Gazette médicale*, 1850.

(4) MASIUS et VANLAIR. Recherches expérimentales sur la régénération anatomique et fonctionnelle de la moelle épinière. *Mém. de l'Acad. roy. de méd. de Belgique*, Bruxelles, 1870.

(5) PAUL DENTAN. *Quelques recherches sur la régénération fonctionnelle et anatomique de la moelle épinière*. Dissertation inaugurale, Berne, 1873.

des chiens nouveau-nés des sections et même des excisions de la
moelle, a pu constater également la régénération du tissu nerveux et
le rétablissement des fonctions. Dans le point de réunion, au milieu
du tissu de cicatrice, on trouvait des capillaires néoformés et des
fibres nerveuses grêles et pâles, mais pas de cellules nerveuses.

Sans pousser plus loin la revue des études expérimentales analogues qui ont été instituées depuis, nous enregistrerons ce fait que, pour
les tubes nerveux au moins, la régénération est possible. Celle des
cellules nerveuses est bien plus discutable malgré les constatations
de Masius et Vanlair; ces éléments autonomes et isolés une fois
détruits, aucune puissance trophique n'intervient pour amener leur
reproduction.

Les tubes nerveux, au contraire, ne sont que de simples conducteurs
dont l'existence est subordonnée à celle du centre trophique dont ils
émanent. Dans la moelle comme dans les nerfs périphériques, ils sont
capables de se régénérer tant que ce centre persiste, à la condition
que la cause de destruction qui les intéressait sur leur parcours cesse
d'exister. Nous avons vu que dans le ramollissement médullaire par
lésions syphilitiques des vaisseaux, l'anémie, pour intense qu'elle est
tout d'abord, ne persiste pas complètement et que la vitalité reprend
d'ordinaire dans les régions altérées. La cause principale de destruction disparaît donc au bout d'un certain temps. Reste la sclérose
névroglique dont la présence s'oppose évidemment au rétablissement
de la structure normale, mais ce processus est purement secondaire,
la sclérose n'est que substitutive, elle n'attaque pas directement l'élément nerveux qu'elle remplace seulement après sa destruction, elle
cesse d'évoluer dès que la dégénération est arrêtée. Aussi bien les
cylindres-axes de nouvelle formation peuvent-ils se prolonger dans les
interstices laissés par le tissu de cicatrice sans subir d'altérations. On
comprend cependant que les régions déjà envahies par un tissu de
sclérose dense ne peuvent être pénétrées par les tubes néoformés, en
sorte que cette régénération ne doit être que partielle et même fort
incomplète. En examinant minutieusement les régions scléreuses dans
les cas anciens de syphilis médullaire, on trouve de petits cylindres-
axes isolés nettement arrondis et parfaitement colorés, entourés d'une
très mince gaine de myéline ou paraissant nus. Peut-on considérer
ces cylindres-axes comme l'analogue des fibres de Remak décrites par

Masius et Vanlair; représentent-ils des tubes nerveux en voie de régénération? C'est une question à laquelle il est difficile de répondre. Nous constaterons seulement qu'une réponse affirmative s'accorderait bien avec les particularités cliniques que nous avons signalées. « La clinique, dit Leyden (1), nous fait envisager comme vraisemblable la faculté de régénération de la moelle chez l'homme sans pourtant la prouver d'une manière précise. A la suite de blessures, d'hémorrhagies et de ramollissement, il n'est pas rare de constater des améliorations graduelles si frappantes que force est d'admettre une régénération partielle des endroits lésés. » Ces considérations s'appliquent pleinement à la syphilis médullaire.

D. — Particularités dans l'évolution des lésions. Formes anatomiques spéciales

Nous n'avons envisagé, jusqu'ici, que la lésion principale du tissu nerveux, celle qui résulte des altérations des vaisseaux ou de la pie-mère considérée comme membrane nourricière de la moelle. Il existe encore un certain nombre d'autres modifications qui, sauf exception, n'ont qu'une importance secondaire.

L'inflammation spécifique d'abord localisée au système vasculaire et au système lymphatique de la pie-mère peut dans quelques cas s'étendre davantage et envahir le parenchyme nerveux lui-même. On voit alors l'infiltration émanée du tissu de la pie-mère ou d'un vaisseau intramédullaire gagner le parenchyme voisin et constituer un tissu embryonnaire dense qui pénètre dans la moelle sous forme de coin ou apparaît comme un îlot en pleine substance. Cette prolifération intéresse des portions de parenchyme resté sain jusque-là ou déjà atteint par la dégénérescence ; elle se présente dans tous les cas avec des apparences particulières qui permettent d'en reconnaître l'origine et de la distinguer des autres modifications pathologiques que nous avons décrites. L'infiltration spécifique, qu'elle ait pour origine la pie-mère ou un vaisseau de cette membrane, ou qu'elle se développe autour d'un vaisseau situé dans le tissu même de la moelle, est formée par un amas de cellules embryonnaires qui tantôt se groupent en un nodule assez nettement circonscrit, tantôt s'éten-

(1) Leyden. *Loc. cit.*, p. 62.

dent d'une façon diffuse dans le tissu environnant. Il ne s'agit là, en somme, que d'une extension du processus qui atteint primitivement les parois des vaisseaux et les gaines périvasculaires, puis les fentes lymphatiques de la pie-mère et qui préside à la formation des petites gommes miliaires dont nous avons déjà parlé au début de cette description.

Nous insisterons sur ce fait que, si ces lésions ont une extrême importance au point de vue de la caractéristique du processus, elles ne sont en général qu'assez peu développées et souvent tardives, la lésion principale étant la nécrose anémique du parenchyme nerveux. Ces infiltrations gommeuses se reconnaissent à la disposition confluente des noyaux embryonnaires et à la présence fréquente de cellules géantes ; enfin quelquefois, bien qu'assez rarement, et seulement lorsque la néoplasie est considérable, on observe des signes de dégénérescence caséeuse centrale. Ces modifications pour n'être pas absolument spéciales à la syphilis permettent au moins d'établir une distinction formelle entre l'infiltration gommeuse et les autres altérations qui atteignent les régions voisines.

Plus tard, lorsque l'affection est plus ancienne, les régions qui ont été envahies par l'infiltration syphilitique se distinguent encore des parties où siège la sclérose névroglique consécutive à la nécrose anémique. En effet, l'infiltration gommeuse cicatrisée prend l'aspect d'un tissu conjonctif très dense qui souvent se dispose en forme de coin reposant par sa base sur la pie-mère, avec le tissu de laquelle il se continue, et s'enfonçant plus ou moins profondément dans le parenchyme médullaire. Dans quelques cas, l'inflammation de la pie-mère a déterminé une adhérence des membranes extérieures et l'on peut observer, comme dans notre cas n° III (fig. 15), des points où les trois membranes soudées et la partie adjacente du tissu médullaire forment une masse continue constituée par du tissu fibreux de cicatrice.

Aux altérations portant sur la moelle même, il faut joindre les lésions qui atteignent directement les *racines* et entrent en ligne de compte dans la détermination des symptômes et aussi dans la production de zones de dégénération secondaire dans la moelle. Pour les racines antérieures, il y a d'abord une cause banale de destruction des tubes, c'est la dégénérescence wallérienne secondaire aux altéra-

tions des cellules des cornes antérieures ; mais les lésions radiculaires sont surtout une conséquence directe de l'inflammation qui
envahit les tissus vasculaire, lymphatique et conjonctif des cordons.
Ici, on trouve très nettement le point de départ de l'infiltration dans
la paroi des vaisseaux ; elle s'insinue ensuite dans les espaces
conjonctifs interfasciculaires et envahit ainsi le corps de la racine
(pl. I, fig. 6).

La destruction des tubes nerveux dans les racines semble résulter
plutôt de l'envahissement progressif par l'infiltration que des troubles
circulatoires ; en effet, dans les formes qui se terminent par une mort
rapide, alors que l'infiltration n'est pas encore très développée et
qu'elle reste localisée aux régions périvasculaires, les racines sont
peu altérées, tandis que la nécrose de la moelle est très intense. Il en
était ainsi dans notre cas n° I.

Au contraire, lorsqu'une certaine durée de l'affection a permis
l'extension de l'inflammation, le périnèvre est épaissi et infiltré, les
tubes nerveux sont détruits par l'infiltration qui envahit le corps du
faisceau.

Dans la suite, lorsque les lésions sont cicatrisées, le cordon radiculaire est composé d'un tissu scléreux qui diffère de la sclérose
névroglique de la moelle par la prédominance de l'élément conjonctif.

Les altérations radiculaires sont le plus ordinairement peu accentuées, cependant, dans quelques cas, elles prennent une importance
capitale ; aussi quelques auteurs ont-ils admis une forme spéciale de
névrite et périnévrite spinales fibreuses et gommeuses (1).

Les phénomènes d'inflammation des méninges, l'envahissement de
la moelle par l'infiltration gommeuse, la production de néoplasies
circonscrites présentent une extension plus ou moins marquée dans
les cas ordinaires de syphilis médullaire, mais ils sont en général
assez peu développés. Toutefois, un certain nombre de *formes anatomiques spéciales* résultent du développement exagéré de ces
altérations.

Ainsi, on observe dans quelques cas une inflammation gommeuse
considérable des méninges, donnant lieu à ces dépôts épais qui ont
été constatés dans plusieurs autopsies à la surface des membranes.

(1) JUERGENS. Ueber Syphilis des Rückenmarks und seiner Häute. *Charité Annalen*, 1885, p. 729.

L'inflammation détermine leur adhérence, puis la sclérose s'établit et ainsi se trouve constituée la *pachyméningite syphilitique.*

D'autres fois, l'infiltration gommeuse développée autour d'un vaisseau des méninges ou de la moelle prend l'aspect d'une néoplasie circonscrite et forme une tumeur volumineuse. Il s'agit alors d'un de ces cas rares de *gomme de la moelle.*

Mais ce ne sont là, en somme, que des formes exceptionnelles, et l'altération du tissu médullaire, dans ces cas, résulte à la fois de la compression et des troubles circulatoires, car, ni les lésions vasculaires ni leurs conséquences que nous avons décrites ne sont exclues de ces formes spéciales.

§ 2. — **Les symptômes.**

CONSIDÉRATIONS GÉNÉRALES

Les manifestations cliniques de la syphilis médullaire revêtent des aspects multiples, en raison de la variabilité des lésions. Cependant, puisque, ainsi que nous avons essayé de le démontrer, certaines altérations extramédullaires comme les lésions osseuses du rachis, et d'autres manifestations intrinsèques comme la pachyméningite et les gommes circonscrites, sont des phénomènes rares, il reste une certaine fixité dans le processus des altérations vasculaires et méningées qui constituent la majorité des cas. On doit donc observer une ressemblance entre les différents types cliniques qui répondent à ces altérations ; et de fait, l'étude des observations publiées jusqu'ici permet de décrire un type clinique assez constant qui répond au plus grand nombre des cas.

Toutefois, il existe bien des variantes même de cette forme commune, et il est assez facile d'en rendre compte si l'on veut bien se rappeler que le processus, tout en restant le même, peut être plus ou moins rapide, atteindre la moelle à des hauteurs variables, être plus ou moins étendu, rester cantonné à la moelle ou s'accompagner d'altérations analogues dans d'autres parties des centres nerveux, comme le cerveau ou le mésocéphale. Enfin, pour être généralement diffuses, les altérations vasculaires peuvent quelquefois prédominer dans certains systèmes de vaisseaux et donner lieu à des symptômes qui rappellent certaines affections systématiques de la moelle.

A toutes ces différences dans l'évolution et la localisation du processus anatomique correspondent des variations dans l'aspect, la marche, l'intensité et la complexité des symptômes. En laissant de côté les formes compliquées de symptômes cérébraux importants (*formes cérébro-spinales* proprement dites), les *formes pseudo-systématiques* et celles qui correspondent à une lésion anatomique spéciale (*pachyméningite, gommes, syphilis osseuse du rachis*), nous décrirons d'abord la *forme commune*.

La plupart des auteurs qui ont étudié la paraplégie syphilitique établissent une distinction formelle entre les cas qui apparaissent rapidement et ceux qui évoluent au contraire lentement ; et pour eux, *formes aiguës* et *formes chroniques* répondent à peu près à la division en *formes graves* et *formes moyennes* ou *bénignes*.

L'exactitude de ce parallèle n'est pas absolue. Intensité et soudaineté sont en général deux caractères associés, mais ils ne sont nullement inséparables l'un de l'autre. Si, en effet, c'est le plus souvent la grande extension des lésions vasculaires qui détermine dans la moelle des lésions à la fois rapides et étendues, il pourra se faire qu'une lésion développée assez rapidement soit circonscrite et que les symptômes après une entrée en scène bruyante se modèrent promptement en constituant une forme bénigne.

Aussi bien, des altérations progressives pourront s'étendre lentement, mais envahir des régions considérables, et l'on verra l'affection, d'abord bénigne, s'accentuer progressivement ou même s'aggraver par des accidents brusques.

On n'a pas encore tenté jusqu'ici de donner une description clinique complète de la syphilis médullaire, et, à part le mémoire de Erb (1), qui fournit un tableau assez net de la forme la plus commune, et l'ouvrage de Gajkiewicz (2), on ne trouve dans les différents auteurs que des indications isolées sur la nature et la marche des symptômes.

Nous n'entreprendrons point ici l'historique de la partie clinique de la syphilis médullaire, nous étant déjà attaché à rechercher dans les auteurs les lésions dont la connaissance a permis d'établir l'identité de cette affection.

Avant la publication de Erb, nous signalerons seulement, comme travaux récents fournissant des indications cliniques d'ensemble, ceux de MM. Gros et Lancereaux, Ladreit de La Charrière, Zambaco, Leyden, Fournier, Mauriac, Hutchinson, Boadbent, Ross, Caizergues, Julliard, Savard, Oppenheim, Siemerling, Jürgens, Proux, Gilbert et Lion, Breteau (3), etc. Enfin

(1) ERB. Ueber syphilitische Spinalparalyse. *Neurolog. Centralbl.*, mars 1892.
(2) GAJKIEWICZ. *Syphilis du système nerveux*. Paris, 1892.
(3) Voir *Index bibliographique*.

la question a été bien éclairée par les travaux de fraîche date de MM. Gajkiewicz, Kuh, Goldflam, Lamy (1).

Tous ces auteurs séparent les formes aiguës et les formes chroniques, qui offrent des différences non seulement dans la rapidité et la gravité des symptômes, mais aussi dans leur nature : la paralysie flasque, l'atrophie musculaire et les troubles trophiques graves étant surtout l'apanage des formes aiguës et graves, au contraire les phénomènes spasmodiques caractérisant les formes chroniques et d'intensité moyenne.

Caizergues (2) signale l'exagération ordinaire des réflexes et la rareté de leur abolition. Julliard (3) remarque que bien souvent les troubles de la sensibilité, par leur légèreté, « contrastent étrangement avec l'intensité des lésions motrices ». Vinache (4) fournit un certain nombre d'indications sur le début et l'évolution de l'affection. Les premiers symptômes seraient un sentiment de torpeur, de lourdeur et des douleurs irradiées dans les jambes et dans le tronc, ou bien des troubles génito-urinaires. L'auteur fait ressortir la marche oscillante des manifestations, la dissémination et la « fragmentation » des symptômes, la prédominance des troubles moteurs et l'association possible d'autres symptômes nerveux d'origine extraspinale.

D'après Hammond (5), il existerait une forme assez tardive, débutant par une douleur irradiée de la région rachidienne vers les extrémités, et se caractérisant ensuite par une raideur musculaire qui s'installe progressivement. Alors survient la paraplégie qui envahit une jambe, puis les deux. La sensibilité n'est que peu intéressée, les sphincters au contraire sont troublés dans leur fonctionnement. L'anesthésie et les troubles trophiques graves n'apparaissent que tardivement. La guérison lente s'observe. Mais la paralysie peut apparaître rapidement et être complète en quelques jours. Dans ce cas, elle constitue le premier symptôme, ou n'est précédée que de quelques troubles vagues dans les membres inférieurs. Les troubles urinaires et les altérations du décubitus sont très accentués, et le

(1) Voir *Index bibliographique*.
(2) CAIZERGUES. Thèse, Montpellier, 1878.
(3) JULLIARD. Thèse, Lyon, 1879.
(4) VINACHE. Thèse, Paris, 1880.
(5) HAMMOND. *A treatise on the diseases of the nervous system*, 1880.

pronostic grave. Le traitement est sans action sur cette forme, qui aboutit ordinairement à la mort par infection septique.

Proux (1) a observé plusieurs exemples de cette forme aiguë à début brusque et a remarqué que, peu de temps après l'infection syphilitique, l'état général du malade s'affaiblit, il apparaît dans les reins des douleurs vagues qui se propagent dans les jambes, celles-ci sont le siège de fourmillements et présentent une faiblesse et une lourdeur inaccoutumées. Bientôt se manifestent les symptômes paralytiques qui, en moins de vingt-quatre heures, obligent le malade à prendre le lit. Les cas à début brusque observés par Proux présentent ceci de remarquable qu'ils n'ont pas été aussi graves qu'ils le sont d'ordinaire. L'auteur a, en effet, constaté dans la plupart une amélioration très prononcée et même la guérison complète ou à peu près. Ce fait prouve bien que la soudaineté du début ne commande pas nécessairement un pronostic grave. Un trouble circulatoire passager peut être l'origine d'une paralysie brusque qui ne persistera pas, à la condition que l'anémie du segment médullaire intéressé n'ait pas duré assez longtemps pour amener la nécrose du tissu nerveux. Le même phénomène s'observe dans les paralysies par artérite cérébrale.

Proux indique aussi la possibilité d'un début progressif; dans ce cas, la paralysie commence généralement par un côté avant d'intéresser les deux membres, elle va très rarement jusqu'à l'impotence fonctionnelle complète. La vessie, le rectum et les fonctions génitales sont régulièrement intéressés. Les troubles de la sensibilité objective existent toujours, mais sont très modérés; quant aux douleurs, elles sont d'importance très variable et n'ont rien de caractéristique. Les troubles trophiques sont peu accentués, l'atrophie musculaire est modérée et ne s'accompagne pas de modifications dans les réactions électriques.

La marche de la myélopathie est oscillante, les accidents aigus peuvent récidiver.

Breteau (2) décrit aussi deux formes.

Une forme à marche lente, qui commence souvent par des douleurs, douleurs lombaires et en ceinture, sourdes, irradiées, quelquefois très intenses. Puis apparaissent dans les membres inférieurs un sen-

(1) PROUX. Thèse, Bordeaux, 1886-1887.
(2) BRETEAU. Thèse, Paris, 1889.

timent de lourdeur, de l'engourdissement et des fourmillements dans les extrémités. Avec la faiblesse musculaire, la marche devient hésitante, sautillante, les pieds traînent sur le sol, dont ils heurtent les aspérités, les chutes sont fréquentes. Les réflexes rotuliens sont exagérés. La perception du contact et de la température est ordinairement altérée, tandis que les autres modes de la sensibilité sont respectés. Il existe des troubles de la miction et de la défécation dès le début ou dans le cours de l'affection.

Enfin les symptômes, bien que n'étant jamais absolument unilatéraux, peuvent prédominer d'un côté.

La forme rapide est précoce; comme la précédente, elle débute souvent par des douleurs, mais les phénomènes paralytiques apparaissent très vite, les troubles moteurs et sensitifs atteignent bientôt leur maximum d'intensité; les sphincters participent à la paralysie (rétention d'urine, puis incontinence); les réflexes sont abolis; les lésions du décubitus précoces. Souvent l'affection revêt une allure ascendante, ou prédomine d'un côté.

Les descriptions de P r o u x et de B r e t e a u nous paraissent représenter un tableau très fidèle des aspects les plus ordinaires de l'affection; elles ont cependant été assez peu remarquées, et il est curieux de constater le peu de place donnée jusqu'ici dans les traités classiques à une affection, en somme, assez fréquente, et souvent bien caractéristique.

Il est, en effet, une forme assez commune, résultant d'une localisation accoutumée des lésions dans la région dorsale, et constituant une véritable entité clinique. Bien de nos maîtres en France ont observé ces malades à démarche spéciale, ne quittant jamais leur canne, infirmes plutôt que malades, capables de travailler, mais toujours incommodés par l'irrégularité de leurs sphincters et qui, pour la plupart, après avoir erré de service en service, allaient échouer à l'hospice de Bicêtre ou à la Salpêtrière.

En les interrogeant, on apprenait que plusieurs mois, plusieurs années auparavant, ils avaient été beaucoup plus paralysés, puis, que leur état s'était amélioré, mais que depuis déjà longtemps ils en étaient au même point; ou bien c'est peu à peu que leurs jambes s'étaient paralysées. En tous cas, les uns et les autres avaient eu des douleurs de reins plus ou moins violentes. Actuellement, ils ne souffrent plus, mais leurs jambes sont raides, ils sont gênés pour uriner ou urinent malgré eux. En les examinant, on trouve une exagération marquée du réflexe rotulien, la force des jambes est presque intacte, mais les mouvements sont embarrassés.

Le malade avouant des antécédents syphilitiques, on le mettait au traitement mixte, sans résultat d'ailleurs le plus souvent, et, après quelques semaines de séjour, il quittait l'hôpital. On connaissait bien ces malades, on se les transmettait d'un service à l'autre avec le diagnostic de *myélite transverse syphilitique*, tout le monde s'entendait sur leur cas, mais personne n'avait entrepris de donner de leur affection une description générale. Le professeur Erb a le premier tracé le tableau suivant.

« Les malades présentent, dans leur maintien, la marche, les mouvements, le tableau de la paraplégie spinale spastique ; les réflexes sont exagérés, mais la contracture est modérée ; la vessie est régulièrement intéressée, par contre la sensibilité n'est que très peu touchée, bien qu'on puisse toujours déceler une certaine atteinte de cette fonction. Il n'y a pas de douleurs considérables, l'atrophie musculaire manque ; les bras, la tête, les nerfs crâniens sont indemnes.

« La marche de l'affection est le plus ordinairement progressive, les symptômes mettent des semaines, des mois et même des années à évoluer ; ce sont des paresthésies, çà et là des douleurs fugaces, de la lassitude, de la faiblesse et de la raideur des jambes, des troubles vésicaux. Ce dernier symptôme reste souvent isolé pendant des mois et des années.

« Dans la suite, l'affection progresse en s'aggravant, tantôt jusqu'à la *parésie* spastique très accentuée, rarement jusqu'à la *paralysie* complète ; la paraplégie complète s'améliore toujours et revient à l'état de parésie spastique. Les malades offrent le type de la démarche spasmodique : ils se traînent lentement, avec de grands efforts, les jambes raides ; on voit qu'à la parésie s'ajoute surtout une raideur musculaire très intense. En effet, l'état paralytique est peu prononcé, il n'y a qu'une parésie plus ou moins marquée, et souvent une force musculaire encore bien développée.

« Un fait encore plus remarquable, c'est le peu de développement de l'état de contracture qui, dans quelques cas, est à peine marqué. On trouve, au contraire, dans les réflexes rotuliens, une exagération plutôt très accentuée que modérée (clonus du pied et de la rotule).

« Les troubles de la sensibilité sont très légers, souvent très difficiles à constater ; on note cependant presque toujours quelques phénomènes subjectifs ; quant aux troubles objectifs, ils manquent très souvent ; ils ne sont, en tous cas, jamais importants et ne s'étendent qu'à quelques-uns des modes de la sensibilité, ou sont peu étendus ; on n'observe pas d'anesthésie (paraplégique) à limite supérieure nette.

« La faiblesse vésicale est presque constante, la paralysie du rectum l'est moins. La rétention et l'incontinence peuvent exister alternativement ou simultanément, ces phénomènes ne sont pas toujours très prononcés ; quelquefois, cependant, il faut user de la sonde pour vider la vessie. Les fonctions génitales sont généralement compromises. Tels sont les principaux symptômes. Le décubitus se produit accidentellement (dans les cas très graves) ; l'atrophie musculaire fait le plus souvent défaut, la réaction électrique reste intacte.

« Les parties supérieures du corps se maintiennent normales ; les bras, le cou, la tête restent libres ; les pupilles, les muscles des yeux sont indemnes ; de même, la mémoire, l'intelligence, la parole, du moins tant qu'il s'agit d'un cas non compliqué.

« Cette description s'applique à la majorité des cas. Il est possible d'observer des variantes dans l'intensité des manifestations : la parésie ou la contracture pourront être plus intenses ou plus faibles, les troubles de la sensibilité ou des sphincters plus ou moins nets, mais en général l'affection reproduit dans ses principaux traits le tableau caractéristique précédent.

« La maladie, dans sa marche, a une tendance évidente à l'amélioration, surtout avec l'aide d'un traitement énergique, si bien que les malades peuvent souvent reprendre leurs occupations, se marier même, etc. Cette amélioration remarquable s'observe dans la moitié des cas. D'autres fois, l'affection reste stationnaire pendant des dizaines d'années, quelquefois même elle progresse jusqu'à la terminaison fatale. »

Au cours de sa description, l'auteur fait remarquer que dans quelques cas l'affection évolue très rapidement et aboutit à la paraplégie complète en quelques jours : paralysie motrice et sensitive, paralysie des sphincters et décubitus (1). Il se demande s'il s'agit là d'une forme spéciale ou bien d'une simple variante dans l'évolution de la forme ordinaire. Nous nous sommes déjà expliqué sur la signification de ces symptômes aigus : ils indiquent simplement une extension plus rapide ou une localisation plus grave de l'altération commune. Et loin de les considérer comme des accidents exceptionnels, nous pensons qu'ils s'observent souvent soit au début, soit dans le cours de la paraplégie spinale syphilitique.

Certes, le tableau clinique tracé par Erb se rapporte à la forme ordinaire de la paralysie spinale syphilitique à sa période d'état ; l'auteur fait même remarquer que, contrairement à l'opinion qui donne comme caractéristique de la syphilis, l'irrégularité et la diffusion des symptômes (Julliard), le type qu'il décrit offre une grande fixité. Mais pour nous, ce n'est là qu'une forme de la myélopathie syphilitique et c'est précisément parce que les circonstances dans lesquelles se produisent les lésions de la moelle sont à peu près identiques dans les différents cas que l'aspect clinique présente une certaine constance. La paraplégie spasmodique succède à une altération transverse de la moelle qui ne détruit pas les centres gris correspondant aux membres inférieurs. Cette seule particularité suffit à établir une profonde différence entre le type clinique que nous étudions et la paralysie constamment flasque et toujours très grave qui résulte de la destruction de ces centres. Dans les conditions ordinaires réalisées par la paraplégie syphilitique commune, la lésion étant moins grave, l'évolution de l'affection présente toutes ses périodes et le tableau clinique est complet. Si le foyer transverse se produit brusquement, il donne d'abord lieu à une paraplégie flasque, puis une fois les premiers accidents dissipés, les symptômes paralytiques s'effacent plus ou moins complètement, et ce sont surtout les phénomènes spasmodiques qui persistent dans les membres inférieurs. Ou bien l'altération s'établit lentement, sans déterminer d'ictus et les symptômes spasmodiques s'installent progressivement.

Mais si la lésion est très étendue, si elle intéresse des centres spinaux importants au lieu de porter sur de simples faisceaux conducteurs, l'affection marche bien plus vite, et une lésion qui ne se dis-

(1) Erb. *Loc. cit.* : « In einzelnen Fällen vird auch eine rapidere Entwicklung des Leidens beobachtet, etc. », p. 162.

tingue de celle de la forme commune que par quelques particularités dans l'étendue ou la localisation donne lieu à un aspect clinique bien différent. La paralysie est étendue, intense, sans rémission ; des troubles marqués de la sensibilité s'y joignent, des lésions trophiques graves se manifestent et l'évolution est rapide.

La phase des phénomènes spasmodiques et l'ensemble des symptômes qui constituent la paralysie spinale spastique ne peuvent donc être réalisés que dans certains cas spéciaux qui permettent la survie du sujet et c'est précisément parce que ce type clinique ne se produit que dans certaines conditions qu'il présente une fixité particulière.

Voici comment nous comprenons l'évolution des symptômes de la paraplégie syphilitique : nous avons essayé de démontrer que les lésions vasculaires commandaient la plupart des altérations du tissu médullaire ; le tableau clinique dépend de l'étendue et de la rapidité d'extension des lésions.

Les premiers symptômes qui traduisent la souffrance de l'axe spinal apparaissent généralement d'une façon insidieuse ; dans d'autres cas, le début est très rapide et peut même être tout à fait foudroyant ; d'autres fois enfin, les symptômes s'accentuent progressivement pour atteindre un degré d'intensité variable. Il est beaucoup plus fréquent de voir, après une première période pendant laquelle les signes restent diffus et assez peu marqués, se produire une aggravation brusque sous la forme d'une *attaque de paraplégie*. Cet accident marque un premier stade dans l'évolution de la maladie, car de deux choses l'une : ou bien la paralysie intense, flasque et accompagnée d'une anesthésie plus ou moins marquée, persiste en raison de l'étendue ou de la localisation des lésions et la mort survient à échéance variable, mais toujours brève ; ou bien les symptômes paralytiques s'amendent et les symptômes spasmodiques s'établissent constituant une nouvelle phase de la maladie qui revêt alors l'aspect clinique classique.

Les malades peuvent d'ailleurs arriver lentement à cette période spasmodique sans passer par l'attaque de paraplégie, ce qui ne les empêche nullement de présenter dans la suite des accidents aigus analogues à ceux qui précèdent d'ordinaire l'établissement des phénomènes spasmodiques.

A. — Période prodromique

A la période d'établissement des altérations vasculaires et méningées correspond une phase clinique déterminée. En effet, les altérations vasculaires ne sont pas tout d'abord assez accentuées pour provoquer la nécrose anémique des éléments nerveux, mais elles produisent des troubles circulatoires diffus et passagers dans des régions variées de la moelle; d'autre part, l'inflammation s'étend aux méninges, peut atteindre les racines d'une façon précoce et toutes ces modifications se traduisent par des symptômes qui indiquent l'état de souffrance de l'organe.

Enfin, la syphilis médullaire est très fréquemment précédée ou accompagnée de troubles cérébraux même en dehors des cas où ces symptômes ont une importance assez marquée pour constituer par leur association avec les symptômes spinaux la forme dite *cérébro-spinale*.

Tous ces phénomènes constituent la *période prodromique* et nous les diviserons, pour en faciliter l'étude, en *symptômes extrinsèques (cérébraux)* et *symptômes intrinsèques (spinaux)*.

La *période prémonitoire* a été mentionnée déjà par plusieurs auteurs, mais c'est surtout M. Lamy qui, dans une thèse récente, l'a présentée avec sa véritable signification et a décrit les différents aspects qu'elle peut revêtir.

a) *Symptômes extrinsèques (cérébraux).*

Si nous plaçons ici la description de signes qui sembleraient devoir sortir du cadre de la forme pure de syphilis médullaire que nous étudions, c'est qu'en réalité ils se présentent avec une grande fréquence dans la période qui précède l'établissement des phénomènes spinaux graves. Le fait n'a rien de surprenant si l'on songe que l'axe cérébro-spinal forme un système continu dont toutes les parties constituées par un même tissu offrent dans une certaine mesure la même impressionnabilité. Le virus syphilitique répandu dans les systèmes sanguin et lymphatique des centres nerveux peut atteindre toutes les parties d'une façon diffuse avant de présenter une localisation soit cérébrale, soit spinale, soit même cérébro-spinale. Aussi les phénomènes cérébraux se mêlent-ils souvent aux symptômes spinaux dans la période qui précède cette localisation.

Cependant, l'ordre d'apparition de ces symptômes diffus prodromiques ne semble pas absolument abandonné au hasard, et le cerveau paraît présenter pour la syphilis une susceptibilité plus grande que la moelle, ainsi que le prouve d'ailleurs la plus grande fréquence des accidents de syphilis cérébrale. Aussi bien, même dans les cas de localisation spinale, note-t-on souvent à une époque antérieure plus ou moins éloignée un certain nombre de signes cérébraux; mais ce n'est pas là une loi absolue.

Jürgens, s'appuyant sur quelques observations anatomiques, avait émis l'opinion que les lésions syphilitiques de la moelle étaient toujours précédées de manifestations analogues dans l'encéphale et que l'affection progressait de haut en bas; mais, la plupart des cas de Jürgens ont trait à des formes spéciales de pachyméningite cervicale provenant de l'extension d'une méningite basilaire. Dans ces cas, les nerfs crâniens sont très atteints les malades présentent des signes de syphilis cérébro-spinale et les symptômes céphaliques persistent d'une façon constante. Ce n'est pas la forme la plus commune de la syphilis médullaire, car, dans cette dernière, lorsque l'affection est arrivée à sa période d'état, le plus souvent « les bras, la tête, les nerfs crâniens restent indemnes » (Erb). L'examen anatomique montre alors dans la moelle une lésion plus ou moins étalée, mais nettement spinale et sans continuité dans le cerveau.

Si la proposition de Jürgens ne peut s'appliquer qu'à quelques cas particuliers, loin de constituer une loi générale, la clinique nous apprend cependant que les phénomènes cérébraux sont souvent très précoces. Charcot et son élève Lamy ont bien fait ressortir tout le parti qu'on pouvait tirer de la connaissance de ces manifestations antérieures pour le diagnostic de l'affection spinale éventuelle.

Il y a lieu toutefois d'établir des distinctions dans l'importance de ces phénomènes : la céphalée, par exemple, rentre dans le cadre ordinaire des manifestations générales de la syphilis; lorsqu'elle est isolée et qu'elle se présente avec les caractères d'une céphalée syphilitique commune, elle n'a rien de pathognomonique de la syphilis cérébrale; il n'en est pas de même des troubles oculaires passagers, des paralysies plus ou moins persistantes, etc.; ces signes indiquent bien une localisation cérébrale. Il est évident que ces derniers symptômes présentent une grande importance comme caractéristique de l'affection lorsque des accidents spinaux se manifestent à leur tour, mais ils n'indiquent nullement que le processus a suivi une marche descendante. La seule conclusion qu'on en puisse tirer au point de vue anatomique, c'est que le cerveau a été atteint avant la moelle et que le fait est fréquent. Il est d'ailleurs bien naturel, puisque le cerveau est plus susceptible que la moelle et plus souvent intéressé. Mais, ordinairement, lorsque la syphilis se porte sur la moelle, les accidents cérébraux sont passagers, ils disparaissent même d'ordinaire complètement à la période d'état de l'affection spinale. Enfin, ils manquent quelquefois totalement, et il est des malades qui, à part la céphalée précoce banale, n'ont présenté avant leur attaque de paraplégie aucun symptôme cérébral saillant. A vrai dire, dans la plupart de nos observations, nous n'avons pas noté de phénomènes cérébraux bien marqués parmi les prodromes immédiats de l'affection.

Les phénomènes cérébraux qui précèdent l'attaque de paraplégie spinale ne peuvent, en effet, pas tous être rangés dans la période prémonitoire. On doit en écarter ceux qui précèdent de longue date les premiers signes de l'affection spinale, car ils relèvent d'une première poussée distincte. Ils ne diffèrent cependant pas dans leur nature de ceux qui se manifestent immédiatement avant les phénomènes prémonitoires spinaux, ou en même temps que ceux-ci. Les accidents cérébraux immédiatement précurseurs de la localisation spinale ne présentent pas, en général, de fixité ; on n'observe pas, par exemple, une paralysie persistante par ramollissement cérébral suivie aussitôt d'une paralysie spinale de même intensité. Il semble que l'altération qui va se produire oscille d'une région à l'autre de l'axe cérébro-spinal, mais qu'une fois produite en un point, elle épuise son activité dans cette localisation.

Les accidents cérébraux ordinaires de la période prémonitoire sont une céphalée plus ou moins violente, des symptômes diffus, tantôt légers, tantôt graves, des vertiges, des vomissements, de la diplopie avec des paralysies oculaires passagères ; quelquefois des troubles sensoriels intéressant principalement la vue. On observe quelquefois un délire violent avec perte de connaissance et même un état comateux (obs. 127, 135).

D'autres fois, ce sont des troubles intellectuels. Enfin, ces symptômes peuvent revêtir des aspects multiples et leurs principaux caractères sont la diffusion et la variabilité.

b) *Symptômes intrinsèques (spinaux).*

Les phénomènes spinaux prémonitoires ont un bien plus grand intérêt que les symptômes cérébraux comme révélateurs de l'affection qui va se dérouler, car ils sont les premiers indices de la localisation spinale. On observe d'ailleurs une grande variété dans la durée et l'intensité de cette période qui peut, dans certains cas, être si peu marquée qu'elle passe inaperçue.

Les symptômes peuvent intéresser d'une façon diffuse la motilité, la sensibilité, le fonctionnement des sphincters, ou bien se localiser avec une certaine prédilection sur l'une ou l'autre de ces fonctions.

Troubles de la sensibilité. — Les troubles de la sensibilité sont souvent les premiers en date. MM. Gilbert et Lion les ont notés vingt fois sur trente-six cas au début de l'affection. Ils sont de deux ordres : les uns sont localisés dans la région rachidienne, ils ont généralement le caractère de véritables douleurs ; les autres, qui ont une distribution périphérique, affectent les membres, surtout les membres inférieurs et revêtent plutôt la forme de sensations subjectives anormales que les Allemands désignent sous le nom de *paresthésies*.

Douleur rachidienne. — La nature et l'intensité de cette manifestation sont sujettes à de nombreuses variations. Tantôt il s'agit simplement d'une sensation pénible dans les reins, un sentiment de courbature accompagnée de raideur. Les mouvements exagèrent généralement ces symptômes et les malades éprouvent une sensation de tiraillement désagréable lorsqu'ils se penchent en avant, ou même seulement lorsqu'ils inclinent la tête un peu fortement. Pour certains malades, c'est surtout le décubitus dorsal qui exagère la douleur, aussi souffrent-ils davantage lorsqu'ils sont couchés.

Dans ces cas, la douleur est sourde, contusive, et généralement continue, mais elle peut présenter des exacerbations, soit spontanées, soit à l'occasion de certains mouvements. Il n'est pas rare de voir ce symptôme atteindre une plus grande intensité, mais il est exceptionnel de rencontrer des malades se plaignant de douleurs atroces. Assez fréquemment, les douleurs se manifestent particulièrement la nuit. Cette *rachialgie nocturne*, mentionnée dans quelques observations de Ladreit de Lacharrière, a été signalée par Leyden et par Mayaud (1) qui indique une « rachialgie localisée, ordinairement intense, surtout la nuit ». Mais c'est particulièrement Charcot (2) et ses élèves, Lamy (3) et Londe (4) qui ont fait ressortir l'importance de ce symptôme qu'on peut comparer à la céphalée nocturne syphilitique.

Le siège de la douleur rachidienne est tantôt la région lombaire, tantôt la région dorsale entre les deux épaules ; ces deux localisations sont bien plus fréquentes que celles qui affectent la région cervicale ou la région sacrée. Dans certaines formes spéciales, la rachialgie cervicale est très caractéristique ; succédant à une céphalée violente accompagnée de phénomènes cérébraux variés, et semblant la prolonger, elle indique une extension de la méningite basilaire à la partie cervicale de la moelle (Jürgens, Goldflam, Lamy). Dans les cas ordinaires que nous étudions, c'est surtout une douleur de reins plus ou moins violente qui peut être assez peu marquée pour ne se manifester qu'à la pression ou à la percussion des apophyses épineuses. Dans les cas où elle a une certaine intensité, elle est toujours exagérée par cette exploration.

A la douleur locale rachidienne se joignent souvent des douleurs irradiées. La *douleur en ceinture* est la plus fréquente ; elle peut avoir les caractères d'une douleur intercostale ordinaire, ou bien s'accompagner d'un sentiment de constriction. Elle siège rarement dans les premiers nerfs intercostaux ; plus souvent, elle irradie dans les hypochondres, la ceinture pelvienne ou le pli de l'aine. Un de nos malades se plaignait d'une vive douleur au creux de l'épigastre, douleur en broche qui rejoignait un point placé entre les deux épaules. Les irradiations douloureuses peuvent également gagner la région fessière ou la partie supérieure des cuisses.

Phénomènes sensitifs périphériques. — Les membres inférieurs

(1) MAYAUD. *Syphilis du syst. nerveux.* Thèse, Paris, 1873.
(2) CHARCOT. *Médecine moderne,* 17 juin 1893.
(3) LAMY. Thèse, Paris, 1893.
(4) LONDE. *Médecine moderne,* 26 juillet 1893.

peuvent être également le siège de douleurs, mais celles-ci sont généralement beaucoup moins marquées que les douleurs rachidiennes. Il est exceptionnel d'entendre les malades se plaindre d'élancements douloureux dans les jambes, ils éprouvent plutôt des picotements ou des fourmillements. Le plus ordinairement, c'est un sentiment d'inquiétude dans les jambes, une sorte d'engourdissement désagréable. Quelques malades éprouvent une sensation de froid ou de chaleur et même de cuisson ; un de nos malades comparait cette sensation à celle qui résulterait d'un bain de pieds sinapisé.

La *sensibilité objective* dans les membres inférieurs est généralement peu altérée à cette période ; cependant certains malades, en même temps qu'ils sentent leurs jambes engourdies, perdent la notion du contact avec le sol ou apprécient mal la résistance du plancher, ils croient marcher sur de la laine, sur un tapis de caoutchouc ; d'autres se plaignent d'un certain degré d'hyperesthésie, ils sont plus sensibles à l'impression du froid, ou ressentent plus vivement que de coutume les chocs qui peuvent résulter de la maladresse de leurs mouvements.

Troubles moteurs. — Les troubles moteurs s'associent en effet le plus souvent aux altérations de la sensibilité dans les membres inférieurs. Il arrive dans quelques cas (11 fois sur 36, d'après MM. Gilbert et Lion) que ces troubles de la motilité sont prédominants au début. L'engourdissement des jambes ne va pas sans une certaine raideur, les malades se plaignent d'avoir les jambes lourdes, surtout après un certain temps de repos ; ou bien la fatigue survient rapidement, les malades ne peuvent fournir une longue course, ils butent fréquemment.

De même, à l'hyperesthésie se joint ordinairement une hyperexcitabilité réflexe déjà appréciable, les malades ont souvent du tremblement dans les jambes, lorsqu'elles sont placées dans une fausse position ; un choc un peu brusque, un faux pas détermine facilement une secousse réflexe dans les jambes.

Dès cette époque, si le malade consulte un médecin sur les symptômes qu'il éprouve, celui-ci reconnaît déjà, par la percussion des tendons rotuliens, une certaine exagération des réflexes tendineux ; d'autres fois, au contraire, ils sont diminués, ou peuvent varier d'un jour à l'autre.

Il existe presque toujours en même temps une certaine faiblesse accompagnant la raideur, la fatigue survient rapidement, les jambes fléchissent parfois, les malades éprouvent de la difficulté à monter les escaliers, à courir, etc.

TROUBLES DANS LE FONCTIONNEMENT DES SPHINCTERS. — Les troubles de la miction ont une importance considérable, tant par leur fréquence comme phénomènes précoces, que par leur valeur diagnostique. Ces signes, joints aux troubles légers et variables de la motilité et de la sensibilité, affirment, d'une manière presque certaine, l'origine spinale des accidents.

La précocité des phénomènes urinaires a été depuis longtemps reconnue. Caizergues (1), en 1878, signalait la prédominance des accidents urinaires parmi les « prodromes » des myélites tertiaires ; Julliard (2), Vinache (3), Savard (4), indiquent également la précocité de ces antécédents. Sénéchal (5) a particulièrement insisté dans sa thèse sur les accidents urinaires comme phénomènes prémonitoires des myélites syphilitiques, et décrit complètement toutes les modalités cliniques ; il donne la relation de douze observations où ces accidents ont devancé, d'un temps plus ou moins long, les autres symptômes spinaux. Dans nos observations, nous avons également relevé ces symptômes, notamment dans un cas où ils ont précédé de plusieurs semaines les autres signes ; ils peuvent même rester isolés pendant bien plus longtemps. Les troubles urinaires spinaux, à cette période, offrent une modalité et une intensité très variables suivant les cas. Ils se développent, en général, insidieusement et progressivement. D'autres fois, ils apparaissent brusque ment ou rapidement, et le plus souvent, dans ce cas, le malade a déjà éprouvé quelques-uns des troubles que nous avons signalés dans le domaine de la motilité ou de la sensibilité. Cependant la rétention d'urine peut survenir brutalement, sans être annoncée par aucun phénomène. Dans un cas rapporté par Sénéchal, le malade « un jour, neuf mois après l'apparition de son chancre, se trouva tout à coup

(1) CAIZERGUES. Thèse, Montpellier, 1878.
(2) JULLIARD. Thèse, Lyon, 1879.
(3) VINACHE. Thèse, Paris, 1880.
(4) SAVARD. Thèse, Paris, 1882.
(5) SÉNÉCHAL. *Troubles urinaires prémonitoires des myélites syphilitiques*. Thèse, Lille, 1886.

S.   12

dans l'impossibilité d'uriner et d'aller à la selle ». Nous avons également observé ce début, et nous verrons plus loin que cette apparition subite de la rétention d'urine présage à brève échéance le développement d'une paraplégie rapide. Dans le cas de Sénéchal, en particulier, le malade était le lendemain complètement paraplégique. Le plus souvent, comme nous l'avons dit, le malade éprouve d'abord de la difficulté dans la miction, « il est forcé de pousser pour uriner », il ne peut le faire qu'après un certain temps, il existe de l'hésitation dans la miction. De plus, le jet d'urine, ordinairement mince et sans force, n'est pas toujours continu, il s'arrête bientôt, et le malade est obligé de faire de nouveaux efforts pour vider sa vessie. Cet arrêt peut se manifester plusieurs fois au cours de la miction, qui se fait ainsi en « plusieurs actes ». Enfin, la miction terminée, le malade n'est pas au bout de ses peines, car alors qu'il se rhabille, souvent un mince filet d'urine s'écoule et vient mouiller ses vêtements. A cette époque, il est rare que la rétention se manifeste à un degré accentué, et les malades ont rarement à faire usage de la sonde.

Il est plus ordinaire de voir se joindre à cette rétention légère une répétition fréquente dans le besoin de la miction ; ce phénomène peut n'être qu'une conséquence de la déplétion insuffisante de la vessie, mais il est dû aussi souvent à la faiblesse du sphincter vésical. Il se manifeste par des envies fréquentes et impérieuses d'uriner et cette *pollakiurie* s'associe fréquemment à la difficulté dans la miction (*dysurie*). Le malade dans ce cas a une envie impérieuse d'uriner, il sent pertinemmemt que s'il n'obéit pas à cette injonction, il va uriner dans son pantalon, et cependant, au moment où il se présente aux latrines, il est obligé de se livrer à de violents efforts pour satisfaire ce besoin impérieux.

Comme la rétention, l'incontinence se manifeste rarement à cette période comme un phénomène très accentué et les malades ne perdent pas leurs urines involontairement, ils ont généralement le temps de prendre leurs dispositions pour éviter cet accident.

Le sphincter anal est moins fréquemment le siège de troubles analogues, il peut arriver que dans les efforts que font les malades pour vider leur vessie, il se produise une émission de gaz intestinaux ou même de matières fécales, mais cet accident est purement fortuit, il n'occupe qu'exceptionnellement le premier plan. On observe plus souvent un certain degré de paresse du rectum avec constipation.

Parmi les phénomènes prémonitoires, on doit également signaler certains troubles dans le fonctionnement des *organes génitaux*. Ces troubles se caractérisent soit par une dépression, soit par une exaltation des forces viriles. Le premier fait est le plus fréquent ; les malades n'ont pas toujours à cet égard toute la franchise désirable, mais on peut dire que c'est un symptôme presque constant : les érections sont lentes et incomplètes, l'acte sexuel plus ou moins imparfait. D'autres fois les malades éprouvent des érections fréquentes intempestives qui peuvent aller jusqu'à la pollution nocturne répétée et même diurne (Kuh).

Les principaux caractères de la période prémonitoire sont l'extrême variabilité des symptômes et leur diffusion. D'un jour à l'autre, l'état des réflexes se modifie, les jambes deviennent par instants plus lourdes, quelques malades éprouvent une sorte d'*effondrement des jambes*. Tous ces symptômes se rapprochent des accidents cérébraux (*paralysies variables*) qui résultent de l'artérite et ces *oscillations* sont bien en rapport avec des troubles circulatoires passagers. Un malade observé par M. Dejerine présentait un phénomène remarquable qu'on pourrait désigner sous le nom de *claudication intermittente spinale*. Ce sujet, en effet, n'éprouvait en temps ordinaire qu'une légère lourdeur des jambes et, lorsqu'il se mettait en marche, il pouvait les mouvoir aisément, mais à mesure que la course se prolongeait, les jambes devenaient plus pesantes, la fatigue survenait rapidement et bientôt le malade ne pouvait plus avancer, il était forcé de s'asseoir. Ce n'est qu'après un certain temps qu'il recouvrait l'usage de ses membres, et voyait le même phénomène se reproduire à l'occasion d'un nouvel exercice.

Il n'y a qu'un symptôme qui, lorsqu'il existe, offre une certaine permanence, c'est la *douleur rachidienne*. Cette douleur doit être rapportée à l'envahissement des méninges par l'inflammation, elle est en effet particulièrement développée dans les formes à évolution lente, alors que l'inflammation périvasculaire s'étend aux parties voisines.

Elle est au contraire très peu marquée et fait même parfois absolument défaut dans la plupart des formes rapides ou foudroyantes ; car alors, les lésions vasculaires, d'emblée très intenses et très étendues, produisent la nécrose anémique du tissu nerveux avant que l'inflammation ait envahi le tissu des méninges.

La durée de la période prémonitoire et l'intensité des phénomènes qu'elle comporte sont susceptibles de grandes variations suivant les cas.

Les symptômes peuvent osciller quelquefois pendant des mois, rarement des années, les malades dans ce cas ne sont pas arrêtés dans leurs occupations, ils bénéficient parfois d'une amélioration passagère qui leur permet d'entreprendre un voyage, de se marier, etc.

Le plus souvent, les symptômes prémonitoires durent quelques semaines, ils augmentent progressivement tout en oscillant jusqu'à l'attaque de paraplégie.

Enfin, dans quelques cas, cette période semble manquer complètement ou du moins les symptômes sont si légers qu'ils passent inaperçus ; cette particularité a été bien mise en relief par M. Lamy (1).

B. — ATTAQUE DE PARAPLÉGIE ET PÉRIODE DE PARALYSIE AIGUE

A mesure que les lésions vasculaires s'accentuent, la nutrition de la moelle devient plus précaire, et il arrive un moment où les éléments nerveux d'abord simplement troublés dans leur fonctionnement, sont atteints dans leur vitalité. La destruction du parenchyme peut s'étendre graduellement où frapper d'emblée des régions assez étendues. Les symptômes, selon le cas, s'accentuent progressivement ou bien présentent une aggravation brusque, et l'on observe toutes les gradations dans la rapidité du début jusqu'à la paraplégie apoplectiforme.

Le plus ordinairement, les phénomènes évoluent de la façon suivante : le malade qui depuis quelque temps présente les symptômes que nous avons décrits éprouve une certaine recrudescence des signes : il a les jambes plus lourdes, il souffre davantage dans les reins, il a même parfois des étourdissements, des vertiges, mais il peut continuer son travail ; c'est alors qu'un jour en revenant de l'atelier, en transportant un fardeau, en voulant courir après un omnibus, etc. (voir les observations), à la suite d'une fatigue ou sans cause occasionnelle, il sent ses jambes plier sous lui. Généralement, il ne tombe pas brusquement, il a le temps de s'appuyer sur un meuble, de se traîner jusqu'à un banc.

(1) LAMY. *Loc. cit.,* p. 81.

Ce symptôme n'est pas toujours solennel, il peut n'être qu'un simple avertissement. C'est ainsi que souvent le malade, au bout de quelques instants, est capable de se remettre debout, ses jambes sont encore faibles, on doit le soutenir, mais il peut marcher et rentrer chez lui.

D'autres fois, ce n'est qu'au bout de plusieurs jours que les jambes reprennent leurs fonctions ; le malade, après quelques jours de repos, se lève et marche, se retrouvant dans le même état qu'avant son accident ou ne présentant qu'une légère aggravation des symptômes qui précèdent l'attaque.

Ces accidents peuvent se reproduire plusieurs fois avant l'apparition des symptômes de paralysie définitive, ils pourraient être rangés dans la période précédente sous le nom de *petites attaques de paraplégie prémonitoires*. On voit quelquefois se produire, dans les mêmes circonstances, une rétention d'urine brusque et transitoire.

Il est à remarquer que ces accidents brusques, passagers, se présentent généralement de jour, pendant la période d'activité du malade ; c'est une sorte de *syncope* de la moelle qui, mal irriguée, ne suffit pas à sa tâche, mais reprend par le repos ses propriétés physiologiques.

Les accidents nocturnes sont au contraire plus graves et plus persistants, ainsi qu'il résulte des observations cliniques. En somme, avant l'établissement des phénomènes graves et persistants de paraplégie, on observe souvent un ou plusieurs petits ictus spinaux qui annoncent l'imminence d'une atteinte plus grave.

L'attaque solennelle, suivie de paralysie définitive, apparaît dans les mêmes conditions que les petits accidents aigus, passagers.

Souvent sans cause occasionnelle, mais parfois aussi à la suite d'un excès (ivresse, surmenage, excès de coït, etc.), ou d'un refroidissement, les jambes s'engourdissent, deviennent lourdes, sont le siège de fourmillements, exceptionnellement de douleurs vives, le malade est forcé de s'asseoir, il ne peut se relever, on doit le porter chez lui. Beaucoup plus rarement, il tombe comme foudroyé dans la rue. Il est tout à fait exceptionnel que cette attaque apoplectiforme s'accompagne de perte de connaissance comme dans notre cas n° I ; le plus ordinairement, le malade conserve la mémoire des moindres détails qui ont accompagné l'accident. Très souvent, le malade est frappé de paralysie pendant la nuit ; la veille, il s'est couché comme à l'ordinaire sans avoir éprouvé d'aggravation dans les symptômes vagues qu'il présente depuis un certain temps, parfois même, se trouvant dans une période de rémission, et il se réveille le matin paralysé des jambes plus ou moins complètement. Rien, pendant son sommeil, n'est venu l'avertir de son état ; le même fait s'observe communément dans les paralysies cérébrales.

Les accidents n'ont pas toujours la même soudaineté, la faiblesse des jambes s'accroît en une journée, trente-six heures ou davantage, jusqu'à ce que le malade soit obligé de prendre le lit, et, pendant un ou deux jours encore, la paralysie s'aggrave. Il est très fréquent, dans cette circonstance, de voir la paralysie envahir d'abord une jambe tandis que l'autre membre reste intact ou seulement affaibli pendant plusieurs jours avant d'être intéressé à son tour.

La paralysie des jambes est souvent précédée, de quelques heures ou de quelques jours, par une rétention brusque d'urine ; elle s'accompagne parfois d'une exagération des douleurs rachidiennes ou d'une sensation subjective assez vive dans les jambes, comme un élancement vif, une sensation de crampe. Il est beaucoup plus fréquent de voir l'attaque se produire sans aucun phénomène douloureux immédiatement précurseur ou contemporain.

On pourrait multiplier les tableaux cliniques qui représentent le mode d'établissement de la paralysie, car les circonstances qui accompagnent cet accident, peuvent se combiner de bien des manières ; on trouvera, dans les observations annexées à ce travail, tous les détails propres à compléter cette esquisse rapide. Nous voulons simplement indiquer ici que les phénomènes paralytiques aigus si fréquents au début de la paralysie spinale syphilitique peuvent apparaître tantôt d'une façon absolument foudroyante, tantôt assez brusquement, ou bien rapidement en quelques heures, en quelques jours.

La paralysie spinale une fois constituée (et nous n'envisageons ici que le cas le plus fréquent où elle intéresse seulement les membres inférieurs), elle se caractérise par les signes suivants :

Motilité. — Après l'attaque de paraplégie, le malade est naturellement forcé de garder le lit et les mouvements des jambes sont plus ou moins compromis selon le cas. Tantôt le malade est absolument incapable de leur imprimer aucun mouvememt, tantôt, et c'est le cas le plus ordinaire, il peut encore remuer les orteils, fléchir lentement les jambes, les déplacer latéralement, sans que le talon puisse quitter le plan du lit. Toujours, les symptômes paralytiques sont assez prononcés, ils peuvent être prédominants dans un membre qui reste absolument inerte tandis que l'autre garde quelques mouvements.

De même que les mouvements spontanés, les mouvements réflexes sont ordinairement amoindris ou supprimés. A cette période, en effet, la paralysie est généralement flasque, sans que la suppression des réflexes soit un indice certain de la destruction des centres gris du renflement lombaire. L'activité des centres spinaux réflexes et trophiques peut n'être que momentanément compromise par un retentissement circulatoire et les phénomènes résultant de cette suppression temporaire peuvent n'être que passagers. C'est encore à des troubles circulatoires qu'il faut attribuer certains phénomènes, comme les secousses musculaires brusques qui surviennent souvent à cette période de l'affection et traduisent une excitation des centres réflexes moteurs spinaux.

Dans quelques cas, à cette période, les réflexes sont conservés et même quelquefois exagérés, le renflement lombaire est alors nécessairement conservé. Nous citerons comme exemple notre cas n° I : une paraplégie subite par ramollissement médullaire étendu de la région dorsale supérieure avec intégrité du renflement lombaire s'accompagna dès l'origine d'une exagération manifeste des réflexes rotuliens.

L'exaltation de la réflectivité dans les centres conservés n'est qu'exceptionnellement assez prononcée tout d'abord pour donner lieu d'emblée à une *contracture permanente* ; mais ce phénomène peut assez rapidement acquérir une grande intensité : au bout de quelques semaines de séjour au lit, les jambes se placent dans l'extension ou la demi-flexion, affectant souvent une position constante dans laquelle elles restent fixées avec une grande énergie.

En même temps que les jambes, les muscles de la portion inférieure du tronc sont souvent atteints, le malade ne peut alors s'asseoir sur son lit, il lui est également impossible de se maintenir sur son séant lorsqu'on l'a aidé à prendre cette position.

Dans les conditions ordinaires, quand la paralysie reste flasque, les muscles des jambes, des reins, de l'abdomen perdent leur tonus normal, ils sont mous et relâchés. Cependant, ainsi que nous l'avons dit, dans les premiers jours qui suivent l'attaque de paraplégie, les malades éprouvent quelquefois des secousses brusques dans les jambes et même une sorte de tressautement de tout le tronc.

Sensibilité. — Au moment où s'installe cette paralysie, les troubles de la sensibilité objective ne manquent jamais dans les parties paralysées. Le type le plus complet est représenté par une *anesthésie* absolue se superposant à la paraplégie flasque et intéressant la moitié inférieure du corps jusqu'à une limite supérieure variable. Mais à côté de ce maximum d'intensité, il y a une série de types atténués.

Comme les phénomènes de paralysie motrice, les troubles de la sensibilité peuvent être plus ou moins prononcés, souvent ils n'intéressent qu'un ou deux modes de la perception en laissant les autres à peu près intacts, ou bien sont très légers. On peut ainsi observer tous les degrés dans la diminution ou l'aberration de la perception, dans l'erreur de localisation. Les troubles de la sensibilité sont toujours comparativement moins accentués que les troubles moteurs. Ils peuvent comme ceux-ci perdre leur caractère de phénomènes paralytiques et indiquer au contraire une exaltation fonctionnelle des conducteurs et des centres sensitifs spinaux. Il existe parfois en effet une véritable *hyperesthésie* et le moindre frôlement sur la peau peut être douloureux. De plus, dans la distribution ou la succession des symptômes, il n'y a aucune constance, on trouve à côté des régions où le pincement, la piqûre, sont à peine perçus, des zones où la moindre excitation est très vivement sentie.

En dehors de ces troubles objectifs, les malades accusent souvent des sensations subjectives variées dans les membres inférieurs.

Souvent ils se plaignent d'éprouver dans les jambes des fourmillements ou une sorte de frémissement, un engourdissement plus ou moins continu. Rarement ce sont des élancements douloureux ou une sensation de brûlure ; le plus fréquemment, c'est un sentiment de froid. Parfois cependant il se produit une douleur périphérique au moment de l'attaque de paralysie ; un de nos malades ressentit comme un coup de fouet dans les mollets et crut qu'on l'avait frappé par derrière.

Quant aux douleurs lombaires, elles sont variables et leur intensité n'est nullement proportionnelle à la gravité de la paralysie, puisque au contraire, il est plus fréquent de voir une paraplégie sévère s'installer brusquement sans être accompagnée de douleurs rachidiennes importantes. Cependant, dans quelques cas, ce phénomène peut précéder, accompagner l'attaque de paraplégie et persister avec la paralysie, les douleurs sont même parfois assez violentes pour contribuer dans une certaine mesure à déterminer l'impotence fonctionnelle et l'immobilité du malade.

Sphincters. — Les troubles des sphincters ne manquent jamais, on observe très généralement une paralysie vésicale complète, l'urine s'accumule dans la vessie qui ne peut se vider en raison de l'inertie des parois, et le réservoir atteint souvent une dilatation énorme avant que son contenu s'écoule par regorgement. Mais bientôt les sphincters cèdent et l'urine s'écoule goutte à goutte et presque sans interruption. Cependant, la vessie paralysée contient constamment 200 à 300 gr. d'urine malgré l'écoulement continuel et ne peut être vidée complètement que par le cathétérisme. L'écoulement continu de l'urine s'accompagne souvent de la perte du besoin d'uriner ; la sensation du passage de l'urine à travers le sphincter uréthral disparaît également. La paralysie rectale ou le relâchement du sphincter anal prédominent suivant les circonstances et amènent soit une constipation opiniâtre, soit l'incontinence des matières fécales.

Les phénomènes intéressant la motilité, la sensibilité et les réservoirs constituent les trois grands traits du tableau clinique de la paraplégie spinale à son début, mais ils sont susceptibles de variations et peuvent s'accompagner d'autres symptômes.

Au moment où la paraplégie s'établit, il n'y a pas d'ordinaire de réaction générale marquée, la fièvre manque et les fonctions organiques s'accomplissent normalement. Parfois cependant, le pouls est plein, fréquent, le malade éprouve des frissonnements, des vertiges, des vomissements, un malaise général, une sensation d'étouffement. La mort peut survenir dès les premiers jours qui suivent l'attaque de paraplégie, dans certaines formes excessivement graves qui résultent de l'atteinte d'un segment étendu de la moelle ou de la participation plus ou moins directe de centres spinaux importants. Dans ces cas, aux troubles de paralysie motrice et sensitive, au relâchement des sphincters, qui atteignent leur maximum d'intensité, se joignent des symptômes de *paralysie bulbaire aiguë* : la respiration est précipitée et entrecoupée, des accidents cardiaques se développent, joints au hoquet, aux vomissements et aux vertiges, ils annoncent une terminaison fatale, prochaine, qui peut se produire au bout de quelques jours seulement, avant que les lésions de décubitus se soient développées.

Mais cette terminaison précoce est exceptionnelle ; le plus souvent, l'affection se prolonge davantage et son évolution ultérieure dépend de la gravité de la lésion anatomique.

Lorsque l'attaque de paraplégie est légère, l'amélioration peut se manifester rapidement, avant l'établissement des lésions trophiques importantes, et le malade entre presque immédiatement dans la phase de paraplégie spasmodique de faible ou de moyenne intensité.

Dans les formes graves, au contraire, les accidents de décubitus ne tardent pas à se manifester, et de deux choses l'une : ou bien ils s'accentuent progressivement jusqu'à la mort du malade, ou bien celui-ci, après un séjour plus ou moins prolongé au lit, six mois, un an, deux ans et davantage (obs. 135), résiste aux lésions trophiques, à l'infection secondaire et présente, après la disparition de ces accidents, le tableau clinique d'une paraplégie spasmodique excessivement prononcée.

Dans les *formes graves*, lorsque la mort n'est pas survenue dès les premiers jours (or cette éventualité est exceptionnelle), les symptômes que nous avons décrits persistent et s'accompagnent de nouvelles manifestations. La paraplégie reste complète ou à peu près, elle se maintient flasque, ce qui indique une destruction ou une altération des centres du renflement lombaire, ou fait place à un état de raideur musculaire plus ou moins prononcée. Entre la suppression complète des réflexes et la contracture fixe, il y a toutes les nuances. Ces états différents peuvent d'ailleurs s'entremêler, prédominer l'un ou l'autre dans un membre ou dans celui du côté opposé.

Les troubles de la sensibilité gardent rarement (excepté dans les formes excessivement graves), l'importance qu'ils avaient au début ; c'est plutôt une atténuation de la perception sensitive dans tous les modes qu'une anesthésie complète. Parfois elle porte principalement sur l'une des qualités : tact, douleur, température ; à l'exclusion plus ou moins intégrale des autres. On peut dire que la persistance d'une anesthésie ou l'aggravation de ce symptôme sont des signes du plus fâcheux pronostic, car l'anesthésie ne se manifeste que dans les cas de destruction profonde d'un segment étendu de la moelle.

L'*atrophie des muscles* paralysés existe toujours dans une certaine mesure, ce phénomène se présente d'ailleurs suivant les cas avec une intensité variable dont l'appréciation est de la plus haute importance. En effet, l'atrophie musculaire relève de la destruction des centres gris spinaux qui correspondent aux régions paralysées. Dans les cas de ramollissement médullaire siégeant au-dessus du renflement lombaire, les muscles des membres inférieurs sont privés de l'action de la volonté et le malade devient paraplégique, mais conservant leur relation avec le centre médullaire resté intact, ils gardent leur vitalité et leurs propriétés contractiles, ainsi que le prouvent la vivacité des réflexes et l'énergie de la contracture dont ils sont bientôt le siège.

Si, au contraire, les centres gris de la moelle lombaire sont atteints par la nécrose, les muscles paralysés restent flasques, les réflexes sont supprimés, l'atrophie musculaire s'établit.

L'atrophie musculaire est précédée de modifications de plus en plus accentuées dans les réactions électriques des muscles paralysés : diminution puis abolition de la contractilité faradique, abolition de la conctractilité galvanique avec inversion des formules normales de la réaction.

La contractilité idio-musculaire est d'abord exagérée, la percussion du corps musculaire détermine une contraction lente mais intense et propagée; à mesure que l'atrophie fait des progrès, cette propriété s'atténue puis disparaît.

L'atrophie musculaire est surtout manifeste dans les membres inférieurs : c'est là que l'on a l'habitude de la rechercher, mais elle peut être décelée également dans les parties inférieures du tronc. Il est à remarquer que, dans ces dernières régions, elle échappe assez facilement à l'examen, car elle est facilement masquée par l'adipose, ou, en l'absence de celle-ci, elle peut être prise pour une simple émaciation. Il semble, d'autre part, que la destruction de la substance grise dans la région dorsale de la moelle ait des conséquences moins sévères au point de vue de la nutrition des muscles, que celle des centres gris des renflements lombaire et cervical. En effet, dans plusieurs cas où la substance grise de la région dorsale était altérée sur une longue étendue, l'atrophie musculaire ne constituait pas un

symptôme saillant du tableau clinique (voir obs. 111, cas n° IV).
Sans qu'il y ait destruction complète de la substance grise dorsale
ou lombaire, cette partie de la moelle peut être intéressée dans une
certaine mesure; aussi, dans quelques cas, voit-on associés l'amyotrophie et les phénomènes spasmodiques.

Les autres *altérations trophiques* sont d'autant plus prononcées
que les centres gris de la moelle sont plus compromis, aussi les
lésions du décubitus apparaissent-elles d'une façon très précoce
lorsque la paralysie des membres inférieurs reste flasque et s'accompagne d'atrophie musculaire rapide, mais elles se montrent également
à la suite de lésions étendues des cordons blancs, ou lorsque la lésion
médullaire siège au-dessus du renflement lombaire qui reste assez
peu atteint. (Voir nos cas n° II et n° III.)

L'accident le plus fréquent est le développement d'une *escarre*
dans la région sacrée (1) : la peau rougit, prend une teinte livide,
s'indure, devient insensible, le tissu cellulaire sous-cutané est frappé
de gangrène. La peau, noirâtre et sèche, est bientôt entourée d'un
cercle d'élimination et la perte de substance s'étale et gagne en profondeur. Des lésions analogues s'observent au niveau des trochanters,
des talons, dans tous les points où une saillie osseuse repose sur
le plan du lit. Ces altérations ne sont pas toujours le fait d'une
pression continue; on voit, dans les derniers temps, des plaques noirâtres, phlycténulaires, sur les jambes, sur la face dorsale des pieds,
en dehors de tout point de contact avec la surface du lit.

Les téguments présentent encore d'autres modifications d'ordre
dystrophique : la peau est sèche et écailleuse, les poils croissent d'une
façon exagérée, ou restent secs et cassants. Il existe aussi des troubles
vaso-moteurs qui se manifestent par des variations dans la température, la sécrétion cutanées, par de l'œdème des membres inférieurs, etc.

Cependant, l'incontinence d'urine persiste, l'urine est trouble,
ammoniacale, souvent albumineuse, riche en globules de pus, en
cellules épithéliales, en germes.

Les déjections qui s'écoulent continuellement accélèrent par leur
contact le développement des ulcérations gangréneuses.

(1) ARNOZAN. *Des lésions trophiques consécutives aux maladies du système nerveux.*
Thèse d'agrégation, Paris, 1880.

Le malade présente bientôt de la fièvre et du délire, il s'amaigrit, perd l'appétit, tombe dans le marasme et meurt d'infection purulente ou de toute autre complication.

La mort n'est pas le terme fatal de cette succession d'accidents. On peut voir des malades qui, après avoir présenté une paraplégie intense, des escarres considérables, des accidents d'infection urinaire, résistent à tous ces symptômes. Bien qu'étant encore dans l'obligation de garder le lit, ils survivent à la période des troubles trophiques graves et bénéficient d'une certaine amélioration. Un de nos malades (obs. 135) représente le type de cette forme clinique. Il est à remarquer que l'absence d'atrophie musculaire marquée et le développement de contractures, même très accentuées, au cours d'une paraplégie d'ailleurs très grave, sont des circonstances qui laissent quelque espoir pour l'avenir; car, bien que l'intensité des phénomènes indique une lésion très prononcée, on est au moins prévenu que les centres gris du renflement lombaire ne sont pas détruits.

C. — Période de paraplégie spasmodique

Nous arrivons à la période dans laquelle les phénomènes paralytiques s'amendent et sont dominés par l'exagération des phénomènes spasmodiques.

Tous les malades n'atteignent pas cette phase. Quelques-uns meurent rapidement à la suite de phénomènes bulbaires, d'autres succombent aux progrès des symptômes paralytiques en dix, vingt jours, au bout de plusieurs semaines, ou bien après des mois, des années, selon l'intensité de l'affection; tantôt sans grande rémission dans les symptômes, d'autres fois après plusieurs poussées d'aggravation.

Pour les autres, il est plusieurs façons d'arriver à la période spasmodique. Tantôt c'est lentement et progressivement que les symptômes s'établissent, la nécrose des éléments nerveux se fait peu à peu, n'envahit pas d'emblée des régions étendues de la moelle, mais reste cantonnée dans les zones marginales, frappant les conducteurs plus que les centres et les phénomènes paralytiques sont masqués par l'état spasmodique. Chez ces malades, l'attaque de paraplégie manque, ils ne sont pour ainsi dire jamais forcés de prendre le lit et la maladie arrive à sa période d'état sans à-coup.

Bien plus souvent, au cours du développement de l'affection, surviennent une ou plusieurs petites attaques passagères qui laissent après une courte période de phénomènes paralytiques aigus une certaine exagération des symptômes antérieurs.

D'autres malades sont frappés par l'attaque que nous avons décrite, ils gardent le lit pendant quatre, six, dix mois et présentent dans la suite les signes d'une paraplégie spasmodique d'intensité moyenne. C'est le cas le plus fréquent.

Enfin, les formes graves qui n'ont pas abouti à la mort obligent le malade à garder le lit pendant de longues années et les phénomènes spasmodiques atteignent leur maximum d'intensité.

Il faudrait donc, pour nous conformer à la réalité des faits, décrire plusieurs types de malades, selon la gravité de l'affection. Pour éviter des redites, nous supposerons deux cas :

1° Celui d'un malade qui, à la suite d'une attaque sévère de paraplégie, a résisté à l'intensité des accidents, mais qui malgré une certaine amélioration est forcé de garder le lit.

2° Celui d'un malade qui est atteint d'une paraplégie spasmodique de moyenne intensité développée progressivement ou succédant à une attaque de paraplégie plus ou moins accentuée, et qui a conservé dans une certaine mesure l'usage de ses membres inférieurs.

1° Dans le premier cas, le malade est incapable de se tenir debout, à plus forte raison de marcher.

Le plus souvent, la faiblesse et la raideur des reins ont disparu en grande partie et tous les phénomènes se concentrent dans les membres inférieurs.

Deux phénomènes principaux commandent toutes les manifestations, ce sont la *paralysie* et la *contracture*.

La paralysie est généralement dominée par la contracture, il s'agit plutôt d'une parésie plus ou moins accentuée. La raideur musculaire, au contraire, peut atteindre le plus haut degré d'intensité.

Dans certains cas d'impotence fonctionnelle très prononcée, les malades opposent encore une résistance considérable aux mouvements communiqués, soit que cette résistance résulte d'une action volontaire, soit qu'elle relève de la contracture réflexe des muscles antagonistes.

Quelquefois cependant, il se joint à la raideur musculaire une véritable paralysie et même de l'atrophie musculaire. Ordinairement, les signes indiquent la persistance des centres gris de la région lombaire, mais ces centres gris, séparés du cerveau par une lésion qui intercepte les conducteurs cérébro-spinaux, échappent aux incitations volontaires, ils fonctionnent automatiquement et réagissent spontanément sous l'influence des excitations qu'ils reçoivent de la périphérie. L'exagération de la réflectivité médullaire domine tous les symptômes et, dans la forme intense que nous étudions, elle se traduit par une activité musculaire pour ainsi dire permanente. La *contracture* qui, dans les formes légères, reste latente, est ici permanente. Les jambes sont raidies dans l'extension ou dans la demi-flexion, les pieds sont ordinairement fixés dans une position équine, le malade est incapable de mouvoir ses membres inférieurs, tant à cause de l'intensité de la contracture que par suite de l'interruption des faisceaux conducteurs des incitations volontaires. En effet, la contracture s'exagère ordinairement lorsque le malade veut faire un mouvement, et s'oppose à l'exécution de ce mouvement avec d'autant plus d'énergie que le malade fait plus d'efforts pour y parvenir.

Lorsque les mouvements sont possibles, ils sont toujours lents et incomplets.

La contracture est également exagérée par les mouvements passifs et le membre qui, reposant sur le lit, paraît assez souple, se place ordinairement en extension forcée dès qu'on le soulève. Si l'on cherche à fléchir la jambe, à relever le pied, on éprouve une résistance qui peut être invincible.

Les *réflexes tendineux* sont toujours très exagérés : en percutant le tendon rotulien, on détermine une extension brusque de la jambe, et souvent une série de secousses qui peuvent gagner l'autre membre. Il suffit parfois de percuter la face antéro-interne du tibia pour arriver au même résultat (*réflexe périostique*). La *trépidation* épileptoïde du pied s'obtient facilement ainsi que le *tremblement rotulien* que l'on provoque de la façon suivante : en appuyant sur le bord supérieur de la rotule, on abaisse brusquement cet os, et on cherche à le maintenir par une pression énergique ; il se produit à la suite de la traction du triceps crural une série de secousses qui se répètent aussi longtemps que dure la traction.

Souvent la contracture est si marquée qu'elle s'oppose à la production des réflexes. En effet, la jambe dans l'extension forcée, le pied fortement abaissé sont maintenus dans une position que toute exploration a pour résultat de rendre plus rigide encore.

Les malades ne sont pas plus maîtres de régler le jeu de leurs *sphincters* que les mouvements de leurs jambes. Tantôt c'est l'*incontinence* d'urine qui domine et tantôt la *rétention*; le plus ordinairement, c'est un mélange des deux. Au début, existe souvent une rétention d'urine suivie d'incontinence ; lorsque l'affection en est à sa période d'état, les sphincters ne laissent pas écouler continuellement l'urine, la miction se fait par instants spontanément, sans force, rarement sans que le malade soit averti par aucune sensation, mais en dehors de sa volonté. D'autres fois, la miction, malgré les efforts du malade, ne peut s'exécuter et l'urine s'amasse dans la vessie.

Les centres spinaux du fonctionnement des réservoirs, comme ceux du mouvement des membres inférieurs, sont privés des incitations cérébrales, mais réagissent sous l'influence des excitations périphériques. Les malades savent bien que certaines excitations cutanées peuvent déterminer tel ou tel acte réflexe : l'un, ne pouvant étendre les jambes raidies dans la demi-flexion, parvenait à provoquer le mouvement d'extension en se grattant fortement avec les ongles la peau de la face antérieure des cuisses; un autre déterminait la miction en se pinçant la peau de l'abdomen ou l'extrémité de la verge.

La *constipation* est d'ordinaire opiniâtre, elle peut être interrompue par des crises de coliques, une débâcle diarrhéique avec incontinence des matières fécales.

Des *secousses* se produisent parfois spontanément dans les jambes et dans les muscles du tronc, elles font sauter le malade dans son lit et parfois le réveillent la nuit. Elles sont quelquefois provoquées par la moindre excitation périphérique; un malade se plaignait d'éprouver de semblables secousses, lorsqu'en balayant la salle, un infirmier venait à heurter le pied de son lit.

Parfois, il existe de véritables *crises de contracture*, les membres modérément raidis s'étendent ou se fléchissent lentement mais invinciblement, les orteils se crispent et le phénomène se prolonge plus ou moins longtemps ; en tous cas, le malade est incapable de le modérer, son intervention ne ferait que l'exagérer.

La *sensibilité objective*, à cette période, est dans la majorité des cas très peu atteinte, elle est même souvent conservée presque intégralement. Dans quelques cas, il existe une diminution inégale dans les différents modes de perception ; jamais il n'y a d'anesthésie absolue à cette période. Lorsque l'anesthésie complète s'est présentée au début, ou bien le malade est mort ou bien elle s'est profondément amendée.

Le plus souvent c'est une *perversion* de la sensation, surtout une *exagération* de la perception, le malade présente une véritable *hyperesthésie* qui ne porte pas sur tous les modes d'excitation ; elle peut même ne se manifester qu'à l'occasion de certaines impressions comme le contact d'un corps froid, le chatouillement, etc., tandis qu'une pression énergique, une piqûre seront moins pénibles.

Enfin les zones d'anesthésie légère ou d'hyperesthésie sont parfois mêlées.

On n'observe de diminution prononcée de la sensibilité que dans les cas graves, où l'élément spasmodique est assez peu marqué, où domine au contraire l'atrophie musculaire (cas n° III). L'anesthésie manque au contraire absolument ou est remplacée par l'hyperesthésie quand les muscles conservent leur volume, quand les contractures sont très développées (obs. 135). Le réflexe cutané plantaire est alors très marqué.

Quant aux *troubles subjectifs* de la sensibilité, ils sont en général effacés à cette période, il est très rare que le malade se plaigne encore de *douleurs lombaires*, il accuse seulement une sorte d'engourdissement ou de refroidissement dans les jambes. Il est cependant possible, dans la plupart des cas, de réveiller, par la pression des apophyses épineuses, une douleur sourde dans un segment plus ou moins étendu du rachis.

Dans la forme que nous venons de décrire, le malade est très pris des jambes, il ne peut se lever et est condamné à rester au lit pendant un temps parfois très long qui se chiffre par années. A moins de complications, dans les cas ordinaires, les membres supérieurs, le domaine des nerfs crâniens sont indemnes, l'intelligence est parfaite, les fonctions organiques régulières, l'état général excellent. Les escarres sont guéries ou en bonne voie de cicatrisation, mais le malade n'est pas à l'abri de la cystite et des accidents infectieux qui peuvent en résulter.

2° Le plus souvent, les symptômes paréto-spasmodiques ne sont pas aussi accentués, les malades sont capables de marcher et présentent alors le tableau complet de l'affection décrite par Erb.

Ils sont d'ailleurs atteints dans une mesure très variable d'un sujet à l'autre ; la forme moyenne revêt l'aspect suivant :

Lorsqu'ils sont au lit, les malades présentent le tableau atténué des signes que nous avons déjà décrits. La *contracture* en particulier est beaucoup moins développée, elle est même parfois pour ainsi dire *latente*, aussi les membres peuvent-ils être maniés assez facilement, sans qu'on éprouve une grande résistance. De même, l'*élément parétique* est fort peu accentué, les malades exécutent de nombreux mouvements avec leurs jambes qui restent assez souples. Les mouvements sont assez précis, mais ils sont toujours gênés par la raideur qui ne manque jamais.

Il ne faudrait pas croire en effet que chez tous les malades capables de marcher, la contracture est presque nulle ou même peu prononcée ; nous avons au contraire rencontré de ces malades chez qui elle atteignait un degré excessif, même au repos ; chez les autres elle était toujours très manifeste. Nous n'avons remarqué de contraste bien frappant entre le faible développement de la contracture et le degré accentué d'exaltation des réflexes que dans les formes très légères.

Les *mouvements volontaires* sont en général exempts d'incoordination, mais présentent parfois une certaine brusquerie, les membres se détendent un peu comme un ressort.

Les *réflexes* tendineux des membres inférieurs (réflexe rotulien, réflexe du tendon d'Achille, des extenseurs, réflexes périostiques, etc.), sont d'ordinaire très marqués, on provoque aussi facilement le tremblement de la rotule et le phénomène du pied.

Si la raideur musculaire est en général peu saillante lorsque le malade est au lit, en plein repos ; la contracture ordinairement latente ne tarde pas à se manifester lorsqu'il entre en activité et elle s'exagère à mesure que le mouvement se complique.

Dès que le malade est assis, les mouvements sont déjà moins libres, les genoux se rapprochent et il ne peut les écarter que difficilement. Si on lui ordonne de croiser une cuisse sur l'autre, il soulève un peu le pied au-dessus du sol, mais il ne parvient pas à exécuter le mouvement prescrit, sans le secours de ses mains. Ce n'est pas tant la faiblesse musculaire que la raideur qui s'oppose au mouvement, on en acquiert bien vite la certitude en explorant la *résistance musculaire* aux mouvements passifs. Si l'on ordonne au malade d'allonger la jambe et de s'opposer à la flexion communiquée, on constate que les muscles se contractent bien et que la résistance est assez énergique ; mais les jambes sont raides, on les déplace difficilement, on sent une sorte de résistance permanente que le malade ne fait qu'exagérer quand il cherche à aider au mouvement.

Souvent les jambes sont prises de *tremblement* lorsqu'elles sont dans une fausse position, lorsque la pointe qui tend à s'abaisser repose seule sur le plancher.

Les *mouvements spontanés* sont d'autant moins libres qu'ils sont plus compliqués, aussi est-ce dans la *marche* que la roideur atteint son maximum d'intensité.

De même que la démarche de l'ataxique donne la mesure de l'incoordination motrice dont il est atteint, de même le malade frappé de paraplégie spinale spasmodique offre dans la marche une allure caractéristique de son affection. L'élément dominant est la raideur des jambes bien que les malades ne soient pas tous atteints au même degré ; quelques-uns ne peuvent avancer sans le secours de béquilles, d'autres ne quittent jamais leurs deux cannes, d'autres enfin peuvent à la rigueur marcher assez longtemps sans cet appui.

Lorsque le malade se met en marche, les différents segments des membres inférieurs se placent dans une position fixe qu'ils ne quittent plus : les jambes sont étendues, mais l'extension n'est généralement pas complète, les genoux sont légèrement fléchis, ont tendance à se tourner l'un vers l'autre, et à se rapprocher ; les pieds sont abaissés en sorte que la pointe appuie fortement sur le sol et est aussi un peu tournée en dedans. A chaque pas, le malade se soulève d'une manière exagérée sur le pied qui reste en arrière ; la jambe portée en avant reste raide, la pointe du pied racle le sol dont elle heurte les aspérités, les genoux frottent l'un contre l'autre et les jambes ont tendance à se croiser. Les mouvements se passent dans l'articulation coxo-fémorale tout en étant très limités ; parfois même cette articulation est complètement immobilisée par la contracture des muscles pelvi-trochantériens (obs. 136). Dans ces conditions, la projection alternative de l'une et de l'autre jambe n'est possible que par un balancement latéral du tronc et un mouvement de rotation du bassin qui impriment à la marche un cachet particulier. Le mouvement de balancement et de rotation du tronc joint au rapprochement des genoux légèrement fléchis et à la convergence des pieds donne à la démarche une allure qui rappelle celle des canards, aussi a-t-elle été caractérisée par le terme de « *démarche des gallinacés* ».

Les malades ont le corps penché en avant, les yeux fixés sur le sol dont ils redoutent les aspérités, ils avancent péniblement, raclant le plancher, usant en peu de temps le bout de la semelle de leurs souliers malgré la ferrure dont on a soin de le garnir dans certains hospices (Bicêtre). On sent qu'ils font à chaque pas un effort considérable ; inclinés en avant, les deux mains appuyées sur des cannes qu'ils tiennent toujours devant eux, ils semblent tirer leurs jambes après eux et traîner des semelles de plomb.

On comprend que, selon l'intensité de la contracture et de la parésie, la marche est plus ou moins pénible. Certains malades ne peuvent faire que quelques pas avec beaucoup de peine, d'autres au contraire font de longues courses en s'aidant de leur canne, mais ils éprouvent une fatigue rapide à cause des efforts que nécessite la raideur de leurs membres. Ils ne peuvent jamais prendre une allure un peu vive, encore moins courir, ils butent souvent en marchant, éprouvent une grande difficulté à monter un trottoir ou des escaliers, font des chutes fréquentes et redoutent particulièrement les terrains inégaux comme les rues mal pavées.

Les malades qui n'ont subi qu'une très légère atteinte et n'offrent qu'une esquisse de paraplégie spasmodique se reconnaissent encore à leur démarche, leur allure peut être assez rapide, mais ils avancent à petits pas, sur la pointe des pieds, les jambes serrées ; à chaque pas ils se soulèvent vivement comme si leurs jambes étaient élastiques, ce qui leur donne une allure sautillante.

Lorsque les malades sont immobiles dans la station debout, ils sont assez solides sur leurs jambes, ils peuvent même supporter un homme sur leurs épaules dans les conditions ordinaires. Les yeux fermés ils ne perdent pas l'équilibre ; on observe cependant quelquefois une ébauche du *signe de Romberg* ou même une perte d'équilibre complète à l'occlusion des yeux. Les malades qui présentent ce signe ont une certaine brusquerie dans les mouvements, ils talonnent en marchant, leurs pas sont mal assurés, ils marchent en festonnant, en somme offrent quelques traits du syndrome tabétique (obs. 136, 140). Le fait n'est pas rare et l'association des phénomènes *tabéto-spas-*

modiques s'explique très bien par la localisation des altérations spinales.

Les *troubles de la sensibilité* sont des plus légers, dans ces formes de moyenne ou de faible intensité. Au point de vue objectif, on n'observe souvent rien ou presque rien. Pourtant, dans ces formes peu intenses, on trouve une diminution de la sensibilité tactile, la perception est obtuse, il semble au malade qu'on le touche « à travers un maillot » (obs. 128).

La perception douloureuse peut être amoindrie, souvent elle est exaltée, les excitations sont mal appréciées, dénaturées, exagérées, un corps froid comme un verre à boire appliqué sur la peau détermine la sensation d'une brûlure, etc., les localisations sont erronées.

Les troubles de la *sensibilité objective* ont leur siège dans les membres inférieurs, ils empiètent quelquefois sur la partie inférieure de l'abdomen, mais ne sont jamais à cette période bien accusés ni franchement limités par une ligne supérieure.

Ils offrent généralement leur maximum d'intensité dans les extrémités; les malades apprécient mal parfois la nature du sol sur lequel leurs pieds reposent, mais ce symptôme est alors beaucoup moins fréquent qu'au début de l'affection.

En opposition avec l'affaiblissement de la perception sensitive, on observe généralement une exagération dans la réaction réflexe de la moelle à la suite des excitations cutanées.

Quant aux *douleurs*, elles ne dépassent guère la période d'accroissement de l'affection et sont exceptionnelles dans la phase que nous étudions. C'est à peine si les malades éprouvent par instants une sensation de pesanteur dans les reins. Le rachis est encore parfois un peu sensible à la pression sur une étendue variable. On note plus souvent une sensation de froid ou d'engourdissement dans les membres inférieurs.

Il est excessivement rare d'observer des *douleurs viscérales*, cependant dans un cas le malade s'est plaint de violentes douleurs gastriques dont la nature pouvait à la vérité être discutée; un autre malade éprouva des crises vésicales et rectales très violentes (obs. 127).

Les *sphincters* sont régulièrement atteints dans leur fonctionnement. Lorsque les malades sont capables de marcher, ils n'ont pas d'incontinence permanente d'urine, mais ils souffrent d'envies impérieuses et les besoins sont quelquefois assez rapprochés pour que les malades soient astreints au port d'un urinal en caoutchouc. Faute de cette précaution, ils sont exposés à uriner dans leurs vêtements. Dans certains cas, la miction survient spontanément à l'occasion d'un mouvement, au moment où le malade se lève ou s'assied, lorsqu'il tousse ou fait un effort.

A côté de cette miction impérieuse et de l'incontinence éventuelle, les malades éprouvent souvent de la difficulté à uriner. La miction exige de grands efforts, nécessite des positions bizarres, et ne s'exécute parfois qu'à titre d'acte associé ; par exemple un malade, pour provoquer la miction, était forcé de piétiner sur place. Enfin elle est souvent incomplète, le malade en se rhabillant mouille ses vêtements.

Les troubles rectaux sont généralement moins accusés, il existe d'ordinaire une tendance marquée à la constipation ; parfois cependant, dans les efforts de la miction, les gaz intestinaux s'échappent et les matières lorsqu'elles sont liquides. Le même accident peut se produire spontanément et surprendre le malade d'une façon inopinée ; ce symptôme est parfois assez gênant pour que le malade, bien qu'ayant les jambes assez valides, renonce à toute course un peu éloignée.

Les *fonctions génitales* sont presque toujours sérieusement compromises, l'impuissance est le plus souvent définitive, on observe cependant quelquefois une certaine amélioration de ce côté et l'agénésie n'est pas aussi absolue que dans la période initiale de l'affection. Dans quelques formes légères suivies d'une guérison presque complète, les malades ont pu se marier et avoir des enfants, mais le fait n'a jamais été noté, que nous sachions, à l'égard d'un malade encore en pleine période d'état de son affection.

§ 3. — L'évolution.

MARCHE. DURÉE. TERMINAISONS. COMPLICATIONS

La marche de l'affection présente de grandes variations; en effet la paralysie peut apparaître presque sans prodromes, atteindre en quelques heures son maximum d'intensité et amener rapidement la mort (en trois, dix, vingt jours, quelques semaines). D'autres fois, au contraire, les symptômes se montrent lentement, insidieusement, évoluent pendant des mois et des années.

Il semblerait naturel d'établir immédiatement une division entre les formes aiguës et les formes chroniques, mais entre ces deux extrêmes, il existe bien des intermédiaires et les accidents aigus loin d'être spéciaux aux formes rapides s'observent communément au cours des formes à évolution lente.

Le type clinique le plus complet évolue de la façon suivante. Quelques mois ou peu d'années après l'infection syphilitique, le sujet éprouve un certain nombre de symptômes spinaux ou cérébro-spinaux diffus, ce sont ceux que nous avons décrits dans la *période prémonitoire*, et présente parfois quelques petits accidents aigus passagers : rétention d'urine, faiblesse brusque mais transitoire des jambes, puis finalement une *attaque de paraplégie* qui peut atteindre son maximum en quelques heures.

D'autres fois, il n'y a pas à proprement parler d'ictus spinal, mais à un moment donné les accidents aigus de la période prémonitoire s'accentuent assez rapidement, en deux, trois, huit jours. Dans les deux cas, le malade est obligé de prendre le lit. Alors se déroulent les accidents de la seconde période qui confinent le malade au lit pendant un temps plus ou moins long selon leur gravité.

Dans la forme moyenne, au bout de quatre, six, dix mois, les symptômes graves ont disparu, l'amélioration est survenue, le malade se lève et entre dans la phase de *paraplégie spasmodique*.

Cette dernière période présente la durée la plus longue. La plupart des malades, après avoir bénéficié d'une certaine amélioration restent dans un état stationnaire pendant des dizaines d'années. D'autres (et pour ceux-là la période des accidents aigus a été d'ordinaire courte) s'améliorent lentement mais d'une façon sensible, si bien qu'ils arrivent à un état tout à fait satisfaisant; ils gardent cependant presque toujours quelque chose de leur affection : de la raideur des jambes, une difficulté dans la miction, etc. Quelquefois, par contre, les symptômes de la période aiguë ont une gravité exceptionnelle et c'est pendant des années que les malades restent cloués au lit. Cependant, l'affection suivant une pente favorable, les troubles trophiques disparaissent, la contracture reste excessivement intense; puis à la longue, après quatre, cinq années et davantage, le malade parvient à se remettre debout; ce n'est toutefois qu'après bien des années encore qu'il pourra se servir de ses jambes si une affection intercurrente ou une complication n'est pas venue abréger son existence. Enfin, parfois les symptômes, après une entrée en scène brusque ou à la suite d'une aggravation lente mais progressive, conservent leur caractère de gravité; au lieu de s'atténuer après avoir atteint une certaine intensité, ils persistent et s'accentuent jusqu'à la mort. L'affection dans ce cas a duré dix, quinze, vingt mois et le malade ne s'est pas relevé. La mort est alors le résultat de l'extension progressive de l'altération de la moelle, comme elle peut être la conséquence d'une lésion qui atteint d'emblée son maximum dans certaines formes suraiguës.

Dans les *formes suraiguës*, la période prodromique manque souvent ou passe inaperçue, le malade est frappé brutalement d'une attaque apoplectiforme et la mort survient au bout de dix, vingt, trente jours, deux mois, quelquefois d'avantage, en tous cas dans un délai assez restreint. En opposition avec ces cas suraigus, il existe des exemples assez nombreux de malades qui arrivent lentement, sans à-coup, à la période de, paraplégie spasmodique; leur affection s'accentue peu à peu, puis reste stationnaire pendant des années et finalement présente une certaine amélioration. Beaucoup de ces malades n'ont jamais été obligés de garder le lit pendant plusieurs jours, les phénomènes se sont développés peu à peu, la raideur s'est installée en même temps qu'un certain degré de parésie; les symptômes douloureux et paralytiques s'enchevêtrent et les différentes phases que nous avons décrites n'existent plus.

Cependant, dans ces *formes* à évolution *chronique*, il survient parfois des aggravations brusques, et les malades rentrent alors dans le cadre que nous avons tracé.

En interrogeant avec soin les malades dont l'affection présente l'ensemble d'une évolution chronique, on trouve souvent dans leurs antécédents de petits accidents aigus qui, sans faire perdre à l'affection son caractère de forme chronique, établissent une transition entre les différentes formes que nous avons signalées.

Enfin, il existe certaines *formes atténuées* dans lesquelles l'affection semble ne pas dépasser la période prémonitoire, les symptômes se prolongent pendant quelquefois des mois et des années avec leur caractère de faible intensité, les antécédents aigus ou graves manquent et la guérison complète peut être obtenue par un traitement spécifique bien entendu.

Bien que la période pendant laquelle les accidents progressent présente souvent une très longue durée (plusieurs mois, des années) et qu'elle puisse offrir à intervalles plus ou moins éloignés des phases d'aggravation, le plus ordinairement, lorsque la phase aiguë s'est manifestée, si l'amélioration est survenue et a abouti à la phase stationnaire, on n'observe pas de *récidive*.

Ce que nous avons dit des différents modes d'évolution de l'affection montre que la durée totale est excessivement variable, elle dépend surtout du mode de terminaison.

On peut observer quatre modes de terminaison:

La mort ;

L'état stationnaire après une certaine amélioration ;

L'amélioration progressive ;

La guérison.

La mort peut être très précoce, dans les formes suraiguës, à la suite d'accidents bulbaires. Nous ferons remarquer incidemment que ces derniers accidents peuvent également se montrer plus tard au cours de l'évolution de l'affection et avoir les mêmes conséquences.

Dans les autres formes graves, la mort résulte ordinairement des lésions de décubitus, et elle est d'autant plus prématurée que ces altérations se développent plus rapidement. Des escarres profondes mettent à nu le sacrum et les trochanters, le canal sacré peut même être ouvert et le canal rachidien entrer en communication avec le clapier purulent et gangréneux. La peau est décollée par des abcès qui fusent jusque dans la fesse ou la région lombaire. Les urines deviennen troubles, ammoniacales, on observe de la cystite purulente. Les malades succombent alors à une infection purulente avec des abcès dans les viscères ou à une pyélonéphrite ascendante, à une néphrite infectieuse avec abcès miliaires multiples.

On peut observer également l'ulcération, la perforation de la vessie et une péritonite suraiguë.

La mort est le terme fréquent des formes aiguës, mais elle peut également succéder aux formes qui s'aggravent progressivement.

La persistance à l'état chronique d'une paraplégie spasmodique d'intensité variable est pour ainsi dire l'aboutissant naturel des accidents qui répondent à l'établissement du ramollissement médullaire syphilitique. Les malades arrivent à cette phase soit en passant par une phase d'accidents aigus, soit lentement et progressivement. De toutes façons, la destruction d'une certaine étendue du parenchyme médullaire une fois effectuée, le tissu nerveux pourra peut-être se régénérer dans une certaine mesure, mais la lésion scléreuse une fois développée persiste et s'oppose à la reconstitution *ad integrum* du tissu dégénéré. Le fait est prouvé par les autopsies faites dix, quinze, vingt ans après le début de l'affection (cas n° IV, n° V, n° VI, n° VII).

Aussi bien les malades peuvent-ils présenter une certaine *amélioration*, encore que cette amélioration ne survienne qu'après de longues années, mais la *guérison* complète est très rare et ne s'observe que dans certaines circonstances spéciales.

Lorsque l'affection ne dépasse pas la période prodromique, alors que les altérations vasculaires ne sont pas assez prononcées pour amener la nécrose du tissu nerveux, les lésions primitives vasculaires et méningées, sous l'influence du traitement ou pour toute autre cause, s'arrêtent dans leur évolution et même rétrocèdent. Les symptômes disparaissent alors peu à peu et la moelle peut reprendre intégralement ses fonctions.

Dans ce cas, le tableau symptomatique est très atténué, et la maladie a pour ainsi dire avorté.

Mais il est remarquable de voir certaines paraplégies spinales à début suraigu, revêtant tout d'abord les aspects des formes les plus graves, s'améliorer en quelques jours, en quelques semaines et même se terminer par une guérison complète. Il faut admettre que, dans ces cas, un trouble circulatoire très étendu a déterminé dans une portion considérable de la moelle une suppression brusque des propriétés physiologiques, mais que l'anémie n'a pas été assez prononcée pour faire disparaître la vitalité du tissu compromis dans son fonctionnement et amener la nécrose.

Le même phénomène s'observe à la suite de certaines hémiplégies liées à des troubles circulatoires du cerveau, la paralysie peut apparaître brusquement, avec un caractère d'intensité remarquable, et disparaître au bout d'un certain temps sans laisser de traces.

Ce serait peut-être le cas d'appliquer à ces paralysies le terme de *paralysies fonctionnelles*.

§ 4. — **Formes anatomiques et cliniques.**

Les éléments qui servent à caractériser les différentes formes de l'affection sont empruntés à la marche, à l'intensité et à la localisation des lésions.

On peut ainsi distinguer :

Des *formes aiguës* et des *formes chroniques* ;

Des *formes graves* et des *formes légères*.

Nous avons déjà suffisamment insisté sur les caractères de ces formes, en indiquant les différents modes d'évolution et les différents degrés de gravité.

Mais nous n'avons considéré qu'une seule localisation, celle qui correspond à la forme commune.

A. — Forme commune

Dans cette forme, la destruction des éléments nerveux occupe une étendue plus ou moins considérable des régions dorsale ou lombaire de la moelle.

Lorsque le foyer intéresse toute la coupe de la moelle et se produit rapidement, l'affection a un début brusque et se montre très sévère, la paraplégie est totale, l'atrophie musculaire et les troubles trophiques graves se manifestent rapidement, et la mort est la terminaison ordinaire. Dans les cas, au contraire, qui parcourent les différents stades que nous avons décrits et qui aboutissent soit après un début aigu, soit par une évolution progressive à la phase de paraplégie spasmodique persistant à l'état chronique, la destruction des éléments nerveux prend l'aspect d'une lésion transverse assez mal limitée, qui occupe un étage variable de la région dorsale, mais laisse ordinairement intact le renflement lombaire. La lésion n'envahit pas toute l'étendue transversale du segment intéressé, elle est surtout marquée dans la substance blanche. La substance grise, toutefois, n'est pas intacte, quoi qu'on en ait dit. Dans notre cas n° IV, où il n'a pas été noté d'atrophie musculaire bien caractérisée, les lésions de la substance grise étaient cependant très accentuées dans la région dorsale. Il est à remarquer cependant que les centres gris de la région lombaire conservent d'ordinaire leur intégrité complète : aussi l'atrophie musculaire épargne-t-elle les membres inférieurs.

Souvent, les lésions dégénératives, au lieu de constituer un foyer plus ou moins bien limité, sont disséminées sur une longue étendue de la moelle ; elles affectent particulièrement les zones marginales dont la nutrition souffre en premier lieu de l'altération des vaisseaux périphériques. Mais l'ensemble des altérations produit, en définitive, les effets d'une lésion transverse, ainsi que le prouve la dégénérescence secondaire des cordons de Goll et des faisceaux pyramidaux.

Lorsque les lésions sont très disséminées, la sclérose secondaire du cordon de Goll et des pyramides latérales étant seule bien caractérisée, l'affection peut simuler une sclérose combinée primitive, mais ce n'est là qu'une apparence. En effet, dans ce cas, les lésions primitives répandues çà et là, peu étendues, ne constituent aucun foyer ; elles peuvent échapper à l'examen ou paraître négligeables. Cependant de nombreux tubes nerveux sont détruits, tantôt isolément, tantôt par petits groupes, un peu partout, principalement dans les zones marginales ; toutes ces lésions sont rassemblées dans les faisceaux ascendants ou descendants qui dégénèrent secondairement, et leur altération, plus concentrée, paraît primitive.

Cette disposition est assez particulière aux formes lentes dans lesquelles il n'existe pas de foyers étendus de nécrose, mais des lésions diffuses causées par des troubles circulatoires peu accentués, mais persistants et très disséminés. C'est sans doute de cette façon qu'il faudrait interpréter certaines observations de paraplégie syphilitique dont la lésion anatomique semblait constituée par une sclérose primitive des cordons de Goll et des faisceaux pyramidaux. Tel est peut-être le cas rapporté par T. Williamson (1).

Un homme, quelques mois après un chancre, avait été pris subitement d'une rétention d'urine et d'une faiblesse de la jambe gauche,

(1) T. WILLIAMSON. The changes in the spinal cord in a case of syphilitic paraplegia ; sclerosis of the lateral pyramidal tracts and Goll's columns, with peripheral sclerosis. *Med. Chronicle,* 1891, n° 4.

puis d'une paraplégie presque subite. Les phénomènes s'amendèrent, mais la paraplégie reparut brusquement quelques mois après. Elle fut alors définitive et persista jusqu'à la mort du malade, neuf ans après. Les principaux symptômes furent la paralysie avec roideur très prononcée des jambes, incontinence des urines et des matières fécales, cystite ammoniacale, constipation, douleurs à l'épigastre, nausées, éructations ; mais pas de constriction thoracique, et la sensibilité des jambes était intacte. C'est un tableau clinique que nous connaissons bien. On trouva, à l'autopsie, une sclérose du faisceau pyramidal dans toute la longueur de la moelle, une sclérose du cordon de Goll et du faisceau cérébelleux direct, depuis la partie supérieure de la région dorsale ; il existait, de plus, une dégénérescence de la zone marginale dans la partie cervicale de la moelle.

Il est probable que, dans les cas de cette nature, les lésions primitives sont diffuses et très disséminées, ou qu'elles prédominent dans le territoire du système vasculaire postéro-latéral qui intéresse précisément les fibres tributaires des cordons de Goll et des faisceaux pyramidaux.

B. — Autres localisations

Les altérations peuvent présenter leur maximum d'intensité dans des régions de la moelle autres que la région dorsale et donner lieu à des aspects cliniques qui s'écartent de ceux de la forme commune.

Bien que les lésions nécrobiotiques qui constituent l'élément principal des altérations dans la syphilis médullaire se rassemblent souvent en foyer, elles ne sont pas exclusivement limitées à une région ; aussi, toute localisation précise, telle qu'elle a été tentée par Gajkiewicz (1), est-elle forcément un peu schématique. L'auteur décrit les symptômes cliniques auxquels donneraient lieu les localisations suivantes :

1° Cône terminal de la moelle et queue de cheval ;

2° Partie inférieure du renflement lombaire ;

3° Partie supérieure du même renflement ;

4° Région dorsale inférieure ;

5° Régions dorsales moyenne et supérieure ;

6° Renflement cervical ;

(1) Gajkiewicz. *Syphilis du système nerveux*. Paris, 1892, p. 124.

7° Partie supérieure de la moelle.

Il est évident que le tableau clinique se modifie avec le niveau auquel se trouve le maximum des altérations ; que selon la hauteur de la région altérée, on verra l'étendue des troubles moteurs et sensitifs présenter une limite supérieure plus ou moins élevée ; mais cette multiplication des formes cliniques ne répond pas à la réalité.

En somme, on ne peut établir de véritable distinction qu'entre les formes qui répondent aux trois principales localisations suivantes :

Renflement lombaire ;

Région dorsale ;

Région cervicale.

Nous connaissons les effets de la localisation dorsale qui correspond à la forme commune.

La destruction du renflement lombaire produit une paraplégie flasque avec atrophie musculaire dans les membres inférieurs, paralysie des sphincters, anesthésie, troubles trophiques graves, etc. Ce type clinique ne se distingue de la forme commune que par l'intensité des symptômes, les malades n'arrivent généralement pas à la période de paralysie spasmodique, car la destruction des centres gris de la région lombaire est le plus souvent suivie de mort ; nous avons également insisté sur cette forme.

Lorsque les lésions ont leur maximum dans la région cervicale, la paralysie envahit les quatre membres, rarement les deux membres supérieurs seulement ; les troubles subjectifs de la sensibilité affectent la région cervicale et la ceinture scapulaire. L'anesthésie, lorsqu'elle se manifeste, remonte parfois très haut, jusqu'à la partie supérieure du cou, comme dans un cas de Anderson (1). La paralysie des muscles intercostaux, la paralysie du diaphragme produisant une dyspnée intense, le malade est tourmenté par le hoquet ; il peut s'y joindre des phénomènes vaso-moteurs, des troubles oculo-pupillaires, des phénomènes cardiaques.

Buttersack (2) a observé de la polyurie et de la polydipsie, M. Mendel (3) a noté ces mêmes symptômes avec un certain degré de glycosurie.

(1) ANDERSON. On a case of syphilitic disease of the spinal cord. *Glasgow med. Journ.*, 1888, S. 4, XXIX, 273-276, 1 pl.

(2) BUTTERSACK. *Archiv. für Psychiatrie*, Bd XVII, H. 3, p. 603.

(3) MENDEL (de Paris). *Ann. de dermat. et syph.*, mai 1893.

C. — Hémiparaplégie syphilitique

Dans les formes communes de la paralysie spinale syphilitique, on observe souvent une prédominance des symptômes d'un côté et il est très fréquent de voir, au début, les phénomènes se localiser pendant un certain temps dans un membre avant d'envahir celui du côté opposé, mais généralement au bout de quelque temps les deux jambes sont prises.

Parfois cependant, les phénomènes paralytiques restent pendant très longtemps unilatéraux, et donnent lieu au syndrome caractéristique qu'on désigne par le terme de *syndrome de Brown-Séquard* du nom de l'auteur qui l'a le mieux décrit. Déjà en 1867, Folet (1) rapportait une observation d'hémiparaplégie avec anesthésie croisée d'origine syphilitique. Il s'agissait d'un homme de 37 ans qui, en trois jours, fut pris d'une paralysie complète de la jambe droite; la jambe gauche, au contraire, était très peu atteinte. La perception de la douleur et de la température était conservée dans le membre droit paralysé, et abolie du côté gauche. Les troubles de la motilité et les altérations de la sensibilité douloureuse et thermique étaient donc croisés. Après deux mois de traitement, l'hémiparaplégie était améliorée, mais l'anesthésie gauche persistait encore.

Owen Rees (2) signala, en 1872, l'hémianesthésie croisée avec l'hémiplégie dans la syphilis.

Mais l'observation la plus célèbre est celle de MM. Charcot et Gombault (3) (obs. 62), le syndrome de Brown-Séquard s'y trouve noté dans toute sa pureté. On observait la paralysie avec hyperesthésie dans un membre, et une anesthésie symétrique du côté opposé. Enfin, à la limite supérieure des parties atteintes, existait une zone d'anesthésie douloureuse.

Hertel (4) a rapporté également un cas d'hémilésion de la moelle, d'origine syphilitique.

Puisque, ainsi que nous l'avons constaté, il est fréquent de voir les symptômes au début se localiser d'un côté avant d'atteindre les deux

(1) Folet. *Bullet. thérap.*, 1867.
(2) Owen Rees. *Guy's Hospital Reports*, 1872, XVII.
(3) Charcot et Gombault. *Arch. de physiol.*, 1873.
(4) Hertel. *Charite Annalen*, 1890, Bd XV.

membres, il pourra se faire, si l'affection rétrograde avant la destruction définitive du tissu nerveux, que les manifestations disparaissent
sans passer de l'autre côté. Tel est le cas dans une observation de
Caizergues (1) concernant un sujet de 23 ans qui, vingt-trois mois
après un chancre syphilitique, présenta des douleurs très vives dans
les lombes avec irradiation dans les membres inférieurs. En trois ou
quatre jours, la jambe droite, d'abord faible, se paralysa entièrement;
le pied droit traînait tandis que la jambe gauche était intacte. Le
traitement mixte ayant été institué huit jours après le début de l'affection, quinze jours plus tard le malade était guéri.

D'autres fois, sans être absolument unilatéraux, les symptômes
peuvent présenter dans leur intensité, une disposition croisée.
Dans un cas de Mackenzie (2), la paralysie était totale à gauche, et
très légère à droite, tandis que l'anesthésie était absolue à droite, et
la sensibilité seulement affaiblie dans le membre complètement
paralysé.

D. — Formes pseudo-systématiques

Nous n'entreprendrons pas de discuter ici l'influence de la syphilis
sur le développement des myélites systématiques dont le processus
anatomique est tout différent de celui qui caractérise la myélopathie
syphilitique que nous étudions. Mais, au point de vue clinique, il y a
une distinction à établir entre les affections systématisées vraies et
certains syndromes qui résultent de la prédominance des lésions
diffuses dans certains systèmes de l'axe spinal.

Nous avons noté, au cours de la description de la forme clinique
commune des symptômes qui appartiennent au syndrome tabétique;
il arrive parfois que le tableau clinique se complète et simule plus ou
moins fidèlement le tabes ordinaire. De même, certains symptômes
comme l'atrophie musculaire, la contracture, le tremblement, les
phénomènes céphaliques peuvent par leur prédominance ou leur association rappeler la poliomyélite antérieure, la sclérose en plaques, la
sclérose latérale, etc.

(1) CAIZERGUES. *Loc. cit.*, obs. XI, p. 103.
(2) MACKENZIE. A case of hemiparaplegia spinalis. *The Lancet*, 9 juin 1883.

a) *Myélopathie syphilitique à forme de tabes (pseudo-tabes syphilitique)*.

Le syndrome tabétique peut se montrer plus ou moins complet à la suite d'une attaque de paraplégie et dans la période d'amélioration de l'affection, d'autres fois il se développe progressivement et représente assez fidèlement le tabes vrai résultant de l'altération typique du système radiculaire postérieur. Le plus ordinairement toutefois, l'affection conserve dans son évolution un certain nombre de traits qui la distinguent du tabes systématique, et le syndrome n'est pour ainsi dire jamais pur. Ce qu'on observe le plus souvent, c'est l'aspect clinique que l'on décrit sous le nom de *tabes combiné* dans lequel l'élément spasmodique et l'élément tabétique prédominent suivant les cas.

Cependant on peut observer un tableau symptomatique qui rappelle d'une façon presque parfaite le tabes vrai. Oppenheim (1) en rapporte un exemple remarquable et d'autánt plus probant que l'examen anatomique a montré les altérations propres à la myélopathie syphilitique : une femme de 31 ans manifestement syphilitique présenta des douleurs dans les jambes et une abolition des réflexes. Ces symptômes s'améliorèrent d'abord par le traitement spécifique, mais ils reparurent bientôt ; ce furent : des douleurs lancinantes, des troubles de la sensibilité, l'abolition des réflexes, le signe de Romberg, des troubles vésicaux, des paralysies oculaires avec immobilité de la pupille, des symptômes bulbaires, crises laryngées, etc.; finalement la mort survint trois ans après le début de l'affection. A l'autopsie, on constata un épaississement des méninges avec infiltration; un foyer d'altération transverse de la moelle à l'union des régions dorsales moyenne et inférieure, et long de 2 à 3 centim. et une dégénérescence de la zone marginale dans le reste de la moelle. Il y avait de plus une dégénérescence secondaire ascendante et descendante. Les zones radiculaires n'étaient pas très affectées, mais la région bulbaire présentait des altérations manifestes. Les vaisseaux de la

(1) OPPENHEIM. Ueber einen Fall von syphilitischer Erkrankung des centralen Nervensystems welche vorübergehend das klinische Bild der Tabes dorsalis vortäuschte. *Berlin. klin. Wochen.*, 1888, n° 53, p. 1061.

moelle offraient les lésions caractéristiques : endartérite et surtout périartérite.

On doit à E wald une observation analogue.

OBSERVATION 100 (résumée).

EWALD. Ein unter dem klinischen Bilde der Tabes verlaufender Fall von syphilitischer (?) Rückenmarkserkrankung. *Berlin. klin. Wochenschr.*, 1893, XXX, 284-288

HISTOIRE CLINIQUE. — Homme, 42 ans. N'aurait pas eu la syphilis. Bonne santé ordinairement. En 1878, rhumatisme articulaire ; puis plusieurs manifestations analogues. A la suite d'une poussée articulaire, le genou gauche s'est tuméfié et le malade doit se servir d'une canne. Pas de douleurs fulgurantes ni de douleurs en ceinture. — État en 1889 : difficulté de la marche ; la jambe gauche traîne, le pied droit talonne. Signe de Romberg, perte de l'équilibre dans le demi-tour. Arthrite du genou gauche. Pied gauche en varus avec flexion plantaire. Abolition des réflexes crémastériens et des réflexes rotuliens. Sensibilité objective intacte sauf pour la perception de la pression et de la température au niveau des cuisses. Pupilles inégales, perte des réflexes lumineux. Intégrité des réactions électriques. Absence de douleurs. Diagnostic : tabes dorsal et arthropathie consécutive. Mort par septicémie.

EXAMEN HISTOLOGIQUE DE LA MOELLE. — Au niveau du renflement lombaire, épaississement de la dure-mère correspondant à une prolifération cellulaire. Épanchement sanguin dans la pie-mère et l'arachnoïde. Dans les racines rachidiennes, épaississement de la névroglie et dilatation des vaisseaux. La pie-mère est épaissie, fibreuse, ses vaisseaux, en particulier l'artère spinale antérieure, ont leurs parois très altérées : endartérite, épaississement de la tunique musculaire et infiltration de l'adventice. Veines dilatées, à parois infiltrées. Les vaisseaux de la moelle présentent les mêmes modifications. Les travées pie-mériennes intramédullaires sont épaissies surtout dans le cordon postérieur qui est envahi par la sclérose. Les autres parties des cordons blancs sont intactes. Disparition du réseau fibrillaire des colonnes de Clarke. Il existe de plus des nodules d'infiltration intramédullaire dans la région cervico-dorsale et dans la région lombaire.

On retrouve en somme, dans ce dernier cas, les lésions communes de la syphilis médullaire, et l'auteur fait lui-même remarquer qu'il ne s'agissait nullement de la sclérose classique des cordons postérieurs, mais de lésions d'une autre nature qui, par leur localisation prédominante dans ces cordons, avaient donné lieu au tableau clinique presque complet du tabes dorsal.

A côté de cette forme dont la nature ne laisse aucun doute, il existe un certain nombre de faits anatomiques dont l'interprétation est assez délicate ; nous voulons parler des autopsies dans lesquelles les auteurs ont constaté des lésions des cordons postérieurs, ne se distinguant en rien de celles du tabes et coïncidant avec des altérations syphilitiques caractéristiques des vaisseaux et des méninges. Tels sont les cas de Eisenlohr, de Hoffmann, celui de Minor que nous avons déjà résumé (obs. 80) et les observations suivantes de Kuh et de Dinkler.

Observation 101 (résumée).

S. Kuh. Ein Fall von Tabes dorsalis mit Meningitis spinalis syphilitica. *Arch. f. Psych.*, Bd XXII, 1891, p. 690.

Histoire clinique. — Homme, 20 ans, chancre du gland, traitement mercuriel, pas de symptômes secondaires. Décembre 1887, début rapide de l'affection par de l'incertitude des jambes et des vertiges. Traitement par des frictions mercurielles puis par des courants galvaniques. Etat en février 1888 : pas de douleurs lancinantes; de temps en temps, crampes dans les jambes ; organes internes et sphincters intacts, impuissance depuis un an, pupilles paresseuses, intelligence et parole intactes, léger signe de Romberg, réflexes patellaires abolis, diminution de la perception douloureuse au niveau des orteils.

Eu mai, amélioration. En juin, aggravation, démarche ataxique, troubles de la sensibilité plus accentués. En septembre, arthropathie des deux genoux. Fin de mars 1889, vertiges, palpitations, accès d'oppression, mort subite.

Autopsie. — Dégénérescence des cordons postérieurs et des zones radiculaires. Au niveau de la queue de cheval, congestion très marquée ; dure-mère légèrement épaissie, les autres enveloppes molles sont infiltrées de cellules. Altérations vasculaires très prononcées : infiltration, épaississement considérable des parois. L'infiltration embryonnaire tantôt se limite à la membrane interne, tantôt envahit toute la paroi. Sur quelques vaisseaux elle a visiblement son point de départ dans les vasa-vasorum. L'endartère épaissi forme sur quelques vaisseaux une saillie qui pénètre dans la lumière du vaisseau et la divise en deux. La tunique moyenne est aussi, fréquemment d'une épaisseur anormale.

L'auteur pense que les deux processus tabes et méningite sont d'origine syphilitique, mais que le premier ne relève peut-être pas du second, car les altérations méningées paraissent plus récentes que celles des cordons postérieurs, de plus, elles n'étaient pas exclusivement limitées à la région des cordons postérieurs, mais s'étendaient à toute la moelle et même aux méninges cérébrales.

OBSERVATION 102 (résumée).

DINKLER. Tabes dorsalis incipiens mit Meningitis spinalis syphilitica. *Deutsche Zeitschrift für Nervenheilkunde*, 1893. Bd III, 4 und 5 H. (*Revue Neurolog.*, mars 1893, p. 120.)

HISTOIRE CLINIQUE. — Homme, 42 ans, issu de parents nerveux (mère épileptique). Chancre à l'âge de 27 ans. Premières douleurs fulgurantes dans les jambes en 1886 ; ultérieurement, troubles vésicaux. On constate (avril 1891) du myosis et de la diminution des réflexes pupillaires. Pas d'ataxie, pas de signe de Romberg. Les troubles de la sensibilité objective se bornent à une hypo-algésie assez prononcée des extrémités inférieures et à une hyperesthésie de la région dorsale et lombaire du rachis. Réflexes cutanés conservés ; les réflexes tendineux des membres supérieurs sont très forts ; aux membres inférieurs, le réflexe patellaire droit est plus faible que le gauche qui est normal. Le traitement spécifique est institué sans aucun profit ; les réflexes rotuliens sont abolis quelques semaines plus tard. Octobre 1892, douleurs rachidiennes, engourdissement des mains et des jambes ; pas d'ataxie. Mort sans cause appréciable le 7 novembre.

AUTOPSIE. — Hémorrhagie méningée à la base du cerveau, sur le cervelet, se poursuivant jusque sous la pie-mère de la moelle, çà et là. Artérite noueuse du tronc basilaire. A l'œil nu, on constate dans la moelle la dégénération grise des cordons de Goll.

Examen histologique de la moelle. — Dégénération des cordons postérieurs limitée aux cordons de Goll dans la région cervicale, intéressant les cordons de Goll et de Burdach dans la région dorsale supérieure et moyenne et circonscrite de nouveau à la partie antérieure des cordons de Goll dans la région dorsale inférieure. Les zones de Lissauer sont dégénérées dans toute la hauteur. Cette dégénération encore peu avancée, ne présente aucun caractère qui permette de la distinguer de celle du tabes non syphilitique et des dégénérations secondaires.

Méninges. — L'arachnoïde est épaissie et infiltrée de cellules rondes, ovales et fusiformes. A la hauteur de la septième racine dorsale, sur cette arachnitis diffuse, quelques petites nodosités qui ont la constitution de gommes miliaires. La pie-mère présente une infiltration semblable qui offre son maximum d'intensité dans les régions cervicale et dorsale. Participation des vaisseaux (artères et veines) dans les mêmes régions.

Racines et ganglions. — Les racines montrent une infitration de leur enveloppe et de leur tissu interstitiel qui n'est que le prolongement de la méningite spinale ; les fibres nerveuses sont dégénérées principalement dans les racines postérieures de la région dorsale. Épaississement hyalin de la paroi des *vasa nervorum*. Quant aux ganglions, ils sont peu altérés, mais on y constate une hypertrophie de leur enveloppe conjonctive, avec dégénération de quelques fibres nerveuses.

Cerveau. — Les méninges et la substance cérébrale ne présentent rien d'anormal ; mais les artères de la base offrent une endo-périartérite gommeuse typique.

L'auteur considère la dégénération tabétique d'une part, les altérations méningo-vasculaires d'autre part, comme relevant également de la syphilis, mais il n'admet pas que la première se soit développée sous l'action des secondes. Marinesco (1) a rapporté un cas analogue aux deux précédents.

Dans ces cas, s'agit-il de lésions médullaires développées sous l'influence des altérations vasculaires et méningées, ou bien sont-elles de même nature que celles du tabes vrai et établissent-elles par leur coïncidence avec des altérations spécifiques une transition entre la syphilis médullaire commune et le tabes ? C'est une question que nous ne saurions trancher.

En tous cas, il existe une forme de pseudo-tabes qui comporte les altérations de la syphilis médullaire, ainsi que le prouvent les observations d'Oppenheim et de Ewald. Cette forme se distingue du tabes vrai par le mode de début et l'évolution qui sont plus rapides, la fréquence des accidents aigus et la sensibilité au traitement spécifique.

b) Myélopathie syphilitique à forme de sclérose latérale.

Parfois, les lésions médullaires paraissent presque exclusivement limitées aux cordons latéraux. Dans ce cas, la dégénération primitive des éléments nerveux excessivement disséminée est plus particulièrement développée dans ces cordons sur une étendue plus ou moins considérable de la moelle. La dégénérescence secondaire se manifeste; elle envahit au-dessus le faisceau cérébelleux, au-dessous le faisceau pyramidal ; l'ensemble simule une sclérose latérale primitive et presque systématique. C'est peut-être, de cette façon qu'il faudrait interpréter l'observation suivante :

OBSERVATION 103 (résumée).

MINKOWSKI. Primäre Seitenstrangssklerose nach Lues. *Deutsch. Arch. f. klin. Med.*, Bd XXXVI, p. 433.

HISTOIRE CLINIQUE. — Femme, 19 ans. En mai, accidents primaires.

(1) MARINESCO. *Wiener med. Wochenschrift*, nᵒˢ 51 et 52.

Août, accidents secondaires syphilitiques, guérison par frictions. Depuis cette époque, faiblesse dans la marche, tremblement des membres inférieurs, la faiblesse s'accentue rapidement. A la fin de l'année, marche impossible sans aide, traînante, incertaine. Il survient rapidement un tremblement très intense des membres inférieurs. Sensibilité absolument intacte. Réflexes cutanés abolis, réflexes tendineux très exagérés aux membres inférieurs, surtout à droite. La malade fait chaque jour des frictions mercurielles.

Janvier, amélioration sensible. Février, la malade peut marcher sans être soutenue.

28 juillet, mort par tuberculose pulmonaire.

AUTOPSIE. — A la région dorsale de la moelle, les lésions siègent surtout sur le faisceau pyramidal et le faisceau cérébelleux. Les tubes nerveux ont complètement disparu, la myéline est atrophiée, la névroglie un peu plus développée que normalement. On trouve aussi des cellules granuleuses interstitielles et des corps amylacés. Dans les faisceaux cérébelleux des cordons latéraux, les tubes nerveux ont presque complètement disparu. Il existe dans cette région un réseau de névroglie assez développé. A la région lombaire, ces mêmes altérations existent, mais atténuées. A la région cervicale, les lésions sont moins accentuées dans les faisceaux pyramidaux, mais plus marquées dans les faisceaux cérébelleux.

Nous avons observé une disposition à peu près identique des zones d'altération dans notre cas nº VII.

En somme, cette forme se distingue si peu de la forme commune tant au point de vue clinique que par la distribution des lésions qu'elle mérite à peine d'être considérée comme une forme spéciale.

c) Myélopathie syphilitique à forme de sclérose multiloculaire et de sclérose en plaques.

Dans certaines circonstances, les altérations médullaires disséminées peuvent donner lieu à certains symptômes qui rappellent de loin la sclérose en plaques.

OBSERVATION 104 (résumée).

MENDEL. Syphilis disséminée de l'axe cérébro-spinal *Annales de dermatologie et de syphiligraphie*, mai 1893.

Homme de 22 ans. Chancre périnéal à l'âge de 19 ans. Avril 1889; accidents secondaires. Début de l'affection nerveuse en janvier 1893.

État actuel. — Céphalée persistante, diplopie, paralysie du moteur oculaire externe gauche, exagération des réflexes, sensation de coups de canif dans les genoux. Sensibilité émoussée dans tout le côté gauche (hystérie antérieure), affaiblissement de la mémoire, vertiges, bourdonnements, polyurie, polydipsie, glycossurie légère. Traitement : KI, 3 gr. 2 pilules de Dupuytren.

Mai, diplopie, la paralysie de la sixième paire gauche est guérie, début de la paralysie de la troisième paire gauche, ptosis, mydriase. Réflexes exagérés, trépidation épileptoïde. Douleurs diffuses dans le crâne, l'abdomen, la région lombaire, douleurs presque fulgurantes dans les jambes. Marche facile, mais tremblement à l'occasion des mouvements volontaires, vomissements.

Dans ce cas, le tableau clinique n'offre qu'une ébauche très imparfaite de la sclérose en plaques, car le tremblement survenant à l'occasion des mouvements volontaires était le seul signe qui rappelât cette affection, mais quelquefois, le tableau clinique est des plus fidèles comme dans le cas rapporté par Schuster.

OBSERVATION 105 (résumée).

SCHUSTER. Ein Fall von multipler Sklerose, etc. *Deutsche med. Wochenschr.*, 1885, n° 51.

Homme de 32 ans, syphilitique. 1er décembre 1884. Le sujet souffre depuis cinq mois de tremblement des membres supérieurs et inférieurs, marche en traînant les pieds et chancelle. Exagération des réflexes tendineux. Contracture. Trépidation. Tremblement des mains, des bras, de la tête, s'exagérant dans les mouvements volontaires, tremblement de la langue. Nystagmus.

On diagnostique une sclérose en plaques, le malade présente d'ailleurs des manifestations syphilitiques multiples : ulcération syphilitique du pharynx, ganglions indurés, périostite du tibia à droite. Frictions mercurielles, amélioration au bout de trois mois ; à la fin de juin 1875, guérison complète des symptômes cérébro-spinaux.

L'action favorable et immédiate du traitement prouve bien qu'il ne s'agissait pas d'une sclérose en plaques ; cette observation reste un exemple remarquable de pseudo-sclérose en plaques syphilitique.

d) Formes amyotrophiques.

L'atrophie des muscles paralysés est un symptôme commun dans les formes graves de paraplégie syphilitique. Elle se manifeste surtout dans la période qui suit l'attaque de paraplégie, et fait présager la persistance de symptômes graves, car elle annonce la destruction des centres gris spinaux correspondants. Ainsi, dans les cas de paralysie spinale qui se terminent par la mort, l'atrophie, si elle a le temps de se manifester, atteint ordinairement un degré prononcé ; au contraire, dans les formes complètes qui aboutissent à la période spasmodique, ce symptôme fait souvent absolument défaut, ou bien n'est qu'à peine indiqué.

Dans quelques cas, l'atrophie musculaire est un des symptômes les plus saillants et peut donner à l'affection l'aspect d'une forme spéciale.

Rodet (1) et Caizergues ont rapporté des observations qui, par l'ensemble des symptômes constatés, rentrent dans le cadre des formes cliniques ordinaires que nous connaissons ; les muscles paralysés étaient atteints d'atrophie. Nous avons vu que ce symptôme pouvait atteindre un degré prononcé dans les formes communes, sans dénaturer l'aspect ordinaire de l'affection.

Mais dans un certain nombre de cas, cette atrophie musculaire devenait pour ainsi dire le symptôme capital.

Telles sont l'observation de M. Dejerine (2), celles de Eisenlohr (3), Schultze (4), Rumpf (5), Schmauss (6), les cas rapportés par MM. Rendu et Raymond (7). Il faudrait peut-être (?) faire également rentrer dans ce cadre une des observations de Caizergues (8) : un homme de 33 ans, ayant eu, à l'âge de 28 ans, un chancre suivi d'éruptions secondaires, fut pris alors de douleurs et de gêne des mouvements dans les membres inférieurs, puis d'une atrophie musculaire qui s'étendit lentement aux muscles du bassin et des épaules. Il n'existait pas de phénomènes spasmodiques, ni de troubles des sphincters.

En général, l'affection se distingue de la téphromyélite systématique par un certain nombre de signes comme les douleurs lombaires

(1) RODET. *Gazette médicale de Lyon,* avril 1859.
(2) DEJERINE. *Archives de physiologie,* 1876, p. 480.
(3) EISENLOHR. *Arch. f. Psych.,* Bd VIII, p. 814.
(4) SCHULTZE. *Berlin. klin. Wochenschr.,* 1883, n° 39.
(5) RUMPF. *Syphilitische Erkrank. des Nervensystems.*
(6) SCHMAUSS. *Deutsch. Arch. f. klin. Med.,* Bd XLIV.
(7) RAYMOND. *Soc. méd. des hôp.,* Paris, février 1893.
(8) CAIZERGUES. Thèse, Montpellier, 1873, obs. II, p. 61.

et périphériques, les phénomènes spasmodiques, les troubles des sphincters, etc.; mais, ici comme pour le tabes, on s'est demandé si la syphilis ne pourrait pas agir directement sur l'élément nerveux lui-même, atteindre les cellules ganglionnaires et être un des facteurs étiologiques de l'atrophie musculaire progressive myélopathique.

Leyden a vu l'atrophie musculaire se développer à la suite de la syphilis, mais il ne dit pas si c'est une forme typique.

Jarisch (1), ayant constaté dans une moelle d'enfant mort sans phénomènes médullaires, mais au milieu d'un exanthème syphilitique, une diminution de nombre, un ratatinement et des modifications du protoplasma cellulaire des cellules des cornes antérieures, admet que ces altérations peuvent se produire sous l'action directe du poison syphilitique.

Chauvet (2), au contraire, pense que « la syphilis n'a aucune influence sur le développement de l'atrophie musculaire progressive » et, pour Siemerling (3), l'altération des cellules ganglionnaires résulte soit d'une hémorrhagie, soit d'un ramollissement, soit d'une infiltration embryonnaire.

En réalité, l'atrophie musculaire dans la syphilis répond toujours, comme les autres symptômes, à une altération deutéropathique des cellules nerveuses.

Dans certains cas, le mécanisme de la destruction de ces cellules s'explique par la compression ou l'envahissement des cornes antérieures par une infiltration gommeuse, comme dans les cas de Siemerling (obs. 121, 122, 123). Mais la cause la plus fréquente est la nécrose des éléments, consécutivement aux altérations des vaisseaux nourriciers de la substance grise, absolument comme dans la forme commune. Cette opinion a été soutenue, ainsi que nous l'avons dit, par Möller et par M. Lancereaux; elle nous semble trouver sa confirmation dans une observation de Schmauss.

(1) JARISCH. *Vierteljahrschrift f. Derm.*, 1881.
(2) CHAUVET. *Influence de la syphilis sur les maladies du système nerveux central.* Thèse d'agrégation, Paris, 1880.
(3) SIEMERLING. *Arch. f. Psych.*, Bd XXII, 1891, p. 270.

OBSERVATION 106 (résumée).

SCHMAUSS. Hyaline Degeneration des Rückenmarksgefässe. Poliomyelitis syphilitica. *Deutsch. Arch. f. klin. Med.*, Bd XLIV.

HISTOIRE CLINIQUE. — Homme présentant depuis deux ans et demi de
la faiblesse des jambes et des crampes de temps en temps. Douleurs
dans la région sacrée. Après une amélioration passagère, depuis six
mois, parésie progressive des jambes avec atrophie musculaire, abolition des réflexes, sensibilité conservée. Selles involontaires, rétention
d'urine. Mort par tuberculose pulmonaire. Infection syphilitique vingt
ans auparavant.

EXAMEN MICROSCOPIQUE DE LA MOELLE. — Méninges absolument
intactes, tissu fondamental et vaisseaux. Dans la moelle même, de nombreux petits vaisseaux présentent un épaississement de la membrane
interne avec dégénérescence hyaline. Dans ce tissu hyalin existent des
noyaux étoilés. Dégénérescence granuleuse des membranes moyenne
et adventice. Infiltration à la périphérie des vaisseaux. Ces altérations
vasculaires sont surtout développées dans les cordons postérieurs de
la moelle lombaire. On trouve de plus dans la partie supérieure de la
région lombaire une diminution de teinte des cornes antérieures, surtout
à gauche. Il s'agit d'un foyer de ramollissement avec dégénération des
cellules nerveuses, gonflement des cylindres-axes, développement du
tissu interstitiel infiltré des noyaux. Dégénération du cordon antéro-
latéral et des racines antérieures.

Le malade de M. Raymond avait présenté les symptômes d'une
atrophie musculaire disséminée et généralisée, qui s'était développée
progressivement mais assez rapidement; il existait de plus des douleurs lancinantes, des contractures, des raideurs, de l'exagération
des réflexes. Vers la fin survinrent des phénomènes bulbaires. Le
sujet était syphilitique.

L'EXAMEN HISTOLOGIQUE a montré l'existence de lésions vasculaires
intenses réparties dans toute la moelle et dans la partie inférieure du
bulbe, mais surtout prononcées dans le renflement cervical. La pie-
mère est le siège d'une inflammation de même nature. Il s'agit, en somme,
d'une *méningo-myélite vasculaire diffuse*. Consécutivement à ces
lésions, les éléments nerveux ont subi une atrophie qui porte principalement sur les cellules ganglionnaires des cornes antérieures dans
presque toute l'étendue de l'axe spinal et atteint même les noyaux
bulbaires. Mais il existait également des altérations des tubes nerveux
des cordons blancs et, en conséquence, un certain degré de dégénérescence secondaire des cordons de Goll et des faisceaux pyramidaux.

Dans sa communication à la Société médicale des hôpitaux, M. Raymond rapporte encore l'observation clinique d'un second malade et rappelle que deux cas analogues ont été publiés par Vulpian dans la clinique de la Charité; M. Rendu a également observé un cas semblable.

En somme, le processus d'altération dans la forme atrophique est le même que celui des formes communes, le syndrome clinique ne diffère qu'en raison de la localisation particulière dans les cornes antérieures. Cette localisation n'est d'ailleurs pas exclusive et on observe conjointement un certain nombre de modifications dans le tissu médullaire, modifications qui, en raison de leur moindre importance, se placent au second plan (1).

L'affection peut évoluer plus ou moins rapidement, et selon que la destruction de la substance grise se produira brusquement sous forme d'un foyer de ramollissement de la corne antérieure, ou que les cellules nerveuses dégénéreront lentement, on aura un aspect clinique qui rappellera soit la *poliomyélite antérieure aiguë*, soit la *poliomyélite antérieure chronique* (l'atrophie musculaire progressive myélopathique).

e) Forme bulbaire.

Nous avons déjà signalé parmi les symptômes de la syphilis médullaire commune certains signes indiquant une lésion ou un trouble fonctionnel de la région bulbaire.

Dans certains cas, ces symptômes semblent pouvoir se grouper et prendre l'aspect d'une *paralysie. labio-glosso-laryngée.*

M. Mauriac (2) a déjà attiré l'attention sur ces accidents bulbaires au cours des manifestations nerveuses de la syphilis ; il rapporte l'observation d'un sujet syphilitique qui, ayant guéri d'une hémiplégie cérébrale à forme intermittente, présenta une nouvelle attaque d'encéphalopathie accompagnée d'affaiblissement musculaire généralisé et de phénomènes bulbaires : salivation, difficulté dans la déglutition et dans le mécanisme de l'articulation des mots. Il existait en même temps des troubles des sphincters.

(1) Poussard. *D'une amyotrophie spinale progressive chez les syphilitiques.* Thèse, Paris, mai 1893.

(2) Mauriac. *Gazette hebdomadaire,* 1877.

Dans un cas dû à M. Hayem, le malade ayant présenté des troubles de la langue et du pharynx (paralysie de la langue, impossibilité de la déglutition), on trouva à l'autopsie trois gommes dans la protubérance et une altération diffuse s'étendant jusqu'au plancher du quartième ventricule.

Une autre observation a été publiée par Chauvet (1) : le malade, un homme de 33 ans, présenta six ans après un chancre des accidents de syphilis cérébrale, et bientôt après tous les signes d'une paralysie labio-glosso-laryngée : saillie des lèvres, impossibilité de souffler, de siffler, parésie des muscles rétracteurs de la commissure, impossibilité de tirer ou de relever la langue, mastication et déglutition très difficiles, etc. Le malade, à la suite d'un traitement spécifique, s'améliora beaucoup.

Les altérations qui atteignent le bulbe et les noyaux gris de cette région ne diffèrent en rien de celle des autres parties de la moelle. Les lésions vasculaires, l'infiltration des méninges peuvent aussi bien présenter leur maximum dans la partie supérieure de la moelle et agir sur les éléments nerveux de la même manière que dans les autres régions. Dans l'observation de poliomyélite syphilitique rapportée par M. Raymond, les noyaux du bulbe présentaient des altérations de même nature que les autres parties de la substance médullaire.

Ce n'est en somme qu'une question de localisation.

E. — Formes spéciales

Nous comprenons sous ce titre les formes cliniques qui correspondent aux lésions anatomiques que nous avons décrites comme formes anatomiques spéciales : la méningite et la pachyméningite syphilitiques et les gommes.

a) *Méningite et pachyméningite syphilitiques.*

Les observations de Eisenlohr, Buttersack, Oppenheim, Jürgens, Siemerling, Lamy, etc., que nous avons résumées, établissent l'existence et les caractères principaux de ces formes.

L'infiltration et l'épaississement des méninges offrent un développement variable dans les formes communes de la syphilis médullaire,

(1) Chauvet. *Loc. cit.,* obs. XVII, p. 64.

mais sont assez peu accentuées, et les altérations du tissu nerveux causées par les lésions vasculaires sont ordinairement constituées avant que celles des méninges aient acquis un développement avancé. Cependant, à mesure qu'elles s'accentuent, ces dernières provoquent des symptômes propres : une exagération de la douleur et de la raideur rachidiennes, des irradiations douloureuses, des atrophies musculaires partielles, des troubles de la sensibilité objective en rapport avec des lésions radiculaires, etc.

Parfois, les méninges infiltrées et épaissies s'unissent et forment une couche considérable. La dure-mère participe à cet épaississement, elle est atteinte soit après les membranes molles, à la suite d'une propagation émanée de celles-ci, soit avant elles, lorsqu'une lésion détermine une pachyméningite externe.

En laissant de côté la pachyméningite consécutive à la carie osseuse syphilitique, la pachyméningite s'observe le plus souvent à la région cervicale, et, dans ce cas, l'affection revêt une allure un peu particulière.

C'est alors surtout que se trouve vérifiée l'opinion de Jürgens, qui considérait les lésions syphilitiques de la moelle comme émanées d'altérations analogues occupant primitivement la base du cerveau. Les malades présentent d'abord une céphalalgie intense et bientôt des douleurs très vives de la nuque accompagnées d'une raideur très marquée. Les douleurs irradient dans les régions interscapulaire, sus-claviculaire, cervicale, etc. ; la tête est immobilisée, les mouvements spontanés sont impossibles, les douleurs sont réveillées par la pression locale, les tentatives de mouvement. Indépendamment de ces signes propres à la méningite, on observe proportionnellement à la participation des racines et de la moelle, les symptômes que nous avons décrits à propos de la localisation cervicale des lésions : para-lysie, atrophie, troubles de la sensibilité, troubles oculo-pupillaires, troubles respiratoires, etc.

b) *Gommes de la moelle.*

Si la méningite syphilitique s'observe assez fréquemment, les gommes de la moelle sont excessivement rares. Il faut avouer que leur existence ne s'accuse par aucun signe bien caractéristique ; le plus souvent, d'ailleurs, elles coexistent avec des lésions communes dont les symptômes se mêlent à ceux qui résultent de la présence de la tumeur syphilitique. Théoriquement, on peut admettre que le développement d'une gomme, comme lésion exclusive, provoque les symptômes ordinaires qui résultent d'une compression lente de la moelle. Il semblerait même que cette lésion est tout à fait propre à réaliser le syndrome de l'hémilésion de la moelle ; cependant l'observation clinique ne vient pas à l'appui de cette idée théorique.

Dans les cas où l'on observe des symptômes d'hémilésion de la moelle chez un syphilitique, on porte généralement le diagnostic de gomme de la moelle, surtout s'il survient une amélioration par le traitement spécifique. Et cependant, dans le cas de MM. Charcot et Gombault, qui présentait le syndrome dans toute sa pureté, l'autopsie a bien révélé l'existence d'une lésion unilatérale, mais nullement la présence d'une gomme.

L'épaississement gommeux ou fibreux des méninges, les gommes circonscrites peuvent siéger à divers étages de la moelle et déterminer des symptômes en rapport avec ces localisations ; mais il est une localisation sur laquelle nous voulons appeler l'attention. Parfois ces lésions intéressent la queue de cheval, en sorte que, quelle que soit leur importance, le cordon médullaire lui-même échappe à leur action directe ; cependant la destruction des nerfs de la queue de cheval produit une paraplégie flasque avec atrophie musculaire, des douleurs généralement très vives, l'anesthésie des parties paralysées, des troubles trophiques et une paralysie des sphincters. Eisenlohr (1) (obs. 49) a rapporté un cas de cette nature.

(1) EISENLOHR. *Neurol. Centralbl.*, 1884, n° 4, p. 73.

Les symptômes que nous avons décrits ne répondent en réalité qu'à la notion d'existence d'une affection de la moelle, ils peuvent même indiquer le siège de l'altération, mais ils ne donnent pas de renseignements sur la nature des altérations et encore moins sur la cause qui les a produites.

La *nature* de la lésion peut jusqu'à un certain point être indiquée par le mode d'apparition et la marche des symptômes ; par exemple, le début brusque des accidents, les oscillations des symptômes que nous avons notés dans l'évolution de la syphilis médullaire sont assez caractéristiques de lésions liées à un trouble circulatoire; d'autre part, les douleurs lombaires intenses avec irradiation indiquent l'inflammation des méninges.

Quant à la *cause*, elle ne peut être élucidée que par l'étude des antécédents et la recherche d'une infection syphilitique antérieure. Ce facteur étiologique prend une grande valeur quand il repose sur une lésion primitive bien nette, de date récente, ou bien sur des accidents secondaires ou tertiaires bien caractéristiques s'étant manifestés à une époque peu éloignée ou étant encore en cours d'évolution au moment de l'apparition des accidents spinaux.

En somme, l'affection une fois constituée ne se distingue guère de toute *paraplégie spasmodique* par lésion transverse de la moelle épinière. Les phénomènes sont en rapport avec la localisation des lésions et non avec leur nature. Buzzard compare la structure de la moelle au rouage d'une montre : quelle que soit la cause qui en trouble le mécanisme, un cheveu, un gravier, etc., le résultat est toujours le même et n'indique nullement la nature du corps étranger. Aussi bien, sans parler du mal de Pott, des tumeurs et de toutes les lésions qui sont capables de déterminer par action locale une lésion transverse de la moelle, toute cause infectieuse agissant sur le système vasculaire lymphatique et conjonctif de la moelle peut produire dans cet organe des altérations semblables à celles de la syphilis médullaire.

Cependant, lorsqu'on se trouve en présence d'un sujet jeune, sans autre tare appréciable qu'une infection syphilitique antérieure et pré. sentant les symptômes d'une affection spinale caractérisée par l'ensemble clinique que nous avons décrit, le groupement de ces circonstances prend une grande valeur pour l'affirmation du diagnostic et commande de toutes façons l'emploi du traitement.

Dans les formes complètes, le tableau clinique est jusqu'à un certain point caractéristique ; il est bien entendu tout d'abord qu'on a relevé dans les antécédents un chancre syphilitique ou des accidents consécutifs; le malade a éprouvé le plus souvent une céphalée particulièrement intense, parfois même des symptômes cérébraux vagues et intermittents, des paralysies oculaires surtout. Ces signes ont déjà une grande valeur comme éléments de diagnostic ; leur diffusion et leur marche oscillante sont bien propres à la syphilis, et ils sont les premiers indices d'une localisation nerveuse.

Si, dans ces conditions, les symptômes spinaux diffus que nous avons décrits comme constituant la *période prémonitoire* se produisent en continuité avec les manifestations cérébrales, parfois à la suite d'une recrudescence de ces symptômes ou après une période d'accalmie plus ou moins longue, on a le devoir de tenter l'épreuve du traitement spécifique. D'autant que, même en l'absence de commémoratifs précis, les signes de la période prémonitoire ont une physionomie assez particulière : la rachialgie, surtout la rachialgie nocturne, est un phénomène particulièrement fréquent, les troubles vésicaux, les sensations subjectives périphériques, la raideur et la faiblesse des jambes, etc., dans leur mobilité et leurs variations d'intensité d'un jour à l'autre sont bien en rapport avec la nature des lésions primitives propres à la syphilis.

Lorsque, à la suite de ces symptômes, survient l'*attaque* de *paralysie*, le diagnostic est éclairé par ces précédents; mais il arrive parfois que les phénomènes prémonitoires caractéristiques font défaut, et l'on n'a plus comme argument que l'existence d'une infection syphilitique antérieure. Le diagnostic se fait alors par exclusion, et ce n'est qu'après avoir écarté toutes les affections locales qui peuvent atteindre la moelle par contiguïté et toutes les infections autres que

la syphilis, que l'on sera en droit de considérer cette dernière comme
la cause très probable de l'affection. Dans tous les cas douteux, le
traitement spécifique s'impose.

Lorsque les malades se présentent avec les signes de la *période de
paraplégie spasmodique*, ils sont arrivés à cet état soit lentement
et progressivement, avec tout le cortège des signes caractéristiques de la période prémonitoire qui se sont accentués progressivement, soit en passant par la période de paraplégie aiguë. Ce n'est
encore là que par exclusion le plus souvent qu'on pourra établir le
diagnostic. Cependant, dans les cas où les malades sont capables de
marcher, l'altération transverse de la moelle épinière, sans doute en
raison d'une disposition particulière des lésions qui n'affectent qu'une
portion restreinte et sensiblement constante de la moelle (zone périphérique), détermine une paraplégie spasmodique d'un aspect un peu
particulier. Les malades offrent tous les symptômes d'une myélite
transverse, mais atténués ; l'impotence fonctionnelle n'est pas très
prononcée, les troubles de la sensibilité objective et subjective, les
troubles trophiques sont peu accentués, la contracture est peu développée, bien que les réflexes soient très exagérés. Toutes ces particularités ont été bien mises en évidence par E r b ; il ne faudrait toutefois
pas exagérer leur valeur diagnostique ; ainsi, dans les cas que nous
avons observés, la contracture était en général assez prononcée et
devenait par instants excessive chez certains sujets.

Ce qui distingue plus particulièrement la paraplégie syphilitique,
soit à la période aiguë, soit à la période spasmodique, c'est l'existence
de phénomènes indiquant une diffusion des lésions dans toute la
moelle ou même dans l'axe cérébro-spinal tout entier : symptômes
oculo-papillaires, phénomèmes bulbaires et céphaliques, etc.

Il faut d'ailleurs reconnaître que, dans nombre de cas, ces derniers
symptômes font complètement défaut.

Aux différentes périodes de son évolution, la myélopathie syphilitique commune peut présenter des analogies avec un certain nombre
d'autres affections dont elle devra être différenciée.

A la *période prémonitoire*, les différents symptômes sont rarement
isolés : aussi ne prendra-t-on pas les douleurs lombaires ou périphériques, les troubles vésicaux, la faiblesse des jambes pour des signes
relevant d'affections *idiopathiques* comme un lumbago, une névralgie

banale, une manifestation rhumatismale articulaire ou musculaire, une affection vésicale, etc.

Ordinairement, les symptômes, dans leur ensemble, indiquent une *affection nerveuse* dont on aura à déterminer la nature exacte et la localisation.

Les troubles vésicaux, les phénomènes diffus céphaliques, parfois des modifications dans l'état de la pupille, des douleurs périphériques pourraient faire songer à la *période préataxique du tabes;* mais ici, à moins de cas tout à fait particuliers, on ne trouve pas d'abolition des réflexes, les douleurs n'ont pas le caractère fulgurant propre au tabes, le signe d'Argyll Robertson manque, etc. Dans le tabes, on observe bien des douleurs en ceinture, mais la rachialgie lombaire fixe à exaspération nocturne manque. Enfin, et surtout, dans la syphilis médullaire, les symptômes sont plus diffus, marchent plus vite et sont moins constants dans leur progression.

Certains névropathes atteints de syphilis présentent, souvent peu de temps après l'infection ou même quatre ou cinq ans plus tard, un état particulier que M. le professeur Fournier a décrit sous le nom de *neurasthénie syphilitique.* Les malades ont une céphalée intense, des troubles de la sensibilité, hyperesthésie, anesthésie, des douleurs névralgiques un peu partout; les jambes sont faibles, les réflexes parfois exagérés. On pourrait croire aux premiers signes d'une affection cérébro-spinale, d'autant plus que les sujets, particulièrement frappés de leur état, attirent l'attention sur leur syphilis antérieure. Mais les symptômes de lésions organiques manquent, il n'y a pas de troubles vésicaux ni de phénomènes oculo-pupillaires, les phénomènes sont surtout diurnes et résistent à l'action du traitement spécifique; enfin, il s'ajoute parfois des signes de nature franchement hystérique, des troubles sensoriels, un rétrécissement du champ visuel, etc.

Lorsque *la paraplégie débute brusquement* ou rapidement, précédée ou non des symptômes prémonitoires, elle ne se distingue guère de celle qui résulte des myélites dites vulgaires. Ici, comme pour les paralysies brusques de la syphilis cérébrale, le tableau symptomatique dépend de la localisation et non de la cause étiologique de la lésion. Cependant, on peut considérer comme étant jusqu'à un certain point particuliers à la paraplégie syphilitique l'existence de ces troubles prémonitoires oscillants en rapport avec un trouble de la circulation et l'établissement brusque de la paraplégie au moment où se produit le foyer de ramollissement ischémique.

Le développement subit de la paraplégie n'est pourtant pas exclusivement propre au ramollissement médullaire syphilitique.

En dehors de tout *traumatisme*, on devra écarter par un examen méthodique toutes les causes de *compression brusque* de la moelle et se rappeler qu'une lésion de voisinage développée même lentement peut provoquer des accidents brusques. Nous avons précisément observé dans le service de M. D ej e ri n e un malade syphilitique qui fut frappé d'une paraplégie grave développée rapidement ; ce malade succomba en quelques mois, après avoir présenté une paraplégie absolue avec atrophie musculaire, troubles vésicaux et rectaux, décubitus, etc. On trouva à l'autopsie un *sarcome* développé sur les lames vertébrales et comprimant la moelle dans la partie moyenne de la région dorsale.

Lorsque ces causes auront été éloignées au moins dans la mesure du possible, on aura à discuter les causes qui peuvent intéresser directement la moelle ou ses enveloppes. Il semblerait qu'en l'absence de tout facteur étiologique autre que la syphilis, on fût en droit d'incriminer cette dernière infection, mais les causes générales des myélites sont si peu connues qu'on ne pourra jamais affirmer qu'il ne s'agit pas d'une myélite de cause ignorée développée chez un syphilitique.

Ici, comme pour la syphilis cérébrale, on tirera des arguments de l'infection syphilitique récente, de l'âge du sujet, de l'existence de phénomènes diffus prémonitoires ou concomitants, enfin de l'action du traitement, bien qu'à cette période il n'ait souvent pas, il faut l'avouer, d'influence bien favorable.

Le malade ayant atteint la *phase spasmodique*, le tableau symptomatique est assez caractéristique pour qu'on n'hésite pas à reconnaître son origine spinale.

La *paraplégie névritique* se reconnaît par l'absence de phénomènes spasmodiques, par l'atrophie qui accompagne la paralysie ; celle-ci frappe surtout les extenseurs ; les troubles de la sensibilité sont souvent précoces et très marqués, les réflexes tendineux sont abolis, les troubles des sphincters manquent, la démarche du malade est caractéristique (démarche du stepper), etc.

Certaines affections, qui déterminent des phénomènes spasmodiques dans les membres inférieurs et des troubles de la marche, peuvent ressembler jusqu'à un certain point à la paraplégie spastique syphilitique.

La *coxalgie sénile* s'accompagne souvent dans les membres inférieurs d'atrophie musculaire et d'un état de contracture qui peuvent parfois en imposer pour une paraplégie spasmodique légère. Nous avons observé dans le service de M. Dujardin-Beaumetz un sujet de 56 ans, qui présentait une coxalgie sénile double. Le malade, étant couché, avait les jambes assez souples, bien qu'on pût constater une exagération très marquée des réflexes tendineux, et même le clonus du pied ; mais dès qu'il se levait, les jambes se raidissaient, les muscles pelvi-trochantériens contracturés fixaient l'articulation coxo-fémorale et déterminaient une rotation externe très prononcée des deux membres inférieurs. Le malade ne pouvait marcher qu'avec deux cannes, les jambes raides ; il se plaignait de douleurs et d'un sentiment de lassitude dans les jambes. A première vue, il semblait atteint d'une paraplégie spinale spasmodique légère, dans le type de la paraplégie syphilitique, mais l'absence de troubles des sphincters et surtout les signes objectifs fournis par l'examen des deux hanches ne laissaient pas de doute sur l'origine de ces phénomènes spinaux.

La *paraplégie hystérique spasmodique* peut simuler la paraplégie spinale, et lorsqu'elle survient chez des sujets atteints de syphilis antérieurement, on comprend combien l'erreur serait facile pour un observateur non prévenu.

M. Souques (1) a particulièrement insisté sur ce syndrome et fait ressortir les signes propres à dépister son origine. Nous avons nous-même observé, dans le service de M. le professeur Debove, un cas bien instructif.

Observation 107 (personnelle).

Recueillie dans le service de M. le professeur Debove, à l'hôpital Andral.

M. J...., forgeron, âgé de 27 ans.

Antécédents. — Père mort paralytique à 48 ans. Le sujet lui-même n'a pas eu de maladie grave dans son enfance. A 19 ans, en février 1885, chancre (de la couronne du gland à droite du frein) qui dure un mois,

_____
(1) Souques. *Syndromes hystériques simulateurs.* Thèse, Paris, 1891.

traitement local, pas de traitement interne. Roséole, traitement pendant un mois : deux cuillerées de sirop de Gibert par jour et une quarantaine de pilules de protoiodure en tout.

Dans la suite, plusieurs poussées de syphilides cutanées.

Deux ans après le chancre, gomme ulcérée sur la face interne du tibia droit au-dessus de la malléole ; la cicatrice existe encore très étendue (8 centim. sur 5 centim).

Un an plus tard, fièvre typhoïde grave. Léger degré d'alcoolisme. Le sujet a toujours été très impressionnable, sans avoir jamais présenté de crises ni de phénomènes nerveux caractéristiques.

Maladie actuelle. Commémoratifs. — Au mois de février 1893. Huit ans après le chancre, douleurs sourdes et lancinantes dans les mollets et dans les cuisses, lourdeur des jambes s'accentuant progressivement ; le jambes sont faibles, fléchissent sous le malade. Le malade se plaint de fatigue rapide, il éprouve des vertiges et des éblouissements, se plaint d'avoir la vue trouble ; céphalalgie surtout la nuit, pas de douleurs lombaires.

État actuel, 18 mars 1893. — Un mois après le début. Le malade étant au lit peut faire exécuter à ses jambes tous les mouvements mais avec peine, la raideur des membres est très prononcée. Pas d'incoordination motrice, les réflexes rotuliens sont très exagérés, sans qu'on puisse provoquer le phénomène du pied. L'énergie musculaire est affaiblie, mais il n'existe pas d'atrophie.

Étant assis, il ne peut croiser que difficilement une cuisse sur l'autre, il est forcé de se rejeter en arrière pour exécuter ce mouvement. Raideur des jambes.

Debout, il présente le signe de Romberg d'une façon légère, et ne peut se tenir en équilibre sur une seule jambe même les yeux ouverts.

Dans la marche, les jambes sont moins raides que lorsque le malade est couché, cependant l'allure est lente et s'accompagne d'un balancement qui rappelle celui des malades atteints de paraplégie spasmodique ; les pieds sont lourds et heurtent les aspérités du sol, l'ascension d'un escalier est très pénible.

Sensibilité. — Le malade se plaint d'une céphalalgie gravative, continue ; il n'éprouve pas de douleurs ni dans les reins ni dans les jambes, mais se plaint d'avoir les pieds toujours froids (on constate, en effet, à la main, une diminution très marquée de la température dans ces extrémités) et d'éprouver sous la plante des pieds une sensation de frémissement, de fourmillement. Lorsqu'il se met debout, les pieds nus, il n'apprécie pas exactement la nature du sol sur lequel il repose. On constate, au point de vue objectif, une abolition de la perception du contact et une diminution très marquée de la sensibilité à la douleur et à la température dans les jambes ; la zone d'anesthésie est limitée brusquement par une ligne circulaire un peu au-dessus du genou (anesthésie en botte).

Le malade ne présente pas de troubles marqués des sphincters, cependant depuis un certain temps, il éprouverait de l'hésitation dans la miction et sa puissance génitale serait amoindrie depuis deux à trois mois. Les membres supérieurs sont sains.

Pour les organes des sens, on note une diminution marquée de l'acuité visuelle et auditive, surtout à gauche. Enfin il existe un rétrécissement prononcé du champ visuel, concentrique et bilatéral.

On voit combien l'affection simulait de près une paraplégie spinale syphilitique ; cependant, un certain nombre de signes manquaient ou étaient insolites ; il n'existait pas de douleurs lombaires ni de troubles vésicaux nets ; contrairement à ce qui s'observe dans la paraplégie spinale syphilitique, la raideur était plus prononcée au lit que pendant la marche. Enfin le malade présentait des signes non douteux de nature hystérique : l'anesthésie segmentaire, une diminution de l'acuité sensorielle et un rétrécissement accentué du champ visuel.

Une fois l'origine spinale de la paraplégie bien établie, on recherchera d'abord, par l'examen du rachis, s'il n'existe pas de lésion vertébrale.

Bien que les lésions de *syphilis osseuse du rachis* constituent une véritable rareté, si l'on constatait une saillie osseuse de la colonne vertébrale, on devrait, dans le doute, avoir recours au traitement spécifique.

On écartera également les autres altérations osseuses, comme le *mal de Pott ;* le *cancer vertébral,* qui se distingue par une marche plus rapide, des douleurs violentes, l'existence d'une tumeur primitive en un autre point du corps, l'état général, etc. ; enfin, toutes les causes de *compression de la moelle.*

L'absence de ces causes palpables permet d'admettre (en faisant la part des lésions cachées indiagnostiquables et des surprises) qu'il s'agit d'une altération primitive de la moelle ; et dans ces conditions, la connaissance de l'infection syphilitique antérieure entraîne un peu forcément le diagnostic, surtout si l'affection se présente avec cet ensemble un peu particulier que Erb a reconnu à la paraplégie spinale syphilitique. Hâtons-nous d'ajouter que, dans ce dernier cas, le diagnostic, tout en étant vraisemblable, n'est pas absolument certain, car il est possible d'observer, et nous avons nous-même rencontré, dans le service de M. Dejerine, des malades qui présentent une affection reproduisant fidèlement le tableau de la paraplégie syphilitique, sans qu'il soit possible de retrouver, dans les antécédents, aucun indice de syphilis, ni même aucune cause étiologique à laquelle on puisse rapporter l'affection spinale dont ils sont atteints.

Nous avons vu que la syphilis médullaire pouvait revêtir des aspects cliniques rappelant certaines *maladies systématiques* de la moelle.

Le *pseudo-tabes syphilitique* se distingue du tabes ordinaire par une évolution beaucoup plus rapide des symptômes, de fréquentes oscillations dans leur gravité, par l'existence de la rachialgie lombaire, par une sensibilité marquée au traitement spécifique. Il faut avouer cependant que, dans nombre de cas, il est bien difficile de se prononcer.

La *pseudo-sclérose en plaques syphilitique* présente d'ordinaire un tableau très incomplet de l'affection qu'elle simule ; cependant, dans quelques cas, la ressemblance peut être assez trompeuse ; enfin, il est des formes frustes, ou exclusivement spinales de la sclérose en plaques qui ne se distinguent que difficilement de certains aspects de la syphilis médullaire. L'existence fréquente d'accidents aigus, les oscillations et les variations d'intensité dans les symptômes, enfin l'influence favorable du traitement sont des arguments en faveur d'une lésion syphilitique.

Les *formes amyotrophiques* se distinguent toujours des *poliomyélites systématiques* par un certain nombre de signes qui indiquent la participation diffuse de la moelle tout entière. Il existe des douleurs lombaires, des phénomènes spasmodiques, des troubles des sphincters, une marche oscillante, etc., caractères qui n'existent pas dans les formes d'amyotrophie spinale systématique.

Une affection contre laquelle il est bon de se mettre en garde lorsqu'on pense avoir affaire à une amyotrophie spinale syphilitique, c'est la *polynévrite généralisée* à forme de *paralysie générale spinale antérieure subaiguë* de Duchenne (de Boulogne) ; on observe dans ce cas des douleurs, une paralysie avec atrophie, et même des paralysies oculaires ; l'affection, qui est susceptible de guérison spontanée, peut paraître influencée par un traitement spécifique ; tout semble indiquer une paralysie syphilitique, mais les phénomènes spasmodiques font complètement défaut, et le mécanisme des sphincters est respecté.

Parfois, les phénomènes spasmodiques dans la syphilis médullaire s'accompagnent d'atrophie musculaire et de dissociation dans les sensibilités (Oppenheim). L'affection pourra rappeler ·la *syringo-myélie* (1); mais ici encore, la marche rapide et oscillante, la coexistence d'autres symptômes indiquant une distribution diffuse des lésions, établissent que le syndrome syringomyélique n'est qu'un élément combiné à d'autres manifestations de syphilis médullaire.

Les *formes bulbaires* s'écartent également des affections systématiques des noyaux de cette région par la diffusion et l'absence d'isolement des symptômes.

Nous n'insisterons pas sur le diagnostic de la *localisation* des altérations aux divers étages de la moelle. Le siège de la douleur rachidienne et des irradiations en ceinture, la participation de telle ou telle partie (muscles intercostaux, diaphragme, etc.), l'étendue des troubles moteurs et sensitifs indiquent la hauteur à laquelle siège le maximum des lésions.

Existe-t-il des aspects cliniques particuliers en rapport avec certaines formes anatomiques spéciales de la syphilis médullaire comme la pachyméningite ou les productions gommeuses ?

La *pachyméningite*, par les symptômes spéciaux que nous avons décrits, par la localisation ordinaire dans la région cervicale, présente un aspect caractéristique.

Quant aux *gommes* de la moelle, elles échappent ordinairement au diagnostic ou plus exactement on a eu jusqu'ici une tendance à attribuer à ces productions une importance qui est démentie par l'étude anatomique. En présence d'une hémiparaplégie spinale améliorée à la suite d'un traitement iodo-mercuriel, on résiste en effet difficilement à l'idée qu'il s'agit d'une gomme ayant comprimé momentanément la moelle, et cependant, en raison de la rareté de ces productions dans la moelle, on ne peut considérer ce diagnostic que comme bien incertain. On se souviendra cependant qu'un épaississement des méninges ou des productions gommeuses pourront comprimer la *queue de cheval* en donnant lieu à des symptômes de névrite sciatique intense, à des douleurs très violentes, et produire une paraplégie flasque avec atrophie des muscles, troubles trophiques cutanés, anesthésie cutanée et paraplysie des sphincters.

(1) Beevor. Syphilitic tumors of spinal cord, with symptoms simulating syringomyelia. *Lancet,* London, 1893, II, 1252.

§ 6. — **Pronostic et traitement**.

Ce que nous savons de l'évolution anatomique des lésions d'une part, et d'autre part l'observation clinique fournissent d'importantes notions sur le pronostic de l'affection et sur les indications du traitement.

Dans la *première période*, alors que les lésions des vaisseaux et des méninges ne produisent dans le tissu nerveux que des troubles fonctionnels, l'influence du traitement spécifique est toute-puissante. Si elle intervient à temps, l'inflammation vasculaire et méningée pourra être modérée, les lésions primitives rétrograderont avant la nécrose du tissu nerveux et les symptômes s'amenderont peu à peu jusqu'à la guérison complète.

Lorsque, au contraire, le ramollissement ischémique ou la destruction par compression sont survenus, le traitement iodo-mercuriel est sans action sur les lésions dégénératives. A cette période cependant il est encore indiqué, car il préviendra de nouveaux désordres en s'opposant à l'extension des altérations primitives et pourra même, en amenant une rétrocession des lésions inflammatoires, favoriser la réparation du tissu nerveux.

En dehors du traitement prophylactique, l'emploi de la médication iodo-mercurielle s'impose dès qu'apparaissent les premiers signes d'une manifestation nerveuse chez un syphilitique. Il faut agir vite et frapper fort car les lésions syphilitiques se développent parfois très rapidement, ainsi que le prouvent certains cas dans lesquels des phénomènes de la plus haute gravité apparaissent dans une période très courte.

Les malades seront soumis à des frictions quotidiennes avec 3 à 6 gr. d'onguent napolitain en une ou deux séances avec la technique connue et en observant les précautions hygiéniques recommandées (soins de la bouche, etc.). L'iodure de potassium sera employé concurremment à des doses assez fortes, 4 et 6 gr. et même davantage par jour.

On devra associer, à cette époque, au traitement spécifique l'emploi de la révulsion sur la colonne vertébrale sous forme de pointes de feu pratiquées au moyen du thermocautère.

C'est lorsque les phénomènes prodromiques se manifestent lentement et alors qu'il ne s'est pas encore produit d'accidents aigus que l'action du traitement est le plus favorable, car alors les lésions primitives peuvent être arrêtées dans leur évolution avant la destruction des éléments nerveux. Il est malheureusement assez rare que l'on puisse agir à temps et le plus souvent les malades, du moins à l'hôpital, ont déjà été frappés d'accidents graves, lorsqu'ils se présentent à l'examen. Enfin il ne faut pas se dissimuler que, dans certains cas, malgré un traitement précoce et bien entendu, les symptômes progressent et s'aggravent.

Lorsqu'il s'est manifesté une *attaque de paralysie*, le pronostic dépend naturellement de la localisation de l'altération : le ramollissement de la région cervicale est le plus grave, une localisation dans la région lombaire est toujours plus redoutable qu'une lésion de la région dorsale.

Les formes aiguës sont ordinairement plus graves que les formes qui se développent lentement, précisément parce que les lésions primitives étant plus étendues et plus intenses, la nécrose des éléments nerveux survient avant qu'ait pu se produire l'action résolutive du traitement. Cependant, ici comme pour les paralysies cérébrales, l'apparition brusque des symptômes n'indique pas nécessairement une destruction achevée du tissu nerveux intéressé ; les symptômes, pour intenses qu'ils étaient au début, ont pu dans certains cas s'améliorer à tel point que les malades ont guéri presque complètement dans la suite.

Aussi, lorsqu'on verra se produire des accidents brusques, ne devra-t-on pas considérer la partie comme perdue, il est peut-être encore temps d'agir sur les lésions primitives fraîches dont la rétrogradation permettra le rétablissement d'un courant nutritif momentanément et incomplètement interrompu. Si cette condition se réalise, le tissu nerveux dont les fonctions physiologiques seules ont été suspendues, mais dont la vitalité propre n'a pas été compromise, reprendra ses propriétés et les symptômes s'amenderont rapidement.

Sinon, les symptômes persistent, les altérations trophiques apparaissent dans les parties paralysées, indiquant la nécrose manifeste et irrémédiable du parenchyme nerveux.

Bien que l'on puisse observer la guérison à la suite d'une attaque brusque de paraplégie intense, on ne devra pas fonder de trop grandes espérances sur cette heureuse éventualité qui n'est en réalité qu'une exception. Tout au contraire, les formes aiguës paient le plus lourd tribut à la mortalité dans l'affection qui nous occupe et dans les cas que l'on peut considérer comme heureux, lorsque la lésion médullaire se limite après une certaine amélioration, le malade reste atteint d'une paraplégie spasmodique qui persiste à l'état chronique et présente une intensité proportionnelle à celle des premiers accidents aigus.

Cependant, alors même que la persistance des signes graves et l'apparition des troubles trophiques auront établi que la destruction du parenchyme nerveux est consommée, on aura encore le devoir d'insister sur le traitement spécifique dans le but :

1° D'entraver le développement de nouvelles altérations primitives.

2° D'amener, si possible, la rétrogradation des lésions inflammatoires déjà constituées et de permettre ainsi à des parties du tissu nerveux seulement compromises légèrement de recouvrer leurs propriétés.

A cette période, il est nécessaire d'ajouter au traitement spécifique la médication tonique et les précautions hygiéniques minutieuses. On devra surveiller le fonctionnement des réservoirs, pratiquer s'il y a lieu le cathétérisme avec les précautions antiseptiques recommandées, obvier à la constipation qui peut aller, faute d'attention, jusqu'à l'obstruction intestinale.

Bien que le décubitus relève essentiellement de la lésion médullaire, deux circonstances favorisent le développement des escarres ; ce sont la pression locale longtemps prolongée et la macération de la peau par les déjections. On diminuera l'action nocive de la première en modifiant souvent la position du malade, en faisant usage de matelas à air ou à eau, etc.; une propreté scrupuleuse écartera l'effet irritant de la seconde.

Lorsque, en dépit de ces précautions, une escarre se sera développée, il sera possible d'en limiter l'extension par une surveillance constante et des pansements antiseptiques. En somme, à cette période, deux accidents surtout sont à redouter, c'est la cystite purulente et l'infection des plaies.

On emploiera les préparations toniques et fébrifuges, le quinquina, les préparations martiales, la quinine, l'arsenic, etc., selon les indications fournies par l'état général. A cette période, le pronostic doit être réservé, tant qu'il ne se manifeste pas une amélioration notable. Les symptômes propres à assombrir le pronostic sont les manifestations d'origine bulbaire, les troubles respiratoires, la paralysie du diaphragme, les troubles trophiques graves, le développement d'une cystite purulente avec albuminurie et surtout l'apparition d'une fièvre hectique indiquant l'infection de l'économie.

Si le malade franchit la période des troubles trophiques graves, de nouvelles indications thérapeutiques surgissent.

D'abord, le traitement iodo-mercuriel, qui aura été continué dans la mesure de la tolérance offerte par le malade, pourra être restreint et réduit à l'usage de l'iodure ; mais l'attention sera toujours fixée sur l'allure de l'affection, et même si les symptômes n'accusent pas une reprise des manifestations primitives, il sera bon de revenir au traitement mixte après une période de repos.

De plus, les membres paralysés seront soumis à des mouvements méthodiques, à des frictions, au massage, à l'action des courants faradiques. Ces derniers exercent une action favorable sur l'atrophie musculaire, mais ils produisent parfois une exagération de la contracture et sont alors contre-indiqués. On fait en Allemagne un usage fréquent des courants galvaniques appliqués sur la colonne vertébrale. Les malades se trouvent souvent bien de pointes de feu légères appliquées sur la colonne vertébrale et fréquemment répétées. Les bains sulfureux sont également favorables. Enfin les malades seront envoyés aux eaux thermales sulfureuses ou chlorurées sodiques.

Lorsque le malade se présente avec les signes d'une *paraplégie spasmodique*, ou bien il est encore dans la période d'augment d'une affection qui se développe lentement sans accidents aigus et sans phénomènes graves ; dans ces conditions, le traitement iodo-mercuriel et la révulsion locale sont les principales bases du traitement ; ou bien il est dans une période d'état stationnaire, succédant soit à des accidents aigus, soit à un développement progressif. Dans ce dernier cas, si les accidents de la période de croissance sont encore récents, on devra insister sur le traitement mixte ; si, au contraire, l'état est stationnaire depuis plusieurs mois, on n'emploiera plus que l'iodure de potassium à faible dose (1 à 2 gr.), toujours prêt à reprendre l'usage du mercure à la moindre alerte. On doit, en effet, être prévenu que le malade n'est pas à l'abri des rechutes.

Dans cette période d'état stationnaire qui est l'aboutissant ordinaire de la paraplégie syphilitique commune, le tissu scléreux a remplacé les éléments nerveux nécrosés, et la thérapeutique n'a que peu d'action sur cette altération. Cependant on devra prescrire le massage, la gymnastique médicale, les bains sulfureux et le séjour dans les stations thermales.

Dans ces conditions, on voit généralement les malades bénéficier d'une amélioration très lente et toujours restreinte, qui semble devoir être attribuée à une régénérescence partielle des éléments nerveux au milieu du tissu de sclérose.

Il est assez difficile de donner une formule générale de la gravité de la syphilis médullaire, car tout dépend de la localisation et de l'intensité des lésions, et l'affection présente, à cet égard, de grandes variations.

La syphilis médullaire est toujours une maladie sérieuse, car si elle ne menace pas toujours l'existence, il est rare qu'elle guérisse complètement.

Dans la statistique de MM. Gilbert et Lion, sur 52 cas, 16 se sont terminés par la mort et 14 ont abouti à la guérison.

Sur 53 observations relevées par Kuh, il y a eu 6 morts et 5 guérisons.

Parmi les 23 cas inédits que nous publions, nous avons 9 cas de mort par les progrès de l'affection et 1 seul cas de guérison presque complète.

Il est vrai que, poursuivant particulièrement l'étude anatomique de l'affection, nous avons surtout recherché les formes graves. Nous n'en persistons pas moins à considérer la guérison complète comme un événement rare, lorsqu'il s'est produit des accidents aigus. La plupart des malades présentent, après une période d'accidents aigus, une amélioration parfois très notable, mais l'aboutissant naturel est la paralysie spasmodique persistant à l'état chronique, et en rapport avec une cicatrice scléreuse incurable d'une portion du parenchyme médullaire.

§ 7. — **Conditions étiologiques.**

A. — Fréquence

Il est assez difficile de donner une idée exacte de la fréquence de la paraplégie syphilitique; les opinions des différents auteurs ne s'accordent pas toujours à cet égard, bien que la plupart tendent à considérer cette affection comme assez rare. Cependant, dès 1846, Ricord écrivait: « Je suis absolument convaincu qu'un grand nombre de paraplégies dépendent de la syphilis à sa troisième période. »

Bazin allait plus loin : « La paraplégie syphilitique, dit-il, est si commune que je me crois en droit d'affirmer qu'elle constitue à elle seule les deux tiers environ de tous les cas de paraplégie réunis. »

La paraplégie spinale syphilitique est toutefois moins fréquente que les autres manifestations paralytiques relevant de la syphilis, surtout de la syphilis cérébrale. Lagneau père et Zambaco considéraient la paraplégie comme un accident syphilitique peu commun et même très rare en comparaison des accidents de syphilis cérébrale. Cette dernière opinion est certainement exagérée, car sur 120 cas de paralysie syphilitique rapportés par Ladreit de Lacharrière, nous relevons 18 cas de paraplégie.

Caizergues regarde les altérations syphilitiques de la moelle comme fréquentes à la période secondaire; Julliard au contraire les considère comme rares et Eulenburg (1) émet même des doutes sur l'influence possible de la syphilis dans le ramollissement ou l'inflammation chronique de la moelle. Rosenthal (2), tout en admettant la réalité des myélopathies syphilitiques, renonce à donner une appréciation de leur fréquence. Erb (3) établit à la fois l'influence mani-

----

(1) Eulenburg. *Lehrbuch der Nervenkrankheiten,* 2e édit., 1878, 2e partie, p. 362.

(2) Rosenthal. *Klinik der Rückenmarkskrank.,* 2e édit., 1875, p. 355.

(3) Erb. *Krankheiten des Rückenmarks,* 2e édit., 1878, p. 410.

feste de la syphilis sur le développement des myélites chroniques et l'existence assez fréquente de la myélite aiguë à une époque rapprochée de la date de l'infection.

Proux (1), au contraire, pense que : « la paraplégie précoce dans la syphilis constitue un accident rare. » C'est aussi l'opinion de Hammond (2) qui croit plutôt à l'existence des formes subaiguës.

Gowers (3), par contre, est bien convaincu de l'existence des formes aiguës au début de la syphilis, mais ne se prononce pas sur la fréquence des myélopathies syphilitiques chroniques bien qu'il considère la syphilis comme un facteur étiologique important.

D'après Kuh, la lecture des observations publiées entraîne la conviction que la syphilis a une influence manifeste sur le développement des myélites aiguës et chroniques, mais il est difficile d'appuyer cette opinion sur une preuve statistique tant à cause de la complexité de certains cas qu'à cause de l'incertitude de plusieurs autres.

Les aspects cliniques de la paraplégie syphilitique ne distinguent en effet nullement cette affection des autres paraplégies spinales et c'est surtout sur l'aspect des lésions anatomiques constatées à l'examen microscopique qu'on devra établir la nature syphilitique de l'affection observée durant la vie du malade. Il faut même avouer que, dans l'état actuel de nos connaissances, les lésions syphilitiques n'ont pas toujours de caractère bien spécifique. Cependant, si dans certaines myélites chroniques survenues chez des sujets syphilitiques, on constate à côté de lésions presque caractéritiques, comme des infiltrations gommeuses circonscrites par exemple, d'autres altérations comme une inflammation diffuse des vaisseaux et des méninges, on pourra admettre que ces lésions ont la même origine.

Quant à l'existence des myélopathies syphilitiques aiguës, elle nous semble prouvée par ce fait qu'on retrouve dans ces formes certaines altérations propres aux formes chroniques.

Dès 1859, Trousseau et Ricord avaient observé des myélites aiguës chez des jeunes gens en pleine période secondaire ; les lésions constatées à l'autopsie étaient une inflammation avec ramollissement de la moelle. Trousseau admettait nettement l'origine syphilitique de

---

(1) PROUX. Thèse, Bordeaux, 1887.
(2) HAMMOND. *Loc. cit.*
(3) GOWERS. *Diseases of the nervous system,* 2ᵉ édit., 1892.

ces altérations, mais Ricord n'osait se prononcer. De nombreuses observations ont été depuis publiées, et, bien que l'on soit encore à la recherche de l'élément spécifique capable de caractériser les altérations anatomiques de ces formes, on s'accorde aujourd'hui à reconnaître la réalité des myélites aiguës d'origine syphilitique.

Au reste, entre les formes chroniques et les formes aiguës, il ne nous semble pas exister une séparation aussi tranchée, car entre les cas extrêmes, on observe tous les intermédiaires. Nous avons de plus essayé de démontrer que, dans tous les cas, les lésions initiales ont beaucoup d'analogie et que les variétés d'aspect des altérations constatées à l'autopsie tiennent à des différences dans l'extension des lésions primitives et dans le degré d'ancienneté des altérations secondaires.

On peut se faire une idée de la fréquence de la myélopathie syphilitique en consultant la statistique de M. le professeur Fournier (1) qui, sur 1,085 cas de syphilis nerveuse, n'a rencontré que 77 cas de syphilis médullaire, à côté de 416 cas de syphilis cérébro-spinale.

L'opinion de Erb nous fournit un autre terme de comparaison, l'auteur considère la paraplégie syphilitique comme dix fois moins fréquente que le tabes, car pour environ 400 cas de tabes observés par lui en dix ans, il compte à peine 30 à 35 cas de paraplégie spinale syphilitique.

B. — Conditions résultant de la nature du virus

a) *Date d'apparition*. — La distinction dans l'évolution de la syphilis en période secondaire et période tertiaire a une raison plutôt clinique qu'anatomique, car la nature des lésions primitives ne change pas. Cependant il n'en est pas moins intéressant de se demander si la paraplégie syphilitique est un accident précoce ou tardif. L'étude des observations montre qu'il peut être l'un et l'autre, mais qu'il se manifeste de préférence à une époque assez proche de l'infection primitive.

Sur 88 observations de Valdemar-Steenberg (2), 8 malades avaient encore des accidents secondaires, 10 n'en n'avaient plus depuis quelques mois, 22 depuis deux ans, 48 avaient eu des

(1) Fournier. In Boulloche. *Loc. cit.*
(2) Valdemar-Steenberg. Kjöbenhaven, 1860.

accidents secondaires et tertiaires. L'auteur arrive à cette conclusion que la syphilis de la moelle est surtout un accident de la
période tertiaire.

Cependant Ladreit de Lacharrière (1) fait la remarque suivante : « Presque tous les auteurs ont jusqu'à présent rangé les accidents nerveux parmi les manifestations tardives ou tertiaires de la
syphilis. En étudiant les observations que je publie, il est facile de se
convaincre que telle n'est point la règle, et que les désordres du
système nerveux peuvent appartenir à une époque beaucoup plus
récente de la maladie. »

Heubner et Keyes (2) considèrent le terme de six mois comme une
date fréquente. M. Mauriac a vu se produire des accidents spinaux
trois mois après le chancre et Richet a même observé un cas un
mois après l'infection.

Pour M. Fournier (3), le maximum de fréquence est entre la
quatrième et la dixième année ; c'est à peu près la conclusion de
Jespersen (4) qui donne la quatrième année comme l'époque la plus
favorable à l'éclosion des accidents ; c'est aussi celle de Buzzard (5)
et de Broadbent (6) qui indiquent la cinquième année.

Le Petit (7) rapporte dans sa thèse trois cas qui se sont produits
entre le quatrième et le dixième mois, il considère la syphilis de la
moelle comme une manifestation tertiaire qui peut survenir tantôt de
bonne heure, un à deux ans après le chancre, tantôt beaucoup plus
tard, à une échéance de dix à vingt années.

Caizergues (8) incrimine surtout la période secondaire (entre
deux et dix ans) tandis que Julliard (9) et Hammond (10) sont du
même avis que Steenberg.

Vinache (11), dans cinq cas personnels, observe un écart considérable entre un minimum de huit mois et un maximum de vingt ans

(1) LADREIT DE LACHARRIÈRE. Thèse, Paris, 1861.
(2) KEYES. Syphilis of nerv. syst., *New-York med. Journ.*, nov. 1870.
(3) FOURNIER. *Leçons sur la syph. médull.*, Hôpit. Saint-Louis, 1875.
(4) JESPERSEN. Kjöbenhaven, 1874.
(5) BUZZARD. *Lancet*, de fév. à mai 1873.
(6) BROADBENT. *Lancet*, janv., fév., 1874.
(7) LE PETIT. Thèse, Paris, 1878.
(8) CAIZERGUES. Thèse, Montpellier, 1878.
(9) JULLIARD. Thèse, Lyon, 1879.
(10) HAMMOND. *A treatise on the diseases of the nervous system*, 1881.
(11) VINACHE. Thèse, Paris, 1880.

comme laps de temps entre la date de l'infection et celle des accidents spinaux. Il admet cependant avec Caizergues une plus grande fréquence dans la deuxième année.

La statistique de Savard (1) repose sur 74 cas qui se répartissent de la façon suivante : 26 entre six mois et un an, 48 entre un an et vingt-cinq ans, avec un maximum entre la deuxième et la huitième année.

D'autres cas plus précoces ont été depuis signalés par M. Dejerine (2) et par Breteau (3).

Dans les 55 observations relevées par MM. Gilbert et Lion (4), sur 47 fois où l'époque de l'infection a été déterminée, les accidents spinaux sont apparus :

16 fois du 3e au 6e mois.
 7   —   7e au 12e —
14   —   14e au 24e —

avec un maximum de fréquence au sixième mois.

Sur les 22 cas observés par Erb (5), dans lesquels la date de l'apparition du chancre a été relevée, 13 fois (soit plus de la moitié des cas), les symptômes médullaires sont apparus dans les trois premières années ; 18 fois moins de cinq ans après, et 4 fois seulement, plus tard, entre la neuvième et la vingtième année. « L'affection apparaît relativement tôt après l'infection syphilitique, et il n'est pas rare de la voir dans la première année. »

M. Boulloche (6), dans 70 cas de la pratique de M. le professeur Fournier, note le début de la paraplégie :

Pendant la 1re année................................... 8 fois.
    —   2e   —   .... 18 —
    —   3e   —   .... 10 —
    —   4e   —   .... 10 —
De la 5e à la 10e   —   .... 17 —
    — 10e — 25e   —   ....   8 —

Soit 62 cas sur 100 avant la cinquième année.

(1) Savard. Thèse, Paris, 1882.
(2) Dejerine. *Revue de médecine*, janv. 1884.
(3) Breteau. Thèse, Paris, 1889.
(4) Gilbert et Lion. De la syph. médull. précoce. *Arch. de méd.*, 1889.
(5) Erb. *Neurol. Centralbl.*, 1892, p. 165.
(6) Boulloche. *Ann. de dermat.*, oct. 1891.

M u c h i n (1), sur 20 cas, en compte 9 dans les six premières années, 9 autres entre six et dix ans et 2 après dix ans, mais aucun après la quinzième année.

K u h (2), réunissant 52 cas empruntés aux différents auteurs, établit la statistique suivante :

Le début des accidents syphilitiques s'est manifesté après le chancre :

Moins de 1 an dans	7 cas.		Entre	6 et 10 ans dans	5 cas.
Entre 1 et 2 ans dans	13 —		—	10 et 15 —	6 —
— 2 et 4 —	14 —		Après 16 ans	dans	1 —
— 4 et 5 —	2 —		Après 20 ans	—	4 —

En somme, 36 cas sur 52, soit 69 p. 100 avant la sixième année.

G o l d f l a m (3), sur 18 cas personnels, observe :

Avant 6 mois..................................	4 cas.
Après 6 mois..................................	2 —
Après 1 an	3 —
Dans le cours de la 2e année..................	4 —
Après 2 ans..................................	5 —

Les 23 cas que nous avons observés se répartissent ainsi :

Dans la 1re année...............	3 cas (dont 1 au 6e mois).
— 2e —	4 —
— 3e —	3 —
— 4e —	1 —
— 5e —	3 —
— 6e —	4 —
Entre 6 et 11 ans...............	6 —

Soit 17 cas sur 23 (74 p. 100) dans les six premières années.

Les trois cas les plus graves sont survenus quatorze mois, deux ans et sept ans après l'infection.

Ces résultats concordent avec ceux de B o u l l o c h e et de K u h.

b) Gravité de la syphilis à l'origine. — Il ne semble pas exister de rapport constant entre le degré de malignité de l'infection syphilitique et la localisation spinale. D'ailleurs, dans l'espèce, ce qui constitue la gravité de la syphilis, c'est plutôt la localisation que la

(1) MUCHIN. *Centralbl. f. Nervenheilk. u. Psych.*, mai 1892.
(2) KUH. *Deutsche Zeitschr. f. Nervenheilk.*, 1893, Bd III, p. 286.
(3) GOLDFLAM. Ueber Rückenmarkssyphilis. *Wien. Klinik.*, 1893, 41-96.

malignité du virus. Cependant, plusieurs auteurs se sont attachés à rechercher si certaines formes de la syphilis ne s'attaquaient pas plus volontiers au système nerveux. Broadbent, en 1874, avait cru remarquer que les lésions spinales étaient plus souvent précédées par des accidents secondaires bénins et fugaces.

M. Mauriac (1) écrit, quelques années plus tard : « Un fait qui me frappa beaucoup lorsque j'observai, pour la première fois, des cas de syphilose cérébro-spinale, ce fut la bénignité des accidents primitifs. Tous ces malades ont eu un chancre infectant superficiel, qui n'a manifesté aucune tendance à l'ulcération et qui s'est guéri en quelques jours, sans laisser aucune trace. Et ce que je dis du chancre s'applique aussi bien aux manifestations générales de la maladie. Des infections érythémateuses ou papuleuses, des plaques muqueuses, tels étaient les accidents qui précédaient, accompagnaient ou suivaient les attaques de syphylose cérébro-spinale. On peut dire qu'ils ont toujours été insignifiants, eu égard à la gravité de la lésion viscérale. »

M. Fournier incrimine également la syphilis bénigne ou d'intensité moyenne : sur vingt-deux cas, il ne note qu'une fois une syphilis grave à l'origine, neuf fois une forme moyenne et douze fois des accidents bénins au début.

Tous les auteurs ne sont pas de cet avis. Vinache, sur cinq malades, constata quatre fois des accidents assez sévères au début. Proux signale aussi des formes graves à l'origine. Dans quarante-deux observations de MM. Gilbert et Lion, où les accidents secondaires, intermédiaires ou tertiaires ont été signalés, on trouve vingt-sept fois des accidents secondaires qui ont été graves dans huit cas, et seize fois des accidents tertiaires qui se sont montrés très sévères chez six malades, soit quatorze syphilis malignes.

Ces auteurs pensent que l'opinion de M. Fournier sur la syphilis cérébrale « à laquelle les syphilis originairement moyennes ou bénignes paraissent fournir le plus fort contingent (2) », n'est pas applicable aux myélopathies syphilitiques. Cependant Boulloche remarque que dans soixante et onze cas de syphilis médullaire, observés par M. le professeur Fournier dans sa pratique extra-

(1) MAURIAC. *Ann. de dermat. et de syph.*, 1879, p. 96.
(2) FOURNIER. *La syphilis du cerveau*, p. 14.

hospitalière, il n'est pas fait mention d'accidents graves à l'origine de la syphilis.

Dans les cinquante-deux cas rapportés par Kuh, la syphilis était en général de moyenne intensité et sensible au traitement : chez six malades, on n'avait pas observé de symptômes secondaires, six autres au contraire avaient déjà présenté des manifestations tertiaires ; enfin, dans trois cas de syphilis maligne, l'affection spinale s'était manifestée moins de deux ans après le chancre, malgré un traitement spécifique antérieur énergique.

Dans nos propres observations, nous n'avons noté que deux fois des accidents antérieurs graves, les autres cas avaient été précédés de manifestations légères et même parfois tout à fait frustes. Nous n'avons relevé qu'un seul exemple de chancre extragénital (chancre de la lèvre), le sujet fut atteint quatorze mois plus tard d'une myélopathie syphilitique excessivement grave qui se termina par la mort (cas n° III).

c) *Influence du traitement antérieur.* — Les avis sont partagés sur l'efficacité d'un traitement méthodique au début des accidents syphilitiques comme moyen prophylactique des localisations spinales.

Valdemar Steenberg avait attribué au traitement tardif ou incomplet une influence funeste : sur quatre-vingt-neuf cas de lésions nerveuses syphilitiques, il notait vingt-cinq malades qui n'avaient suivi aucun traitement. Jullien (1) a émis une opinion qui semble bien paradoxale et nous ramène à l'époque des *antimercurialistes.* Se fondant sur les apparences que fournit sa statistique, il considère le mercure comme un adjuvant des accidents nerveux. En effet, sur deux cent trente-sept cas d'infection syphilitique, cinquante-neuf malades qui n'avaient pas suivi de traitement n'ont pas eu d'accidents nerveux ; parmi quarante-sept qui avaient pris du mercure *ab initio,* sept furent frappés de localisation spinale, et parmi cent onze autres qui s'étaient traités de la même façon après l'apparition des accidents secondaires, onze présentèrent des lésions nerveuses ; enfin sept malades qui avaient pris de l'iodure de potassium sont restés indemnes.

Sans aller aussi loin que Jullien, certains auteurs pensent que le traitement ne prévient nullement l'apparition des paraplégies ; telle est

(1) JULLIEN. *Traité des maladies vénériennes,* 1878.

l'opinion de Leyden, de M. Mauriac. MM. Gilbert et Lion sont d'avis au contraire que l'influence du traitement n'est pas indifférente, ainsi qu'il résulte de la statistique suivante : sur cinquante-six cas de syphilis médullaire, quinze fois seulement le traitement a été méthodique et répété, dix fois il n'est pas indiqué, six fois il a été nul, huit fois négligé, dix-sept fois n'a été appliqué que pendant quelques mois seulement.

Boulloche constate que dans cinquante-deux des cas qu'il a publiés où il est fait mention du traitement antérieur, il a été nul dix fois et insuffisant vingt-quatre fois; dans dix-huit cas, au contraire, le traitement a été méthodique et prolongé. Parmi ces derniers, dix fois le début a été précoce, il s'est montré dans les deux premières années. Il résulte de ce relevé que les accidents médullaires sont deux fois plus fréquents chez les syphilitiques qui n'ont pas pris de mercure ou qui en ont pris d'une façon insuffisante.

Dans cinquante-deux observations de sources diverses recueillies par Kuh, trente-trois fois les accidents primitifs ou secondaires ont été traités, mais la durée du traitement n'a pas toujours été indiquée, il a été certainement insuffisant dans dix cas.

Nous avons nous-même remarqué que la plupart de nos malades ne s'étaient pas, ou s'étaient très incomplètement soignés, le plus souvent ils n'avaient été soumis au traitement iodo-mercuriel que lorsque des accidents secondaires ou tertiaires gênants les avaient amenés à l'hôpital. L'importance du traitement prophylactique ne nous paraît pas douteuse; rien ne permet de supposer que ce traitement puisse favoriser une localisation nerveuse du virus; bien au contraire, tout moyen capable d'en atténuer la malignité contribue à diminuer les chances de localisations nerveuses ou autres.

C. — Conditions inhérentes au sujet

Iᵒ Causes prédisposantes. — *Hérédité.* — L'hérédité névropathique ne semble pas avoir un rôle bien important dans la détermination des localisations spinales syphilitiques. L'exagération de la vulnérabilité du tissu nerveux par une prédisposition héréditaire favorise surtout le développement des affections parenchymateuses, mais ce facteur étiologique ne paraît guère devoir entrer en ligne de compte lorsqu'il s'agit de lésions inflammatoires portant sur le tissu interstitiel.

L'hérédité intervient d'une tout autre façon dans les cas de transmission du germe spécifique des ascendants au jeune sujet. Bien que les affections nerveuses soient des manifestations rares de la syphilis congénitale, cependant la syphilis héréditaire peut atteindre la moelle, ainsi que le prouvent les observations de M. Potain (1), de Jürgens (2), de Siemerling (3), de Kohts (4), etc.

D'après Jürgens (5), la moelle n'est atteinte que secondairement le plus souvent et les altérations les plus fréquentes sont les ostéochondrites et les périostiques vertébrales.

Sexe. — Tous les auteurs s'accordent à reconnaître que le sexe masculin fournit le contingent de beaucoup le plus considérable aux cas de paraplégie syphilitique. Cette proposition s'applique à tous les cas de paraplégie en général, car M. Brown-Séquard (6), sur 150 cas de paralysie, en relève 110 chez l'homme et 40 chez la femme. Valdemar, sur 89 lésions nerveuses syphilitiques, n'en constate que 3 cas chez la femme.

Par contre, les deux cas personnels de Julliard ont été observés chez la femme. Caizergues signale trois cas analogues.

On trouve une femme parmi les cinq malades de Vinache et quatre seulement dans les 56 cas relevés par MM. Gilbert et Lion chez les différents auteurs. Dans 71 nouveaux cas rapportés par Boulloche, on n'en trouve que 5.

Enfin Kuh, sur 62 observations de provenances diverses, n'en signale que 6 cas. Möller, sur 5 cas, rencontre 2 femmes.

Nous n'avons nous-même observé qu'un seul cas analogue ; il est vrai que la plupart de nos observations ont été recueillies dans un hospice d'hommes (Bicêtre). Nous donnerons l'examen anatomique qui se rapporte à cette observation en y joignant un cas de Leyden,

(1) Potain. In thèse de Savard, p. 52.
(2) Jurgens. *Charite Annalen,* 1885.
(3) Siemerling. *Arch. f. Psych.,* Bd XX, H. 1, p. 102.
(4) Kohts. *Festschrift für Henoch,* 1890, p. 36.
(5) Jurgens. *Deutsche med. Wochenschr.,* 1888, n° 25.
(6) Brown-Séquard. *Leçons sur les paralysies des membres inférieurs,* Paris, 1865.

un cas de Greiff, et 3 cas de Siemerling qui ont trait également à des femmes.

En somme, l'affection est beaucoup plus rare chez la femme; il est difficile de dire exactement dans quelle proportion. Le chiffre de 1/10ᵉ exprime peut-être approximativement ce rapport.

Quant à la raison de cette disproportion, il ne faut pas la rechercher seulement dans la rareté relative de la syphilis chez la femme, mais plutôt dans les causes occasionnelles et localisatrices (excès, surmenage, etc.) qui sont plus propres au sexe masculin.

Age. — La paraplégie syphilitique peut atteindre des sujets de tout âge, mais elle est surtout fréquente dans la période qui précède l'âge moyen de la vie.

Dreschfeld et Buzzard placent le maximum de fréquence entre 25 et 30 ans, Broadbent entre 30 et 40 ans, Steenberg entre 20 et 30 ans, Caizergues entre 25 et 35 ans.

Vinache signale des cas entre 19 et 55 ans, mais considère la période d'état de la vie comme l'époque la plus favorable à l'éclosion des accidents.

Savard donne la statistique suivante :

1 seul cas............................	à 18 ans
16 cas...............................	de 20 à 30 —
32 —	de 30 à 40 —
10 —	de 40 à 50 —
10 —	de 50 à 60 —
et 1 seul cas........................	au-dessus de 60 —

MM. Gilbert et Lion pensent que la syphilis médullaire est à peu près aussi fréquente entre 30 et 40 ans qu'entre 20 et 30. En effet, ils ont relevé :

20 cas...............................	de 20 à 30 ans
19 —	de 30 à 40 —
3 —	de 40 à 50 —
5 —	de 50 à 58 —

Dans les observations très résumées de M. Boulloche, l'âge des malades n'est pas indiqué le plus souvent ; cependant nous avons relevé 3 cas à 22 ans ; les cas les plus nombreux atteignent des sujets entre 25 et 35 ans, mais un malade âgé de 69 ans fut frappé d'une paraplégie qui se développa rapidement six mois après le chancre et amena la mort en huit mois.

Kuh donne les chiffres suivants :

6 cas	de 20 à 25 ans
12 —	de 26 à 30 —
11 —	de 31 à 35 —
15 —	de 36 à 40 —
8 —	de 41 à 45 —
3 —	de 46 à 50 —
1 —	à 55 —

Soit 44 (78,5 p. 100) avant 41 ans et 12 (22,5 p. 100) après. Nos 23 cas inédits se répartissent ainsi.

5 cas	de 20 à 25 ans
8 —	de 25 à 30 —
4 —	de 30 à 35 —
3 —	de 35 à 40 —

Deux cas sont survenus après 50 ans, l'un à 52 ans, onze mois après le chancre, l'autre à 53 ans, dix-sept mois après l'infection. Soit 13 cas entre 20 et 30 ans pour 8 entre 30 et 40 ans, le maximum étant entre 25 et 30 ans.

L'époque d'apparition de la maladie étant toujours assez proche de celle de l'infection, il s'ensuit naturellement que, dans l'âge de la vie où la contamination est le plus fréquente, l'affection est elle-même plus commune. Elle est rare à un âge avancé, et lorsqu'elle survient à cette époque, c'est précisément parce que le sujet a été infecté tardivement.

Maladies antérieures. — Le rhumatisme semble être une cause prédisposante importante, c'est du moins l'impression qui ressort de la constatation faite par Kuh ; parmi les 56 observations qu'il a réunies, il note 11 fois des attaques de rhumatisme articulaire dans le passé pathologique des malades.

Presque toutes les manifestations infectieuses ou diathésiques ont été relevées dans les antécédents, mais aucune ne se montre aussi fréquemment que le rhumatisme. Vinache fait jouer aussi un certain rôle aux affections organiques des organes génito-urinaires.

II° Causes occasionnelles et localisatrice. — *Surmenage de la moelle.* — La plupart des auteurs accordent une certaine importance aux exercices fatigants qui déterminent une suractivité fonctionnelle de la moelle.

OwenRees incrimine les grandes fatigues, Caizergues les marches forcées et la station debout prolongée, d'où l'influence funeste de certaines professions : facteur, garçon de café, coiffeur, sergent de ville, garçon de salle (Vinache).

Vinache fait remarquer que ce sont surtout les gens qui se servent beaucoup de leurs jambes, mais Kuh n'a rien observé de semblable.

Les excès vénériens rentrent dans la même catégorie de faits ; on leur attribue généralement une influence funeste très marquée, bien qu'ils ne soient consignés que dans un petit nombre d'observations. Ladreit de Lacharrière accuse surtout le coït debout.

Caizergues, Vinache acceptent cette opinion, Savard la développe en faisant remarquer que la localisation si fréquente des lésions dans la région lombaire s'explique peut-être par la présence du centre génito-spinal en ce point de l'axe nerveux.

Kuh n'a noté les excès de coït que 4 fois dans 56 observations Tous les excès ont été incriminés : excès de boissons (Jespersen, Moore), d'aliments (Ladreit de Lacharrière); aussi l'affection est-elle plus fréquente dans les grands centres industriels : grandes villes, grands ports de mer (Caizergues).

Influence du froid. — Vinache, Julliard, Caizergues signalent l'influence du froid, la fréquence de l'affection dans les pays septentrionaux et à l'époque des saisons froides.

Kuh remarque que la plupart des cas qu'il a relevés ont débuté au cours de la saison froide et que, parmi ceux qui se sont produits en été, beaucoup ont été précédés d'un refroidissement (pluie, bain froid, douche froide). Il attribue une influence particulièrement nuisible à la fatigue suivie de refroidissement.

Les *traumatismes* sont considérés comme propres à favoriser le développement de l'affection, ils sont cependant très rarement notés dans les observations. On incrimine surtout ceux qui portent directement ou indirectement sur la région rachidienne ; Vinache va jusqu'à faire remarquer que, dans un cas de Moxon, un syphilitique s'étant fracturé la jambe gauche, sept ans après il survint une paraplégie qui débuta à gauche (?).

Dans nos propres observations, nous n'avons relevé comme circonstances accompagnant le début de la paralysie ou plutôt l'attaque de paraplégie que deux fois le refroidissement brusque, deux fois un excès de travail, une fois le surmenage intellectuel, une fois l'excès de coït et une fois l'ivresse alcoolique. Dans un cas il y avait eu une chute grave d'un lieu élevé trois ans auparavant. Un de nos malades semblait prédisposé aux affections de la moelle par ce fait qu'il avait uriné au lit jusqu'à l'âge de 12 ans.

Nous pensons que la localisation des lésions primitives vasculaires et méningées n'est guère influencée par ces causes occasionnelles, mais lorsque les altérations primitives sont constituées, ces causes ont une grande importance pour la détermination des accidents brusques qui indiquent l'atteinte du tissu nerveux.

Point n'est besoin d'ailleurs d'une cause bruyante : dans l'état précaire où se trouve alors la circulation de la moelle, le moindre exercice devient un surmenage pour un tissu dont la nutrition est déjà compromise, et la plus faible influence peut être la cause d'une nécrose brusque des parties anémiées.

§ 8. — **Conclusions**.

I. — La syphilis paraît agir sur le tissu nerveux de deux façons.

1° Directement, en s'attaquant à l'élément parenchymateux. Elle détermine ainsi, au début de l'affection, les premiers troubles nerveux vagues de la période secondaire et tardivement peut-être certaines affections systématiques comme le tabes, etc. (affections parasyphilitiques de M. Fournier). Ce premier mode d'action est mal élucidé, il n'existe aucune caractéristique anatomique qui permette de reconnaître l'origine des affections qu'on lui attribue.

2° Indirectement, en produisant une inflammation de l'élément vasculaire, lymphatique et conjonctif du tissu nerveux. L'altération du parenchyme est secondaire à ces lésions primitives. La réalité de ce processus n'est pas discutable, elle est affirmée par l'aspect des lésions inflammatoires qui, sans être exclusivement particulières à la syphilis, sont cependant jusqu'à un certain point caractéristiques de cette infection. Le processus peut frapper toutes les parties de l'axe cérébrospinal, mais il se localise parfois exclusivement à la moelle.

II. — La syphilis médullaire apparaît à une époque assez rapprochée de la date de l'infection, avec un maximum entre la fin de la première année et la fin de la sixième. Elle est beaucoup plus fréquente chez l'homme.

III. — L'inflammation débute par les parois vasculaires et les parties périvasculaires, elle frappe particulièrement les petits vaisseaux de la périphérie de la moelle.

Dans les gros vaisseaux, elle atteint la tunique interne et surtout la tunique externe en se développant autour des vasa vasorum.

De là, elle gagne les gaines lymphatiques périvasculaires, puis le système lymphatique des méninges, et enfin la cavité arachnoïdienne tout entière.

L'infection se fait donc par voie sanguine, mais diffuse rapidement dans le système lymphatique où elle évolue dès lors d'une manière indépendante.

A ce stade, les lésions sont constituées par :

Une inflammation des parois vasculaires qui atteint son maximum dans les veines et les petits vaisseaux ;

Une infiltration généralement diffuse du stroma conjonctif des méninges ;

Une irritation de toutes les surfaces baignées par le liquide céphalo-rachidien (surface des méninges, parois ventriculaires).

Ces lésions inflammatoires se caractérisent par leur tendance aux formations nodulaires (gommes miliaires des méninges, des vaisseaux et de la moelle).

IV. — Les altérations du parenchyme nerveux, éléments nobles et névroglie, sont secondaires aux lésions primitives. Elles peuvent résulter :

1° D'un trouble de nutrition, en raison des lésions vasculaires et de celles de la membrane nourricière tout entière de la moelle ;

2° De l'envahissement du parenchyme médullaire par l'infiltration spécifique.

V. — Le premier de ces processus est de beaucoup le plus important, du moins ordinairement. C'est lui qui commande les principales manifestations cliniques de l'affection.

VI. — Selon l'intensité, la distribution et la rapidité d'évolution des lésions primitives, la nécrose anémique du tissu nerveux apparaît :

Tantôt brusquement, sous la forme d'un foyer de ramollissement transverse qui peut siéger à divers étages de la moelle ou prédominer dans tel ou tel département vasculaire ;

Tantôt lentement, et alors la destruction des éléments est accompagnée d'un processus de réaction substitutive du tissu névroglique qui remplace peu à peu les éléments dégénérés.

VII. — A la nécrose du parenchyme nerveux, qu'elle ait frappé en bloc tous les éléments d'une région étendue ou qu'elle ait progressé lentement, succède la réaction du tissu interstitiel névroglique.

Cette période de réaction substitutive est favorisée par le retour partiel de la circulation (circulation collatérale, développement des vasa vasorum, apparition de néo-capillaires dans les vaisseaux oblitérés). Elle aboutit à la sclérose névroglique du tissu dégénéré.

A ce stade, l'aspect anatomique se caractérise par la sclérose névroglique, les altérations des vaisseaux et l'épaississement du tissu conjonctif, qui pénètre dans la moelle en accompagnant les vaisseaux.

VIII. — Bien que les lésions nécrobiotiques suivies de sclérose constituent l'altération principale, il faut faire la part de certaines lésions médullaires et surtout radiculaires qui résultent de l'envahissement du tissu nerveux par une infiltration s'étendant excentriquement d'un point des méninges ou d'une gaine périvasculaire. Ce processus peut dans certains cas prendre une importance particulière.

IX. — Les lésions, tout en conservant les mêmes caractères, peuvent varier dans leur distribution.

Elles sont généralement diffuses ; mais elles peuvent prendre l'aspect d'une lésion transverse plus ou moins intense, plus ou moins bien limitée, et siégeant à des étages divers de la moelle.

Elles peuvent aussi se distribuer plus irrégulièrement sur une longue étendue de l'axe spinal.

Dans tous les cas, elles sont prédominantes dans la zone marginale.

La localisation dorsale est la plus fréquente.

Que les lésions soient confluentes ou qu'elles soient disséminées, le résultat est toujours le même, elles produisent l'effet d'une lésion transverse et s'accompagnent d'une dégénérescence secondaire ascendante et descendante des tubes nerveux interrompus. Les lésions affectent plus particulièrement le territoire du système vasculaire spinal postéro-latéral. Elles peuvent d'ailleurs prédominer dans divers systèmes de cordons : cordons latéraux, cordons postérieurs, substance grise des cornes antérieures, et provoquer des syndromes qui simulent certaines affections systématiques de la moelle.

X. — L'évolution clinique de la forme commune est la suivante : A la période d'établissement des altérations primitives vasculaires et méningées, correspond une phase de phénomènes prémonitoires diffus.

A la période de ramollissement et de dégénérescence des éléments nerveux, une attaque de paraplégie suivie d'une période de phénomènes paralytiques et de troubles trophiques graves.

A la période de sclérose, répond la paraplégie spasmodique chronique.

Le début brusque peut se manifester sans être précédé de la phase prodromique.

D'autres fois, les malades arrivent lentement à la phase de paraplégie spasmodique sans passer par la phase aiguë. Enfin d'autres atteignent progressivement la période des accidents graves en passant par la phase spasmodique.

XI. — La mort peut survenir dans les premières périodes de l'affection, du fait de la localisation ou de l'étendue des lésions, ou plus tard par les progrès de l'affection ou par une complication.

L'aboutissant ordinaire de l'affection est une paraplégie spasmodique persistant à l'état chronique après une amélioration plus ou moins marquée.

La guérison complète n'est possible que dans certaines conditions, lorsque les altérations primitives vasculaires et méningées ont pu être enrayées avant la destruction définitive du parenchyme nerveux.

La réorganisation du tissu nerveux nécrosé, si elle est possible, ne se manifeste que dans des limites restreintes.

XII. — Dans certaines circonstances, l'inflammation primitive s'accentue dans les méninges, produisant une méningite ou une pachyméningite syphilitique, ou bien elle prend l'aspect d'une néoplasie gommeuse circonscrite volumineuse ; cette dernière forme est très rare.

XIII. — Le traitement iodo-mercuriel est commandé dès l'apparition des premiers symptômes, il n'a d'action que sur les productions inflammatoires primitives et reste sans influence sur les lésions nécrobiotiques constituées.

XIV. — La syphilis médullaire est une affection toujours sérieuse. La mort peut survenir en dépit du traitement, surtout dans les formes aiguës.

Quand elle n'est pas mortelle, la maladie aboutit le plus souvent à une infirmité plus ou moins accentuée.

En dehors des cas heureux mais rares où la guérison complète peut être obtenue, l'amélioration ne dépasse pas une certaine limite qui est fixée par l'importance d'une cicatrice scléreuse incurable de la moelle.

Cas n° I. — Observation 108 (personnelle).

Résumé clinique. — *Homme, 34 ans, entraîneur de chevaux. 1890, 32 ans, chancre induré. Juin 1892, rachialgie, sensations pénibles dans la marche, troubles des sphincters, troubles de la marche. 28 juillet 1892, paraplégie brusque, anesthésie des membres inférieurs, paralysie des sphincters, coma, asphyxie. Mort soixante heures après l'attaque de paraplégie.*

Autopsie. — *Intégrité du cerveau et des méninges rachidiennes ; ramollissement de la moelle au niveau de la région dorsale supérieure avec déformation complète de la substance grise et gonflement du tissu de toute la coupe. Pas de dégénérescence secondaire.*

Examen microscopique. — *Altérations extrêmement prononcées des vaisseaux, surtout des veines (phlébite oblitérante), moins marquées pour les artères (périartérite généralisée, endartérite légère et localisée), participation de tous les vaisseaux de petit calibre. Intégrité de la pie-mère excepté dans les zones périvasculaires. Intégrité des racines. Dans la substance médullaire : épaississement fibreux et infiltration embryonnaire des parois vasculaires, oblitération de nombreux vaisseaux. Les lésions vasculaires se retrouvent dans toute la hauteur de la moelle et du bulbe ; elles sont surtout prononcées au niveau de la région dorsale supérieure. En ce point, le parenchyme nerveux est désorganisé (ramollissement) : le parenchyme de la substance grise est bouleversé ; les cellules en voie de régression. Les tubes nerveux présentent les premiers degrés de la dégénérescence : gonflement des gaines, hypertrophie des cylindres-axes, etc., mais persistance de la myéline. Les modifications des vaisseaux diminuent d'intensité à mesure qu'on s'éloigne au-dessus ou au-dessous de ce foyer. De même, le parenchyme nerveux est régulièrement sain dans les régions cervicale, dorsale inférieure et lombaire.*

Diagnostic anatomique. — *Ramollissement médullaire consécutif aux lésions vasculaires.*

Histoire clinique de la maladie. — Victor H..., conducteur de chevaux, âgé de 34 ans, est transporté le jeudi soir, 28 juillet 1892, à l'hôpital Cochin, dans le service de M. Dujardin-Beaumetz. Le lendemain matin nous le trouvons dans l'état suivant :

État actuel. — Le malade est étendu sur le dos, plongé dans un demi-coma, la respiration est précipitée, le pouls rapide, les urines s'écoulent dans le lit. Il ne peut être tiré de son état de torpeur et on lui pince les jambes sans qu'il fasse aucun mouvement de défense. Il semble donc exister une anesthésie très marquée des membres inférieurs, car une forte excitation de la peau des membres supérieurs détermine au contraire des mouvements de la part du malade.

Si on essaye de le soulever ou de le retourner, les bras remuent spontanément, mais les membres inférieurs restent immobiles ou traînent sur le lit; les jambes soulevées retombent lourdement, ce qui indique une paralysie complète du mouvement dans ces membres. La percussion des tendons rotuliens indique une exaltation marquée des réflexes tendineux. Incontinence d'urine par regorgement, paralysie vésicale, constipation.

Le diagnostic porté est celui de paraplégie myélopathique,

Évolution de la maladie. — Le samedi matin, le malade est dans le même état; depuis la veille il n'est pas sorti de son état de torpeur, le coma tend même à se prononcer. La paraplégie est toujours aussi marquée, l'incontinence des urines persiste. La respiration s'embarrasse de plus en plus et le malade succombe dans la soirée.

Désirant nous éclairer sur l'origine de cette affection, nous nous sommes adressé aux parents et aux compagnons de travail de notre sujet et nous avons recueilli les renseignements suivants :

Antécédents. — H... était d'ordinaire bien portant, dès son jeune âge il travailla au métier de conducteur de chevaux, il marchait très bien et courait même souvent, car son état consistait à conduire les chevaux au marché et à les faire trotter en les tenant par la bride, pour les montrer à l'acheteur.

A l'âge de 21 ans, il est appelé sous les drapeaux et accomplit régulièrement son congé.

En rentrant du régiment, il se maria et eut quatre enfants, il reprit d'ailleurs son métier.

A l'âge de 32 ans, en 1890, il contracta la syphilis dans un commerce extra-conjugal. Les parents qui nous donnèrent ce renseignement ne purent nous fixer la date exacte de la contamination. Toujours est-il que le malade dut se faire soigner à l'hôpital du Midi et que cet accident amena bientôt une séparation de corps avec sa femme.

A partir de cette époque, H... mena une existence assez vagabonde et fut perdu de vue par ses parents.

Maladie actuelle. Commémoratifs. — Vers la fin du mois de juin 1892, II... fut reçu par un de ses amis qui le logea. A cette époque, il se plaignait de quelques douleurs dans le dos et de sensations pénibles dans les jambes ; la marche était également défectueuse et l'on avait remarqué qu'il traînait quelquefois les jambes. Il présentait aussi quelques troubles vésicaux, car la femme de son hôte, en faisant son lit, avait constaté qu'il urinait au lit presque tous les jours. Néanmoins, ces symptômes étaient assez légers, car H... continuait à vaquer à ses occupations, il allait tous les jours au marché aux chevaux.

Le mercredi matin, 27 juillet, l'ami qui l'hébergeait le priant de veiller sur lui et de ne pas continuer à uriner au lit car il gâtait son matelas, H... prit mal l'observation et quitta la maison.

Le lendemain, jeudi, il tombait paraplégique dans la rue, vers le milieu de la journée et était transporté à l'hôpital Cochin. Nous avons vu qu'il succomba le samedi soir, 30 juillet, soixante heures environ après l'attaque de paraplégie.

AUTOPSIE. — Lundi matin, trente-quatre heures après la mort. Le cadavre extérieurement ne présente aucune particularité; il n'existe pas de troubles trophiques cutanés, ni d'atrophie musculaire ; on constate seulement au niveau du dos une rougeur diffuse très marquée qui tient au décubitus dorsal post mortem. Pas d'escarre au sacrum, mais en ce point une exagération de la rougeur, qui est couleur lie de vin.

L'examen des viscères thoraco-abdominaux ne permet de constater aucune altération organique macroscopique, à part une congestion marquée de tous les organes, congestion surtout accentuée à la base des poumons. A l'ouverture du crâne et de la dure-mère, il s'écoule une grande quantité de liquide céphalo-rachidien ; les veines de la pie-mère sont particulièrement dilatées, mais la méninge se détache partout très facilement de la substance corticale du cerveau et les coupes macroscopiques faites sur cet organe à l'état frais ne montrent aucune lésion.

Les veines rachidiennes sont gorgées de sang ; la dure-mère n'est pas épaissie ; en aucun point elle n'adhère anormalement ni à la paroi osseuse ni à la pie-mère médullaire. La pie-mère, à part un certain degré de congestion, ne présente aucune altération macroscopique. Le feuillet libre de l'arachnoïde est un peu trouble.

La consistance de la moelle est très diminuée dans la partie supérieure de la région dorsale ; lorsqu'on fait des coupes transversales de la moelle à ce niveau, le tissu médullaire fait hernie, il est presque diffluent. La substance grise ne se distingue plus de la substance blanche ; la surface de coupe n'a pas la teinte normale blanc mat, elle est jaune rosé et présente un piqueté hémorrhagique surtout marqué dans la partie centrale. Les régions cervicale et dorso-lombaire ont une consistance et une apparence normales à la coupe.

EXAMEN MACROSCOPIQUE APRÈS DURCISSEMENT. — Après quelques semaines de séjour dans le liquide de Müller, les altérations sont plus visibles. Dans les régions cervicale, dorsale inférieure et lombaire, les surfaces de coupes faites sur l'organe à l'état frais ont conservé leur apparence, la substance grise apparaît avec sa coloration jaune et sa configuration normales, la substance blanche a pris par l'action du sel chromique une teinte brune telle qu'on l'observe dans les mêmes conditions sur les moelles saines. Dans la région dorsale supérieure, au contraire, où la moelle à l'état frais avait paru ramollie, la surface de coupe n'est pas restée franche, la substance médullaire a fait hernie, formant un champignon qui déborde le contour de l'enveloppe pie-mérienne sectionnée. Après abrasion par une coupe horizontale de ce bourrelet, on constate que la substance grise centrale a perdu sa configuration normale : elle forme une masse irrégulièrement quadrilatère, à bords diffus, qui occupe la partie antérieure de la surface de coupe.

D'autre part, la substance blanche a bien pris la teinte brune ordinaire, mais elle est craquelée et plus friable que de coutume.

Cette modification dans la forme de la substance grise et les altérations de la substance blanche ont leur maximum d'intensité sur les coupes faites au niveau de l'émergence des troisième, quatrième et cinquième racines dorsales, surtout au niveau de la quatrième. Au-dessus et au-dessous de cette région, la substance grise présente encore une certaine déformation, mais l'aspect des cornes et de la commissure grise, ainsi que leurs rapports mutuels, sont à peu près normaux.

En somme, il s'agit vraisemblablement d'un foyer de ramollissement de la région dorsale supérieure de la moelle avec déformation de la substance grise. Les autres régions de la moelle sont relativement saines et il n'existe pas de dégénération secondaire ni ascendante ni descendante.

EXAMEN MICROSCOPIQUE. — De nombreuses coupes ont été pratiquées sur toute la hauteur de la moelle après durcissement complet, et l'examen a été surtout minutieux au niveau du foyer de ramollissement. Pour l'étude de ce foyer, la région a été divisée en huit segments dans l'intervalle compris entre la première racine dorsale et la septième.

Le segment 1 comprend les fibres radiculaires inférieures de la première racine dorsale et supérieures de la deuxième racine dorsale.

Le segment 2, les fibres radiculaires inférieures de la deuxième racine dorsale.

Le segment 3, les fibres supérieures de la troisième dorsale.

Le segment 4, les fibres inférieures de la troisième dorsale.

Le segment 5, les fibres supérieures de la quatrième dorsale.

Le segment 6, les fibres inférieures de la quatrième dorsale.

Le segment 7, toute la cinquième racine dorsale.

Le segment 8, toute la sixième racine dorsale.

Les segments 1, 2, 3, 6, 7, 8 ont été coupés horizontalement.

Le segment 4, coupé longitudinalement dans le sens transversal.

Le segment 5, coupé longitudinalement dans le sens antéro-postérieur.

Des coupes horizontales ont été pratiquées dans tout le reste de la moelle et dans le bulbe rachidien.

La plupart des segments de moelle sortis du liquide de Müller ont été lavés à l'eau puis à l'alcool et inclus dans le collodion ; mais pour un certain nombre de segments, nous avons employé le microtome à congélation ; dans ce cas, la pièce sortie du liquide de Müller était simplement lavée à l'eau et congelée. Ce procédé nous a permis d'écarter l'action de l'alcool et de l'éther, qui ont l'inconvénient de faire disparaître en partie certains éléments, comme les corps granuleux, par exemple, et de modifier l'affinité élective des tissus pour certaines colorations délicates.

Les coupes ont été colorées par différentes méthodes : carmin ammoniacal, picro-carmin, hématoxyline alunée et éosine pour l'étude des éléments conjonctivo-vasculaires et névrogliques, les cellules nerveuses et les cylindre-axes; méthodes de Pal et de Weigert pour la myéline, etc., puis montées dans la glycérine ou le baume.

Examen des coupes du segment 6 (IVᵉ dors.), segment où les altérations atteignent leur plus haut degré. Aspect général des coupes colorées par le carmin ou par la méthode de Weigert, faible grossissement (ob. a variable Zeiss ; oc. 1) (fig. 1).

L'aire de la coupe est plus grande qu'à l'état normal, elle a le diamètre d'une coupe du renflement cervical. La substance grise n'a plus sa forme normale, elle revêt l'aspect d'une masse quadrilatère à bords diffus et semble avoir été repoussée en totalité vers la partie antérieure. Elle

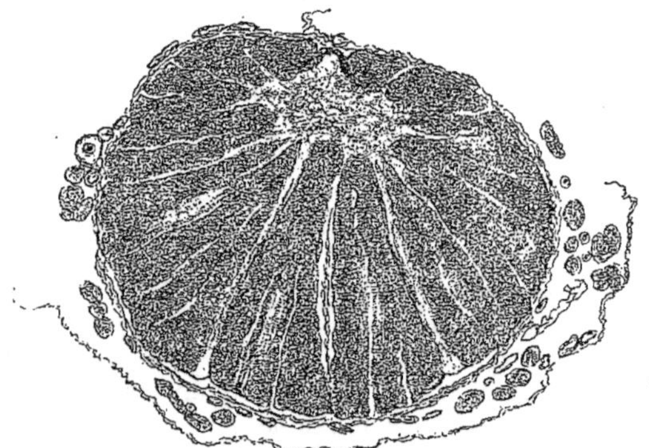

Fig. 1. — **Cas n° 1.** — Coupe au niveau de la quatrième racine dorsale, foyer de ramollissement (méthode de Pal).

fait pour ainsi dire hernie dans le sillon antérieur. Le canal central surtout est rejeté en avant, repoussant la commissure antérieure qui forme une anse dont la convexité vient en contact avec la pie-mère périphérique.

La masse de la substance grise présente un certain nombre de prolongements : un prolongement antérieur dans le sillon médian, un postérieur dans le sillon médian postérieur, deux latéraux qui représentent les cornes antérieures, enfin deux latéraux postérieurs qui se portent en s'effilant jusqu'à la sortie des racines postérieures et qui représentent les cornes correspondantes. Sur les coupes au carmin, la coloration de cette masse est d'un rose foncé, on voit de plus des taches irrégulières, d'un rouge plus intense, qui correspondent au canal central et à des vaisseaux entourés d'un tissu d'apparence homogène. Sur les coupes au Weigert, le fond général est jaunâtre, parsemé d'amas noirâtres à bords diffus. En somme, le tissu de la substance grise paraît complètement bouleversé comme dans un foyer de ramollissement.

La substance blanche n'a plus le caractère d'un fond à coloration régulière : le tissu est craquelé, les tractus radiés sont irréguliers, sinueux ; ils ne sont pas épaissis dans leur ensemble, mais présentent en certains points des renflements plus colorés par le carmin. Le parenchyme n'est pas coloré régulièrement, il existe des points plus fortement teintés en rouge qui correspondent à des faisceaux de tubes nerveux modifiés. Dans les coupes au Weigert, l'ensemble de la substance blanche a bien pris l'hématoxyline, ce qui indique que la myéline a persisté sur place ; il existe seulement quelques régions où la coloration noire est plus discrète et est remplacée par une teinte jaunâtre ; ces régions correspondent à celles qui se colorent plus fortement par le carmin.

On trouve encore dans les coupes de ce segment deux petits foyers hémorrhagiques ; ils sont situés à une hauteur différente, mais occupent tous deux à droite et à gauche la partie du cordon latéral voisine de la périphérie.

La pie-mère paraît légèrement épaissie, surtout dans les parties latérales de la circonférence de la coupe ; mais cet épaississement est plus apparent que réel, il est surtout dû à l'hypertrophie des parois des vaisseaux, surtout des veines, qui y sont contenus. Les vaisseaux sont en effet énormes, un grand nombre ne présentent pas de lumière. Sur la partie latérale gauche, on trouve un amas de vaisseaux très dilatés et thrombosés (pl. I, fig. 1). Dans les points où la pie-mère ne présente pas de vaisseaux visibles à ce grossissement, elle reprend son apparence normale.

Étude des éléments de la coupe précédente à un fort grossissement (obj. 7 Leitz et F. Zeiss ; oc. 1 et 3) ; *mêmes colorations et emploi de l'hématoxyline alunée avec éosine ou carmin* (pl. I, fig. 1).

Pie-mère. — D'une façon générale, les éléments de la pie-mère se colorent difficilement ; les fibres lamineuses seules qui constituent la charpente de la membrane prennent bien le carmin, elles forment des tractus qui ont une épaisseur normale et doivent être distingués des éléments compris dans les mailles qu'ils constituent. Dans les points où la pie-mère ne contient pas de vaisseaux, ces tractus lamineux apparaissent en coupe longitudinale ou transversale, et dans les fentes qui les séparent on trouve des noyaux mal colorés et des cellules granuleuses qui n'ont pas non plus d'affinité pour les matières colorantes. Ces éléments n'ont aucune cohésion, ils sont mêlés à une matière granuleuse qui comble les vides et se colore en rose par le carmin. Ils paraissent représenter des éléments de résorption circulant dans les fentes lymphatiques de la méninge, sans faire partie du tissu.

Sous la pie-mère existe une épaisse couche de la même matière granuleuse, qui s'infiltre entre les tubes de la moelle. Elle correspond à la couche névroglique sous-pie-mérienne de Gierke, mais les éléments qui la constituent sont indistincts, granuleux et confondus par l'interposition d'un liquide albumineux abondant coagulé par les réactifs.

Au niveau des vaisseaux, l'apparence est tout à fait différente. L'épaisseur de la pie-mère est notablement augmentée ; les parois vasculaires et le tissu périvasculaire sont infiltrés de noyaux. Ce sont surtout *les veines* qui sont altérées : sur la coupe que nous décrivons, il n'en existe pas une seule qui soit intacte. Celles qui possèdent encore une lumière centrale sont aplaties, les parois sont très épaissies et farcies de noyaux arrondis, dont les uns se colorent encore par l'hématoxyline alunée, les autres sont réfractaires à toute coloration (pl. I, fig. 3) ; il existe de plus un grand nombre d'éléments fusiformes, ondulés et parallèlement concentriques qui se colorent à peine. On trouve encore dans certaines parois des blocs d'une substance à laquelle on ne peut trouver d'autre structure qu'une apparence granuleuse. Ces blocs sont opaques, ils se colorent uniformément en rose gris. Ils sont quelquefois comme isolés au milieu du tissu environnant, d'autres fois ils sont irréguliers, s'infiltrant entre les noyaux voisins. Quelques-uns présentent à la périphérie des noyaux mal colorés. Ils ont à peu près le diamètre d'une cellule géante ordinaire et représentent soit de véritables cellules géantes, soit des foyers de nécrose (pl. I, fig. 2).

Sur la plupart des veines, le tissu que nous venons de décrire compose régulièrement toute l'épaisseur de la paroi veineuse ; cependant, au niveau de la limite interne, la paroi se colore plus fortement par le carmin et présente une structure fibrillaire plus fine.

La lumière du vaisseau est toujours très étroite, comparée à l'épaisseur de la paroi, elle est aplatie, irrégulière, présentant des angles. Le contenu est formé d'un très petit nombre de globules rouges, il comprend surtout de nombreux globules blancs granuleux, dont les noyaux se colorent mal, des cellules endothéliales allongées qui se sont détachées de la paroi interne et d'une substance granuleuse indistincte. Tous ces éléments sont visiblement en voie de nécrose et il est vraisemblable que pendant la vie du sujet la circulation était interrompue dans ces vaisseaux.

Dans certaines veines, le calibre est réduit à une simple fente dont les parois sont accolées et semblent adhérentes. Le plus grand nombre des veines perméables est rempli par des thrombus à différentes périodes de leur évolution. Sur la coupe qui nous occupe, il existe dans la partie gauche une veine énorme remplie par un caillot. La paroi veineuse est constituée par le tissu que nous avons décrit; au niveau de la paroi interne, apparaissent de nombreux noyaux bien colorés qui envahissent la lumière du vaisseau et le remplissent complètement. Il n'existe pas de limite tranchée entre la paroi et le caillot; cependant celui-ci est parcouru par des tractus fibrineux qui le divisent en segments et forment une couche concentrique à la limite de la paroi veineuse. Des amas de globules rouges sont mêlés aux globules blancs, ils sont surtout massés au centre du caillot (pl. I, fig. 1).

Dans d'autres veines, le caillot est en pleine régression, le contenu n'est plus alors représenté que par une masse à peu près amorphe et sans affinité pour les colorants.

Enfin, certaines veines sont complètement oblitérées par l'épaississement de la paroi, elles forment un cordon plein mal coloré qui contient de nombreux noyaux indistincts et des éléments granuleux fusiformes disposés circulairement autour d'un point plus ou moins central. Quelques-uns de ces cordons ont une apparence tout à fait amorphe; ils paraissent constitués par une substance hyaline dans laquelle se trouvent logées des couches de substance granulo-pigmentaire, vestiges des noyaux dégénérés, qui forment des stries concentriques (pl. I, fig. 4).

Les veines que nous venons d'étudier sont pour la plupart contenues dans la pie-mère, mais les mêmes remarques sont applicables à celles qui cheminent dans l'espace sous-arachnoïdien : on trouve ainsi de nombreuses veines représentées par un cordon plein isolé entre la pie-mère et l'arachnoïde. Dans ce cas, le vaisseau n'est entouré d'aucune néoformation, il est atteint directement (pl. I, fig. 3).

Toutes ces veines forment autour de la moelle une ceinture presque continue, quelques-unes sont si volumineuses qu'elles sont visibles même à l'œil nu.

Les artères sont beaucoup moins affectées, les gros troncs du moins paraissent presque intacts.

L'artère spinale antérieure n'est pas épaissie, sauf au niveau de la tunique adventice, qui a une épaisseur double de celle de la membrane musculaire et de l'endartère réunis. La tunique adventice est composée de tissu fibreux adulte, mêlé de nombreux noyaux embryonnaires qui se colorent peu par l'hématoxyline. La tunique moyenne n'est pas épaissie ni infiltrée, l'endartère forme une couche un peu plus développée que normalement. Le calibre du vaisseau est absolument aplati.

Les deux groupes des artères spinales postéro-latérales présentent des modifications semblables. Dans le groupe du côté gauche, les parois sont plus affectées, la tunique moyenne a le double de son épaisseur normale, mais l'endartère est intact.

En dehors de ces vaisseaux, dont l'intégrité relative permet de reconnaître la nature artérielle, tous les autres vaisseaux de calibre plus faible sont atteints, et il est alors impossible de dire si ces petits vaisseaux sont des artérioles ou des veinules.

En somme, tous les vaisseaux de la pie-mère dans cette région sont plus ou moins altérés. Les veines sont de beaucoup les plus atteintes ; la paroi est envahie dans toute son épaisseur et la lumière est souvent oblitérée soit par un thrombus, soit par un rétrécissement concentrique. Pour les artères, le processus paraît manifestement débuter par la tunique externe. Dans les grosses artères, la tunique moyenne semble opposer une barrière efficace à la progression de l'infiltration vers les parties centrales. Dans les petites artères, au contraire, cette barrière est franchie, mais l'épaississement de la tunique externe est toujours prédominante. Les plus petits vaisseaux de la pie-mère sont les uns complètement oblitérés, les autres constitués par une paroi très épaisse, d'apparence hyaline, colorée en rose par le carmin, avec une lumière très petite à demi bouchée par des cellules endothéliales. Celles-ci sont saillantes et le noyau bourgeonne dans la lumière du vaisseau.

Les lésions de la *pie-mère*, avons-nous dit, sont limitées aux régions périvasculaires. En effet, c'est en ces points seulement que l'on trouve les infiltrations nucléaires, et toutes les traînées de noyaux sont commandées par le trajet d'un vaisseau.

Le prolongement méningien du sillon médian antérieur n'existe plus, car le sillon est comblé par la saillie de la substance grise ; on trouve seulement en ce point une infiltration très marquée dont les éléments, peu colorés, se distinguent mal. Dans le prolongement du septum postérieur, on trouve des renflements constitués par des vaisseaux très épaissis et presque totalement bouchés.

Le feuillet libre de l'*arachnoïde* est légèrement épaissi : le stroma fibreux n'est pas notablement augmenté, mais la membrane est infiltrée par un certain nombre de cellules mal colorées, granuleuses et sans cohésion, et aussi par une substance amorphe coagulée qui est plutôt étalée à sa surface que contenue dans son épaisseur. On y trouve de plus des vaisseaux volumineux et oblitérés qui déterminent par leur présence des nodosités.

Il n'existe pas d'adhérences en général avec la pie-mère ni avec les racines qui traversent l'espace sous-arachnoïdien. Dans cet espace, on trouve des vaisseaux libres dont les parois sont épaissies et la lumière souvent oblitérée, sans qu'il existe d'adhérence de ces vaisseaux avec les méninges voisines.

Les racines rachidiennes sont relativement très peu altérées, elles ne sont englobées par aucune prolifération, le périnèvre n'est pas épaissi, mais dans l'intérieur même de la racine,les vaisseaux sont très altérés. Ils sont souvent le point de départ d'une infiltration nucléaire vivace qui envahit quelquefois complètement la paroi du vaisseau placé au centre et irradie en poussant des prolongements plus ou moins longs dans l'interstice des faisceaux de tubes nerveux. Les tubes nerveux sont sains pour la plupart, on ne trouve que quelques cylindres-axes un peu gonflés avec une gaine de myéline presque intacte. Ces légères altérations sont cantonnées au voisinage des proliférations périvasculaires. Le tissu périfasciculaire n'est nullement épaissi (pl. I, fig. 5 et 6).

Parenchyme médullaire. — La substance même de la moelle offre des modifications très prononcées. Nous étudierons : 1º le tissu interstitiel : vaisseaux, tissu conjonctif et névroglie ; 2º le tissu nerveux proprement dit : cellules et tubes nerveux.

1º Les tractus conjonctivo-vasculaires qui partent de la pie-mère ne présentent pas d'une façon générale d'augmentation marquée dans leur épaisseur ; en quelques points seulement, qui correspondent à la section des vaisseaux, on trouve une infiltration circonscrite périvasculaire. Les noyaux qui constituent ces nodules ne sont pour la plupart pas colorés par l'hématoxyline ; quelques-uns, toutefois, sont encore sensibles à la coloration. Ils envahissent la paroi vasculaire et pénètrent même dans la lumière du vaisseau qui paraît thrombosée. La masse intravasculaire est en effet composée de globules blancs granuleux, de globules rouges déformés, et parcourue par un reticulum fibrineux. Le nodule périvasculaire, la paroi du vaisseau et le caillot central forment une masse dont les éléments indistincts sont unis par une substance fondamentale amorphe, granuleuse et colorée en rose. Ces modifications se retrouvent avec une intensité variable sur tous les vaisseaux intramédullaires compris dans la coupe.

En deux ou trois points, on trouve dans l'épaisseur de la moelle, mais au voisinage de la méninge, un amas nucléaire plus considérable, qui a l'apparence d'une *gomme miliaire* (pl. I, fig. 8). Par un examen minutieux, on trouve toujours au centre de ce nodule un vaisseau plus ou moins reconnaissable ou quelques globules rouges.

Le tissu interstitiel n'a aucune apparence de prolifération, il semble au contraire complètement dégénéré. En dehors des régions périvasculaires, on ne trouve pour ainsi dire pas de noyaux colorés. Le tissu conjonctif et le tissu névroglique, qu'il est impossible de différencier, ne sont plus représentés que par une substance granuleuse uniformément colorée en rose, qui s'infiltre entre tous les éléments. Cette substance est particulièrement épaisse dans l'espace sous-pie-mérien, au niveau des encoches de la périphérie de la moelle et dans les fentes qui sillonnent le parenchyme nerveux. Enfin elle est surtout abondante dans la substance grise où elle se présente soit sous l'aspect de masses compactes isolées ou périvasculaires, soit sous l'apparence d'un exsudat diffus qui englobe tous les éléments nécrosés du parenchyme nerveux.

Dans les deux points où nous avons indiqué une hémorrhagie, les globules sanguins se sont infiltrés entre les tubes nerveux sans produire d'effraction et sans donner lieu à des foyers hémorrhagiques bien limités.

2° Les éléments du tissu nerveux sont tous en voie de dégénération. Dans la substance blanche, on ne trouve pour ainsi dire pas un tube nerveux sain. Les moins altérés montrent un cylindre-axe légèrement gonflé avec une gaine de myéline à peu près intacte. D'autres tubes sont très dilatés, le cylindre-axe énorme occupe le centre ; il est tantôt d'un rouge intense (par le carmin), tantôt à peine coloré en rose et granuleux ; à la périphérie, on trouve un reste de la gaine de myéline qui forme une couche très mince. Sur les préparations colorées par la méthode de Weigert, cette gaine de myéline amincie apparaît comme un cercle mince bleu noirâtre. Enfin certains cylindre-axes énormes sont totalement dépourvus de gaines et mis à nu. D'autres tubes sont comme dilatés, donnant lieu à une vacuole dont le centre est occupé tantôt par un détritus granuleux clair, tantôt par une cellule granuleuse nucléée ou par un fragment de cylindre-axe noueux, granuleux et pelotonné (pl. I, fig. 7 et 8).

Toutes ces altérations sont disséminées irrégulièrement et atteignent à un degré varié les tubes nerveux de toutes les régions des cordons blancs. Cependant on trouve des points où les cylindres-axes gonflés sont groupés en faisceaux. Ces régions apparaissaient comme des taches plus rouges sur les coupes colorées au carmin. Les faisceaux coupés longitudinalement (fibres radiculaires) présentent les mêmes modifications, les tubes sont fragmentés, moniliformes, plus ou moins dissociés.

Tous ces éléments sont séparés par la substance interstitielle granuleuse amorphe où l'on ne distingue que quelques noyaux peu colorés et de nombreuses cellules granuleuses, qui représentent probablement les cellules dégénérées de la névroglie. On trouve encore quelques granulations myéliniques libres colorées en bleu noirâtre par l'hématoxyline de Weigert, mais pas de corps granuleux vrais.

D'une façon générale, les gaines de myéline, bien qu'irrégulières et quelquefois fragmentées, ont persisté sur place, et les coupes colorées au Weigert ou au Pal ne montrent pas de taches de sclérose, mais seulement une faible diminution de teinte en certains points que nous avons signalés (fig. 1).

Dans la substance grise, le parenchyme, plus friable et plus désorganisé, est d'une analyse beaucoup plus difficile, car les élections colorantes sont très peu définies. Sur un fond uniformément granuleux et coloré en rose par le carmin, se détachent des amas de noyaux un peu plus teintés qui englobent les vaisseaux, des cellules granuleuses de dia-

mètre variable avec un noyau mal coloré, des blocs arrondis d'un rouge
foncé et d'aspect colloïde et des fragments de cylindre-axe boursouflés
ou enroulés en tire-bouchon. Les cellules nerveuses sont dispersées,
mais plus répandues dans les parties latérales, elles sont fortement
teintées, pigmentées, ont perdu leurs prolongements. Quelques-unes
se présentent sous l'aspect d'une masse arrondie, uniformément colorée
et sans noyau distinct. Nous n'avons pas trouvé de cellules hypertrophiées, mais un grand nombre de cellules très atrophiées.

*Segments 4 et 5 coupés longitudinalement (troisième et quatrième
racines dorsales).*

Les coupes longitudinales pratiquées dans ces segments, et colorées
par les mêmes méthodes, présentent des altérations analogues, mais
avec des apparences qui permettent de compléter la description précédente. L'état des vaisseaux et du tissu interstitiel est celui que nous
avons décrit. Dans l'intérieur du tissu médullaire, nous trouvons, au
milieu d'un amas embryonnaire périvasculaire, deux cellules géantes
dont les noyaux multiples sont mal colorés.

Les fibres nerveuses de la substance blanche ont leur disposition
longitudinale et leur ordination parallèle normales. Sur les coupes
colorées par l'hématoxyline de Weigert, ces fibres sont moniliformes,
un peu ondulées et présentent des renflements en forme de vacuole dont
le centre est clair et rempli de détritus jaunâtres et la périphérie colorée
en bleu noirâtre. On voit également, dans les interstices des tubes,
des granulations myéliniques noirâtres ou des boules de myéline qui
ont le même aspect que les vacuoles. Les modifications des cylindres-axes
sont plus appréciables dans les coupes colorées par le carmin. Les
cylindres-axes sont ordinairement ondulés et irréguliers, ils forment souvent des zigzags comme une ficelle relâchée. On rencontre presque
toujours, dans les vacuoles que nous avons décrites, un cylindre-axe
pelotonné, un peu grenu, enveloppé d'une substance différente de la
myéline et qui se colore en rose par le carmin. Il semble alors qu'on
ait sous les yeux un renflement énorme du cylindre-axe, tandis qu'en
réalité celui-ci n'est représenté que par le cordon enroulé qui occupe
le centre. On peut obtenir des figures très nettes de cette disposition en
faisant usage de la méthode indiquée par Strœbe (1).

La gaine de myéline n'est pas colorée, le cylindre-axe enroulé est coloré

(1) Les coupes sont reçues dans une solution aqueuse concentrée de bleu d'ani-
line où elles séjournent de dix minutes à une heure. Elles sont ensuite lavées à l'eau
distillée et portées dans un bain d'alcool alcalinisé — 20 à 30 gouttes d'une solution
alcoolique de potasse caustique à 1/100 pour un verre de montre rempli d'alcool absolu.
— Elles changent alors de couleur et virent au bleu brun ; au bout d'une minute,
elles sont lavées à l'eau distillée et la coloration des cylindres axes est obtenue. *Soc.
de psych.* de Berlin, mars 1893.

en bleu foncé au centre de la vacuole et entouré d'une masse colorée
en bleu pâle. Cette dernière substance représente soit une transsudation
du cylindre-axe altéré, soit une agglomération du protoplasma indifférent
qui entoure cet organe.

On trouve ainsi sur la coupe longitudinale une quantité de taches
bleues disposées en séries et réunies entre elles par les cylindres-axes
ondulés et colorés en bleu foncé qui indiquent la continuité des fibres
nerveuses.

Enfin on trouve de véritables cylindres-axes énormes renflés en forme
de gourde, de massue, etc., tels qu'ils ont été décrits par les différents
auteurs. Dans ce cas le cordon renflé est coloré en rose uniforme par
le carmin ou présente une apparence granuleuse ou même vacuolaire.

Tous ces degrés d'altération sont disséminés dans tous les points de
la préparation ; toutefois les cylindres-axes hypertrophiés se disposent
souvent en faisceaux ; ils sont alors presque tangents et dépourvus de
gaine de myéline. Enfin on voit çà et là des boules sphériques isolées,
colorées en rose, ayant l'apparence de corps amyloïdes et qui semblent
formées par des fragments de cylindres-axes renflés.

Tous les espaces qui séparent les fibres nerveuses et les détritus des
tubes sont remplis par une substance homogène, grenue, sans trace
d'apparence fibrillaire. On y trouve encore des cellules granuleuses
mal colorées, qui peuvent être considérées indistinctement soit comme
des globules blancs, soit comme des cellules névrogliques altérées.

Les modifications de la substance grise sont celles que nous avons
déjà décrites. Tous les éléments du tissu sont disposés sans ordre et
assez indistincts. Les vaisseaux qui cheminent dans le sillon antérieur
sont infiltrés ou oblitérés.

Segment 3 (*troisième racine dorsale partie supérieure*). *Coupes transversales* (fig. 2).

L'aspect général des coupes est à peu près le même que pour le
segment 6. La configuration de la substance grise est encore modifiée,
mais à un bien moindre degré et cette substance occupe à peu près la place
ordinaire. Toutefois le tissu qui la compose est encore profondément
bouleversé, le canal central déplacé est entouré d'une masse diffuse.
La substance blanche présente une coloration générale plus régulière,
mais l'ensemble de la figure est encore déformé par le fait de la faible
résistance du tissu à l'état frais.

La pie-mère n'offre pas d'épaississement notable en dehors des points
qui correspondent aux vaisseaux. Ceux-ci sont aussi altérés que dans
les coupes précédentes, et les altérations sont aussi beaucoup plus prononcées au niveau des veines. On retrouve dans ces vaisseaux toutes
les apparences que nous avons décrites. Ils ne sont cependant pas aussi
uniformément hypertrophiés, et sont moins saillants.

L'artère spinale antérieure est perméable, mais vide de sang et aplatie. Elle est entourée par un épaississement fibreux modéré de la pie-mère qui se confond avec la tunique adventice et semble avoir déterminé l'aplatissement du vaisseau. L'endartère est également légèrement épaissi en un point ; la tunique musculaire paraît intacte. Une des artères radiculaires postérieures présente un épaississement marqué et régulièrement répartie de la membrane interne. Pour les plus petits vaisseaux, la distinction est assez difficile à établir, ils sont tous très épaissis ou obturés. Les vaisseaux du sillon antérieur sont très atteints, la paroi est très épaissie et la lumière réduite à une fente.

Dans le voisinage du canal central, on trouve deux vaisseaux volumineux qui sont tous deux ici placés à gauche. L'un d'eux a l'apparence d'un bloc fibreux à contour irrégulier et creusé de deux à trois petites fentes sinueuses remplies de cellules endothéliales desquamées ; l'autre n'est considérablement épaissi que sur un côté et possède une lumière perméable remplie de globules rouges. Ces vaisseaux, bien que d'appa-

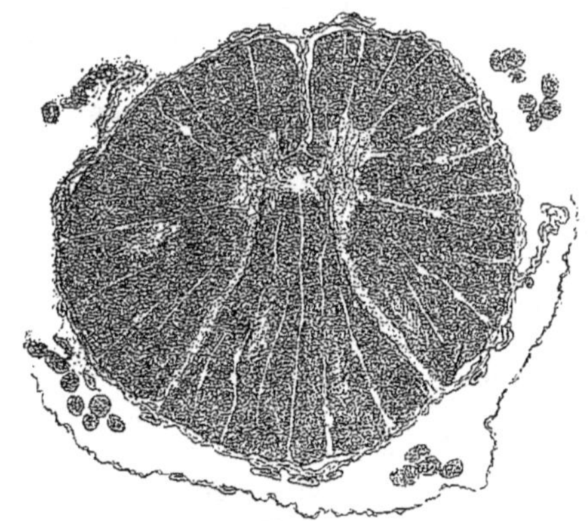

Fig. 2. — **Cas nº I**. — Coupe au niveau de la troisième racine dorsale.

rence veineuse, ont la signification d'artères (artères sulco-commissurales).

Dans la substance blanche, les septa conjonctifs ne sont pas épaissis en dehors des points qui correspondent à la coupe des vaisseaux dont les parois sont infiltrées. La substance grise présente les altérations que nous avons signalées, les cellules nerveuses sont moins altérées et occupent une situation à peu près normale.

Dans la substance blanche les tubes nerveux présentent à peu près tous uniformément les signes de la dégénérescence au début avec une certaine prédominance dans les régions périphériques de la moelle. La lésion commune est un gonflement irrégulier des gaines de myéline, mais on trouve encore trois groupes de cylindres-axes gonflés et presque dépouillés de gaine.

Un des caractères les plus remarquables, c'est le peu d'affinité de tous les éléments pour les matières colorantes appropriées. La myéline seule a conservé intactes ses propriétés électives pour l'hématoxyline de Weigert.

Segments 1 et 2 (première et deuxième racines dorsales. Coupes transversales.

L'aspect général des coupes est beaucoup moins modifié, cependant la moelle semble encore gonflée. Le dessin de la substance grise est à peu près régulier, la corne droite seule est un peu déformée.

L'étude attentive des différents points de la coupe permet de reconnaître des altérations analogues à celles que nous avons décrites. La pie-mère n'est pas épaissie en dehors des points qui correspondent aux vaisseaux, mais les éléments fibreux qui la composent se colorent toujours difficilement. Les altérations vasculaires sont presque aussi accentuées que dans les régions sous-jacentes. Presque toutes les veines visibles sont absolument oblitérées, mais elles présentent un développement moindre que plus bas. Le tissu qui compose ces cordons veineux est toujours le même, il est constitué par une masse fondamentale trouble et homogène semée de nombreux noyaux disposés concentriquement. Dans l'épaisseur de la paroi, on trouve de plus de petits blocs de tissu nécrosé. Au centre, on trouve soit quelques cellules plus colorées, soit un détritus mal défini.

La paroi de la veine spinale postérieure (qui est d'ailleurs complètement oblitérée) présente un nodule embryonnaire qui fait une saillie extérieure considérable. Cette masse est composée de noyaux vivaces qui tranchent par leur vive coloration sur le reste de la paroi ; elle représente une petite gomme développée dans la paroi.

On ne trouve que quelques très rares veines de calibre qui présentent une petite lumière où les globules sanguins manquent le plus souvent.

Dans les racines, l'altération des veines est moins avancée et l'on peut par l'étude de ces vaisseaux se faire une idée du processus qui les atteint. Notamment une grosse veine des racines antérieures placée dans le milieu d'un faisceau, est très dilatée et contient des globules de sang normaux (pl. I, fig. 5). Contrairement à ce qui se passe pour les autres vaisseaux, les parois de cette veine se colorent bien ; les plans fibro-élastiques sont très ondulés et dissociés par l'interposition de nombreux noyaux embryonnaires qui se colorent fortement ; ceux-ci sont surtout abondants d'un côté du vaisseau, et en ce point la paroi offre naturellement une plus grande épaisseur. Quant au point de départ de l'infiltration, il est assez difficile de l'indiquer, car dans l'endroit de la paroi où elle existe, elle est à peu près régulièrement répartie depuis l'endothélium jusqu'à la gaine lymphatique ; elle semble toutefois un peu plus marquée dans les couches externes.

Ici encore, les artères sont beaucoup moins malades, elles présentent cependant toutes une périartérite manifeste.

L'artère spinale antérieure n'offre qu'un très léger degré d'altération au niveau de l'endartère, mais le vaisseau est complètement affaissé, le calibre aplati d'avant en arrière est réduit à une simple fente transversale. Cet aplatissement plus ou moins complet existe dans toutes les artères. Dans une des artères spinales postérieures du côté droit, la paroi interne est très épaissie et le vaisseau a pris la forme d'un cordon cylindrique. La membrane élastique distendue est refoulée à la périphérie, la lumière centrale est ponctiforme.

Les vaisseaux de petit calibre sont tous indistinctement intéressés, épaissis ou oblitérés et sont souvent le point de départ d'une infiltration embryonnaire excentrique peu étendue.

Dans la substance médullaire, les tractus partis de la pie-mère ne sont pas d'une façon générale élargis, cependant à leur point de jonction avec la méninge ils ont souvent la forme de coins qui ne se prolongent pas bien loin dans la substance de la moelle. Ces tractus présentent encore sur leur trajet des renflements qui correspondent à des vaisseaux dont les parois sont toujours considérablement épaissies en comparaison du calibre. Tantôt ces parois sont fibreuses, tantôt elles sont infiltrées de noyaux qui envahissent même la lumière du vaisseau et se propagent excentriquement dans le tissu nerveux voisin à une courte distance. Ces amas embryonnaires sont d'ailleurs peu nombreux dans les coupes de cette région et ils se trouvent ordinairement placés dans les régions voisines de la pie-mère ; cependant il en existe aussi dans la substance grise.

En dehors de ces amas embryonnaires périvasculaires il n'existe pas d'augmentation du nombre des noyaux dans le reste de la coupe.

L'artère sulco-commissurable est perméable, mais les parois sont épaissies et fibreuses.

Les modifications du tissu nerveux sont peu marquées dans cette région. Les cellules des cornes antérieures ont une apparence normale, les fibrilles nerveuses abondantes et bien ordonnées, excepté dans la corne antérieure droite où il existe un léger désordre. Les fibres de la substance blanche possèdent toutes leur gaine de myéline à peu près intacte ; cependant, dans tous les points de la coupe, on trouve des cylindres-axes hypertrophiés entourés d'une gaine de myéline gonflée. Ces altérations sont d'ailleurs plus prononcées dans les zones périphériques. Ajoutons que le tissu qui sépare les fibres est un peu gonflé et trouble : les cellules araignées qui sont encore distinctes n'ont plus leur apparence anguleuse ni leurs prolongements déliés ; elles forment sur les coupes colorées par le carmin de petites taches rouges d'aspect trouble à contours diffus avec de gros prolongements ondulés et courts. A part les altérations vasculaires que nous avons signalées, les racines nerveuses ne présentent pas de modifications, le périnèvre n'est pas épaissi ni infiltré de noyaux, les tubes nerveux sont intacts.

Région cervicale. — Dans la région cervicale, la moelle présente une conformation normale ; le tissu nerveux est sain. La pie-mère n'est pas épaissie, mais les veines sont encore énormes et en grande partie oblitérées. Les prolongements des sillons antérieur et postérieur ne sont pas élargis, mais présentent des renflements qui correspondent à la coupe de vaisseaux.

Dans la région cervicale inférieure, deux grosses veines voisines de l'artère spinale antérieure sont oblitérées, d'autres veines placées à l'origine du septum postérieur sont dans le même état. Dans le voisinage des racines, on trouve des veines semblables dont quelques-unes présentent encore au centre une lumière en forme de fente. Le tissu qui compose ces vaisseaux nous est déjà connu : une substance fondamentale amorphe, hyaline ou trouble, semée de nombreux noyaux arrondis ou fusiformes réfractaires à l'imprégnation par le carmin ou l'hématoxyline, telle est son apparence habituelle. Une particularité qui ressort de l'étude des coupes pratiquées dans cette région, c'est que les veines sont le plus souvent libres, elles font saillie à la surface de la pie-mère ou sont même complètement isolées dans l'espace sous-arachnoïdien. Elles ne sont englobées par aucune infiltration embryonnaire en sorte que le cordon veineux forme un tout compact dont toutes les parties ont la même structure. Les quelques veines qui sont enclavées entre les plans fibreux de la méninge se distinguent nettement du tissu environnant, elles sont souvent entourées par une couronne de cellules granuleuses logées dans la gaine lymphatique.

L'artère spinale antérieure est manifestement épaissie dans sa tunique adventice, l'endartère est sain ; la lumière encore aplatie présente cependant un certain calibre. Les artères spinales postérieures ont le même aspect.

Le tissu nerveux (tubes et cellules) est sain, mais il existe encore une exagération dans l'épaisseur des tractus qui séparent les groupes de tubes nerveux. Aux points de rencontre de ces cloisons, on trouve généralement un petit vaisseau à parois très épaisses, fibreuses ou très rarement infiltrées de noyaux, en sorte que l'épaississement des cloisons est toujours bien le fait d'une altération vasculaire. Les cellules névrogliques de tout le parenchyme sont également gonflées. Enfin, bien qu'il n'existe dans les cordons postérieurs aucune trace de dégénération secondaire ascendante des tubes nerveux, le tissu interstitiel qui sépare les tubes est ici un peu plus gonflé, les cellules araignées arrondies, en sorte que les préparations colorées par le carmin et vues à un faible grossissement, présentent une teinte rose un peu plus intense dans la partie moyenne des cordons de Goll et de Burdach. Il n'existe d'ailleurs dans le parenchyme aucune trace d'inflammation diffuse, les noyaux ne sont pas augmentés de nombre.

A la région cervicale supérieure les altérations des veines diminuent d'intensité ; les veines sont moins grosses, elles ne sont pas toutes obli- térées mais présentent toujours une paroi extrêmement épaissie compa- rée, à la lumière centrale. Les artères sont plus ouvertes, la paroi est tou- jours augmentée d'épaisseur, mais c'est surtout aux dépens de la tunique adventice. De place en place, on trouve encore un épaississement localisé de l'endartère qui fait une légère saillie dans la lumière du vaisseau.

Le parenchyme de la moelle est sain en général, à part quelques modi- fications légères des petits vaisseaux.

Bulbe. — Dans cette région, les modifications du tissu nerveux sont très peu marquées. Les éléments propres, cellules et tubes nerveux, sont intacts. On trouve seulement dans l'épaisseur du parenchyme quel- ques petits vaisseaux épaissis à parois fibreuses ou infiltrées de noyaux.

L'artère centrale voisine du canal central se montre dans toute la hauteur du bulbe notablement épaissie et entourée en certains points d'un exsudat colloïde.

La pie-mère ne présente aucune altération, les veines sont encore très notablement modifiées surtout celles qui correspondent à la partie pos- térieure ; néanmoins elles sont moins saillantes et la plupart ont encore une lumière centrale. Deux ou trois grosses veines postérieures sont oblitérées.

Les artères antérieures, postérieures et celles qui accompagnent les racines sont toutes atteintes de périartérite fibreuse, quelques-unes présentent au niveau de l'endartère des foyers d'infiltration qui font saillie dans la lumière du vaisseau. Une artère logée dans le sillon inter- pyramidal est le siège d'une endartérite régulièrement répartie qui double l'épaisseur de la paroi du vaisseau.

Si maintenant, en partant du foyer principal d'altération de la moelle placé au niveau de la quatrième racine dorsale, on examine des coupes pratiquées dans des étages de plus en plus inférieurs, on constate la même dégradation dans l'intensité des modifications.

Segment 7. (Cinquième racine dorsale.)

A ce niveau, la substance grise est encore déformée et l'ensemble de la moelle gonflé.

Les vaisseaux de la pie-mère présentent les altérations que nous con- naissons ; quant à la méninge elle-même, elle n'est toujours épaissie que dans les points qui correspondent à ces vaisseaux. Le septum médian antérieur est infiltré de noyaux ; l'artère spinale antérieure rejetée sur le côté est complètement aplatie. Dans l'épaisseur du parenchyme de la moelle, on trouve de petits foyers embryonnaires localisés exclusivement autour des vaisseaux ; ces amas sont particulièrement développés dans les régions périphériques de la moelle, ils se continuent souvent avec la pie-mère, mais leur point de départ est toujours un vaisseau. Dans la substance grise, on trouve quatre ou cinq gros vaisseaux dont deux seulement sont encore perméables, très dilatés et remplis de globules rouges.

Les éléments propres du tissu nerveux sont moins atteints que plus haut, les cellules des cornes antérieures et des colonnes de Clarke occupent leur place habituelle et sont presque normales, excepté dans le prolongement antérieur de la corne droite où les cellules sont déplacées

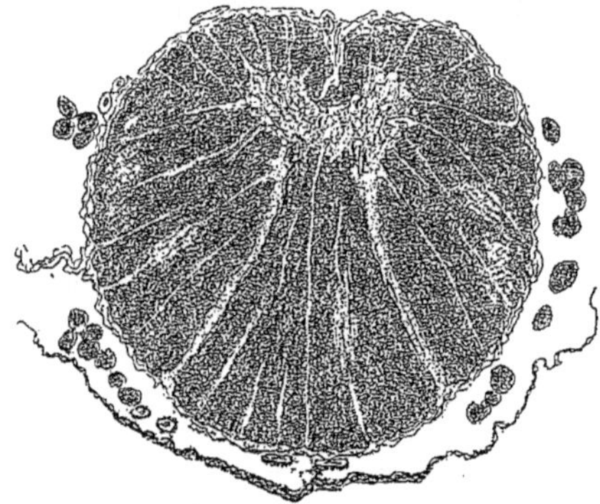

FIG. 3. — **Cas n° I.** — Coupe au niveau de la cinquième racine dorsale.

et très atrophiées. Les tubes nerveux sont encore notablement modifiés surtout dans les parties périphériques de la moelle. On trouve comme plus haut plusieurs groupes de cylindres-axes hypertrophiés.

Le tissu interstitiel est partout un peu gonflé et trouble.

Segment 8. (Sixième racine dorsale.) — La moelle reprend un aspect à peu près normal ; la substance grise est bien conformée et bien limitée, les éléments du tissu nerveux sont très peu modifiés, on trouve cependant encore des cylindres-axes hypertrophiés disposés par faisceaux. Dans la substance blanche, de nombreux petits vaisseaux sont envahis par une infiltration nucléaire. Les vaisseaux de la pie-mère sont toujours modifiés du moins pour les veines et les vaisseaux de petit calibre. Presque toutes les veines visibles sont très grosses et souvent oblitérées. Les artères de calibre sont presque saines et à partir de ce point largement béantes et pleines de sang.

La pie-mère n'est pas épaissie, le septum médian antérieur délié
montre deux renflements produits par deux artères épaissies mais perméables.

Huitième racine dorsale. — L'aspect général de la moelle à ce
niveau est peu modifié, cependant la substance grise est un peu tassée
latéralement au niveau de la commissure, qui présente trois gros vaisseaux à parois très épaisses.

Les altérations sont à peu près les mêmes qu'au niveau de la sixième
racine dorsale. Les veines de la pie-mère et celles de l'arachnoïde sont
encore très grosses et pour la plupart bouchées, celles qui accompagnent
les racines sont plus souvent perméables.

Les artères spinales antérieures et postérieures sont béantes mais
offrent presque toutes un léger degré d'endartérite régulièrement
répartie ; toutefois la périartérite fibreuse est dominante.

Dans l'épaisseur de la moelle, on trouve encore de nombreux petits
foyers embryonnaires périvasculaires, quelques-uns semblent occupés
au centre par une cellule géante. Cette apparence paraît due à une
modification de l'endothélium vasculaire.

En effet, au milieu de l'amas embryonnaire, on trouve la lumière du
petit vaisseau souvent encore remplie par des globules rouges tandis
que les cellules endothéliales proliférées se placent perpendiculairement
à la paroi interne. Lorsque l'oblitération est complète, les globules rouges
peuvent disparaître, et les cellules endothéliales conservant leur orientation donner lieu à une apparence de cellules géantes.

Les éléments nerveux du parenchyme de la moelle et des racines
sont régulièrement intacts. Le périmère des racines est intact.

Onzième racine dorsale. — Sur les coupes pratiquées dans le segment
de la moelle correspondant, on constate à peu près les mêmes altérations.
Les modifications des veines de la pie-mère sont encore très prononcées, il existe un certain nombre de grosses veines oblitérées et mal
colorées dans l'espace sous-arachnoïdien. Les artères sont relativement
intactes. Les plus petits vaisseaux de la pie-mère et de la moelle sont
au contraire encore épaissis ou infiltrés de noyaux. Le parenchyme
nerveux est à peu près sain, on note cependant l'existence de quelques
cylindres-axes hypertrophiés dans les cordons latéraux.

Deuxième racine lombaire. — A ce niveau, les lésions des veines diminuent d'intensité, on ne trouve plus sur les coupes que quatre ou cinq
grosses veines complètement oblitérées ; les autres, bien que très épaissies sont encore perméables. Ces veines sont souvent entourées d'une
couronne de cellules granuleuses brunes logées dans la gaine lymphatique.

L'artère spinale antérieure dédoublée présente des parois très épaisses comparativement au calibre, mais l'endartère est peu modifié.

Les petits vaisseaux sont toujours très affectés, dans la pie-mère comme dans la moelle.

Dans la portion terminale de la moelle, les altérations veineuses de la méninge sont encore marquées, mais le parenchyme de la moelle est pour ainsi dire sain, à part quelques petits foyers d'infiltration périvasculaire.

On voit en somme que, à mesure qu'on s'éloigne, en descendant, du foyer de ramollissement, les lésions vasculaires et parenchymateuses diminuent d'intensité beaucoup moins rapidement que dans les régions supérieures de la moelle.

La nature des lésions que nous venons de décrire et leur évolution peuvent se résumer en quelques mots.

L'altération la plus saillante est celle des vaisseaux, elle a certainement précédé celle du parenchyme nerveux, car d'abord elle est répandue dans toute la hauteur de la moelle avec une intensité variable, puis elle a les caractères d'une lésion ancienne, tandis que la dégénérescence du tissu nerveux est localisée et évidemment très récente. De plus, c'est justement dans le segment médullaire où les altérations vasculaires sont le plus prononcées que le parenchyme nerveux est nécrosé.

La pie-mère, ainsi que nous l'avons souvent fait remarquer, n'est le siège d'aucune inflammation propre ; c'est seulement dans les points où se trouvent logés les vaisseaux que l'on rencontre une prolifération nucléaire dont le point de départ est la paroi vasculaire. Si la méninge paraît épaissie dans la région où la moelle est ramollie, elle doit cette apparence à l'existence d'une épaisse couche de tissu colloïde ou granuleux mêlé de quelques cellules mal colorées qui s'est amassé tant entre la moelle et la pie-mère que dans les interstices des plans fibreux de cette dernière.

Il est assez difficile de préciser la nature exacte et le point de départ de l'altération des vaisseaux. Pour les veines, le début paraît être dans l'épaisseur même de la paroi, car, sur beaucoup de veines isolées et encore perméables, toute la paroi est constituée régulièrement par le même tissu ; l'endothélium persiste intact, tandis que le contour externe apparaît comme une ligne régulière sans prolifération surajoutée. Sur quelques veines où le processus est moins avancé, l'infiltration nucléaire est localisée entre les plans fibreux de la tunique moyenne. La gaine lymphatique est perméable, et si elle contient des éléments, ce ne sont pas des noyaux de même nature que ceux de la paroi, mais des cellules granuleuses de résorption.

Dans les veines plus malades, la gaine lymphatique adhère au vaisseau et disparaît ; de son côté la membrane interne entre en activité. De l'épaississement de la tunique moyenne, de la prolifération de l'endoveine et de la symphyse de la gaine lymphatique résulte un cordon plein homogène. Ce cordon subit la transformation hyaline, les noyaux deviennent granuleux et se désagrègent : ainsi se trouve constitué le degré le plus prononcé de l'altération.

Les petits vaisseaux sont envahis d'emblée par la prolifération nucléaire et bientôt oblitérés.

Pour les artères, le point de départ est manifestement dans la tunique adventice ; l'endartérite semble secondaire, en tous cas elle manque souvent ou est presque toujours beaucoup moins prononcée que la périartérite. La tunique moyenne résiste longtemps, elle ne semble participer à l'épaississement de la paroi que lorsque la périartérite est déjà devenue fibreuse.

Les différentes modifications que nous avons décrites dans le foyer médullaire, de même que l'évolution clinique de la maladie, pourraient paraître se rapporter à un cas de *myélite aiguë centrale diffuse*. Il existe en effet beaucoup de ressemblance entre notre observation et les descriptions rapportées par différents auteurs sous le titre de *myélite aiguë*. Doit-on dès lors attribuer à ces lésions une nature inflammatoire ? Il faut avouer que dans ce cas l'inflammation se serait manifestée avec des caractères bien particuliers, car elle aurait été dégénérative d'emblée. En effet, le tissu interstitiel conjonctif et névroglique ne présente pas trace de prolifération ni d'infiltration nucléaire, il est au contraire manifestement dégénéré : les éléments gonflés, diffus, prennent mal la coloration, ils sont granuleux et comme frappés de nécrose. D'autre part, les éléments nerveux sont atteints par le même processus, la désintégration granuleuse les frappe tous en bloc dans un segment de la moelle, sans qu'on trouve dans leur voisinage aucune cause immédiate de destruction ; ils ne souffrent nullement de la prolifération du tissu interstitiel, puisqu'elle n'existe pas.

Il nous paraît plus logique d'attribuer le rôle prépondérant aux lésions vasculaires que nous avons constatées, et de regarder la lésion médullaire comme un foyer de ramollissement d'origine ischémique. Nous trouvons en effet dans les altérations vasculaires une raison suffisante d'anémie grave de la moelle. Les veines sont d'abord toutes oblitérées, soit depuis un certain temps, soit par un caillot récent ; d'autre part, si les grosses artères possèdent encore une lumière, tous les petits vaisseaux, tant intraméningés qu'intramédullaires sont altérés et même souvent complètement bouchés. Si l'apport du sang était encore possible dans les grands canaux afférents, les altérations des petits vaisseaux et celles des veines atteignent le plus haut degré, et peu importe que l'obstacle siège en amont ou en aval s'il est suffisant pour provoquer un trouble important dans la circulation. Quant à l'existence de voies de suppléance ou de dérivation, elle était certainement très précaire, car dans les segments médullaires adjacents, les altérations vasculaires étaient presque aussi prononcées.

L'arrêt de la circulation dans une étendue importante du réseau vasculaire de la moelle a donc produit l'anémie d'un segment de cet organe. La persistance de quelques collatérales a déterminé l'œdème très marqué et aussi l'extravasation sanguine que nous avons notés.

Le parenchyme nerveux présente d'autre part tous les signes de la nécrose anémique, reproduisant les altérations décrites par les auteurs qui ont répété l'expérience de Sténon, en déterminant par la ligature de l'aorte chez les animaux le ramollissement ischémique de la moelle.

Reste à prouver la nature syphilitique des lésions primitives. Nous ne saurions établir notre critérium sur l'existence de l'infection syphilitique de date récente et, l'absence de toute autre cause étiologique reconnue, nous croyons trouver un appui plus certain dans la constatation de nodules gommeux miliaires développés tant dans les parois veineuses que dans le parenchyme médullaire autour des petits vaisseaux. Les petits foyers de nécrose des parois vasculaires et les cellules géantes sont aussi des lésions qu'on retrouve dans la syphilis. Ces lésions, rencontrées chez un sujet syphilitique indemne de tuberculose pulmonaire, peuvent être considérées comme spécifiques de la syphilis.

Les lésions anatomiques que nous avons décrites et l'interprétation précédente fournissent une explication satisfaisante aux symptômes observés pendant la vie du malade.

Les altérations vasculaires de date ancienne déterminaient depuis un certain temps des troubles circulatoires dans la moelle, et l'état de souffrance de cet organe se traduisait par les symptômes prodromiques qui ont précédé l'attaque de paraplégie. Puis, la circulation devenant tout à fait insuffisante à un moment donné, il en est résulté un foyer de ramollissement médullaire et une attaque de paraplégie.

Cette rupture d'équilibre dans le réseau circulatoire de la moelle n'a pas été sans retentir sur toute l'étendue de l'organe, d'autant que nous avons noté partout des lésions vasculaires importantes, en particulier dans la région du bulbe. Cette circonstance explique la gravité et l'évolution rapide de l'affection, la perte de connaissance, les troubles respiratoires et l'asphyxie terminale. On doit d'ailleurs chercher dans l'intégrité relative des régions inférieures de la moelle la cause de la persistance des réflexes dans les membres inférieurs.

L'intensité de la lésion en foyer et la destruction complète de la substance grise avaient supprimé les voies de conduction de la sensibilité.

Enfin, la mort étant survenue à bref délai, la dégénérescence secondaire ascendante ou descendante ne s'est pas manifestée.

Cas n° II. — OBSERVATION 109 (personnelle). — L'histoire clinique et les pièces anatomiques nous ont été communiquées par M. LANCEREAUX.

RÉSUMÉ CLINIQUE. — *Femme. En 1885, à 26 ans, chancre et accidents secondaires. 1890, carie costale et abcès. Janvier 1892, accidents cérébraux passagers qui cèdent au traitement. Novembre 1892, nouveaux accidents cérébraux, puis paraplégie brusque, douleurs dans les lombes et dans les jambes, troubles des sphincters.*

ÉTAT. *12 janvier 1893. — Paraplégie presque absolue, réflexes conservés, diminution de la sensibilité jusqu'à l'ombilic, paresthésies dans les jambes, paralysie des sphincters, lésions de décubitus. Aggravation progressive des symptômes, marasme ; mort le 18 avril 1893, cinq mois environ après l'attaque de paraplégie.*

AUTOPSIE. — *Pas de lésions macroscopiques du cerveau. Artères de la base et de l'isthme noueuses et épaissies. Canal rachidien et dure-mère intacts. Arachnoïde et pie-mère louches. Ramollissement très étendu de la moelle.*

Examen microscopique. — *Méningite et altérations vasculaires considérables, nécrose périphérique de la moelle dans les régions cervicale et dorsale avec infiltrations gommeuses localisées et périvasculaires. Destruction partielle de la substance grise. Dégénérescence secondaire ascendante et descendante. Altérations très prononcées des racines.*

Histoire clinique. — Berthe Guibillou, femme célibataire, âgée de 34 ans, entrée le 12 janvier 1893 salle Sainte-Martine, lit n° 5, dans le service de M. Lancereaux à l'Hôtel-Dieu.

Antécédents héréditaires. — Le père, âgé de 75 ans, est d'une santé médiocre ; la mère, âgée de 57 ans, est bien portante. Trois frères sains.

Antécédents personnels. — Rien de saillant dans l'enfance, pas d'épistaxis, pas de migraines, pas de rhumatismes.

Les menstrues apparaissent à l'âge de 14 ans, irrégulières depuis l'âge de 25 ans. Pas de grossesse, pas de fausse couche.

M. le Dr Marey, qui a soigné la malade avant son entrée à l'hôpital, nous donne les renseignements complémentaires suivants.

En 1885, à l'âge de 26 ans, la malade a contracté la syphilis : chancre, roséole et plaques muqueuses.

Dans l'hiver de 1889, elle souffrit d'une poussée de bronchite.

La prédominance des signes physiques aux sommets des poumons et l'amaigrissement firent considérer ces symptômes comme les manifestations d'une tuberculose pulmonaire.

A l'été de 1890, abcès froid costal au voisinage de la poignée du sternum. Cet abcès fut traité par l'incision et le raclage, il guérit en laissant une cicatrice déprimée.

Pendant l'hiver de 1890-1891, nouvelle poussée de bronchite.

Chute des cheveux depuis trois ou quatre mois.

Maladie actuelle ; commémoratifs. — Au mois de janvier 1892, la malade présenta des symptômes cérébraux : céphalalgie, vomissements, paralysie oculaire, qui cédèrent par un traitement spécifique : iodure de potassium à l'intérieur et frictions mercurielles.

En novembre 1892, les accidents cérébraux reparurent : céphalalgie, vertige ; en même temps la malade éprouvait de la lassitude et de l'engourdissement dans les jambes. Cet état durait depuis plusieurs jours, lorsqu'un matin, en voulant se lever, la malade constate qu'il lui est impossible d'y arriver, ses membres inférieurs sont paralysés.

Or, précisément la veille, la malade n'avait éprouvé aucun malaise général marqué, n'avait ressenti aucune douleur et s'était mise au lit comme d'habitude.

En même temps que la paraplégie, il existait une paralysie de la vessie et du sphincter anal, la malade se plaignait de douleurs dans la région lombaire, à l'épigastre et dans les jambes. L'état général était également atteint, l'appétit avait disparu, les aliments étaient vomis. Faiblesse extrême, tendance à l'assoupissement.

État actuel, 12 janvier 1893 (34 ans). — La malade est étendue sur le dos, assez abattue ; depuis son attaque de paraplégie, elle ne s'est pas relevée.

Les membres inférieurs sont presque complètement paralysés, ils présentent encore quelques mouvements, mais les talons ne peuvent être soulevés au-dessus du plan du lit. Les réflexes rotuliens sont conservés.

Là sensibilité objective est diminuée dans la partie inférieure du corps jusqu'à l'ombilic, de même que la perception de la température des objets froids. Le réflexe cutané est exagéré. La malade se plaint de fourmillements et d'engourdissement dans les jambes.

Incontinence des urines et des matières fécales.

Escarre dans la région sacrée.

Les membres supérieurs sont sains.

Le 14. L'état général se relève un peu, l'appétit est revenu ; traitement : 1 gr. 50 d'iodure de potassium.

Le 16. Sommeil assez bon ; fourmillements dans les jambes. Éruption prurigineuse à la région supéro-interne des cuisses ; la peau en cet endroit est marbrée, violacée, desquamée par places. Cet état est dû à l'irritation locale produite par l'écoulement continuel des urines.

Incontinence des matières fécales.

Le 17. On retire, au moyen de la sonde, une centaine de grammes d'urine trouble, chargée de matières granuleuses, blanchâtres, et assez riche en albumine.

Le 19. La malade sent toujours ses jambes engourdies ; la paralysie a fait des progrès, les jambes sont presque sans mouvements, les pieds reposent sur le côté dans une position indifférente, et la malade est incapable de les retourner sur l'autre côté.

Le 20. La malade se plaint d'avoir ressenti pendant la nuit d'assez vives douleurs dans la jambe gauche, surtout au niveau du genou.

Pendant le cours du mois de février, l'état est sensiblement le même, il existe encore de temps à autre des sensations pénibles dans les jambes, avec un sentiment persistant d'engourdissement. La paraplégie est absolue ; les sphincters sont toujours insuffisants, l'escarre sacrée fait des progrès. La malade cependant prend 3 gr. d'iodure de potassium par jour.

Du 2 au 6 avril, la malade se plaint d'oppression et d'un léger point de côté à gauche, mais sans frisson. La température pendant ces quelques jours atteint le soir. 38°,5 ou 39°; il y a un peu de toux, mais les signes physiques sont nuls, à part quelques râles de congestion aux deux bases des poumons en arrière. L'auscultation des sommets ne révèle rien. A partir du 5 avril, la température retombe un peu au-dessous de la normale.

Le 14. La fièvre reprend, et la température atteint le soir 38°,5. Elle oscille entre 38°,5 et 39°,5 les jours suivants. État général grave ; langue saburrale, trémulente, anorexie ; vomissements bilieux. Urines troubles et ammoniacales. État comateux, mort dans la nuit du 18 au 19, cinq mois environ après l'attaque de paraplégie.

Autopsie. — *Organes thoraco-abdominaux.* Les différents viscères ne présentent pas de lésions bien remarquables.

Le cœur est normal.

Pour les poumons, le protocole d'autopsie n'indique pas d'altérations macroscopiques importantes ; ces organes sont petits et pèsent ensemble 650 gr. Légère périhépatite avec adhérences de la surface convexe du diaphragme. A la coupe de l'organe, pas de gommes ni de cicatrices. Les reins sont volumineux, congestionnés et la vessie contient un peu de pus.

Fragilité des côtes, mais pas de lésions saillantes dans les différentes parties du squelette, sauf la cicatrice ostéo-fibreuse costo-sternale au niveau de laquelle la peau était adhérente. Les grosses artères, l'aorte en particulier, sont saines.

Centres nerveux. — Calotte crânienne mince et peu résistante, pas d'exostose à la base du crâne. Dure-mère intacte ; pie-mère également ; cette membrane se détache facilement des circonvolutions.

Les artères de la base et de l'isthme, surtout au voisinage de la protubérance, présentent quelques renflements noueux. La substance cérébrale corticale et profonde, les noyaux gris centraux, sont intacts.

Les parois du canal rachidien ne présentent aucune exostose ni aucune anomalie. La dure-mère rachidienne est lisse et souple sans productions ni adhérences pathologiques. L'arachnoïde est fine, délicate, mais d'apparence un peu laiteuse. La pie-mère est congestionnée, sans épaississement marqué ou du moins appréciable à l'œil nu.

Le cordon médullaire est remarquablement mollasse. Sur la coupe de tous les étages de la moelle, et surtout dans le segment dorsal, la substance nerveuse présente une coloration diffuse. Il existe une teinte gris rosé particulièrement répandue à la périphérie.

La substance grise est rougeâtre, effondrée au niveau des cornes antérieures qui forment deux dépressions sur la coupe, principalement dans la région dorsale.

Examen microscopique de fragments de moelle par dissociation après macération dans le liquide de Müller pendant trois semaines.

Après une vingtaine de jours d'imprégnation par le liquide de Müller, la partie dorsale de la moelle est encore très molle. De petits fragments prélevés dans les différentes parties de la substance blanche et de la substance grise, dissociés et colorés par le picro-carmin, montrent sous le microscope les altérations suivantes.

Il existe dans les préparations un assez grand nombre de corps granuleux, mais ces éléments ne sont pas excessivement nombreux. Le fond du champ du microscope est surtout formé par une substance grenue, d'apparence albumineuse et colorée en rose. Cette substance entoure tous les éléments figurés qui sont représentés par des fragments de cylindres-axes hypertrophiés, des boules de myéline à double contour, des tubes variqueux. Les cellules névrogliques sont gonflées, granuleuses, pauvres en prolongements qui sont épais, irréguliers et courts. On trouve aussi des cellules granuleuses irrégulières, nucléées et des noyaux arrondis entourés d'une mince couche protoplasmique.

Les cellules nerveuses des cornes antérieures sont les unes volumineuses à contours diffus, creusées de vacuoles ou sillonnées de craquelures ; les autres arrondies, granuleuses, privées de prolongements, présentant enfin tous les aspects de la dégénération.

De nombreux filaments de névroglie, irréguliers, frisés et enchevêtrés, forment des groupes englobés dans la substance granuleuse diffuse.

Les petits capillaires apparaissent gorgés de globules sanguins, avec une gaine lymphatique énorme, bourrée de cellules lymphoïdes qui effacent quelquefois complètement la lumière centrale et forment des nodules particulièrement développés aux points de bifurcation.

Examen microscopique de la moelle après durcissement complet sur des coupes sériées de segments prélevés dans les différents étages de la moelle et inclus dans le collodion.

Examen des coupes à un faible grossissement. (Obj. a var. Zeiss ; oc. 1). Coloration par les méthodes de Weigert et de Pal.

L'emploi d'un objectif faible, qui permet d'encadrer la coupe tout entière dans le champ du microscope, fournit des renseignements suffisants sur la distribution des parties dégénérées où la myéline a disparu, et laisse apprécier dans une certaine mesure les lésions grossières des méninges, des vaisseaux volumineux et des racines. Nous décrirons d'abord l'aspect d'ensemble des différentes coupes, quitte à revenir sur la nature intime des lésions, en faisant usage d'un plus fort grossissement.

Isthme de l'encéphale et bulbe. — Les coupes intéressant l'isthme de l'encéphale et le bulbe à différentes hauteurs ne présentent aucune décoloration de la substance nerveuse, aucune tache de dégénérescence irrégulière ou systématique. Les différents faisceaux se présentent avec l'aspect qu'ils ont dans les coupes d'un bulbe sain colorées par les mêmes méthodes. On trouve seulement dans la substance nerveuse quelques rares gros vaisseaux à parois épaissies, mais ces lésions très restreintes n'ont pas suffi à produire des troubles circulatoires suivis d'altérations dans le parenchyme nerveux.

La pie-mère est régulièrement mince, cependant on trouve quelques épaississements localisés qui semblent correspondre à la coupe de vaisseaux. En particulier, sur les coupes qui passent par le tiers supérieur de l'olive, on note du côté gauche, au niveau de l'olive même, la présence de deux ou trois nodosités volumineuses développées mani-

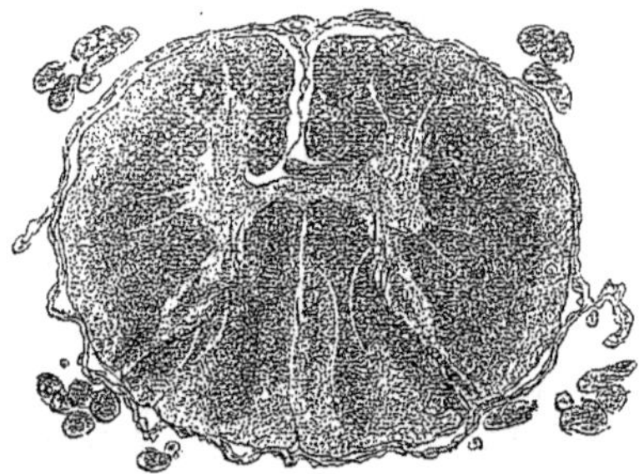

Fig. 4. — **Cas nº II.** — Coupe au niveau de la troisième racine cervicale.
(Méthode de Pal.)

festement autour de vaisseaux importants. En effet, même à un faible grossissement, on aperçoit au centre de ces nodules la lumière déformée et presque oblitérée du vaisseau central.

On reconnaît de plus, sur la surface du plancher du quatrième ventricule, l'existence d'une couche assez épaisse formée d'un tissu clair, peu dense, mais bien limité et manifestement organisé.

Enfin, au voisinage du bulbe, on trouve plusieurs vaisseaux qui ont été englobés par l'inclusion au collodion. Ces vaisseaux ont des parois très épaisses, la lumière est très petite et souvent obstruée.

RÉGION CERVICALE. — Ce n'est qu'à partir du collet du bulbe qu'on trouve des lésions appréciables à ce grossissement dans le parenchyme médullaire.

Les coupes qui correspondent aux cinq premières racines cervicales (fig. 4) montrent une décoloration du tissu nerveux dans toute la zone marginale de la moelle. Cette décoloration est complète dans la partie tout à fait périphérique et diminue peu à peu d'intensité à mesure qu'on se rapproche du centre de la moelle.

De plus, dans le cordon postérieur, les parties postérieures et latérales du cordon de Goll ont subi un certain degré de dégénérescence.

Il existe aussi une tache allongée d'avant en arrière, peu marquée, à bords diffus, et à peu près symétrique dans la partie moyenne de chacun des cordons de Burdach.

Ces parties décolorées du cordon postérieur ne sont pas exactement limitées, elles s'accusent plutôt par une diminution de teinte indiquant la disparition d'une partie seulement des tubes nerveux.

La partie postérieure et marginale seule du cordon de Goll est franchement décolorée. A la hauteur de la *cinquième racine cervicale*, cette zone de sclérose prend la forme d'un coin triangulaire à base périphérique, qui intéresse symétriquement la partie postéro-interne des deux cordons de Goll et s'avance dans le parenchyme sur une étendue qui correspond au quart postérieur de la longueur du septum médian.

A la hauteur de la *sixième racine cervicale* (fig. 5), la distribution

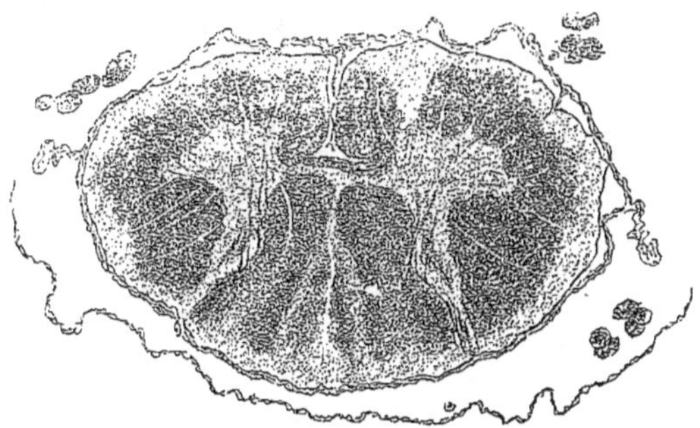

FIG. 5. — **Cas n° II.** — Coupe au niveau de la sixième racine cervicale.

générale des taches de sclérose est la même. Dans le cordon antérieur droit, il existe un triangle de dégénération intense dont la pointe élargie arrive au contact de la corne antérieure.

Au-dessous de la sixième racine cervicale, la dégénération marginale s'étend un peu en profondeur, mais d'une façon assez irrégulière, sur tout le pourtour de la moelle. Elle forme des pointes qui s'avancent surtout dans le cordon latéral et le cordon postérieur.

A la hauteur de la huitième racine cervicale (fig. 6), il existe une bande de sclérose prononcée qui part de la périphérie du cordon antérieur droit et se prolonge jusqu'au sommet de la corne antérieure. Du côté gauche, une tache plus large occupe la même situation, mais ne se propage pas jusqu'à la substance grise.

Dans la région cervicale inférieure, les modifications des parties

profondes du cordon de Goll et du cordon de Burdach sont les mêmes
que plus haut.

Les méninges, dans toute la partie supérieure de l'axe spinal, sont
peu épaissies.

L'arachnoïde est fine et libre d'adhérences d'une façon génér ale
cependant en quelques points elle est réunie à la pie-mère et aux
racines par des tractus assez larges, ou adhère même directement à
ces parties. La pie-mère est certainement un peu plus épaisse que
normalement, mais cet épaississement est très faible et régulièrement
réparti, il augmente visiblement dans la partie inférieure de la région
cervicale. On note aussi quelques épaississements localisés surtout dans
les régions où existent de gros vaisseaux, par exemple, à la partie postérieure, au niveau des cinquième et huitième racines cervicales. De

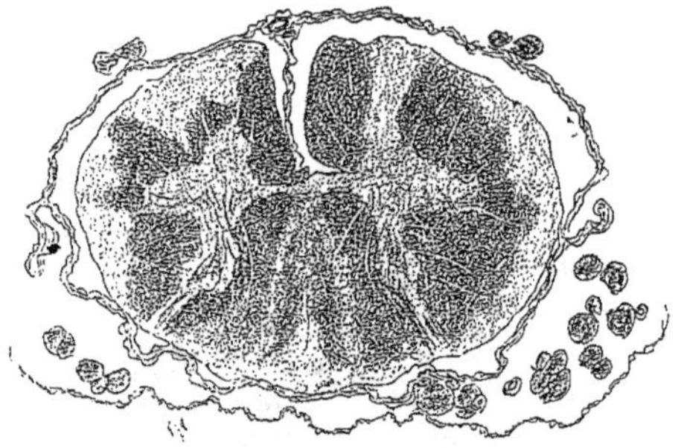

Fig. 6. — **Cas n° II.** — Coupe au niveau de la huitième racine cervicale.

même, l'origine du septum médian antérieur est ordinairement marquée
par une nodosité qui englobe les vaisseaux spinaux antérieurs.

La méninge n'adhère pas d'une façon exagérée au parenchyme nerveux sous-jacent, elle en est même le plus souvent détachée. Devenue
trop lâche par suite de la rétraction du tissu médullaire sous l'action du
liquide durcissant, elle en est séparée par un intervalle assez considérable et présente de nombreux plis.

Les cordons radiculaires compris dans les coupes précédentes ne sont
pas régulièrement colorés. A côté de cordons bien teintés, il en existe
d'autres où la myéline a presque complètement disparu. Dans d'autres,
de nombreuses fibres nerveuses sont certainement dégénérées.

Cette altération ne suit pas une progression régulièrement croissante
de haut en bas, cependant elle est plus intense dans la région cervicale
inférieure.

Disons en passant que ces altérations radiculaires ont certainement eu une influence sur le développement de la dégénération centrale des cordons postérieurs de la moelle. Dans les différentes coupes étudiées précédemment, on trouve souvent d'ailleurs, au niveau de la corne postérieure, une disparition plus ou moins complète des fibres radiculaires postérieures.

Région dorsale. — Dans toute la hauteur du segment dorsal, les altérations des méninges et de la moelle sont plus prononcées.

Les zones de dégénération de la moelle conservent leur caractère de diffusion. Elles sont toutefois d'une façon générale surtout disposées à la périphérie, qui est intéressée dans toute son étendue.

Au niveau des quatre premières racines dorsales (fig. 7), la zone de

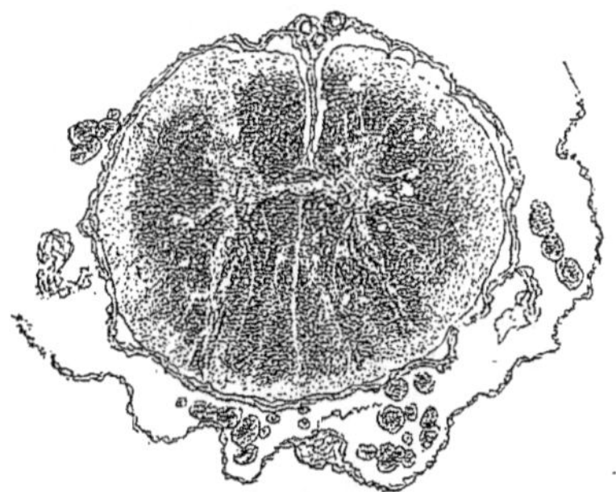

Fig. 7. — **Cas n° II.** — Coupe au niveau de la quatrième racine dorsale.

dégénération périphérique, dont la limite intérieure est diffuse, pousse des prolongements dans la profondeur, notammant au niveau du cordon antérieur gauche jusqu'à la corne correspondante, et dans les cordons latéraux vers la région du faisceau pyramidal.

A la hauteur de la sixième racine dorsale (fig. 8), la dégénération redevient presque exclusivement périphérique, mais sur une grande largeur.

Puis plus bas, elle présente de nouveaux prolongements. Une bande de sclérose antéro-postérieure occupe le cordon antérieur droit jusqu'à la corne correspondante, à la hauteur de la huitième racine dorsale (fig. 9), et, sur cette même coupe, la partie profonde des cordons latéraux est assez intéressée. La dégénération des cordons latéraux augmente d'ailleurs d'importance dans les parties inférieures de la région dorsale et tend de plus en plus à se fixer dans le territoire du faisceau pyramidal.

A la hauteur de la onzième racine dorsale (fig. 10), on trouve trois

triangles où la décoloration du tissu est complète. Ces trois triangles
ont leur base à la périphérie et s'enfoncent respectivement : le premier,
dans le cordon antérieur droit jusqu'à la substance grise ; le deuxième,
très large, dans le cordon latéral gauche jusqu'au col de la corne posté-

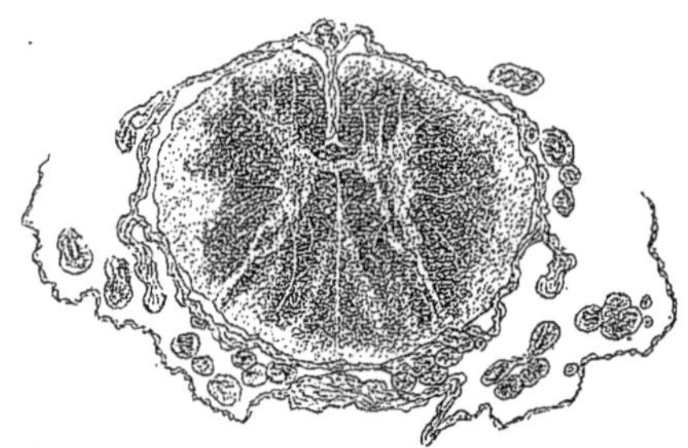

Fig. 8. — **Cas n° II**. — Coupe au niveau
de la sixième racine dorsale.

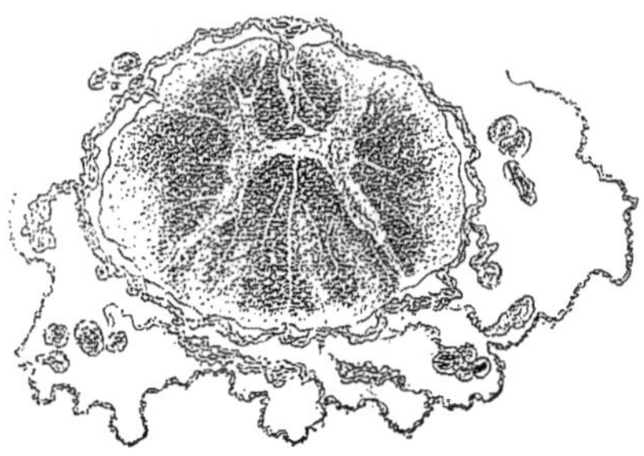

Fig. 9. — **Cas n° II**. — Coupe au niveau
de la huitième racine dorsale.

rieure et le troisième dans le cordon postérieur gauche, au niveau du
septum intermédiaire jusque vers le milieu de la hauteur du cordon.

Dans tout le segment dorsal, indépendamment de ces bandes impor-

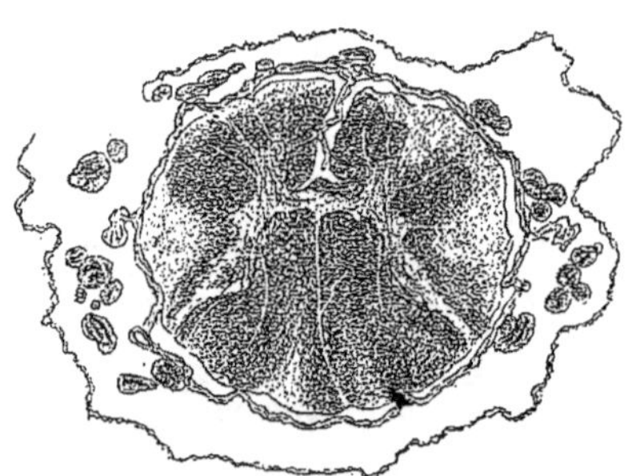

Fig. 10. — **Cas n° II**. — Coupe au niveau de la onzième racine dorsale.

tantes de sclérose dirigées vers le centre de la moelle, il existe une
foule de petits prolongements courts et de forme variable qui donnent
au contour de la substance centrale relativement saine un aspect irrégulier et déchiqueté.

Outre ces taches plus ou moins dépendantes de la zone dégénérée
marginale, et caractérisées par leur irrégularité et la disparition presque

complète des tubes nerveux à leur niveau, on trouve dans le cordon postérieur, sur toute la hauteur du segment dorsal, des zones où la dégénération est beaucoup moins accentuée. Ces taches, bien qu'assez diffuses dans leur contour, occupent une situation qui indique une certaine systématisation. Ainsi on trouve sur les parties latérales des cordons de Goll deux bandes décolorées antéro-postérieures qui se réunissent en pointe en avant sans atteindre la commissure grise. Cette dégénération partielle, systématique, de nature évidemment secondaire et qu'on retrouve aussi dans la région cervicale, semble diminuer d'intensité dans les parties inférieures de la région dorsale.

Tout au contraire, à mesure qu'on descend, les altérations du cordon de Burdach augmentent d'intensité. Depuis le haut de la région cervicale, on trouve en effet une diminution de teinte dans la partie moyenne de ce cordon et cette décoloration s'accentue dans la région dorsale. Elle n'occupe d'ailleurs pas constamment la même situation. A certains étages, elle se rapproche de la corne postérieure pour occuper la zone dite de la « bandelette radiculaire externe ». Quelquefois même, dans le cordon de Burdach, on trouve une tache accolée à la corne postérieure et une autre tache contiguë au septum intermédiaire en dehors du cordon de Goll, ces deux taches étant séparées par une petite bande de tissu moins dégénéré. C'est ce qu'on observe par exemple au niveau des huitième (fig. 9) et neuvième dorsales. Ces taches peuvent être considérées comme des faisceaux radiculaires ascendants dégénérés secondairement à l'altération des racines postérieures correspondantes, et séparés par un faisceau radiculaire sain répondant à une ou plusieurs racines intermédiaires intactes.

La substance grise, dans toute l'étendue du segment dorsal, paraît avoir perdu un grand nombre de ses fibrilles nerveuses, car elle est fortement décolorée. La colonne de Clarke est très pâle et à peine distincte du tissu voisin de la corne postérieure. Les fibres radiculaires sont très rares dans les cornes postérieures, ce qui est bien en rapport avec les altérations accentuées qui existent dans les racines postérieures et que nous indiquerons plus loin.

Méninges. — L'arachnoïde et la pie-mère sont manifestement altérées.

L'arachnoïde présente en certains points des épaississements qui adhèrent à la pie-mère et aux racines et sont surtout répandus dans les régions postérieures, notamment dans la partie dorsale moyenne.

La pie-mère, augmentée d'épaisseur dans toute son étendue, présente des renflements surtout à l'origine du sillon médian antérieur et dans les parties postéro-latérales, précisément dans les régions les plus vasculaires.

A la hauteur de la sixième racine dorsale, dans la partie postérieure, pie-mère et arachnoïde unies forment avec les racines et les vaisseaux englobés une épaississement assez marqué (fig. 8).

Au faible grossissement, on note déjà l'épaississement et l'oblitération de gros vaisseaux englobés dans la pie-mère ou libres dans la cavité sous-arachnoïdienne.

Il est remarquable que la pie-mère est, ici aussi, généralement détachée du tissu médullaire sous-jacent. Dans les points où il y a contact, il ne semble pas exister d'adhérence intime ni de continuité de tissu entre la pie-mère épaissie et la moelle sous-jacente.

Racines. — Les cordons radiculaires sont profondément altérés dans toute la région dorsale ; certains faisceaux sont complètement décolorés, d'autres en partie seulement. Mais les racines sont généralement libres d'adhérences ; ce n'est qu'à la hauteur de la sixième racine dorsale qu'on trouve un certain nombre de cordons des racines postérieurs englobés par l'épaississement méningé.

La distribution de ces altérations radiculaires est assez irrégulière ; on trouve ainsi au milieu de faisceaux très atteints des cordons presque intacts. La dégénération intéresse indistinctement les racines antérieures et les racines postérieures.

RÉGION LOMBAIRE. — Dès la partie supérieure de la région lombaire, la zone périphérique de dégénération diffuse disparaît.

Au niveau de la *première racine lombaire* (fig. 11), la sclérose est

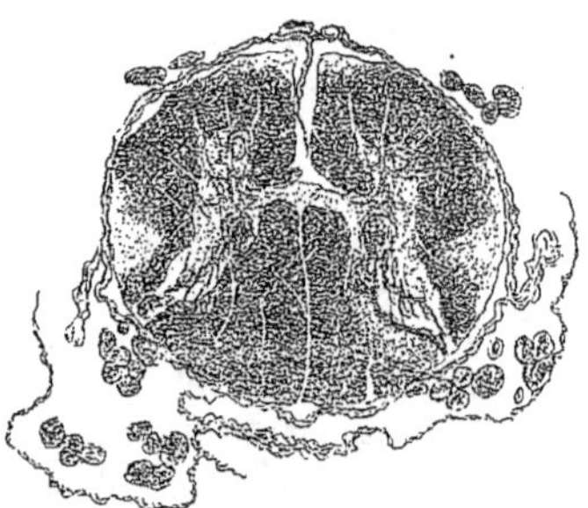

FIG. 11. — **Cas n° II.** — Coupe au niveau de la première racine lombaire.

limitée aux faisceaux pyramidaux latéraux et à une petite zone marginale située dans l'angle antéro-interne du cordon antérieur de chaque côté. On note encore à cet étage une diminution de teinte dans la bandelette radiculaire externe du côté droit. La forme et la situation de cette tache semblent indiquer une dégénération secondaire à la destruction d'une racine postérieure.

Plus bas, l'aspect des coupes de la moelle est normal, sauf la dégénération descendante limitée au faisceau pyramidal et formant un triangle de plus en plus exigu placé à la périphérie de la partie postérieure du cordon latéral.

La substance grise reprend son aspect général normal, le reticulum de la colonne de Clarke est bien développé au niveau de la première lombaire. A partir de ce point, les faisceaux radiculaires attenant à la corne postérieure sont bien formés.

Les méninges présentent un épaississement plus modéré, notamment à l'origine du sillon médian antérieur. L'arachnoïde offre cependant encore quelques nodosités dans la partie postérieure.

La pie-mère s'applique mieux sur le contour de la moelle, dont le parenchyme moins altéré n'a pas subi de rétraction. Quant aux racines, bien que beaucoup moins décolorées qu'au niveau du segment dorsal, elles présentent encore des altérations appréciables à un faible grossissement dans la partie supérieure de la région lombaire. Au niveau des racines sacrées même, on trouve encore quelques faisceaux décolorés.

Examen des différentes parties du tissu à un fort grossissement (Obj. 4, 7 Leitz, F. Zeiss; oc. 1, 3). *Doubles colorations.*

Les altérations ont une intensité variable suivant la région considérée; elles sont, d'une façon générale, plus prononcées dans toute la région dorsale. Elles varient aussi de nature dans un même segment considéré.

RÉGION BULBAIRE. — *Altérations vasculaires et méningées.* — Au niveau du bulbe, les modifications portent exclusivement sur les vaisseaux et sur le tissu des méninges.

Les troncs de l'artère basilaire et des vertébrales, avec leurs branches, ont été inclus dans le collodion et étudiés par de nombreuses coupes (fig. 12).

Les altérations de ces vaisseaux sont très prononcées. L'endartérite est dominante et atteint les troncs et les branches. Dans les troncs, elle rétrécit considérablement la lumière et détermine une oblitération quelquefois complète dans les petites branches.

On trouve aussi une infiltration de la tunique adventice, infiltration qui est quelquefois très légère, mais peut aussi devenir prépondérante. Sur la coupe d'un gros vaisseau, nous avons noté une péri-artérite très intense, avec un épaississement très peu marqué de la tunique interne. L'épaississssement de la tunique interne est assez souvent inégal, donnant à la lumière et au vaisseau tout entier un contour irrégulier. Il est constitué par un tissu fibrillaire strié concentriquement, semé de nombreuses cellules plates, d'apparence fusiforme sur la coupe. Les assises de fibrilles ondulées et de cellules plates s'étagent régulièrement, ces dernières sont logées dans des fentes losangiques ménagées entre les plans de fibrilles.

L'endothélium est généralement normal dans les gros troncs, il occupe sa place ou bien forme une petite chaîne séparée de la paroi et accolée à un amas de globules rouges contenus dans la lumière du vaisseau. Dans les petites branches où l'oblitération est presque complète, les cellules endothéliales sont souvent multipliées et tendent à pénétrer dans la lumière du vaisseau. L'oblitération complète n'atteint qu'un petit nombre des plus fines artérioles.

La membrane élastique est généralement conservée sur les gros troncs ; elle garde en partie son ondulation, mais cette disposition est quelquefois presque effacée. La destruction d'une partie de cette membrane n'existe guère que sur les toutes petites artères ; cependant dans les coupes de l'artère basilaire ou des vertébrales on voit en certains

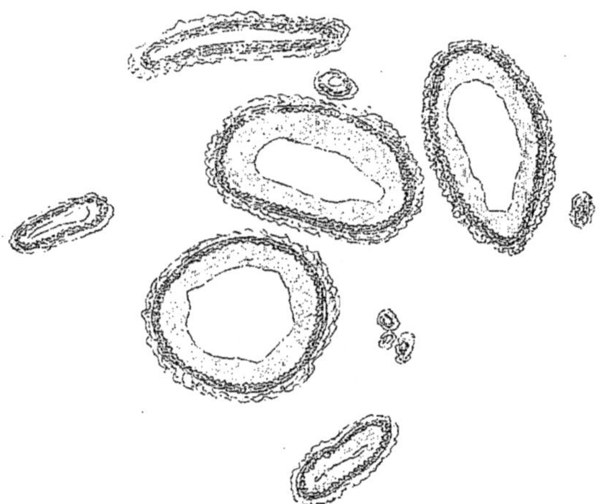

Fig. 12. — **Cas n° II.** — Troncs et branches des artères vertébrales et basilaire. — Endartérite.

points une sorte de perforation de la membrane élastique qui paraît comme percée à l'emporte-pièce et une union du tissu de l'endartère avec celui de la membrane moyenne. Enfin, en un point, la membrane élastique est décollée de la musculaire par une légère infiltration sanguine.

La tunique musculaire est le plus souvent respectée ; dans les gros troncs, elle forme alors une bande d'épaisseur régulière qui épouse la forme générale du vaisseau et suit les déformations imposées par l'épaississement inégal de l'endartère. En quelques points cependant, les fibres musculaires sont dissociées par une infiltration cellulaire qui se propage de la tunique adventice ; d'autres fois, c'est l'infiltration de l'endartère qui, à travers une perforation de la membrane élastique, se propage dans l'épaisseur de la tunique musculaire.

Dans les petits vaisseaux, la tunique moyenne est plus communément altérée, elle participe assez généralement à l'infiltration de la tunique adventice.

L'inflammation de la tunique adventice se traduit par une infiltration embryonnaire surtout développée autour des vasa-vasorum dilatés et par une certaine augmentation du stroma fibreux, altérations qui déterminent une augmentation notable dans l'épaisseur de cette membrane. En certains points, les vasa-vasorum sont si nombreux et si dilatés qu'ils se touchent presque et prennent l'aspect d'un petit foyer hémorrhagique. On ne trouve pas de vasa-vasorum dilatés dans la tunique musculaire, mais il existe quelques capillaires élargis en dedans de la membrane élastique et appliqués sur cette membrane.

La pie-mère, dans la région bulbaire, n'est pas épaissie en général, mais présente une infiltration modérée de cellules embryonnaires qui se localise manifestement au pourtour des vaisseaux. Toutefois l'infiltration s'insinue également entre les plans fibreux de la membrane et forme des traînées qui réunissent les foyers périvasculaires.

Les vaisseaux de la pie-mère et ceux qui sont libres au voisinage du bulbe ont des parois très altérées, mais la lumière du vaisseau est presque toujours suffisante.

Pour les artères c'est d'une péri-endartérite qu'il s'agit; dans les veines, les modifications sont beaucoup plus prononcées ; la paroi tout entière est intéressée et plusieurs veines sont complètement oblitérées.

En un point que nous avons déjà signalé, à la hauteur de l'olive gauche, il existe une infiltration gommeuse énorme autour de deux ou trois gros vaisseaux qui paraissent être des veines. Il en résulte la formation de deux ou trois gros nodules agglomérés dont la périphérie est infiltrée de cellules très nombreuses, vivaces et bien colorées, et qui font saillie à la surface externe de la pie-mère. La lumière du vaisseau déformée et aplatie est le plus souvent excentrique. Dans un des nodules (pl. II, fig. 1) elle a la forme d'un croissant à concavité tournée du côté de la méninge. De ce côté, le tissu gommeux beaucoup plus épais a subi la dégénérescence caséeuse centrale ; il prend par le carmin une teinte ocreuse, et l'hématoxyline n'y colore que quelques très rares éléments cellulaires. Les parties les plus profondes de la paroi veineuse ont elles-mêmes subi cette dégénérescence et bien qu'elles aient conservé en partie leur apparence fibrillaire, elles ne se colorent plus par l'hématoxyline. La lumière du vaisseau vide de sang est réduite à une fente ; on n'y trouve accolée à la paroi qu'une couche de matière granuleuse sans structure où persistent seulement les vestiges de quelques éléments cellulaires granuleux. Du côté externe, ce nodule gommeux périvasculaire est nettement limité. Du côté interne, il envahit la pie-mère dont on reconnaît cependant le stroma fibreux et pénètre jusque dans la substance nerveuse. Il arrive jusqu'au contact de la substance grise de l'olive qu'il ne dépasse pas.

Sur le plancher du quatrième ventricule existe une couche de tissu néoformé assez épaisse qui donne à la surface ventriculaire un aspect irrégulier et comble le sillon médian. Ce tissu est constitué par des nodosités de fibrilles névrogliques serrées et recouvertes par des cellules épendymaires multipliées *(granulations épendymaires)*. Jetée comme un voile par-dessus ces saillies, existe une couche lâche formée par des fibrilles très ténues.

Le *parenchyme nerveux* dans la région bulbaire n'a subi aucune modification importante ; quelques vaisseaux seulement ont des parois épaissies et infiltrées, et sont entourés d'une couche de substance granuleuse logée dans la gaine lymphatique,

RÉGION CERVICALE. — *Vaisseaux et méninges*. — Les altérations vasculaires deviennent plus prononcées à mesure que l'on considère des regions plus inférieures du segment cervical. L'intensité de l'infiltration et de l'épaississement de la pie-mère suit la même progression.

L'artère spinale antérieure commence à présenter un épaississement important de ses parois à partir de la région cervicale moyenne.

A la hauteur des sixième et septième racines cervicales, l'endartère est déjà très infiltré, la lumière reste cependant assez large. La tunique adventice fibreuse et chargée de cellules embryonnaires est confondue dans une partie de son contour avec le tissu de la méninge. Il est d'ailleurs remarquable que l'épaississement méningé est peu prononcé en ce point. La couche musculaire et la membrane élastique sont envahies et détruites sur une partie du contour du vaisseau (pl. II, fig. 3).

Les veines correspondantes présentent une infiltration totale de leurs parois, mais restent généralement béantes. Les autres vaisseaux de la périphérie de la moelle sont également intéressés, ils constituent même les points de départ les plus importants de l'infiltration méningée. De nombreux vaisseaux libres, logés dans la cavité sous-arachnoïdienne, présentent des modifications aussi marquées. Les artères spinales postéro-latérales sont très épaissies, mais les lésions veineuses sont prédominantes.

Parenchyme nerveux. — Les modifications constatées dans la substance blanche semblent résulter de plusieurs processus.

D'une façon générale, le tissu dégénéré de la périphérie de la moelle est formé des éléments suivants.

La plus grande masse du tissu est représentée par une substance homogène, trouble, granuleuse et colorée en rose gris par le carmin. Le nombre des tubes nerveux contenus dans cette substance est très restreint, il est même nul dans les parties tout à fait périphériques; puis, à mesure qu'on considère des parties plus profondes, ils augmentent progressivement de nombre jusqu'au niveau des parties relativement saines. Dans les parties très altérées, les quelques tubes persistants sont indiqués par une gaine irrégulière, dilatée, pigmentée ou une masse granulo-graisseuse assez méconnaissable. Dans la zone de transition, les tubes nerveux présentent des modifications caractérisées par la disparition de la gaine de myéline, l'hypertrophie des cylindres-axes, etc.

Les éléments interstitiels propres au parenchyme nerveux sont indistincts et c'est de leur destruction même que résulte en partie la formation de la substance granuleuse. Les produits de la désintégration des éléments nerveux sont également confondus dans cette masse; les corps granuleux sont relativement peu nombreux.

La richesse de ce tissu en noyaux est assez grande, mais ces noyaux sont surtout amassés autour des capillaires dont les parois sont infiltrées de cellules embryonnaires qui pénètrent jusque dans la lumière du vaisseau. Un certain nombre de noyaux isolés dont la forme étranglée indique l'évolution caryokinétique semblent appartenir soit à des cellules névrogliques en voie de prolifération, soit à des corpuscules lymphoïdes.

En tous cas, le parenchyme dégénéré n'est pas ordinairement envahi par une infiltration partie de la pie-mère, il constitue un tissu friable, craquelé qui donne au contour de la moelle un aspect déchiqueté. Ce tissu ramolli à l'état frais s'est rétracté sous l'influence du liquide durcissant et s'est séparé de l'enveloppe méningée. La pie-mère, en effet, n'est pas adhérente à ce tissu et ne lui fournit pas de prolongements importants.

Cependant, en quelques points, l'infiltration de ce tissu de nécrose est très prononcée et semble le plus souvent émaner de la pie-mère. Dans ce cas, la méninge est adhérente et l'infiltration embryonnaire suit le trajet de plusieurs vaisseaux détachés de la pie-mère et envahit la substance médullaire. Il s'agit bien, dans ce cas, d'une infiltration gommeuse diffuse. En un point, cette infiltration semble s'être développée primitivement dans l'épaisseur de la moelle même. C'est au niveau du cordon antérieur droit à la hauteur de la huitième racine cervicale (fig. 6, p. 291). L'infiltration a eu pour point de départ un groupe de capillaires situés sur les confins de la corne antérieure et qui sont eux-mêmes complètement envahis. De ces nodules périvasculaires, l'infiltration s'est étendue excentriquement et d'une façon diffuse dans le parenchyme médullaire voisin.

Dans les parties de la moelle relativement saines, le parenchyme nerveux est loin d'être intact. Le tissu interstitiel est gonflé, les cellules-araignées très développées. Les tubes nerveux assez uniformément modifiés conservent généralement leur gaine de myéline, mais les cylindres-axes sont légèrement hypertrophiés.

Tous les capillaires sont indiqués par des traînées de noyaux ou par des amas nucléaires qui comblent souvent la lumière du vaisseau.

La substance grise, dans la région cervicale, n'a subi que de faibles modifications. Les cellules des cornes antérieures sont, en général, bien formées et possèdent leurs prolongements; cependant, en quelques points, surtout dans les parties antérieures de la corne antérieure, on trouve des cellules arrondies et privées de prolongements.

Les fibrilles nerveuses sont diminuées de nombre dans la corne antérieure. Cet état est manifeste sur les préparations colorées par les méthodes de Pal ou de Weigert, mais il est surtout marqué dans les cornes postérieures à certains étages. Les fibres radiculaires postérieures sont souvent très peu nombreuses et le réseau nerveux placé en avant de la substance gélatineuse de Rolando est très pâle.

Dans la corne antérieure, les cellules névrogliques sont très apparentes et paraissent multipliées. On trouve au pourtour des vaisseaux voisins du canal central un abondant exsudat albumineux homogène, creusé de quelques vacuoles et coloré en rose par le carmin.

Les capillaires de la substance grise comme ceux de la substance blanche sont infiltrés de cellules embryonnaires qui envahissent quelquefois complètement leur lumière. Leurs parois sont épaissies, mais on ne trouve pas de gros vaisseaux à parois énormes et hyalines.

Racines. — Nous avons déjà indiqué que, sur les préparations colorées par la méthode de Weigert, examinées avec un faible objectif, un grand nombre de racines étaient en partie décolorées et que quelques-unes même paraissaient complètement privées de fibres à myéline. Sur les préparations traitées par les doubles colorations, et examinées à un fort grossissement, on constate que cette destruction des fibres à myéline coïncide avec une infiltration embryonnaire diffuse qui envahit tout le cordon radiculaire. Le périnèvre forme une ceinture épaisse fibrillaire, assez régulière, semée de noyaux allongés qui constituent cinq ou six assises disposées entre les plans fibrillaires.

Le tissu interstitiel du corps de la racine est lui-même infiltré, mais les noyaux sont surtout disposés dans les espaces qui séparent les faisceaux secondaires de fibres, et particulièrement au pourtour des vaisseaux à parois épaissies qui sont le centre de nodules embryonnaires d'où partent des prolongements infiltrés. Ce sont surtout les fibres nerveuses voisines de ces foyers d'infiltration qui sont détruites.

RÉGION DORSALE. — Les altérations de cette région sont de même nature que celles que nous avons indiquées dans le segment cervical, mais elles sont plus étendues et plus prononcées.

Vaisseaux et méninges. — L'infiltration de la pie-mère est ici généralisée et très prononcée ; le stroma fibreux même de la membrane est manifestement augmenté, mais l'épaississement résulte surtout de la présence de nombreux noyaux.

A l'origine du sillon médian antérieur et sur les parties postéro-latérales au niveau de l'émergence des racines, l'épaississement de la pie-mère est plus prononcé et forme des masses fibreuses et embryonnaires qui entourent les systèmes vasculaires les plus importants de la moelle.

Ici, encore, il est en effet manifeste que c'est surtout autour des vaisseaux que les dépôts de noyaux sont abondants. Tous les vaisseaux périphériques du segment dorsal, ceux qui sont libres dans la cavité sous-arachnoïdienne comme ceux qui sont englobés par la pie-mère ou accolés à cette membrane, sont très altérés.

L'artère spinale antérieure a des parois énormes dont la plus grande part revient à l'épaississement de l'*endartère*. Cette tunique forme une couche considérable d'épaisseur inégale qui rétrécit considérablement la lumière centrale. Cette lumière, aplatie, déformée, est souvent très réduite. Dans le segment médullaire compris entre la sixième et la neuvième racine dorsale, elle n'est plus représentée que par une mince fente placée excentriquement (pl. II, fig. 4).

L'endartérite est constituée par un tissu dont nous avons déjà indiqué la structure ; les cellules endothéliales qui tapissent la paroi interne sont normales ou bien proliférées et saillantes dans la cavité du vaisseau.

La *membrane élastique*, ordinairement déplissée en partie, est même complètement détruite en certains points, et le tissu de l'endartère se mêle aux éléments dissociés de la tunique musculaire.

La *tunique musculaire* n'est véritablement intacte que dans une faible étendue du contour, au niveau des points où la membrane élastique est conservée, autrement elle paraît envahie par l'infiltration de l'endartère et de la tunique adventice ; les fibres musculaires sont dissociées, leurs noyaux allongés sont sinueux, désorientés et mêlés de cellules rondes ou fusiformes.

L'épaississement de la *tunique adventice* est très prononcé dans tout le trajet du vaisseau. Il forme une couche très riche en noyaux qui s'amassent souvent en masses compactes et s'infiltrent dans le tissu périphérique. L'élément fibreux y est également très développé Cette tunique est d'ailleurs absolument confondue avec le tissu environnant de la pie-mère dont les interstices sont envahis par l'infiltration cellulaire.

Les *veines du système spinal antérieur* sont également atteintes par le processus. Leurs parois sont infiltrées dans la totalité, mais les noyaux sont surtout abondants dans la partie périphérique ; les couches centrales sont d'apparence plutôt hyaline. La lumière des veines est ordinairement persistante, et, dans cette région, les altérations veineuses ne semblent pas l'emporter sur celles des artères.

Le prolongement méningé du sillon médian antérieur n'est pas très élargi, mais il présente la même infiltration que le reste de la pie-mère.

Les vaisseaux des *systèmes postéro-latéraux* présentent des modifications analogues. Les artères sont très épaissies, atteintes de périendartérite, les veines très infiltrées, mais le calibre de ces gros vaisseaux est généralement encore assez développé ; on ne trouve d'oblitération de vaisseaux importants que vers les septième et huitième racines dorsales. Il est à remarquer que ces vaisseaux volumineux du système postéro-latéral sont le plus souvent séparés de la pie-mère, ce qui indique que les altérations qu'ils présentent sont bien autonomes et ne résultent pas d'un envahissement secondaire.

On trouve, d'ailleurs, dans l'espace sous-arachnoïdien, un certain nombre de cordons veineux isolés, privés de lumière centrale et constitués par un tissu homogène trouble, dont la périphérie est très chargée de noyaux.

Tous les *petits vaisseaux* compris dans l'épaisseur de la pie-mère sont le centre de masses nucléaires et sont souvent oblitérés par ces productions.

L'*arachnoïde* offre sur les coupes des épaississements localisés, surtout développés dans les régions postérieures. Elle adhère en certains points aux cordons radiculaires et à la pie-mère sur une faible étendue. Au niveau de la sixième racine dorsale elle est soudée à cette membrane dans toute la largeur du cordon postérieur et quelques racines postérieures sont comprises dans cette adhérence (fig. 8). Des vaisseaux accolés à l'arachnoïde, ou plus ou moins englobés dans son épaisseur, présentent les altérations que nous avons décrites.

Quant aux parties épaissies de cette membrane, elles sont constituées par un tissu lâche, fibrillaire, dont la partie centrale est assez trouble, peu colorée et très pauvre en noyaux ; la bordure de l'épaississement est, au contraire, très infiltrée. Dans le centre de ces néoformations on constate souvent les vestiges d'une paroi vasculaire dont les éléments, bien que désorganisés, sont encore reconnaissables à leur ordination concentrique. Il semble alors que ce tissu pathologique ait eu pour origine la paroi d'une veine. En certains points, ces épaississements sont manifestement représentés par une veine oblitérée dont les parois sont énormément développées.

Parenchyme nerveux. — Les modifications de la substance blanche sont de même nature que celles que nous avons constatées dans la région cervicale, elles sont seulement plus étendues. Elles semblent répondre à deux processus :

1º D'abord un processus de nécrose qui a frappé toute la zone marginale de la moelle sur une profondeur plus considérable qu'à la région cervicale, particulièremcùt dans la région dorsale moyenne. Cette altération est caractérisée par la destruction complète des éléments nerveux, le développement de corps granuleux et surtout la production d'une substance granuleuse diffuse qui forme la plus grande masse du tissu. Le parenchyme est alors constitué par une masse presque homogène, friable, craquelée, déchiquetée dans les parties périphériques et séparée de la pie-mère qui ne fournit ordinairement aucun prolongement important. Les seuls éléments qui ont conservé leur vitalité dans ce tissu sont les noyaux qui entourent et envahissent même complètement les capillaires qui s'y trouvent.

2° En d'autres points, cependant, les zones dégénérées de la substance blanche sont le siège d'une infiltration nucléaire diffuse qui peut avoir deux points de départ.

Tantôt, elle se détache de la pie-mère voisine restée alors adhérente et semble avoir eu pour conducteurs les vaisseaux des travées méningées. Elle envahit ainsi le tissu médullaire sur une plus ou moins grande profondeur.

Cet envahissement embryonnaire se rencontre dans les points suivants :

Au niveau de la quatrième racine dorsale, dans le cordon antérieur gauche ;

Au niveau de la huitième racine dorsale, dans le cordon antérieur droit (fig. 9) ;

Au niveau de la onzième racine dorsale, dans le cordon antérieur droit, dans le cordon latéral gauche et dans le cordon postérieur gauche (fig. 10).

Tantôt, mais plus rarement, l'infiltration a pour point de départ des vaisseaux intra-médullaires et s'étend excentriquement dans le tissu médullaire voisin.

Les parties relativement saines de la substance blanche sont disposées autour de la substance grise, elles ne sont d'ailleurs pas exemptes de modifications.

Le tissu interstitiel est gonflé, les cellules névrogliques augmentées et leurs prolongements épaissis. Les capillaires ont tous leurs parois infiltrées et sont souvent oblitérés. Les tubes nerveux possèdent généralement leur gaine de myéline, mais celle-ci forme souvent une enveloppe irrégulière, le cylindre-axe est souvent hypertrophié. Ces modifications s'accentuent progressivement dans la zone de transition qui sépare les parties complètement nécrosées des parties relativement saines.

Enfin dans les parties latérales des cordons de Goll et dans la région moyenne des cordons de Burdach, souvent au niveau des bandelettes radiculaires beaucoup de tubes ont disparu. Cette dégénération vaguement systématisée répond évidemment aux altérations radiculaires qui sont ici très prononcées.

Pour la *substance grise*, les modifications sont très importantes. Nous avons indiqué, dans l'étude des fragments de moelle dissociées avant le durcissement, les apparences que présentaient les cellules nerveuses. Elles sont très altérées dans toute la hauteur du segment dorsal, et presque complètement détruites dans la partie moyenne de cette région. De nombreux fragments de cylindres-axes hypertrophiés et variqueux sont mêlés à des cellules névrogliques gonflées, granuleuses et ne possédant que quelques prolongements épais et noueux. Il existe beaucoup de cellules lymphoïdes semées un peu partout et le fond du tissu est constitué par une substance grenue indéfinissable. Les capillaires sont les uns dilatés, les autres obstrués par des cellules embryonnaires et souvent entourés par une masse homogène colorée en rose par le carmin.

Sur les préparations colorées par l'hématoxyline de Weigert, on constate une disparition très accentuée du réseau nerveux de la substance grise. Les cornes antérieures sont pâles, la colonne de Clarke à peine indiquée et même presque totalement effacée dans certaines régions. Les fibres radiculaires postérieures sont particulièrement atteintes ; à certains étages, elles sont réduites à quelques filets isolés et le réseau myélinique du renflement de la corne postérieure correspondante est très appauvri.

Les fibres radiculaires antérieures, qui sont conservées à la région cervicale dans laquelle les cellules des cornes antérieures sont à peu près intactes, sont ici très clairsemées. Cette altération est bien en rapport avec la destruction des cellules nerveuses.

Racines. — Les altérations des cordons radiculaires sont de même nature que dans la région cervicale, mais elles sont beaucoup plus prononcées. Le périnèvre est régulièrement épaissi et infiltré. L'infiltration chemine surtout dans les espaces interfasciculaires et se masse au pourtour des vaisseaux. Ceux-ci présentent des aspects variables. Dans quelques faisceaux, on trouve de gros vaisseaux très dilatés et presque tangents. A côté de ces vaisseaux à lumière très large, on en voit d'autres dont les parois sont hyalines ou très infiltrées et la lumière presque oblitérée.

Les tubes nerveux sont profondément atteints. On trouve cependant quelques cordons radiculaires intacts dans les différents groupes de racines. Généralement, dans chaque cordon il y a plusieurs faisceaux de tubes détruits et dans quelques-uns même, l'hématoxyline de Weigert ne colore plus une seule fibre à myéline.

Les racines sont généralement libres d'adhérences avec les méninges épaissies ; cependant, à la hauteur de la sixième racine dorsale, plusieurs cordons des racines postérieures sont englobées dans l'adhérence de l'arachnoïde à la pie-mère.

RÉGION LOMBAIRE. — Les modifications du parenchyme médullaire et les altérations méningo-vasculaires diminuent rapidement d'intensité à la partie inférieure de la région dorsale, et le segment lombaire est bien moins atteint que la région cervicale.

Déjà, à la hauteur des onzième et douzième racines dorsales, l'artère spinale antérieure, bien qu'encore atteinte d'une endopéri-artérite accentuée, est largement béante ; mais tous les petits vaisseaux périphériques de la moelle sont toujours aussi altérés.

Dans la région lombaire supérieure, l'infiltration des parois vasculaires est très développée, mais ces parois sont relativement peu épaisses et la lumière toujours suffisante. La pie-mère et l'arachnoïde ont le même aspect que dans la région dorsale avec une intensité moindre dans les modifications.

A mesure qu'on considère des régions plus voisines de la terminaison de la moelle, on voit toutes ces altérations s'atténuer et l'on peut, par l'examen des coupes faites au niveau des dernières racines lombaires et des racines sacrées, étudier les premiers stades du processus.

Au niveau de la *cinquième racine lombaire*, par exemple, tous les vaisseaux grands et petits ont leurs parois infiltrées de cellules, mais le calibre de ces vaisseaux, au lieu d'être diminué, est considérablement augmenté et la lumière remplie de sang. Tous les vaisseaux du système spinal antérieur sont énormément congestionnés. Pour l'artère, il n'existe qu'une légère endartérite localisée, la tunique moyenne est intacte, la tunique adventice infiltrée et épaissie, mais le vaisseau est complètement séparé de la pie-mère voisine. Deux ou trois petites branches artérielles collatérales seules sont comprises dans l'épaisseur de la méninge et sont le centre d'infiltrations nucléaires.

Les veines, très larges et remplies de sang, ont des parois infiltrées dans toute leur épaisseur, mais principalement dans les couches périphériques.

Les autres vaisseaux périphériques sont tous béants et congestionnés, avec des parois infiltrées et modérément épaissies. La pie-mère, peu épaisse, montre dans l'intervalle de ses plans fibreux des traînées de noyaux dont on saisit souvent le point de départ périvasculaire.

La destruction des tubes nerveux est limitée au territoire du faisceau pyramidal. Dans les autres parties, les fibres à myéline se colorent bien par l'hématoxyline de Weigert jusqu'à la périphérie de la moelle ; cependant on trouve, surtout dans cette partie, quelques tubes dilatés, avec un cylindre-axe pelotonné en vrille ou hypertrophié. Dans toute l'étendue de la substance blanche, le tissu interstitiel est légèrement gonflé, les cellules névrogliques très apparentes.

A la hauteur de la première racine lombaire on trouve une petite bande de dégénération secondaire dans l'angle antéro-interne du cordon antérieur de chaque côté ; et, dans le cordon postérieur du côté droit, au niveau de la bandelette radiculaire externe, une raréfaction importante des tubes nerveux (fig. 11). Les fibres radiculaires postérieures à ce niveau sont atrophiées et plusieurs cordons radiculaires voisins sont décolorés. Il s'agit manifestement ici d'une dégénérescnnce secondaire du faisceau radiculaire externe en rapport avec l'altération d'une racine postérieure correspondante.

La substance grise des régions lombaire et sacrée reprend ses caractères normaux ; les cellules sont bien dessinées, le réseau nerveux fibrillaire très développé. Au niveau de la première racine lombaire, la colonne de Clarke redevient apparente et dans toute la hauteur de la région sous-jacente les filets radiculaires postérieurs sont abondants.

Tous les capillaires de la substance médullaire sont dilatés et infiltrés, particulièrement dans la partie supérieure de la région lombaire. A ce niveau, l'infiltration des parois est encore très considérable et oblitère même un certain nombre de vaisseaux, mais elle reste cantonnée au pourtour du vaisseau et n'irradie pas dans le tissu nerveux voisin.

Dans la région sacrée, ces vaisseaux sont moins apparents et, à part quelques amas cellulaires autour de petits vaisseaux épaissis, l'aspect du parenchyme ne diffère pas de celui d'une moelle normale.

Les *racines* lombo-sacrées présentent des modifications très peu marquées qui décroissent à peu près régulièrement de haut en bas. A la hauteur de la *cinquième racine lombaire*, bien qu'il existe encore une légère infiltration du périnèvre et que les vaisseaux épaissis soient souvent entourés de noyaux, tous les cordons radiculaires se colorent bien par l'hématoxyline de Weigert, les tubes nerveux sont pour ainsi dire tous intacts.

Un des *nerfs sciatiques* a été examiné sur des coupes transversales : les tubes nerveux étaient intacts et le tissu interstitiel normal, mais on trouvait dans les petits vaisseaux (artères et veines) une inflammation légère et localisée de la membrane interne. Dans une grosse veine, l'épaississement de ce cette membrane forme une saillie considérable. Ces lésions veineuses n'auraient pas grande signification si elles étaient isolées, car les varices du nerf sciatique sont communes et les altérations veineuses naturellement banales; mais ce qui est particulier ici, c'est la localisation exclusive à la membrane interne et la participation des artères.

Les autres troncs nerveux et les vaisseaux périphériques n'ont pas été examinés, en sorte que l'on ne peut tirer aucune conclusion de cette constatation isolée.

On peut donner à l'évolution anatomo-clinique de l'affection l'interprétation suivante :

Les altérations vasculaires de la base du cerveau ont produit une première fois dans cet organe des troubles circulatoires qui se sont traduits par la céphalalgie et des phénomènes paralytiques passagers et variables. Puis les altérations se sont manifestées plus graves et plus étendues dans les organes nourriciers de la moelle, méninges et vaisseaux. Ces modifications ont produit la nécrose du parenchyme nerveux, principalement dans les parties périphériques de la moelle qui sont plus immédiatement sous la dépendance de l'état de la pie-mère et des vaisseaux périphériques. Nous avons précisément constaté que c'est dans ces parties que les altérations primitives étaient surtout prononcées.

Dans la région dorsale moyenne, les lésions très marquées du système vasculaire spinal antérieur, en particulier l'oblitération presque complète de l'artère, ont amené la nécrose de la substance grise, en même temps que les autres parties de la moelle subissaient une atteinte plus profonde, en raison de la suppression presque complète de la voie de suppléance constituée par ces vaisseaux.

L'attaque de paraplégie qui est survenue brusquement après une courte période prodromique de symptômes cérébro-spinaux est en rapport avec la nécrose étendue du parenchyme médullaire. Les altérations du système nourricier de la moelle, surtout des vaisseaux, ont d'abord produit une anémie progressive du parenchyme médullaire, dont l'état de souffrance s'est traduit par les symptômes prémonitoires bientôt suivis d'une paraplégie complète lorsque l'irrigation sanguine est devenue tout à fait insuffisante.

La nécrose du parenchyme médullaire s'est caractérisée par la destruction des éléments nerveux et la dégénérescence granuleuse des éléments interstitiels. Les débris de ces éléments forment une masse homogène granuleuse, où l'on ne distingue que les capillaires à parois infiltrées. Ce tissu friable et craquelé se distingue nettement du tissu de la pie-mère voisine, tissu fibreux chargé de cellules embryonnaires vivaces et sans adhérence avec le parenchyme médullaire nécrosé.

Mais à côté de ces lésions nécrobiotiques, il existe par places une infiltration embryonnaire diffuse très distincte du tissu de nécrose. Cette infiltration gommeuse a pour point de départ les vaisseaux de la pie-mère ou ceux de la moelle même et envahit plus ou moins le parenchyme nerveux voisin.

Les altérations du tissu médullaire que nous venons de signaler s'étendent dans la région cervicale et dans la région dorsale, elles ont leur maximum d'intensité dans la région dorsale, surtout à la partie moyenne.

Dans la région cervicale supérieure, il existe une dégénérescence secondaire ascendante des faisceaux cérébelleux directs et des cordons de Goll. La dégénérescence secondaire des faisceaux cérébelleux se confond avec la nécrose périphérique primitive. Celle des cordons de Goll est légère et garde son aspect de lésion secondaire mais indépendante.

Dans la région lombaire, il n'existe qu'une sclérose secondaire descendante des faisceaux pyramidaux.

A côté des lésions nécrobiotiques et de l'infiltration gommeuse localisée que nous avons notées dans la moelle cervico-dorsale, il faut faire la part d'un troisième processus qui paraît avoir participé dans une certaine mesure à la disparition des tubes nerveux, c'est dans le cordon postérieur la dégénérescence secondaire aux altérations des racines postérieures. La situation de certaines taches de dégénération dans la bandelette radiculaire externe, leur coïncidence avec des lésions importantes des cordons radiculaires adjacents, leur existence dans certaines parties de la moelle comme au niveau de la première lombaire où le reste du parenchyme est sain (à part la sclérose latérale secondaire) semblent bien indiquer l'origine radiculaire de ces lésions du cordon postérieur.

La dégénérescence secondaire du cordon de Goll dans la région cervicale supérieure relève donc de lésions qui intéresssent les fibres ascendantes du cordon postérieur, tant dans leur trajet radiculaire que dans leur trajet intramédullaire.

Les altérations des racines rentrent pour une part dans la production des symptômes moteurs et sensitifs qui ont accompagné le début et le cours de l'affection.

Nous avons vu jusqu'à quel point était poussée l'inflammation de la pie-mère et des parois vasculaires, surtout dans la région dorsale. L'infiltration de la pie-mère a surtout pour point de départ la périphérie des vaisseaux et, dans certaines portions où le processus est moins prononcé, comme dans la région lombaire, on trouve la preuve évidente de ce début périvasculaire, mais la pie-mère a certainement été aussi intéressée directement.

La participation du système lymphatique, représenté par les espaces compris entre les plans fibreux de la méninge, la cavité sous-arachnoïdienne et la cavité ventriculaire, est démontrée par l'infiltration des fentes lymphatiques de la pie-mère, l'épaississement de l'arachnoïde et l'inflammation de l'épendyme du quatrième ventricule.

La nécrose anémique du tissu médullaire une fois produite, et elle a pu se faire en plusieurs temps, l'inflammation des méninges et des vaisseaux n'en a pas moins progressé ; l'infiltration gommeuse a en certains points irradié dans le parenchyme voisin. D'autre part, le nouvel équilibre circulatoire imposé par les lésions vasculaires de la région dorsale s'est traduit par une dilatation considérable des vaisseaux dont les parois encore peu infiltrées étaient susceptibles d'être dilatées, particulièrement dans la région lombaire où les vaisseaux sont énormes et congestionnés.

Le rétablissement partiel de la circulation a permis, dans une certaine mesure, le développement d'une réaction substitutive au niveau des parties nécrosées, ainsi que le prouvent la présence de cellules lymphoïdes manifestement émanées des vaisseaux et l'état caryokinétique des cellules névrogliques.

Cas n° III. — Observation 110 (personnelle). Recueillie dans le service de M. Dejerine à l'hospice de Bicêtre.

Résumé clinique. — *Homme. A 25 ans (septembre 1890), chancre, accidents secondaires, traitement. 14 mois après (novembre 1891), symptômes prodromiques d'une durée de 15 jours (difficulté pour uriner, lourdeur et engourdissement des jambes). Puis attaque de paraplégie brusque ; incontinence d'urine. Amélioration. En janvier 1892, le malade peut marcher. 25 mars 1892, nouvelle attaque de paraplégie, paralysie presque absolue, marche impossible, paralysie des sphincters. Janvier 1893, aggravation : paraplégie complète. Contracture extrême, anesthésie qui remonte jusqu'à la ceinture, escarres étendues. Atrophie des muscles. Fièvre, marasme. Mort le 3 mars 1893.*

Autopsie. — *Cerveau. Méninges et substance cérébrale saines à l'œil nu. Légères altérations macroscopiques de la moelle et de ses enveloppes ; plus prononcées en deux points (région dorsale moyenne et région dorsale inférieure).*

Examen microscopique. — *Inflammation modérée de la pie-mère et de l'aracnhoïde. Altérations vasculaires énormes dans la pie-mère et la moelle. Nécrose médullaire surtout marquée dans les deux foyers signalés. Sclérose névroglique consécutive. Dégénérescence secondaire ascendante et descendante.*

DIAGNOSTIC ANATOMIQUE. — *Méningo-vascularite syphilitique. Nécrose et sclérose médullaires consécutives.*

HISTOIRE CLINIQUE. — Louis V..., employé de librairie, âgé de 27 ans, entré le 3 août 1892 dans le service de M. Dejerine à l'hospice de Bicêtre, puis dans le service de chirurgie de M. Brun.

Antécédents héréditaires. — Père âgé de 50 ans, bien portant. Mère morte à 28 ans d'une affection fébrile ; un frère vivant en bonne santé.

Antécédents personnels. — Rien de particulier dans l'enfance, se marie jeune, a actuellement une petite fille, née avant la contamination.

A l'âge de 25 ans, au mois de septembre 1890, V... contracta un chancre de la lèvre inférieure. Cet accident fut accompagné d'un engorgement ganglionnaire sous-maxillaire et suivi d'une roséole et de plaques muqueuses. Le traitement fut commencé dès l'apparition des accidents secondaires : deux pilules de protoiodure par jour pendant cinq mois.

Un mois environ après le chancre, céphalalgie qui dure quinze jours et est arrêtée par le traitement.

Maladie actuelle, commémoratifs. — Au mois de novembre 1891, quatorze mois après le chancre, le malade éprouva quelque difficulté à uriner ; peu de jours après, c'était une sorte d'engourdissement dans les jambes avec un sentiment de lourdeur. Il avait de la peine à monter les escaliers, mais ne ressentait aucune douleur ni dans les reins ni dans les jambes.

Ces symptômes duraient depuis une quinzaine de jours, ils étaient assez peu accentués pour permettre au malade d'accomplir régulièrement son service dans la librairie où il était employé, lorsqu'un jour qu'il portait un paquet de livres d'une caisse à l'autre, il ressentit tout à coup dans les jambes une faiblesse brusque qui l'obligea de poser vivement son paquet sur un comptoir, il dut se retenir au comptoir pour ne pas tomber. On le fit asseoir sur une chaise, il ne perdit pas connaissance et au bout de quelques instants put se remettre sur ses jambes, mais il se traînait et eut grand'peine à rentrer chez lui.

Le lendemain, un médecin appelé prescrivit quatre grammes d'iodure de potassium. Cependant le malade n'éprouva aucune amélioration, au contraire : avant son attaque il n'avait que des envies impérieuses d'uriner, sans incontinence ; depuis l'attaque, il perdait ses urines dans son lit. Les jambes étaient extrêmement faibles, il pouvait encore se tenir debout en s'appuyant sur son lit, mais il était incapable de marcher, il existait en même temps de la raideur et le malade était incapable de fléchir sur la cuisse la jambe gauche qui était surtout atteinte.

Après huit jours de tratiement chez lui, le malade est transporté à l'hôpital Cochin où il entre en décembre 1891, dans le service de M. Gouraud. A son entrée, le malade était incapable de marcher, il ne pouvait même que très difficilement se tenir debout avec un solide appui, il ne sentait pas le sol sur lequel reposaient ses pieds ; les jambes étaient raides, mais il n'existait pas de tremblement spontané.

Le traitement fut immédiatement institué : deux frictions mercurielles par jour et de l'iodure de potassium à l'intérieur à des doses progressives de 4, 6 et 8 grammes. Au bout de cinq à six jours, le malade put se lever et progressivement marcher avec deux cannes, la jambe gauche était toujours particulièrement faible.

A la fin de janvier 1892, le malade quitta l'hôpital et put rentrer à pied chez lui en s'aidant de cannes. Il continue le traitement : deux frictions quotidiennes pendant une quinzaine de jours encore et 2 grammes d'iodure qu'il prend jusqu'au mois de mars.

En somme, le malade était sorti de l'hôpital considérablement amélioré, mais son état était encore assez grave pour qu'il lui fût impossible de songer à reprendre ses anciennes occupations. La marche était très pénible. Tourmenté par des envies incessantes d'uriner, le malade se mouillait à chaque mouvement et perdait ses urines dans son lit pendant la nuit. Telle était la situation de V... depuis plusieurs semaines, lorsque, vers le 25 mars, il eut une nouvelle attaque de paraplégie, il tomba brusquement sans perdre connaissance et fut pendant plusieurs minutes sans pouvoir se relever ; il y parvint cependant, mais la marche était presque impossible, et au bout de quatre jours il ne pouvait plus marcher du tout. Il fut transporté le 31 mars au bastion 36, dans le service de M. Gilbert. On continua le traitement, qui n'avait presque pas été interrompu depuis la première attaque. A l'entrée au bastion 36, le malade était absolument paraplégique, il bénéficia par la suite d'une certaine amélioration, mais ne put plus jamais marcher seul, même avec des cannes. Il fit quelques tentatives en se faisant soutenir par un camarade, mais la raideur et la faiblesse dont étaient frappés ses membres inférieurs ne lui permettaient de faire que quelques pas. L'incontinence d'urine était presque continuelle.

En juillet, le bastion 36, service provisoire, fut évacué; le malade, transporté à l'hôpital Bichat, n'y resta que huit jours, puis entra à Bicêtre le 3 août 1892, dans le service de M. Dejerine.

La station debout est impossible à cette époque, il existe quelques mouvements spontanés lents dans les membres inférieurs, les réflexes rotuliens sont exagérés des deux côtés, la sensibilité très diminuée dans les deux jambes. Incontinence d'urine.

Le malade est relégué le 16 août dans une salle de chroniques avec une prescription d'iodure de potassium à faible dose.

Au mois de janvier 1893, il y eut une recrudescence des symptômes, l'état général faiblissait, l'impotence fonctionnelle des membres inférieurs devenait absolue, les membres se plaçaient en flexion sans qu'il fût possible au malade de les redresser ; en même temps apparaissait de l'œdème des jambes.

Des escarres étendues se produisent au niveau du sacrum et des trochanters. Ce dernier symptôme nécessite le transport du malade dans le service de chirurgie de l'infirmerie, chez M. Brun.

L'interne du service, M. Thomas, eut l'obligeance de nous prévenir, il nous fut possible de voir le malade et de constater l'état suivant.

État actuel, 25 février 1893. — Le malade, considérablement amaigri, est étendu sur son lit, les jambes à demi fléchies sur les cuisses et les cuisses dans la même position par rapport au bassin. Il dégage une odeur fétide, due à des sueurs abondantes en même temps qu'à l'incontinence d'urine et des matières fécales.

Motilité. — Les muscles de la face, les mouvements des yeux et de la langue sont normaux ; les membres supérieurs sont également indemnes, ils présentent seulement un certain degré d'amaigrissement résultant de l'état cachectique du malade.

Pour les membres inférieurs, ils sont fixés dans leur position par une contracture excessive, le malade est ordinairement incapable de les mouvoir spontanément, néanmoins la paralysie des membres inférieurs n'est pas absolue, car lorsque la contracture, pour une raison ou pour une autre, devient un peu moins forte, le malade parvient à étendre lentement les jambes, il peut également les déplacer latéralement, mais le talon ne quitte pas la surface du lit ; il existe aussi quelques mouvements du gros orteil. Il n'y a donc pas de paraplégie absolue, mais immobilisation des membres, du fait de la contracture que ne saurait vaincre le peu d'énergie conservé par les muscles. L'état des réflexes ne peut être constaté, car la percussion du tendon rotulien détermine une exagération de la raideur qui fixe le membre dans sa position ; on constate seulement une secousse dans le triceps fémoral, mais sans soulèvement du talon. Le frottement rapide de la plante du pied détermine des mouvements d'extension du gros orteil. Les muscles de la moitié inférieure du tronc sont également atteints, le malade ne peut se tenir sur son séant, les muscles de la paroi abdominale sont relâchés. En somme, au point de vue de la motilité, on trouve une paraplégie presque complète, avec contracture très intense et participation des muscles de la moitié inférieure du tronc.

Sensibilité. — Le malade ne ressent actuellement aucune vive douleur, il ne se plaint pas de souffrir au niveau de ses escarres. La sensibilité objective est en effet complètement abolie dans la moitié inférieure du corps jusqu'à environ six centimètres au-dessous de l'ombilic. Les organes des sens sont absolument intacts.

Troubles trophiques. — Le tégument des membres inférieurs est blanc, écailleux, couvert de longs poils, les ongles n'offrent pas de modifications de structure, il existe seulement une ecchymose sous l'ongle du gros orteil gauche. On trouve trois escarres énormes : à la région sacrée et au niveau des deux trochanters. L'escarre sacrée a presque la largeur d'une assiette, la surface osseuse est mise à nu et les bords de la plaie sont décollés et noirâtres. Les deux saillies osseuses trochantériennes sont également dénudées par des escarres qui ont environ 15 centim. de diamètre. Chacune de ces plaies découvre une cavité, à bords décollés, qui plonge derrière le trochanter et est à moitié fermée par un lambeau de peau noire et sèche comme du cuir. On trouve de plus, sur la partie inférieure des jambes et sur les pieds, des taches noirâtres où la peau est mortifiée. Ces taches sont ovales plus ou moins, d'une étendue de 3 à 6 centim. et quelquefois surmontées de phlyctènes. Elles siègent au niveau des saillies osseuses et aux points de pression (talon, malléoles, tubercule scaphoïdien, tête du cinquième métatarsien). Deux taches existent aussi sur la face antéro-interne du tibia à droite.

Il existe une atrophie musculaire notable dans les membres inférieurs et l'on constate l'existence de tremblements fibrillaires.

Les jambes sont le siège d'un œdème qui atteint son maximum d'intensité au niveau des pieds et des malléoles, il est également très marqué aux organes génitaux externes.

Sphincters. — Le malade perçoit encore incomplètement le besoin d'uriner, mais il est incapable de régler le jeu de son sphincter vésical et l'urine s'écoule constamment, goutte à goutte. Incontinence également des matières fécales.

Examen des viscères. — Il n'y a pas d'altérations appréciables des organes internes, le cœur est sain, le pouls est plein, la respiration est normale ; légère congestion de la base des poumons.

Les urines sont troubles et ammoniacales.

L'état général, cependant, est loin d'être satisfaisant. Le malade a perdu l'appétit, il souffre d'une soif vive, la peau est chaude et le thermomètre oscille entre 38° et 39°. Le malade est manifestement infecté par la résorption de produits septiques au niveau de la vessie enflammée et de ses larges escarres.

Évolution de l'affection. — L'état général empira dans les jours qui suivirent l'examen précédent et le malade succomba bientôt, le 3 mars, à 9 heures du matin (seizième mois de l'affection).

Autopsie. — Faite le lendemain matin, 25 heures après la mort. Le cadavre est extrêmement amaigri, les mensurations circonférencielles des membres inférieurs donnent pour les cuisses, à 20 centim. de l'interligne fémoro-tibial : 30 centim. à droite et à gauche ; pour les jambes, à 15 centim. du plateau tibial : 25 centim. à droite et 24 centim. à gauche.

Sur les téguments, on constate les lésions que nous avons déjà signalées vastes escarres avec décollement au niveau du sacrum et des trochanters , plaques noirâtres sur les extrémités inférieures.

Organes thoraco-abdominaux. — Foie volumineux, congestionné, pèse 2,670 gr., présente à la coupe l'aspect du « foie muscade ». *Poumons :* pas de lésions tuberculeuses, congestion des deux bases avec léger œdème, quelques petits foyers purulents à la base du poumon gauche (infarctus septiques). *Rate :* très volumineuse, dimensions : longueur 24 centim., largeur 8 centim. Poids 450 gr. *Reins :* congestionnés, pas de néphrite septique. Rein droit, 205 gr., rein gauche, 240 gr. *Vessie :* parois épaissies ; muqueuse congestionnée, ramollie ; contient un liquide louche, purulent.

Centres nerveux. — Le cerveau ne présente aucune altération macroscopique, ni sur sa surface corticale, ni sur les coupes faites dans l'organe à l'état frais.

A l'ouverture du canal rachidien, on constate que la partie terminale du canal sacré est entrée en communication avec le foyer de l'escarre correspondante ; mais l'inflammation n'a pas remonté dans le canal rachidien, elle a été limitée par des adhérences à la paroi osseuse du cul-de-sac inférieur de la dure-mère. Elle n'a pas pénétré à l'intérieur de l'enveloppe durale, car à l'incision du cul-de-sac inférieur il s'écoule un liquide clair qui est le liquide céphalo-rachidien non modifié.

Le canal osseux, dans tout le reste de son étendue, ne présente aucune altération.

L'aspect de la surface extérieure de la dure-mère est absolument normal ; il n'existe, avec les parois osseuses, aucune adhérence pathologique, à part celle du cul-de-sac inférieur. La dure-mère incisée dans sa longueur se sépare facilement de la moelle, il existe seulement une adhérence très restreinte à la pie-mère, au niveau de la partie antéro-latérale gauche de la moelle, à la hauteur de la cinquième racine dorsale, sur une surface de quelques millimètres à peine. Pour respecter cette adhérence, nous circonscrivons par un coup de ciseaux la petite portion de dure-mère adhérente qui reste attachée à la pie-mère (v. fig. 15).

L'aspect extérieur de la moelle est peu modifié. Il existe une certaine congestion avec légère turgescence du lacis vasculaire de la pie-mère, mais pas de rougeur diffuse. En deux endroits, la moelle est légèrement déprimée et d'une consistance inégale : dans la région dorsale moyenne et dans la région dorsale inférieure. Dans ces deux parties, la coloration est d'un rose ambré. On trouve de plus un léger état dépoli de la pie-mère, au voisinage du point où nous avons signalé son adhérence à la dure-mère.

Sur les coupes de l'organe frais, on constate dans la région cervicale une teinte rosée manifeste du cordon de Goll et une altération analogue, mais moins nette, de la périphérie des cordons latéraux. Dans les coupes qui passent au niveau des deux foyers que nous avons signalés, on constate une certaine induration du tissu. La surface de coupe n'a plus sa couleur (blanc mat) normale, elle n'offre pas une coloration uniforme ; au centre, la substance grise dont le tissu rosé a tendance à s'effondrer forme deux dépressions sur la coupe.

Les cordons blancs présentent un pointillé rouge mêlé de taches rosées et de taches jaunâtres. Ces dernières forment des petits foyers ovales ou régulièrement arrondis qui sont surtout abondants dans les cordons postérieurs. En regardant ces petites taches obliquement et à jour frisant, on trouve qu'elles n'ont pas l'aspect lisse et luisant des parties voisines, mais elles ont une teinte jaune mat d'apparence caséeuse, elles sont légèrement saillantes et déprimées au centre (ombiliquées). Un de ces petits foyers, excisé au moyen de ciseaux courbes et examiné au microscope après dissociation, se montre composé d'un amas compact de corps granuleux.

Ces altérations macroscopiques sont assez irrégulièrement distribuées à la surface des coupes, elles prédominent d'une façon générale dans les cordons postérieurs et la partie postérieure des cordons latéraux. Elles ont leur maximum d'intensité dans les deux foyers que nous avons signalés, au niveau de l'émergence des quatrième, cinquième et sixième racines dorsales pour le foyer supérieur, et, pour le foyer inférieur, au niveau des neuvième, dixième et onzième racines dorsales.

Examen microscopique a l'état frais. — *Moelle*. — L'examen de fragments de tissu médullaire dissociés à l'état frais ou après quelques jours de macération dans le liquide de Müller ne fournit que peu de renseignements ; on trouve dans les préparations un nombre énorme de corps granuleux dont la plupart possèdent encore un noyau et ont conservé la forme cellulaire ; mais les granulations graisseuses forment aussi des masses considérables sans individualité. Les préparations montrent également des fragments de tubes variqueux, des cylindres-axes granuleux et hypertrophiés. Les cellules nerveuses sont arrondies et atrophiées ou irrégulières et souvent creusées de vacuoles. Le tissu névroglique est représenté par de véritables écheveaux de fibrilles mêlées de très nombreuses cellules araignées. Il existe encore un certain nombre de noyaux libres et de corps amyloïdes.

Enfin, les petits vaisseaux sont les uns gorgés de globules rouges, les autres envahis par des cellules lymphatiques qui se massent surtout dans la gaine lymphatique et forment des nodules compacts au niveau des points de bifurcation.

Racines médullaires. — Un certain nombre de racines tant, antérieures que postérieures, ont été prises dans les régions les plus altérées de la moelle et examinées par dissociation après fixation par l'acide osmique.

Un fait remarquable, c'est le nombre extrêmement restreint de tubes dégénérés dans ces racines. Les différents faisceaux dissociés ont bien pris la coloration noire et c'est à peine si, au milieu d'un groupe de 15 à 20 tubes par exemple, on trouve 1 à 3 fibres dégénérées et moniliformes.

EXAMEN MICROSCOPIQUE DE MOELLE SUR LES COUPES. — Certains segments prélevés dans les régions les plus altérées de la moelle ont été examinés après quelques jours d'imprégnation par le liquide de Müller. Les coupes ont été faites sur le microtome à congélation et exemptes de tout contact avec l'alcool qui fait disparaître certains éléments de dégénération.

Les autres segments, après durcissement complet, ont été inclus dans le collodion et traités par les méthodes de coloration ordinaires.

Examen des coupes à un faible grossissement (Obj. a var. Zeiss ; oc. 1). *Colorations par les méthodes de Weigert et de Pal.*

La distribution des zones de dégénération et les modifications grossières des méninges sont visibles avec un faible objectif.

Dans le bulbe et la région cervicale supérieure, les méninges n'ont subi aucun épaississement appréciable. La dégénérescence intéresse le cordon de Goll tout entier et le faisceau cérébelleux direct.

BULBE. — Dans le bulbe, le faisceau de Goll est complètement dégénéré (au niveau du collet du bulbe), il ne présente plus une seule fibre colorée. Au contraire, les fibres parties des noyaux des cordons de Goll et de Burdach et qui, après entre-croisement se placent en arrière des pyramides motrices (Schleife), sont absolument intactes.

On trouve de plus, dans la zone marginale, latérale, médiane, en avant de la substance gélatineuse de Rolando, un petit triangle de dégénération où ne persistent qu'un petit nombre de fibres saines. Ce triangle représente dans le bulbe la continuation du faisceau cérébelleux direct et du faisceau de Gowers.

Sur une coupe passant par la partie moyenne de l'olive, on ne trouve plus naturellement le cordon de Goll ; il persiste au contraire dans le sillon latéral du bulbe, sillon qui sépare l'olive du corps restiforme, un petit triangle dégénéré, qui est la continuation du faisceau cérébelleux direct ; à ce niveau d'ailleurs, la dégénérescence du faisceau a beaucoup diminué d'intensité.

RÉGION CERVICALE SUPÉRIEURE. — Au-dessous du collet du bulbe et dans les segments correspondant aux premières paires cervicales, le cordon de Goll, effilé en pointe, vient au contact de la commissure grise. Il est totalement dégénéré (fig. 13).

La zone marginale dégénérée du cordon latéral prend la forme d'un croissant dont l'extrémité postérieure élargie touche à la racine postérieure et dont la pointe antérieure effilée se prolonge en avant jusqu'à une faible distance du sillon médian antérieur. La sclérose intéresse donc le *faisceau cérébelleux direct* et le *faisceau de Gowers.* Ce dernier est surtout atteint du côté droit. A gauche, au contraire, la zone dégé-nérée atteint la plus grande largeur dans la partie exactement latérale de la moelle. Cette dégénérescence n'est pas absolument totale, il persiste encore quelques rares tubes sains, elle n'est pas non plus exactement marginale, car elle est limitée en dehors par un petit champ très mince indiqué par la présence d'un plus grand nombre de tubes. Cette

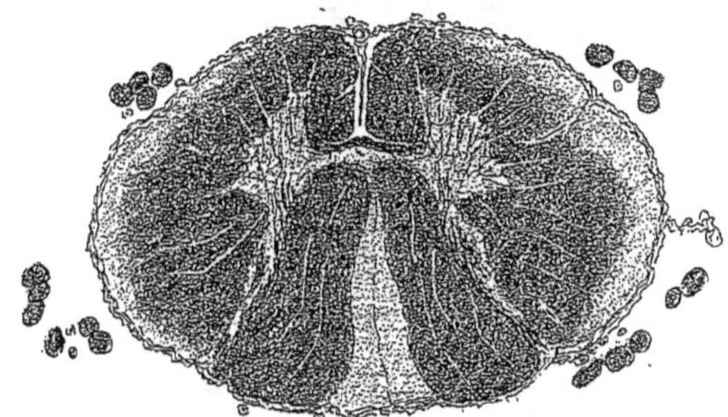

FIG. 13. — **Cas n° III**. — Coupe au niveau de la quatrième racine cervicale.
(Méthode de Pal.)

dernière particularité prouve qu'il ne s'agit certainement pas ici d'une dégénération consécutive à l'envahissement du cordon latéral par un tissu inflammatoire émané des membranes d'enveloppe. Les autres portions de la moelle sont régulièrement conformées et bien colorées.

RÉGION CERVICALE INFÉRIEURE. — La distribution des zones dégénérées est la même. Le cordon de Goll s'élargit dans sa partie antérieure, si bien qu'au niveau de la septième cervicale il a la forme d'un rectangle dont les deux côtés latéraux sont concaves en dehors et le petit côté antérieur appuie sur la substance grise. La zone latérale dégénérée tend à se prolonger dans la profondeur du cordon latéral et à gagner le territoire du faisceau pyramidal croisé.

L'altération est toujours totale pour le cordon de Goll et très prononcée dans la zone atteinte du cordon latéral.

Région dorsale supérieure. — Dans la partie toute supérieure, les zones dégénérées occupent encore une situation correspondant à celle que nous avons constatée dans la région cervicale ; cependant la sclérose s'étend un peu en profondeur dans le cordon latéral et sort un peu des limites du faisceau de Goll dans le cordon postérieur.

Au niveau de la *troisième racine dorsale* (fig. 14), dans le cordon

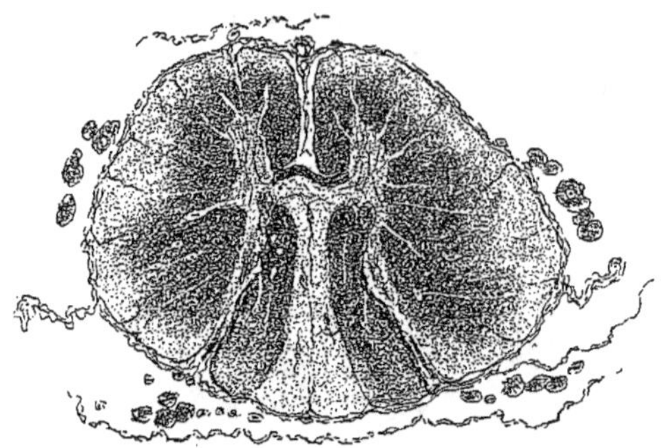

Fig. 14. — **Cas n° III.** — Coupe au niveau de la troisième racine dorsale.

antéro-latéral, la sclérose envahit toute la zone marginale et se prolonge irrégulièrement dans les parties profondes, de sorte que la limite intérieure de la zone dégénérée est déchiquetée et diffuse.

Dans le cordon postérieur, le cordon de Goll est toujours complètement dégénéré. Dans les zones de Burdach, il existe de petites taches irrégulières où les tubes sont raréfiés. A ce faible grossissement, il est facile de constater également un très léger épaississement de la pie-mère et de l'arachnoïde. Une portion de la dure-mère qui a été comprise dans la coupe est au contraire absolument normale. On voit, de plus, de volumineux vaisseaux, tant dans l'épaisseur de la pie-mère que dans l'intérieur de la moelle même et des cordons veineux oblitérés dans la cavité sous-arachnoïdienne.

Région dorsale moyenne et région dorsale inférieure. — A partir de la quatrième racine dorsale, les lésions sont beaucoup plus étendues et offrent leur maximum d'intensité en deux régions dont le centre correspond à la cinquième racine dorsale d'une part, et d'autre part aux dixième et onzième racines dorsales.

Cinquième racine dorsale (fig. 15). — A ce niveau, la dure-mère adhère à la pie-mère sur une surface très limitée, un peu au-dessus de l'émergence de la cinquième racine dorsale antérieure gauche, et sur la ligne verticale qui correspond à l'émergence des racines antérieures de ce côté. L'étendue de cette adhérence est de quelques millimètres seulement, la dure-mère d'ailleurs ne présente aucun épaississement.

Le contour de la moelle est légèrement déformé, présentant des encoches, les cornes sont déplacées. Ces modifications résultent de la rétraction du tissu de sclérose qui, ainsi que nous l'avons noté donnait à cette partie de la moelle une consistance plus ferme que de coutume. La sclérose envahit la presque totalité de la moelle, il ne persiste plus qu'une zone mince et irrégulière qui entoure la substance grise. Dans le cordon postérieur, en particulier, on ne trouve plus de fibres nerveuses que dans une région qui correspond à peu près à la bandelette radiculaire externe. Les cornes de la substance grise sont fortement décolorées, le réticulum de la colonne de Clarke a disparu.

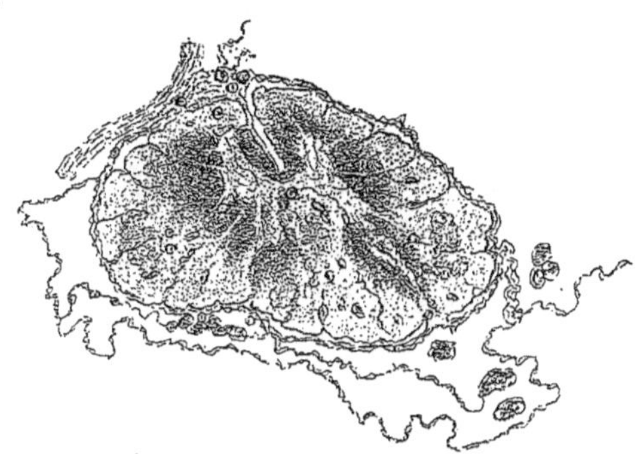

Fig. 15. — **Cas n° III.** — Coupe au niveau de la cinquième racine dorsale. Dans les zones dégénérées, petites taches grises indiquant les foyers de corps granuleux.

Dans le tissu de sclérose coloré en jaune par la méthode de Weigert, on trouve de petits foyers arrondis ou à contours polycycliques où le tissu a pris une teinte gris bleu sale et correspondant à des amas de corps granuleux ainsi que nous le verrons plus loin.

On voit encore un grand nombre de vaisseaux très épaissis oblitérés qui criblent toute la surface de coupe. La coupe, au niveau de la *sixième racine dorsale*, présente les mêmes particularités.

Les différentes coupes du segment médullaire qui correspond aux *septième, huitième, neuvième racines dorsales* présentent à peu près uniformément l'aspect suivant (fig. 16).

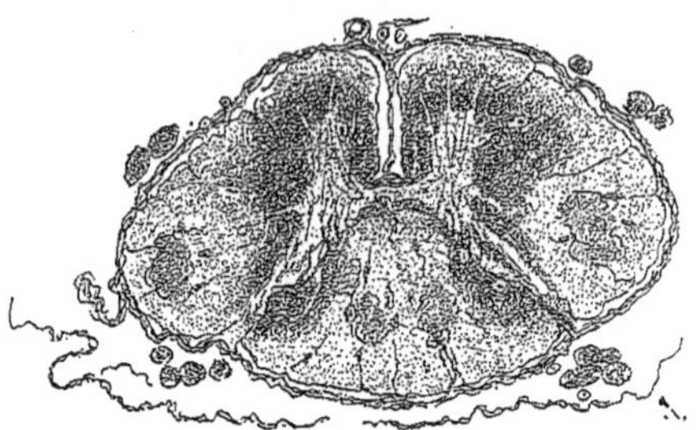

FIG. 16. — **Cas n° III**. — Coupe au niveau de la neuvième racine dorsale.

Le contour de la moelle est plus régulier bien qu'encore festonné. La pie-mère n'offre qu'un léger épaississement uniformément réparti et n'adhère que faiblement au tissu médullaire.

La destruction des tubes nerveux est presque totale dans le cordon postérieur, excepté au niveau des bandelettes radiculaires externes, et dans le cordon latéral sauf dans une petite zone contiguë à la substance grise. Dans le cordon antérieur, la zone saine qui entoure la corne antérieure est un peu plus étendue, mais la partie marginale du cordon et celle qui correspond au faisceau de Turck sont dégénérées.

La coupe du tissu scléreux est semée de foyers grisâtres de corps granuleux et piquetée d'un grand nombre de vaisseaux extrêmement altérés. La substance grise présente les mêmes altérations que plus haut.

Dixième racine dorsale (fig. 17). — La distribution de la sclérose dans la moelle offre à peu près la même topographie, cependant l'alté-

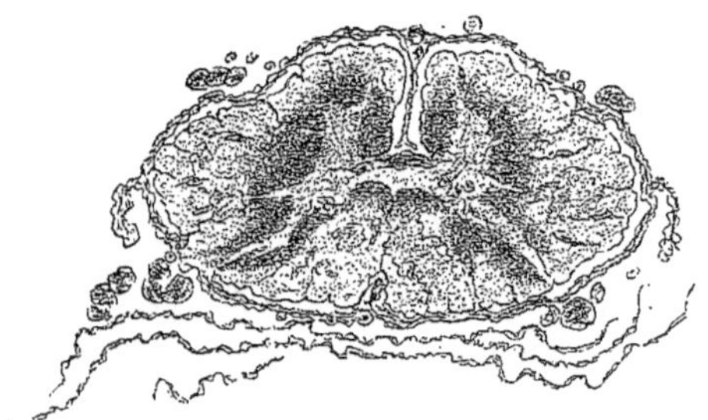

FIG. 17. — **Cas n° III**. — Coupe au niveau de la dixième racine dorsale.

ration des zones dégénérées paraît plus prononcée. La moelle était indurée à l'état frais et sur la coupe microscopique son contour est

S.   21

marqué d'encoches qui semblent résulter de la rétraction du tissu scléreux.

Le champ de dégénération offre d'ailleurs les apparences que nous connaissons, le nombre des vaisseaux altérés est très considérable et la destruction des tubes nerveux totale.

La pie-mère présente un épaississement un peu plus marqué dans la région postérieure où elle adhère à l'arachnoïde qui semble constituée par plusieurs feuillets.

Onzième racine dorsale (fig. 18). — La surface de coupe tout entière

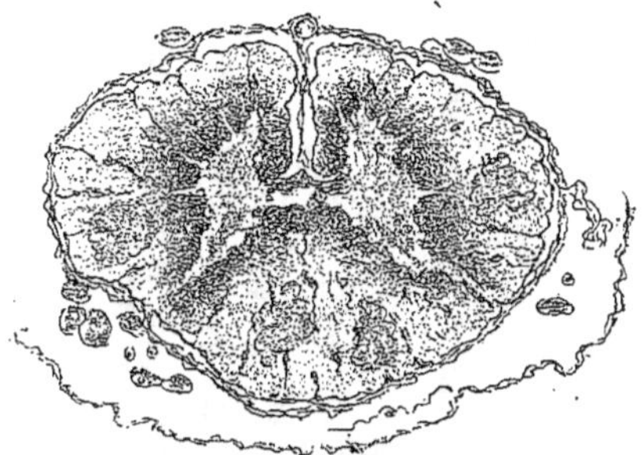

Fig. 18. — **Cas n° III**. — Coupe au niveau de la onzième racine dorsale.

est envahie par la sclérose et les tubes nerveux sont extrêmement raréfiés même dans les parties centrales de la moelle. La substance grise absolument décolorée est déformée, les cornes sont étalées, mal limitées.

Toute la surface de coupe est semée de vaisseaux altérés et de foyers grisâtres de corps granuleux.

Douzième racine dorsale (fig. 19). — Au-dessous du foyer d'altération

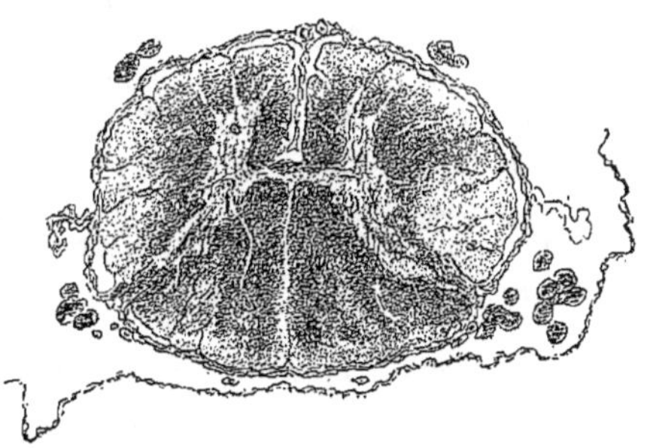

Fig. 19. — **Cas n° III**. — Coupe au niveau de la douzième racine dorsale.

maxima que nous venons de décrire, la moelle reprend peu à peu un aspect plus normal ; au niveau de la douzième racine dorsale la sclérose est encore très marquée dans les parties périphériques, elle s'avance assez profondément dans le cordon latéral et forme des foyers diffus dans le cordon postérieur, mais les parties centrales de la moelle sont mieux respectées.

RÉGION LOMBAIRE. — A partir de la région dorso-lombaire, les zones scléreuses affectent une disposition systématique qui indique une dégénérescence secondaire descendante. En effet, au niveau de la *deuxième racine lombaire* (fig. 20), le faisceau pyramidal et le cordon antérieur dans la partie voisine du sillon médian sont seuls atteints. La petite zone dégénérée du cordon antérieur doit être considérée comme appartenant aux fibres pyramidales non entrecroisées (faisceau de Turck).

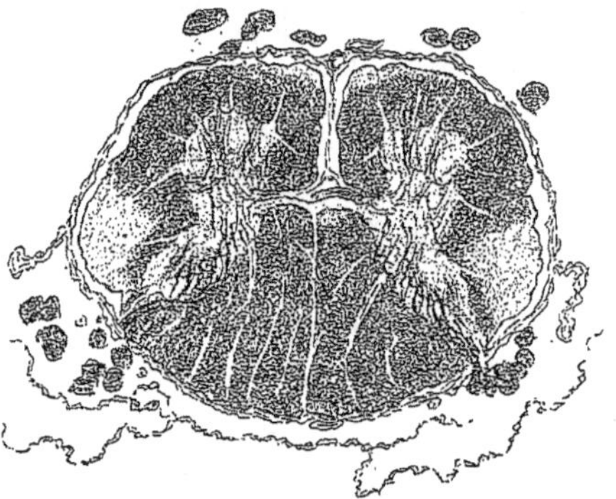

FIG. 20. — **Cas n° III**. — Coupe au niveau de la deuxième racine lombaire.

A la hauteur de la *quatrième racine lombaire*, la dégénérescence de ce dernier faisceau est encore représentée par une petite zone décolorée tout à fait marginale et située dans l'angle antérieur du cordon antérieur.

Le reste de la surface de coupe dans toute la région lombo-sacrée est intact, on constate seulement que de nombreux vaisseaux sont soit épaissis dans leurs parois, soit dilatés et remplis de sang.

La pie-mère ne paraît ni notablement épaissie ni anormalement adhérente au tissu médullaire. Néanmoins, on voit encore de nombreuses veines volumineuses et oblitérées soit en contact avec la pie-mère, soit dans l'espace sous-arachnoïdien.

Examen microscopique des éléments de tissu à un fort grossissement. (Obj. 4, 7 Leitz, F Zeiss ; oc. 1, 3) *Colorations : carmin ; éosine, hématoxyline, etc.*

RÉGION BULBAIRE. — Dans l'examen des coupes de cette région ce qui frappe tout d'abord, ce sont les modifications des *vaisseaux*. Les artères vertébrales et basilaires avec les branches qui s'en détachent ont été incluses dans le collodion et étudiées par des coupes transversales. Les altérations des gros troncs sont assez peu prononcées, néanmoins on constate sur presque tous une périartérite manifeste. L'endartère est sain d'une façon générale, il existe cependant par places des épaississements qui font saillie dans la lumière du vaisseau. Les lésions de l'endartère sont souvent en concordance avec des lésions accentuées des parties correspondantes de l'adventice, mais d'autres fois c'est l'endartérite qui est prédominante. Toutes les petites branches artérielles voisines du bulbe sont bien plus atteintes, la périartérite est constante et très accentuée ; l'endartérite également généralisée et très intense.

La *tunique musculaire* est ordinairement intacte et les noyaux musculaires bien ordonnés.

Le tissu qui compose l'*adventice* épaissie est généralement fibreux et assez pauvre en noyaux. Il existe cependant des petits foyers de noyaux qui entourent des vasa-vasorum dilatés.

L'*endartère* épaissi est constitué par un tissu stratifié mêlé de noyaux dont l'orientation varie.

La lumière rétrécie du vaisseau ordinairement remplie de globules rouges contient aussi quelquefois un nombre considérable de globules blancs ou de cellules endothéliales desquamées.

La *membrane élastique* qui sépare l'endartère de la tunique moyenne est souvent déplissée et même complètement effacée. Il est à remarquer que ces vaisseaux très altérés sont libres de toute adhérence et de tout envahissement par un tissu pathologique étranger.

Les *veines* qui cheminent dans la cavité sous-arachnoïdienne sont épaissies et souvent oblitérées. Le tissu qui compose ces cordons pleins offre alors un fond homogène assez mal coloré dont la partie périphérique est le plus souvent striée par des fibrilles ondulées et semée de nombreux noyaux embryonnaires.

Dans la pie-mère, on retrouve les mêmes altérations vasculaires, cependant il n'y a que très peu de veines complètement oblitérées, mais elles ont toutes leurs parois très épaissies et infiltrées de cellules rondes. Toutes les petites artères sont également atteintes, mais l'infiltration reste limitée à la tunique adventice. Les deux ou trois grosses artères spinales antérieures sont perméables, l'adventice seule est notablement épaissie, l'endartère l'est très peu et d'une façon inégale.

Dans l'intérieur même du bulbe les altérations vasculaires sont bien moins marquées, il n'existe pas de vaisseaux volumineux ; cependant même en dehors des zones de dégénération secondaire, les capillaires sont indiqués par des traînées de noyaux abondants. De nombreux petits vaisseaux un peu plus gros ont leurs parois infiltrées.

La *pic-mère* n'est pas épaissie, et présente seulement de nombreux amas embryonnaires peu étendus qui entourent principalement les vaisseaux. L'infiltration embryonnaire a, en effet, manifestement pour point de départ les gaines périvasculaires. De là, elle s'insinue entre les lames fibreuses de la méninge dans laquelle elle forme des traînées qui réunissent entre eux les *nodules périvasculaires*.

Notons encore, au niveau du plancher du quatrième ventricule la présence de nombreuses *granulations épendymaires*. Ces petites néoformations sont formées par une nodosité d'apparence névroglique et fibreuse entourée d'une zone embryonnaire qui est revêtue du côté de la cavité ventriculaire par une couche de cellules épendymaires.

Le *parenchyme nerveux* dans la région bulbaire est sain, en exceptant les zones atteintes de dégénération secondaire. A ce niveau, les tubes nerveux sont presque complètement détruits. Il n'en reste plus dans le faisceau de Goll, le tissu qui le compose est constitué par une trame serrée de fibrilles névrogliques semée de nombreux noyaux embryonnaires et d'espaces vacuolaires qui contiennent souvent des cellules granuleuses nucléées.

La substance du noyau gris adjacent (noyau du cordon de Goll) a perdu beaucoup de ses fibrilles nerveuses, mais les cellules nerveuses paraissent intactes comme nombre et comme configuration.

Région cervicale. — On peut, pour cette région, appliquer les mêmes remarques à l'état des vaisseaux et des méninges.

Les *veines* sont les plus altérées, elles ont toutes leurs parois totalement infiltrées de noyaux ou bien sont oblitérées. Les *artères* sont moins atteintes, elles présentent cependant toutes une périartérite prononcée. Cette périartérite a d'ailleurs les caractères d'une lésion ancienne car elle est surtout fibreuse.

L'artère spinale antérieure est largement béante dans toute la hauteur de cette région, mais offre un épaississement moyen et régulier de l'endartère.

Le stroma fibreux de la *pie-mère* n'est pas notablement épaissi dans la partie supérieure de la région cervicale, mais l'importance de ce tissu est légèrement augmentée dans les parties moyenne et inférieure. Ce qui domine, c'est l'infiltration nucléaire. Celle-ci est incomparablement plus prononcée autour des vaisseaux, mais il existe également des traînées importantes entre les plans fibreux de la méninge.

Pour la *moelle* même, nous connaissons la distribution des zones scléreuses. Le tissu qui compose le cordon de Goll est beaucoup plus dense que celui des faisceaux cérébelleux directs dégénérés et prend plus vivement le carmin, c'est d'ailleurs une particularité qui s'observe toujours dans les cas de dégénérescence secondaire, le tissu de sclérose est toujours beaucoup plus serré dans le cordon postérieur. Dans le cas actuel, il est représenté par des fibrilles névrogliques et de nombreuses cellules araignées volumineuses dont les prolongements s'enchevêtrent. Ces éléments constituent un feutrage épais qui présente par places des vacuoles remplies soit par une cellule granuleuse nucléée, soit par un corps granuleux purement graisseux ou par une boule hyaline.

Au niveau du cordon de Goll il n'y a plus un tube nerveux; au contraire, dans le faisceau marginal latéral, on en compte encore quelques-uns qui sont d'apparence normale ou bien possèdent un cylindre-axe hypertrophié.

Le reste du parenchyme médullaire ne présente pas grande modification, il faut cependant noter que les cellules araignées sont plus développées qu'à l'ordinaire. Les petits vaisseaux intramédullaires ont leurs parois épaissies et infiltrées et cette modification s'accentue dans la partie inférieure de la région cervicale, elle est aussi prédominante dans le cordon de Goll dégénéré.

La *substance grise*, dans toute la région cervicale, ne présente aucune altération, les éléments cellulaires sont intacts ainsi que le réseau fibrillaire nerveux. Les fibres radiculaires antérieures et postérieures sont absolument normales.

Les *racines médullaires* paraissent intactes; sur les préparations colorées par la méthode de Weigert ou de Pal, on ne constate pour ainsi dire pas un vide au milieu des faisceaux de fibres coupées transversalement et colorées en noir.

Sur les préparations colorées par l'hématoxyline alunée, on décèle des altérations vasculaires analogues à celles que nous avons décrites dans la moelle. Le périnèvre ne présente pas d'épaississement, on trouve seulement une légère infiltration du corps même du faisceau nerveux, infiltration qui émane particulièrement des gaines périvasculaires.

RÉGION DORSALE. — Nous avons vu que c'est dans cette région que les altérations étaient le plus prononcées et que le maximum d'intensité des lésions portait sur deux segments situés vers la cinquième racine dorsale et vers la dixième.

Cette portion de la moelle a été étudiée sur toute sa longueur par des coupes transversales et longitudinales. Les modifications portent sur toutes les parties constituantes de l'organe et les aspects du tissu sont très variés; nous essaierons d'en donner une description en étudiant chaque groupe d'éléments en particulier.

Enveloppes molles et vaisseaux périphériques. — La *dure-mère* est absolument saine et ainsi que nous l'avons vu n'adhère à la pie-mère que sur une très petite surface à la hauteur de la cinquième racine dorsale.

L'*arachnoïde* est manifestement épaissie et présente par places de petits amas de cellules embryonnaires. De cette membrane se détachent quelques tractus épaissis qui la réunissent à la pie-mère et englobent souvent les vaisseaux qui présentent des altérations que nous décrirons plus loin.

La *pie-mère*, dans toute l'étendue de la région dorsale, est légèrement épaissie, mais cet épaississement est dû surtout au développement de nombreuses cellules embryonnaires entre les lames fibreuses de la membrane. Cette augmentation d'épaisseur, peu marquée et inappréciable à l'œil nu, ne prend une véritable importance qu'en un point, au niveau des cinquième et sixième racines dorsales, à l'origine du sillon médian antérieur. Au niveau de la cinquième racine dorsale, la membrane se confond d'ailleurs avec la dure-mère en un petit espace et la substance médullaire sous-jacente est remplacée par un tissu scléreux fibreux et embryonnaire très dense (v. fig. 15).

Les travées fibreuses qui constituent la charpente de la pie-mère ne sont pas notablement augmentéés, mais les différents plans sont comme dissociés par l'infiltration embryonnaire qui s'insinue dans les fentes du tissu.

L'envahissement est à peu près général, mais il est prédominant dans la région dorsale et surtout localisé au pourtour des vaisseaux.

La pie-mère n'adhère que faiblement au tissu médullaire sous-jacent, elle en est même le plus souvent détachée. Le tissu de la moelle, qui s'est plus ou moins retracté sous l'influence du liquide durcissant, s'est séparé de l'enveloppe méningée qui devenue trop lâche s'est plissée en plusieurs points.

En un endroit seulement, la pie-mère fait corps avec le tissu de la moelle, c'est au point précisément où elle est unie à la dure-mère. Partout ailleurs, l'inflammation de la pie-mère n'envahit pas la moelle, on trouve seulement une infiltration des tractus pie-mériens qui pénètrent dans la moelle lorsque ces tractus correspondent à la section d'un vaisseau.

Vaisseaux. — Le système des vaisseaux spinaux antérieurs est profondément atteint dans toute la hauteur de la région dorsale. L'artère présente une périartérite manifeste accompagnée d'une endartérite dont l'intensité augmente progressivement depuis la première racine dorsale jusqu'à la cinquième et à la sixième où elle atteint son maximum pour diminuer un peu au-dessous et reprendre vers la dixième et la onzième racines dorsales. La tunique musculaire au contraire reste à peu près intacte, elle forme sur les coupes une bande régulière semée de noyaux musculaires parallèles et bien ordonnés,

Au niveau des cinquième et sixième racines dorsales, l'épaississement va jusqu'à l'oblitération. Dans cette région qui correspond au plus fort épaississement de la pie-mère, l'artère spinale et ses branches collatérales sont englobées dans le tissu fibreux. La périphérie du vaisseau est envahie par une infiltration cellulaire exubérante, en sorte que la membrane adventice fait corps avec le tissu environnant (pl. III, fig. 2 et 3).

La *couche musculaire* peu modifiée est seulement un peu déformée et n'est pas envahie par l'infiltration.

La *membrane élastique* est distendue, déplissée et même souvent indistincte sur une partie de son contour.

Quant à *l'endartère*, il forme une couche épaisse composée de strates de cellules plates dont les noyaux se placent d'ordinaire concentriquement; au voisinage de la partie centrale du vaisseau totalement ou presque complètement oblitéré, les noyaux sont plus nombreux et se disposent plus irrégulièrement. S'il existe encore au centre une lumière à contour irrégulier, les cellules endothéliales multipliées s'entassent et se placent perpendiculairement à la paroi, pénétrant plus ou moins dans l'intérieur de la lumière du vaisseau et se mêlant aux quelques globules rouges qui y sont contenus.

Les veines voisines sont complètement obturées, le tissu qui les forme est plus trouble, plus homogène et moins riche en cellules que celui des parois artérielles. Toutefois, à la périphérie de la veine, l'abondance cellulaire reprend et devient le point de départ d'une infiltration qui irradie dans les mailles du tissu environnant.

Les vaisseaux du système spinal postéro-latéral et du groupe postérieur présentent les mêmes modifications : péri-endartérite et phlébite oblitérante.

Tous les vaisseaux, d'ailleurs, compris dans l'épaisseur de la pie-mère ou accolés à cette membrane, sont envahis par l'infiltration embryonnaire, mais les vaisseaux isolés qui circulent dans l'espace sous-arachnoïdien sont atteints d'altérations aussi prononcées. En particulier, les artères et les veines qui accompagnent les racines offrent des modifications très accentuées, sans que d'ailleurs leurs parois soient englobées par un tissu voisin. Dans ces conditions, l'artère présente une péri-endartérite dont nous connaissons les caractères et la veine est généralement plus atteinte que l'artère. Mais le contour extérieur de la tunique adventice de ces vaisseaux est nettement limité et libre d'adhérences pathologiques.

Tissu médullaire. — Les altérations du tissu médullaire sont extrêmement polymorphes. Elles sont excessivement prononcées dans toute la hauteur du segment dorsal et atteignent leur maximum d'intensité dans les deux foyers que nous avons signalés.

Éléments nobles du parenchyme nerveux. — Les tubes nerveux de la substance blanche sont extrêmement altérés ou, pour mieux dire, ils sont complètement détruits dans les parties dégénérées de la moelle, et ne sont plus représentés que par les produits ultimes de leur désintégration. Toutefois, au pourtour de la substance grise, on retrouve une zone où les tubes nerveux ont conservé à peu près leur structure normale. Il existe cependant quelques gaines dilatées et privées de myéline avec un cylindre-axe mis à nu et souvent pelotonné ; d'autres tubes sont remplis par un cylindre-axe hypertrophié.

A mesure qu'on s'éloigne de la substance grise, les tubes nerveux deviennent plus rares et sont remplacés par des éléments de désintégration et par du tissu scléreux névroglique.

Dans la substance grise, les cellules nerveuses sont très altérées, mais leur destruction n'est à peu près totale qu'au niveau des deux foyers signalés. Dans les autres régions, ces cellules sont granuleuses, triangulaires ou arrondies, en tous cas la plupart du temps dépouillées de leurs prolongements et souvent réduites à un petit moignon homogène fortement coloré.

Tissu interstitiel. — Le tissu névroglique est extrêmement hyperplasié. Pour obtenir des préparations nettes, les coupes faites dans des segments de moelle durcis à la gomme ont été traitées par l'acide acétique ou la potasse, puis par l'alcool et l'éther, et débarrassées ainsi de tous les éléments granulo-graisseux de nécrobiose. Dans ces conditions, le tissu des coupes faites au niveau des régions les plus altérées apparaît comme constitué par un réseau névroglique pour ainsi dire pur (pl. III, fig. 1).

Dans la substance grise, ce réseau forme une trame délicate dont les mailles sont plus ou moins serrées suivant les régions. Au voisinage du canal central, la névroglie peu modifiée est dense, au contraire dans le centre des cornes, surtout des cornes antérieures, elle forme une sorte de dentelle très fine et souvent effondrée, en sorte qu'il y a une véritable perte de substance. Les cellules névrogliques sont extrêmement nombreuses et donnent naissance à de nombreux prolongements qui irradient dans tous les sens et s'enchevêtrent.

Dans les cordons blancs, la névroglie présente des aspects différents suivant les points considérés et selon le sens des coupes. Dans les cordons latéraux, elle forme des travées rayonnées irradiant du centre de la moelle vers la périphérie. De ces travées partent des prolongements secondaires qui s'entre-croisent et forment des mailles arrondies contenant les éléments de destruction des tubes.

Dans les cordons postérieurs, l'aspect de la névroglie est plus varié. Sur les coupes transversales, les filaments névrogliques forment un enchevêtrement inextricable ou bien se groupent par faisceaux, en constituant des sortes de tourbillons de fibres parallèles. En certains points, le tissu est beaucoup plus raréfié, ces points correspondent aux foyers de corps granuleux qui ont été en partie dissous ou éclaircis par l'alcool et les essences ; les mailles sont très larges, le tissu très lâche, sauf souvent au centre du foyer où il forme comme un noyau d'où irradient des prolongements filamenteux qui rejoignent la périphérie du foyer.

Dans toutes les parties sclérosées, les filaments névrogliques s'amassent aussi en couches concentriques autour des vaisseaux, mais n'adhèrent nullement à la paroi de ces vaisseaux dont ils sont généralement séparés par une fente. Sur les coupes transversales, on trouve de nombreux petits points vivement colorés (carmin) qui représentent les filaments névrogliques longitudinaux coupés transversalement.

La disposition longitudinale des filaments de névroglie est surtout manifeste sur les coupes longitudinales.

Dans les cordons postérieurs surtout, les faisceaux de filaments forment des bandes ondulées et parallèles qui composent presque uniquement tout le tissu sur des portions étendues. De nombreuses cellules araignées et des noyaux libres sont semés dans les interstices des filaments névrogliques (pl. IV, fig. 1).

Tout ce tissu de sclérose est d'une structure fine et délicate et l'élément conjonctif paraît presque étranger à sa formation. Il n'y a qu'un très faible épaississement des gaines conjonctives périvasculaires qui accompagnent les vaisseaux des travées pie-mériennes. Mais au niveau d'un point sur lequel nous avons déjà attiré l'attention et qui correspond à la symphyse des méninges, ces méninges soudées et la partie adjacente du tissu médullaire forment un tout constitué par un tissu scléreux dense dont les travées conjonctives fibreuses sont beaucoup plus épaisses que des travées névrogliques. De nombreux vaisseaux compris dans cette masse cicatricielle qui se prolonge jusqu'à la corne antérieure gauche sont oblitérés et semés de granulations brunes de pigment sanguin.

Dans les parties de la moelle relativement saines, le réseau névroglique qui sépare les tubes sains est plus développé que normalement, il forme un réticulum très accusé dont les nœuds sont occupés par de grandes cellules araignées nombreuses et très ramifiées.

Éléments de désintégration. — Les produits de destruction des éléments du parenchyme nerveux sont très abondants, ils comblent tous les vides laissés entre les travées du tissu de sclérose.

Ils sont surtout représentés par des corps granuleux. Ceux-ci sont formés par un élément cellulaire arrondi, volumineux, rempli de granulations graisseuses et possédant un noyau.

On trouve aussi des masses considérables de gouttelettes graisseuses agglomérées sans limite exacte qui semblent formées par la fusion de nombreux corps granuleux. Pour étudier la disposition de ces corps granuleux, nous avons fait des coupes dans des fragments congelés de la moelle fraîche, les coupes colorées et montées dans la glycérine étaient ainsi mises à l'abri de l'action de l'alcool. Dans ces conditions, on trouvait des corps granuleux excessivement nombreux qui tapissaient toute la surface de coupe. Au niveau des foyers les plus altérés ils remplissaient toutes les mailles du tissu et formaient même des amas confluents au niveau desquels la trame névroglique était plus lâche. Ce sont précisément ces amas qui représentent les taches jaunâtres d'apparence caséeuse que nous avions reconnues sur les surfaces de coupe de la moelle fraîche. Dans la substance grise, les corps granuleux sont bien moins nombreux.

Sur les préparations colorées par la méthode de Weigert, on ne voit

que peu de granulations de myéline libres et colorées en bleu noirâtre ;
cette substance a en effet totalement disparu dans les zones dégénérées, au contraire les corps granuleux isolés et ceux qui sont réunis en
foyers forment des taches d'un bleu grisâtre et sale.

Il faut noter encore la présence de nombreuses cellules granuleuses
mais non graisseuses et d'éléments nucléés en voie de division, enfin
de granulations de pigment sanguin. On voit qu'il n'existe plus trace
de tubes nerveux, il ne nous a pas été possible de trouver de produits
reconnaissables de provenance cylindre-axile. Il existe d'ailleurs toute
une partie du tissu qui est indéfinissable et qui est représentée par une
substance granuleuse répandue entre tous les éléments figurés que nous
avons décrits. Cette substance homogène est surtout répandue dans la
substance grise dont le tissu moins chargé de produits graisseux est
moins compact et laisse mieux percevoir la charpente névroglique.

Vaisseaux. — Nous avons vu jusqu'à quel point était poussée l'altération des vaisseaux phériphériques de la moelle. Ceux qui sont
contenus dans la moelle même sont aussi atteints et présentent plusieurs
particularités intéressantes.

Dans toute l'étendue du segment dorsal aussi bien dans les parties
les plus atteintes que dans celles qui sont relativement saines, tous
les vaisseaux ont des parois énormes hyalines et beaucoup sont complè-
ment oblitérés (pl. III, fig. 1).

La paroi vasculaire ainsi épaissie est généralement hyaline surtout
dans sa partie moyenne ; les parties périphériques et centrales sont
ordinairement parcourues par des stries ondulées et parallèles. Dans
l'épaisseur de cette couche hyaline on trouve souvent un débris de
membrane élastique ondulée ; les noyaux y sont rares, d'aspects variés,
souvent fusiformes, on trouve aussi de petits vaisseaux néoformés remplis de sang.

Au voisinage de la lumière du vaisseau, quand elle persiste, les
noyaux se multiplient ; les cellules endothéliales sont d'apparence normale ou sont hyperplasiées et pénètrent plus ou moins dans l'intérieur
de la lumière déformée. Les portions périphériques du vaisseau sont très
chargées de cellules embryonnaires qui forment une couche considérable. Au milieu de cette masse de noyaux on trouve de nombreux gros
capillaires qui représentent les vasa-vasorum dilatés de l'adventice. On
voit ainsi au pourtour des vaisseaux oblitérés une couronne de cellules
embryonnaires parcourue par un lacis important de capillaires jouant
sans doute un rôle important dans la suppléance du vaisseau obturé
(pl. III, fig. 4).

Beaucoup de vaisseaux sont complètement oblitérés et forment des
blocs d'apparence hyaline, homogène, dont les parties périphériques
sont cependant striées par des fibres ondulées, concentriques. Ces vaisseaux semblent avoir été comblés par un rétrécissement progressif de

la lumière. D'autres vaisseaux paraissent oblitérés par un autre processus. En effet, on trouve souvent dans la lumière un bloc hyalin dont le contour est séparé par une fente de la paroi vasculaire. Ce bloc hyalin contient cependant des noyaux fusiformes, souvent un fragment de membrane élastique et est parfois creusé de vaisseaux néoformés (pl. IV, fig. 1).

De nombreux bouchons intravasculaires ont ainsi subi la dégénérescence hyaline, mais certains caillots ont conservé leur apparence fibrinoglobulaire et leucocytique. En somme, il est à remarquer que les *capillaires néoformés* sont très nombreux et siègent dans toutes les parties du vaisseau : caillot central, paroi hyaline et surtout tunique adventice infiltrée (pl. IV, fig. 2).

Les vaisseaux, très nombreux et très volumineux, sont situés tantôt en plein tissu névroglique dense, tantôt dans un foyer de corps granuleux ou bien même dans des parties relativement saines. Ils présentent ceci de particulier que le processus dont ils sont atteints n'a aucun lien avec l'altération du tissu environnant. En effet, la zone embryonnaire péri-vasculaire forme un nodule circonscrit, bien différent comme structure du tissu névroglique voisin dont il est d'ailleurs souvent séparé par une fente (pl. III, fig. 1).

En dehors de ces vaisseaux volumineux et à parois hyalines, toute la surface de coupe est semée de nombreux capillaires dont les parois sont totalement infiltrées et la lumière souvent même comblée par les cellules lymphoïdes. Tous ces petits vaisseaux sont le centre de petits nodules embryonnaires qui restent généralement circonscrits, mais sont souvent assez denses pour que la présence du vaisseau central soit fort difficile à reconnaître.

Racines. — Dans toute la hauteur du segment dorsal les racines sont assez altérées. Partout on trouve une infiltration embryonnaire du périnèvre sans grand épaississement toutefois. Le tissu interstitiel interfasciculaire est aussi très riche en noyaux et cette infiltration nucléaire atteint son maximum à la périphérie des vaisseaux. Ceux-ci présentent des modifications identiques à celles que nous avons décrites. On trouve souvent au niveau de l'émergence des racines (particulièrement des racines postérieures) des groupes de vaisseaux énormes dont les uns sont très dilatés, les autres presque oblitérés. Ces vaisseaux se touchent presque, ils sont contenus dans les faisceaux radiculaires dont ils refoulent les fibres. La destruction des tubes nerveux se présente avec ses caractères ordinaires, elle est à peu près également répartie dans les racines antérieures et postérieures, mais elle n'est pas en proportion avec l'altération profonde de la moelle. En effet, la disparition des fibres nerveuses dans les racines n'est réellement marquée qu'à la hauteur des deux foyers médullaires dans lesquels les lésions sont les plus accentuées. Dans les parties intermédiaires, sur les préparations colorées par les méthodes de Pal et de Weigert, les champs des racines sont fort bien colorés et comme sur ces coupes l'infiltration embryonnaire n'est pas décélée, ces faisceaux radiculaires (à part les lésions vasculaires) paraissent normaux.

RÉGION LOMBAIRE. — A partir des premières racines lombaires, l'altération des méninges, des vaisseaux et de la moelle diminue d'intensité.

Méninges et vaisseaux. — L'arachnoïde et surtout la pie-mère présentent une infiltration modérée et surtout périvasculaire, infiltration qui diminue peu à peu vers la terminaison de la moelle. Les altérations des vaisseaux de la pie-mère et des vaisseaux contenus dans l'espace sous-arachnoïdien sont encore importantes.

L'artère spinale antérieure est atteinte d'une périartérite distribuée régulièrement qui se propage jusqu'à la terminaison inférieure du vaisseau. L'endartère présente sur certaines coupes un épaississement tantôt régulier et continu, tantôt limité à certains points du contour interne du vaisseau, mais toujours modéré. La lumière est d'ailleurs largement perméable et remplie de sang. Les veines correspondantes sont plus atteintes mais restent béantes, à part quelques petites veines oblitérées qui s'enfoncent dans le sillon médian antérieur.

Les vaisseaux des parties postérieure et postéro-latérales sont plus altérés. Beaucoup de veines sont réduites à un cordon plein, homogène et vitreux entouré d'une couronne embryonnaire. Enfin, les plus petits vaisseaux compris entre les plans fibreux de la méninge sont épaissis, entourés d'une couche de noyaux et assez fréquemment oblitérés.

Les prolongements intra-médullaires de la pie-mère ne sont pas épaissis, ils ne présentent d'infiltration que sur le trajet des vaisseaux.

Tissu médullaire. — Déjà dans la région de transition dorso-lombaire, les taches de dégénération encore diffuses et surtout périphériques tendent à se limiter au faisceau pyramidal croisé et à l'angle antéro-interne du cordon antérieur.

A la hauteur de la douzième racine dorsale, on note encore quelques foyers confluents de corps granuleux dans le cordon postérieur. Plus bas, la dégénérescence secondaire du cordon latéral se limite de plus en plus et se comporte comme d'ordinaire. La petite tache marginale du cordon antérieur disparaît à la hauteur de la première racine sacrée.

Dans les parties sclérosées, on note une disparition presque complète des tubes nerveux, du moins dans le triangle latéral, la névroglie est hyperplasiée et fibrillaire, les corps granuleux peu abondants.

Les autres parties de la moelle sont saines, les cellules araignées sont cependant plus évidentes et plus nombreuses que dans une moelle normale.

Les éléments de la substance grise reprennent leurs caractères normaux à partir de la deuxième racine lombaire. Au niveau de la douzième racine dorsale, la plupart des cellules étaient encore altérées tant dans la corne antérieure que dans la colonne de Clarke et le réseau nerveux très appauvri, mais dans la région lombaire, la substance grise est par-faitement constituée.

Les *vaisseaux intra-médullaires* sont encore assez modifiés, ils sont modérément épaissis et fibreux, et plus apparents que d'ordinaire.

Dans la région lombaire supérieure on voit un assez grand nombre de vaisseaux très dilatés à parois très épaisses surtout dans les confins de la substance grise.

Les *racines* reprennent leurs caractères normaux, les tubes nerveux sont sains, la pie-mère est à peine infiltrée, les altérations des vaisseaux sont encore très manifestes.

En résumé, les altérations consistent en une inflammation des méninges qui semble avoir eu pour point de départ le système vasculaire ou plutôt péri-vasculaire. Le tissu même de la membrane n'est pas notablement hyperplasié d'une façon générale ; les travées fibreuses sont seulement séparées par l'infiltration embryonnaire irradiée des parties péri-vasculaires. Les prolongements intra-méningés de la pie-mère ne sont pas non plus élargis, on ne trouve pas d'envahissement de la moelle par le tissu inflammatoire de l'enveloppe méningée, sauf peut-être en un point à la hauteur de la cinquième racine dorsale. Cette membrane est peu adhérente au tissu de sclérose médullaire, sauf au niveau du point que nous venons d'indiquer.

Les altérations des vaisseaux tant méningés que médullaires sont énormes et prépondérantes ; elles sont surtout prononcées à la hauteur des deux foyers de nécrose médullaire très accentuée.

Le tissu médullaire présente des lésions qui se rapportent à deux processus. D'une part les altérations nécrobiotiques des éléments nerveux et d'autre part une inflammation du tissu interstitiel propre à la moelle, c'est-à-dire la névroglie.

On peut comprendre le rapport qui unit l'évolution de ces deux processus de la façon suivante.

Les troubles circulatoires produits par les altérations vasculaires et celles de toute la membrane nourricière de la moelle ont déterminé la nécrose des éléments nerveux. A la suite du ramollissement ischémique de ces éléments, le tissu névroglique est entré en activité, il a proliféré et s'est substitué peu à peu aux éléments de désintégration. En certains points, cette substitution est complète et la névroglie forme un tissu de cicatrice compact. En d'autres points, les éléments de désintégration sont encore présents et forment souvent des masses considérables, témoin par exemple les gros foyers de corps granuleux que nous avons signalés.

La vitalité du tissu névroglique est entretenue par le développement de la circulation collatérale redevenue suffisante; cette reprise de la circulation se manifeste par la production de nombreux capillaires néoformés dans les caillots intra-vasculaires et par le développement compensateur des vasa-vasorum.

La sclérose de la moelle ne résulte pas, ainsi que nous l'avons démontré, d'un envahissement embryonnaire parti de la méninge. Elle n'est pas non plus une conséquence d'une extension de l'inflammation péri-vasculaire, car nous avons fait remarquer combien les éléments voisins des vaisseaux restaient indifférents à l'état de ces vaisseaux.

Les altérations des vaisseaux n'ont de conséquences que dans les territoires qu'ils irriguent, c'est pourquoi l'on peut voir des parties saines traversées par de gros vaisseaux très altérés, car les capillaires propres à ces régions peuvent être tributaires de vaisseaux éloignés relativement sains.

L'altération de la moelle dans le cas qui nous occupe est déjà ancienne, car le processus de nécrose est extrêmement accentué, mais celui-ci est encore en pleine activité, car les éléments de nécrobiose sont encore pour la plupart sur place. Le travail de substitution de la névroglie est en plein développement, et il n'a atteint la formation d'un tissu de cicatrice que sur un petit nombre de points.

L'évolution de la nécrose anémique médullaire s'est faite progressivement, toutefois le processus a pu présenter des poussées correspondant au ramollissement de territoires étendus et se traduisant en clinique par une aggravation brusque des symptômes, aggravation qui s'est manifestée par les deux attaques subites de paraplégie que nous avons notées dans l'histoire pathologique de notre malade.

Cas n° IV. — Observation 111 (personnelle). — Ce sujet a été observé à l'hospice de Bicêtre pendant cinq ans par M. Dejerine.

Résumé clinique. — *Homme. Chancre induré à 51 ans (mai 1879). Accidents secondaires. Traitement mercuriel. Onze mois après l'affection (avril 1880), symptômes prodromiques d'une affection*

*spinale. En juillet 1880, attaque légère de paraplégie suivie d'aggra-
vation rapide des symptômes. — 1881, amélioration, puis état stationnaire dans les années suivantes. Paraplégie spasmodique,
prédominance à droite, douleurs légères, sensibilité objective
presque normale, trouble des sphincters. Le malade n'est pas confiné
au lit. — Mai 1890. Pleurésie, affaiblissement général, urines ammoniacales, décubitus ; mort le 5 août 1890.*

AUTOPSIE. — *Pleurésie, symphyse cardiaque, tuberculose crétacée au
sommet des poumons. Cerveau sain. Canal rachidien et dure-mère
normaux. Induration et sclérose de la région dorsale supérieure de
la moelle.*

EXAMEN MICROSCOPIQUE. — *Sclérose diffuse de la moelle dans la
région dorsale supérieure. Altérations de la substance grise. Dégénérescence secondaire ascendante des cordons de Goll et des faisceaux cérébelleux directs, descendante des cordons pyramidaux
croisés. Pie-mère très légèrement épaissie au niveau du foyer primitif. Altérations vasculaires très prononcées dans la pie-mère et
dans la moelle.*

DIAGNOSTIC ANATOMIQUE. — *Lésions vasculaires syphilitiques primitives, nécrose ischémique de la moelle, sclérose locale consécutive.
Dégénérescence secondaire ascendante et descendante.*

HISTOIRE CLINIQUE. — Louis H..., employé de commerce.

Antécédents héréditaires. — Père mort à 68 ans d'une attaque d'apoplexie.

Mère morte subitement à 67 ans.

Sur six enfants, trois sont morts jeunes, un quatrième a succombé à
l'âge adulte.

Antécédents personnels. — Pas de fièvres éruptives dans l'enfance,
mais constitution assez délicate.

A 18 ans, santé chancelante, le malade fut considéré comme tubercu-
leux, il toussait fréquemment, avait des sueurs nocturnes mais pas
d'hémoptysies. Ce n'est qu'au bout de deux ou trois ans qu'il récupéra
ses forces. Il exerce alors un métier fatigant, portant des sacs de grains,
se nourrissant mal. A 24 ans, blennorrhagie compliquée de cystite du
col qui dure deux à trois mois.

Se marie à 27 ans et a six enfants dont quatre sont morts en bas âge.
Il a perdu un fils de 22 ans par la fièvre typhoïde, en 1883 ; il lui reste
actuellement (1884) une fille de 18 ans, bien portante.

Depuis l'époque de son mariage jusqu'en 1879, l'histoire du sujet ne
présente rien de particulier.

Mai 1879. Le malade, alors âgé de 51 ans, prend un chancre induré qui
dura un mois environ et fut suivi de taches sur la poitrine, les bras et
les cuisses, de maux de gorge, de croûtes dans les cheveux, accidents

pour lesquels le malade se présenta à la consultation de l'hôpital du Midi. Il suivit alors un traitement mercuriel dont la durée n'a pas été notée.

Maladie actuelle. Commémoratifs. — Vers le mois d'avril 1880, onze mois après le chancre, H... ressentit des douleurs sourdes, indéfinissables, dans la fesse droite, puis dans la fesse gauche, et bientôt il éprouva de la faiblesse dans les reins avec une sensation pénible lorsqu'il se baissait. De plus, ses jambes étaient un peu lourdes, embarrassées et, lorsqu'il se levait après un instant de repos, il les sentait faibles. Il éprouva également à cette époque une céphalalgie surtout nocturne qui dura un mois environ. Quelques semaines après le début de ces accidents, il eut une brusque rétention d'urine, avec impossibilité absolue de vider sa vessie malgré les plus grands efforts ; ce ne fut que lorsque la vessie se trouva complètement distendue qu'il urina goutte à goutte, par regorgement. Il alla alors à la clinique de M. Guyon où on le sonda, et depuis ce jour il dut fréquemment avoir recours au cathétérisme. Les troubles de la vessie continuèrent pendant quelque temps à occuper le premier rang ; le malade éprouvait de fréquents besoins d'uriner, et tantôt il lui était impossible de retenir ses urines, tantôt, lorsqu'il voulait satisfaire ce besoin, la miction ne s'accomplissait pas, et plusieurs minutes après. une nouvelle envie se présentant, les urines s'échappaient malgré lui.

Vers le mois de juillet ou août 1880, le malade, qui marchait encore très bien malgré un certain engourdissement dans les jambes, voulant un jour courir après l'omnibus, sent ses jambes faiblir tout à coup, il est forcé de s'asseoir, puis peut rentrer chez lui.

A la suite de cet accident, les phénomènes paralytiques s'accentuent rapidement dans les jambes en même temps que la raideur et vers la fin de l'année, le malade est obligé de cesser tout travail. A cette époque les jambes étaient raides, le malade ne pouvait marcher qu'avec des cannes, en traînant les pieds sur le sol, surtout le bout du pied droit.

Dès le début des accidents spinaux, le malade avait suivi un traitement spécifique, assez irrégulièrement.

Dans le cours de l'année 1881, il se produisit une légère amélioration, mais depuis cette époque, l'état est resté absolument stationnaire, au dire du malade.

Du 4 septembre au 16 octobre 1883, le malade fait un séjour à l'hôpital Cochin, où on lui donne de l'iodure de potassium.

Il retourne à Cochin, où il reste du 4 décembre 1883 au 25 février 1884.

Au mois de mars 1884, il entre à l'hospice de la Salpêtrière, dans la clinique du professeur Charcot; il est alors examiné par M. Huet qui a eu l'obligeance de nous communiquer la note suivante.

État actuel, mars 1884. — Le malade peut a la rigueur marcher sans cannes, mais s'il veut fournir une certaine course, il se sert de deux bâtons. Il marche en traînant sur le sol la pointe des pieds, surtout à droite.

Les réflexes rotuliens sont très exagérés et le phénomène du pied très net des deux côtés ; la trépidation se produit d'ailleurs spontanément lorsque le malade descend de son lit. Réflexe plantaire affaibli à droite. Réflexes crémastériens abolis.

Sensibilité objective normale. Le malade se plaint de douleurs faibles, c'est plutôt un sentiment de chaleur désagréable dans les pieds et les jambes. Cette impression s'exagère parfois et le malade la compare à celle qui résulterait d'un bain de pieds sinapisé.

Les muscles extenseurs de la jambe ont conservé leur force et résistent bien, les fléchisseurs sont un peu affaiblis, surtout à droite. Les extenseurs et fléchisseurs du pied sont également peu vigoureux.

Le malade éprouve de fréquentes envies d'uriner, non seulement le jour, mais aussi la nuit, il est réveillé quatre à cinq fois par ce besoin, Il lui est arrivé plusieurs fois d'uriner dans son lit ou dans ses vêtements. Constipation habituelle.

Il n'existe aucun phénomène morbide appréciable ni dans les membres supérieurs ni à la face. L'examen des yeux n'indique ni amblyopie ni troubles dans le fonctionnement des muscles ; le fond de l'œil et les réflexes iriens sont normaux.

Le malade présente sur l'abdomen quelques syphilides papuleuses qui se sont développées il y a une vingtaine de jours.

Le traitement antisyphilitique est institué (frictions mercurielles. iodure de potassium intus).

Le 16 avril, les frictions sont interrompues, mais l'administration de l'iodure est continuée par la suite. Pointes de feu sur la région rachidienne.

En mars 1885, le malade entre l'hospice de Bicètre, dans le service de M. Dejerine. Il a été, depuis cette époque, examiné plusieurs fois, et nous trouvons dans les notes les renseignements suivants :

État actuel, mars 1885. — Parésie des membres inférieurs un peu plus marquée à droite, marche possible sans cannes, démarche spasmodique. Au lit, le malade lève bien les jambes, peut les croiser, mais avec lenteur.

Réflexes rotuliens exagérés, phénomène du pied. Pas de troubles marqués de la sensibilité, cependant la sensibilité au contact et à la douleur est un peu diminuée dans les membres inférieurs. Le malade aurait, à son dire, éprouvé un peu d'hyperesthésie autrefois. Actuellement, il a quelques crampes. Pas de troubles trophiques, ni vasomoteurs appréciables. Pas de rétention d'urine, mais besoins fréquents et impérieux d'uriner. L'incontinence passagère se manifeste quelquefois à l'occasion d'un faux pas, d'un effort, d'une secousse de toux.

Urines claires, pâles et sans albumine. Alternatives de constipation et de diarrhée.

Membres supérieurs et région céphalique sains. État général satisfaisant, pas d'altérations manifestes dans les différents viscères.

Le malade est envoyé dans les divisions de chroniques.

État actuel, 2 février 1889 (interne, M. Macaigne). *Motilité.* — La marche est régulière et lente avec deux cannes, le malade frotte la pointe des pieds sur le sol, mais ne talonne pas. La force musculaire des jambes est assez conservée et le malade peut se soutenir sur une jambe. Les yeux fermés, il ne vacille pas, il ne présente aucune incoordination et a conservé la notion de position de ses membres. Les réflexes patellaires sont exagérés, la trépidation épileptoïde du pied facile à produire.

Sensibilité objective. — Le réflexe cutané plantaire est conservé, il est même exalté, car le chatouillement de la plante du pied détermine de vives secousses réflexes dans les jambes. Dans la perception du tact et de la douleur, il n'y a ni diminution ni retard. Au niveau des jambes, légère diminution dans la perception et quelques erreurs de lieu dans l'appréciation de la température (eau à $+$ 70° et glace).

Phénomènes subjectifs. — Douleurs sourdes très supportables dans les deux membres inférieurs surtout à droite, se propageant généralement de la région fessière à la partie postérieure des cuisses et la face externe des jambes, s'accompagnant d'une légère sensibilité à la pression de ces parties. Parfois crampes dans les mollets.

Troubles de la miction. — Le malade actuellement urine presque toutes les heures ou toutes les deux heures ; les envies sont impérieuses et suivies de miction involontaire mais perçue par le malade s'il n'a pas le temps de se rendre aux latrines. Le jet est sans force et fréquemment interrompu par des contractions du sphincter ; la miction se fait ainsi en trois ou quatre actes. Le sujet, pour faciliter l'évacuation de la vessie, se frotte le bas-ventre et piétine sur place. Enfin, la miction semblant complètement terminée, il s'écoule encore quelques gouttes d'urine dans les vêtements.

Rectum. — Constipation habituelle qui se prolonge trois ou quatre jours et aboutit souvent à une débâcle précédée de vives coliques. Pas de troubles trophiques.

L'état des membres supérieurs est considéré comme normal dans les notes ; cependant on a relevé que la pression des mains marquait au dynamomètre 26° à gauche et 26°,5 à droite, ce qui est un chiffre assez inférieur, car un sujet sain marque 50° à 60°. Fonctions digestives et respiratoires normales.

21 mai 1890. Le malade monte à l'infirmerie pour des manifestations pulmonaires, on constate à l'examen une pleurésie du côté gauche. L'état des membres inférieurs n'a pas changé, mais l'état général est très affaibli.

Dans la poitrine, on trouve à gauche les signes d'un épanchement d'abondance moyenne avec légère déviation de la pointe du cœur et skodisme sous-claviculaire. On fit à quelques semaines d'intervalle deux ponctions qui fournirent un liquide trouble.

Il se déclara bientôt une fièvre subcontinue à caractère remittent, accompagnée d'un état saburral et d'anorexie. Les urines devinrent troubles, ammoniacales et une escarre se développa au niveau du sacrum; depuis deux mois le malade garde le lit.

Mort le 5 août 1890.

Autopsie. — Trente-quatre heures après la mort; le cadavre est bien conservé, légère infiltration dans les membres inférieurs et la région sacrée.

A l'ouverture de la cavité thoracique, on trouve des adhérences pleurales des deux côtés, et dans la plèvre gauche un épanchement d'environ 1,500 gr. d'un liquide louche. Emphysème pulmonaire. Quelques tubercules crétacés aux deux sommets.

Cœur volumineux, symphyse cardiaque surtout développée dans la région antérieure, où les deux feuillets du péricarde sont intimement unis.

Les organes abdominaux n'offrent aucune particularité intéressante ; la muqueuse vésicale est congestionnée et pulpeuse, le contenu vésical trouble.

Les enveloppes du cerveau sont saines, la pie-mère se détache partout facilement des circonvolutions, le cerveau lui-même ne présente sur les coupes aucune modification de structure. A l'ouverture du canal rachidien, on ne trouve aucune altération des parois osseuses ; la dure-mère est saine et sans adhérences anormales.

La pie-mère paraît normale, mais à l'examen extérieur de la moelle on trouve une teinte gris rosé diffuse, répandue surtout dans la région dorsale supérieure qui semble augmentée de consistance.

Sur les coupes de la moelle fraîche, on trouve dans la région cervicale une dégénérescence légère des cordons de Goll, et dans la partie dorsale une teinte rose diffuse, localisée surtout à la périphérie de la coupe. Cette modification se localise au-dessous dans les cordons latéraux.

Examen microscopique de la moelle à un faible grossissement.
(Obj: a var. Zeiss ; oc. 1).

La moelle, après durcissement dans le liquide de Müller, a été débitée en coupes sériées intéressant tous les étages. Déjà à l'œil nu, sur les surfaces de section, on distinguait très bien, après imprégnation par le sel chromique, les taches de sclérose, qui se détachaient par leur couleur jaunâtre sur le fond brun du reste de la substance blanche. Toutefois, après coloration des différentes coupes par les méthodes de Weigert et de Pal, l'examen à un faible grossissement permet de délimiter plus exactement la topographie des régions scléreuses.

Leur disposition indique dans la région cervicale une dégénérescence secondaire intéressant le cordon de Goll et le faisceau cérébelleux direct des deux côtés. Dans la région dorsale inférieure et la région lombaire, elle est représentée par une sclérose descendante, exclusivement limitée au faisceau pyramidal croisé du cordon latéral de chaque côté. Quant à la région dorsale supérieure, elle présente une sclérose diffuse, qui est surtout marquée dans les cordons de Goll et les cordons latéraux, mais se propage également à la périphérie des cordons antérieurs.

On remarque également soit à l'œil nu, sur les segments de moelle de cette région, soit sur les coupes, que les cornes antérieures de la substance grise offrent une certaine raréfaction du tissu qui s'est crevassé pendant le durcissement. Il en est résulté une sorte de petite cavité, purement artificielle d'ailleurs.

Le détail de la topographie des altérations visibles à ce faible grossissement varie un peu suivant les segments de moelle considérés.

RÉGION CERVICALE SUPÉRIEURE (fig. 21). — Dans cette région, la sub-

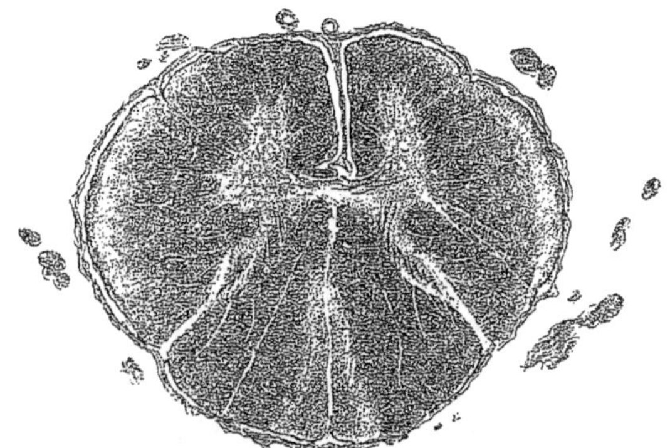

FIG. 21. — **Cas n° IV**. — Coupe au niveau de la troisième racine cervicale. (Méthode de Pal.)

stance grise est d'apparence normale. Les cordons blancs présentent une sclérose ascendante qui occupe :

1° La périphérie du cordon latéral, où elle forme un croissant dont la pointe postérieure ne vient pas tout à fait au contact du sillon collatéral postérieur, et dont la pointe antérieure ne dépasse pas le niveau de la corne antérieure. Elle n'est pas exactement marginale, il existe une petite bande de tubes bien colorés par l'hématoxyline qui la borde en dehors. Enfin elle n'est pas très accentuée, mais se manifeste par une raréfaction importante des tubes nerveux;

2º La partie moyenne du cordon de Goll où elle se dispose en triangle dont la pointe antérieure (lieu où elle est le plus marquée) est à peu près à égale distance de la commissure grise et de la périphérie postérieure du cordon. Les côtés latéraux de ce triangle sont également un peu plus décolorés. Dans la partie moyenne contiguë au septum médian, au contraire, le nombre des tubes imprégnés est plus considérable.

RÉGION CERVICALE MOYENNE (fig. 22). — La sclérose du cordon latéral

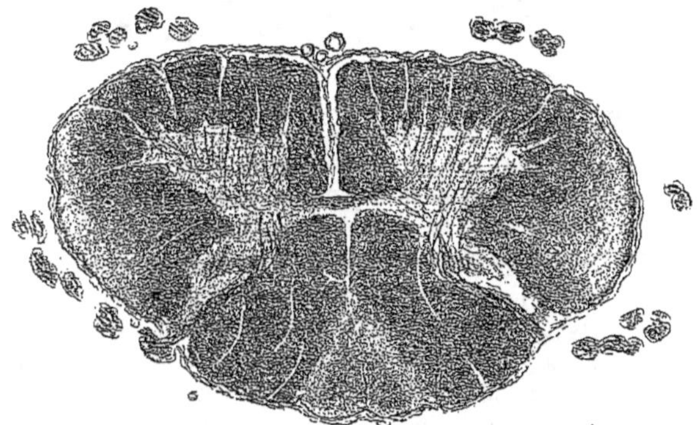

FIG. 22. — **Cas nº IV**. — Coupe au niveau de la sixième racine cervicale.

tend à gagner un peu la partie centrale du cordon. Elle est assez marquée dans la zone périphérique en croissant et très faible dans la partie sous-jacente du cordon latéral.

L'aspect du cordon de Goll ne s'est d'ailleurs pas modifié.

RÉGION CERVICALE INFÉRIEURE (fig. 23). — La sclérose latérale est plus prononcée et plus étendue, elle est contiguë en arrière au sillon collatéral postérieur, et tend également à se prolonger en avant. Elle gagne aussi en profondeur et envahit la partie adjacente du faisceau pyramidal ; mais toujours, dans cette région profonde, la sclérose est beaucoup moins marquée.

Dans le cordon postérieur, la lésion est encore limitée aux cordons de Goll, les zones radiculaires sont intactes. La partie antérieure du triangle de sclérose, plus décolorée, se rapproche de la commissure grise. La partie centrale est toujours moins atteinte que les bords latéraux, mais l'ensemble du faisceau est plus sclérosé qu'à la région cervicale supérieure.

Enfin la corne antérieure droite présente dans sa partie centrale une légère raréfaction du tissu.

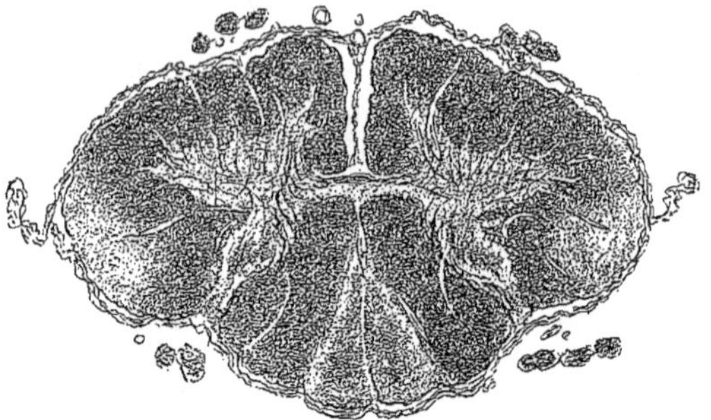

Fig. 23. — **Cas n° IV.** — Coupe au niveau de la huitième racine cervicale.

Jusqu'ici, la distribution des altérations est presque absolument symétrique.

Région dorsale supérieure. — Dès le niveau de la première dorsale, la distribution de la sclérose perd beaucoup de sa régularité.

Première racine dorsale. Dans le cordon antéro-latéral, la zone marginale est très altérée, et la sclérose y est presque totale dans la partie exactement latérale ; la périphérie du cordon antérieur est également atteinte, mais à un plus faible degré. Le faisceau pyramidal adjacent est franchement sclérosé ; le faisceau pyramidal direct (faisceau de Turck) est au contraire absolument sain. Il faut ajouter que l'intensité de l'altération est plus prononcée du côté droit.

Dans le cordon postérieur, le faisceau de Goll présente toujours le même aspect, avec une certaine augmentation dans l'intensité de la sclérose. Dans les zones radiculaires, existe une légère diminution de teinte à la partie centrale. Les deux cornes sont un peu plus transparentes que normalement.

Deuxième racine dorsale (fig. 24). L'altération atteint son maximum dans cette région. La distribution de la sclérose est assez diffuse ; il existe une diminuton de teinte à peu près générale, en exceptant toutefois les portions de la substance blanche contiguës à la périphérie de la substance grise. Mais la sclérose est surtout accentuée dans toute la zone marginale du cordon antéro-latéral et dans le faisceau pyramidal croisé.

Pour le cordon postérieur, la pointe antérieure, la base et les côtés latéraux du cordon de Goll sont surtout atteints. Dans le faisceau de Burdach, c'est surtout la région centrale qui est altérée ; les parties contiguës à la corne postérieure en dehors, et au septum intermédiaire en dedans, sont plus colorées.

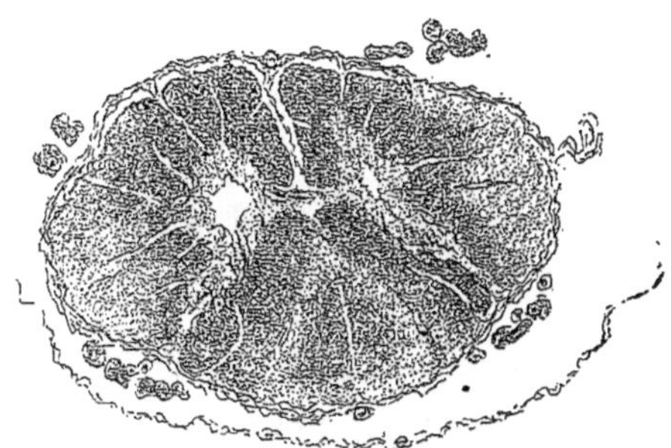

FIG. 24. — **Cas n° IV**. — Coupe au niveau de la deuxième racine dorsale.

Les deux cornes antérieures sont très décolorées; dans la partie centrale de la corne gauche il y a une petite perte de substance.

Troisième et quatrième racines dorsales. La distribution des altérations est à peu près la même, la sclérose diminue d'étendue dans le cordon antérieur, d'étendue et d'intensité dans le cordon postérieur. Le tissu des cornes antérieures est raréfié des deux côtés, les colonnes de Clarke décolorées.

Cinquième racine dorsale (fig. 25). Le cordon de Goll présente

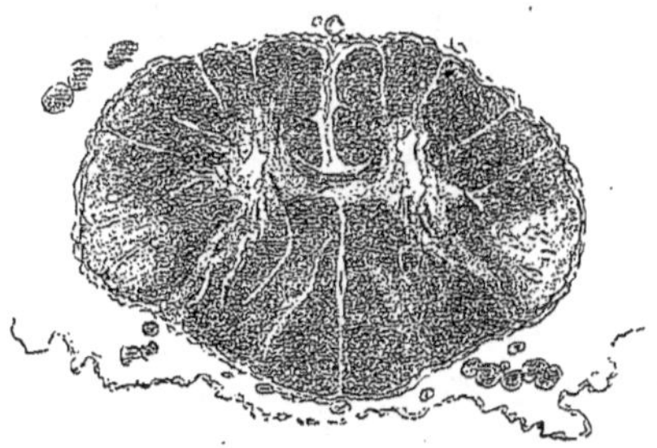

FIG. 25. — **Cas n° IV**. — Coupe au niveau de la cinquième racine dorsale.

encore une très légère diminution de teinte dans les parties antérieure et latérales, le cordon de Burdach dans sa partie moyenne.

La sclérose latérale n'est pas encore exclusivement limitée au faisceau pyramidal, elle se prolonge un peu en avant à la périphérie du cordon latéral, sans dépasser le niveau d'émergence des racines antérieures. Il existe toujours une prédominance marquée du côté droit. Les cornes antérieures sont encore décolorées.

Région dorsale inférieure. — A partir de la sixième racine dorsale, la sclérose du cordon postérieur disparaît, à part quelques petites taches diffuses dans la portion marginale (fig. 26).

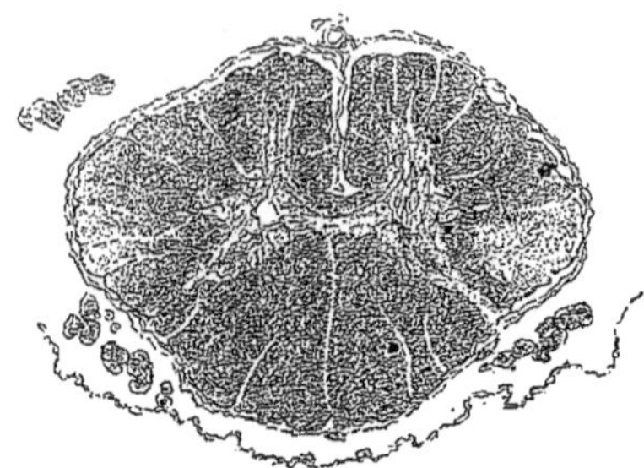

Fig. 26. — **Cas n° IV.** — Coupe au niveau de la huitième racine dorsale.

Dans le cordon latéral, elle dépasse encore les limites du faisceau pyramidal et son intensité est extrêmement marquée à droite.

Les cornes antérieures paraissent moins altérées.

Au niveau de la onzième et de la douzième (fig. 27) racine dorsale,

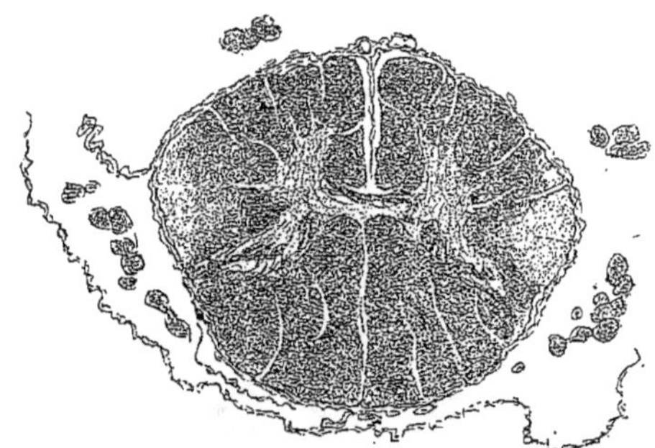

Fig. 27. — **Cas n° IV.** — Coupe au niveau de la douzième racine dorsale.

toutes les parties de la moelle présentent leur coloration habituelle, la substance grise et les colonnes de Clarke en particulier ont récupéré presque entièrement la richesse de leur reticulum nerveux.

Le faisceau pyramidal croisé seul est décoloré. La tache de sclérose offre des deux côtés la même topographie, elle est contiguë à la pie-mère et séparée de la substance grise profonde par une zone de tissu sain, mais l'intensité de l'altération est plus prononcée du côté droit. En ce point, les tubes nerveux ont presque tous disparu.

Région lombaire et région sacrée. — Dans ses portions terminales, la moelle reprend l'aspect normal, on note seulement la dégénération descendante du faisceau pyramidal, plus marquée à droite. Le petit triangle marginal de sclérose descend en s'atténuant, pour disparaître dans la région sacrée.

Dans toutes ces coupes, la pie-mère ne présentait pas d'épaississement manifeste à ce faible grossissement, les racines paraissent également saines, nous étudierons d'ailleurs ces parties plus minutieusement.

Examen des éléments de tissu dans les coupes précédentes à un fort grossisse ment (Obj. 4, 7 Leitz, F Zeiss ; oc. 1, 3). Colorations par le carmin, l'hématoxyline alunée et l'éosine. Méthodes de Weigert et de Pal, etc.

Région cervicale. — La pie-mère ne présente aucun épaississement, cependant on note déjà à la hauteur de la troisième racine cervicale des altérations vasculaires.

L'artère spinale antérieure et les artères de calibre sont saines en général, à part une certaine augmentation dans l'épaisseur des tuniques moyenne et externe. On trouve au contraire deux à trois veines radiculaires importantes oblitérées et constituées par un tissu homogène trouble peu coloré. Les autres grosses veines sont perméables, mais leurs parois sont épaissies. Les veines spinales antérieures et postérieures présentent l'aspect suivant : entre deux lames élastiques ondulées, on trouve une épaisse couche de tissu hyalin, sans structure apparente, contenant de rares noyaux arrondis ou fusiformes ; elle représente la tunique moyenne. En dedans de cette couche, on trouve une ou deux assises de noyaux arrondis séparés par du tissu fibrillaire bien coloré, et enfin les cellules endothéliales saillantes et proliférées. En dehors, la tunique adventice est épaissie, composée de gros trousseaux fibreux avec très peu de noyaux.

Les petits vaisseaux de la pie-mère ont tous des parois remarquablement épaisses et hyalines.

Le parenchyme de la moelle elle-même (en dehors des cordons de Goll et des faisceaux cérébelleux directs) est sain dans la région cervicale supérieure ; les septa détachés de la pie-mère ne sont nullement épaissis.

Dans les parties sclérosées, la lésion est constituée par la disparition d'un certain nombre de tubes nerveux. Cette disparition est loin d'être totale, même dans les parties les plus sclérosées des cordons dégénérés. Les tubes persistants sont sains pour la plupart, quelques-uns contiennent un cylindre axe hypertrophié, mais on ne trouve pas de cylindres-axes mis à nu, ni de gaines de myéline fragmentées. L'intervalle qui sépare les tubes est presque uniquement rempli de fibrilles de névroglie. Ces fibrilles ont une tendance manifeste à se placer parallèlement et dans le sens des fibres nerveuses, en sorte que, sur les coupes transversales, les espaces qui séparent les tubes nerveux sont remplis d'une infinité de petits points rouges (carmin) qui représentent les fibrilles névrogliques sectionnées transversalement. On trouve aussi quelques fibrilles perpendiculaires aux premières, qui se disposent surtout en forme de rayons dirigés vers le centre de la moelle, et çà et là quelques cellules araignées. En plein tissu scléreux, dans l'intervalle des tubes sains, existent quelques très rares espaces clairs, qui devaient être occupés par des corps granuleux. Les vaisseaux, dans ces régions sclérosées, ont des parois très épaisses et fibro-hyalines, mais on retrouve dans toutes les autres portions de la moelle, même dans celles où le tissu nerveux est absolument sain, des vaisseaux semblables. La paroi du vaisseau est formée de deux parties : une couche externe nettement fibreuse et contenant quelques noyaux, et une couche interne absolument hyaline ou ne présentant que quelques stries concentriques. La limite interne est sinueuse et revêtue de cellules endothéliales normales, la lumière est très petite par rapport à l'épaisseur des tuniques vasculaires et généralement remplie de globules rouges. Quant au contour externe du vaisseau, il est souvent nettement séparé du tissu nerveux voisin par une fente artificielle qui n'est certainement pas la gaine lymphatique. Celle-ci a été englobée par le tissu fibreux de la tunique externe. Le parenchyme nerveux est absolument sain, il est seulement séparé du vaisseau par une couche de névroglie fibrillaire très dense, qui reste localisée et n'a nulle tendance à la pénétration entre les tubes nerveux.

La substance grise est saine, on note seulement la présence d'un assez grand nombre de petits vaisseaux modifiés, quelques-uns sont dilatés, d'autres ont des parois épaisses et hyalines.

RENFLEMENT CERVICAL. — Cet état se maintient à peu près sans modification dans la partie moyenne de la région cervicale ; cependant, au niveau de la sixième racine cervicale le nombre des cylindres-axes hypertrophiés augmente notablement dans les cordons latéraux, tandis que le développement de la névroglie s'accentue entre les tubes nerveux.

Un certain nombre de cellules des cornes antérieures ont pris une forme arrondie, le pigment qu'elles contiennent est très développé et le volume de la cellule est diminué.

La pie-mère ne présente pas d'épaississement marqué et aucune trace d'infiltration. Les vaisseaux ont le même aspect que plus haut, l'artère spinale antérieure est saine, à part une augmentation notable dans l'épaisseur de la tunique adventice, qui est fibreuse. Deux ou trois grosses veines qui accompagnent les racines sont oblitérées.

Les travées parties de la pie-mère ne sont nullement élargies, mais dans le parenchyme médullaire, aussi bien dans les parties saines que dans les régions sclérosées, existent de nombreux petits vaisseaux à parois épaisses et hyalines.

RÉGION CERVICALE INFÉRIEURE. — Les altérations des vaisseaux, tant méningés que médullaires, sont plus marquées ; elles prédominent toujours dans les veines et les petits vaisseaux. De nombreuses veines ne sont plus représentées que par des cordons pleins, en particulier une grosse veine placée à l'origine du septum médian postérieur. Celui-ci est occupé dans toute sa longueur par des vaisseaux altérés, tandis que le septum médian antérieur est d'apparence normale. Un certain nombre de gros prolongements pénètrent dans la moelle, ils sont toujours occupés par des vaisseaux malades.

Les petits vaisseaux de la moelle et de la pie-mère présentent les aspects que nous avons décrits ; à ce niveau ils sont déjà plus nombreux et plus volumineux.

La pie-mère est légèrement épaissie sur les parties latérales, mais cette apparence relève de la présence, dans l'intervalle des plans fibreux, d'un grand nombre de vaisseaux augmentés de volume et oblitérés. Les vaisseaux, transformés en cordons de tissu hyalin, tranchent par leur couleur rose sur les tractus fibreux plus foncés de la méninge (carmin). Ces trousseaux fibreux sont toutefois un peu plus épais que de coutume, ils ne sont d'ailleurs envahis par aucune prolifération cellulaire.

La sclérose augmente d'intensité dans les parties atteintes, elle se prononce surtout dans la zone marginale du cordon latéral, où le nombre des tubes nerveux est très restreint ; au niveau du cordon pyramidal croisé et du cordon de Goll, ils sont bien plus nombreux. Les tubes persistants ont un contour régulier, mais sont occupés souvent par un cylindre-axe volumineux. On trouve aussi de petits cylindres-axes ponctiformes, exactement circulaires et très vivement colorés en rouge ; ils se distinguent des fibrilles de névroglie par un diamètre plus considérable ; ils sont tantôt entourés d'une gaine très mince, tantôt paraissent absolument libres. L'élément interstitiel est presque exclusivement représenté par des fibrilles de névroglie adultes, il faut y joindre un assez grand nombre de cellules araignées très développées et quelques vacuoles claires, dont quelques-unes contiennent des corps granuleux et d'autres des boules arrondies, hyalines, colorées en rose. Ces deux derniers éléments sont assez peu répandus, ils sont surtout rassemblés dans les gaines périvasculaires.

Les autres parties des cordons blancs contiennent des tubes nerveux sains, on note cependant encore quelques cylindres-axes hypertrophiés et quelques cellules araignées exubérantes.

La partie centrale des cornes antérieures a subi un certain degré de désorganisation. Les cellules nerveuses présentent des prolongements variqueux ou bien sont arrondies, très colorées ou même réduites à un petit bloc de granulations pigmentaires. On voit encore des groupes de cylindres-axes volumineux, moniliformes, un grand nombre de cellules araignées, des corps amyloïdes, des cellules granuleuses, enfin quelques noyaux libres mal colorés.

Dans toute la région cervicale, l'aspect des racines médullaires est normal, du moins pour tous les faisceaux qui sont compris dans les préparations. Le périnèvre n'est pas épaissi, on note seulement la présence de nombreux vaisseaux à parois hyalines épaissies.

Région dorsale supérieure. — C'est à ce niveau que les altérations sont le plus prononcées; nous avons décrit la topographie de la sclérose et l'aspect des coupes à un faible grossissement, nous n'y reviendrons pas.

Dans toute la hauteur de cette région, la pie-mère ne présente qu'un très léger épaississement sur les parties latérales. On n'y trouve aucune infiltration embryonnaire importante, excepté dans le voisinage de quelques vaisseaux.

D'une façon générale, le tissu qui la compose est formé de tractus fibreux à contours nets. Elle n'adhère d'ailleurs que faiblement à la substance médullaire sous-jacente, sauf dans les parties latérales, où l'union est plus intime. Les tractus qui partent de la méninge pour plonger dans la moelle ne sont pas très développés, excepté quelques-uns qui accompagnent des vaisseaux modifiés.

L'arachnoïde, dans cette région, est fibreuse et légèrement épaissie, elle est unie à la pie-mère en certains points par des tractus importants.

Tous les vaisseaux englobés dans la pie-mère ou accolés à cette membrane sont malades, mais à un degré variable. Les altérations, d'une façon générale, sont plus prononcées dans les parties postéro-latérales, elles présentent les caractères que nous connaissons déjà en partie.

L'artère spinale antérieure, sauf un léger épaississement fibreux de la tunique externe, est intacte dans toute cette région. La plus grande partie des veines est, au contraire, oblitérée. Enfin tous les petits vaisseaux sont bouchés ou constitués par une tunique hyaline épaisse. On trouve aussi, dans l'espace sous-arachnoïdien, des veines isolées oblitérées.

Mais ce sont surtout les vaisseaux compris dans l'épaisseur même de la moelle qui offrent les lésions les plus accentuées. Tous ceux qui sont visibles ont des parois très épaisses. Les plus gros sont si volumineux qu'ils sont très nettement visibles à la loupe. Leur paroi est constituée par du tissu fibreux très dense ou bien par une couche hyaline où persiste à peine une trace de striation concentrique et ondulée. Dans l'épaisseur de ce tissu, on ne trouve que quelques noyaux arrondis ou fusiformes. Ceux-ci sont, au contraire, plus nombreux à la limite externe de la paroi, qui reprend alors une texture fibreuse plus nette.

Certaines parois sont composées de deux couches très bien séparées : une couche externe, formée de fibrilles ondulées, et une couche interne, hyaline, contenant parfois des vacuoles et des blocs de substance granuleuse.

Dans l'épaisseur de cette paroi, on observe souvent la coupe de petits vaisseaux néoformés, limités par une assise de cellules endothéliales. De nombreux vaisseaux sont complètement oblitérés et forment, au milieu du tissu scléreux névroglique, des masses à contours arrondis ou festonnés, dont la texture est ou presque purement hyaline ou bien nettement fibreuse (pl. IV, fig. 3 et 4).

Ces vaisseaux sont, pour la plupart, nettement séparés du tissu scléreux ambiant, souvent même ils sont entourés par une fente circulaire vraisemblablement artificielle et due à la rétraction du tissu par le durcissement. La gaine lymphatique a presque toujours disparu par symphyse avec la paroi vasculaire. Sur quelques vaisseaux cependant, elle persiste, et son existence est affirmée par la présence d'une couronne d'éléments dégénérés de résorption qui entoure le vaisseau.

En tous cas, la paroi du vaisseau ne fait pas corps avec le tissu scléreux voisin, et il ne s'en détache aucun prolongement. Les fibrilles névrogliques tassées forment autour du vaisseau une ceinture qui en est souvent séparée par la fente que nous avons indiquée.

On retrouve les mêmes modifications dans les vaisseaux des régions de la substance blanche, relativement saines, et dans la substance grise.

Le parenchyme nerveux est altéré dans toute l'étendue des coupes, mais à un degré variable. La presque totalité des tubes nerveux a disparu dans la zone marginale de la moelle, surtout dans les parties latérales. Leur destruction est également très étendue dans les parties centrales des cordons latéraux et postérieurs. Les portions qui sont contiguës à la substance grise sont, au contraire, relativement respectées.

Au niveau des parties les plus atteintes, le tissu de sclérose est constitué en majeure partie par des fibrilles névrogliques et de nombreuses cellules araignées. Dans les mailles formées par l'enchevêtrement de ces éléments, on ne trouve qu'un petit nombre de cellules granuleuses, quelques boules hyalines arrondies et souvent vacuolaires, et presque pas de corps granuleux. Les granulations libres de myéline manquent totalement dans les préparations colorées par l'hématoxyline de Weigert. En somme, les produits de désintégration des tubes nerveux sont très peu abondants. On trouve surtout, mêlés au tissu névroglique, des noyaux mal colorés et des petits vaisseaux capillaires souvent complètement oblitérés. Il existe de plus des cylindres-axes hypertrophiés dépourvus de gaine, et quelques très rares tubes nerveux, constitués par une petite gaine et un cylindre-axe ponctiforme.

Dans les parties profondes des cordons latéraux et postérieurs, la sclérose revêt les mêmes caractères, mais le nombre des tubes conservés est un peu plus considérable, ceux-ci se présentent soit avec leurs caractères normaux, soit avec un cylindre-axe volumineux.

Il existe encore un grand nombre de cylindres-axes hypertrophiés dans les régions qui entourent la substance grise, mais à ce niveau le tissu interstitiel est peu développé, on note seulement une augmentation de volume et de nombre des cellules araignées.

La substance grise, dans toute la région dorsale supérieure, est très altérée, un grand nombre de cellules sont réduites à de petits moignons pigmentés; cependant celles qui sont situées dans la région antérieure de la corne ont conservé pour la plupart leurs prolongements.

Dans la partie centrale de la substance grise des cornes, elles sont, au contraire, presque totalement détruites, le tissu est d'ailleurs en ce point très raréfié et comme effondré; les fibrilles nerveuses font défaut et le tissu, très lâche, n'est constitué que par des fibrilles névrogliques très espacées, des cellules araignées très nettes, des cellules granuleuses, des noyaux libres et quelques boules hyalines. Indépendamment de ces éléments qui peuvent être caractérisés, on trouve une substance amorphe granuleuse qui remplit les vides.

La colonne de Clarke ne forme plus une région distincte, elle est englobée dans le tissu que nous venons de décrire.

RÉGION DORSALE MOYENNE. — A partir de la sixième racine dorsale, la sclérose se cantonne dans les cordons latéraux aux faisceaux pyramidaux, elle présente alors les mêmes caractères que dans le cordon de Goll à la région cervicale supérieure, mais l'intensité de l'altération est bien plus prononcée. Le tissu de sclérose est presque uniquement constitué par des fibrilles névrogliques très serrées et disposées longitudinalement par rapport à l'axe de la moelle. Les tubes persistants sont très nettement distincts du tissu névroglique et bien conformés en général. Ils sont assez nombreux dans le cordon pyramidal gauche et très rares dans celui du côté droit.

La substance grise présente encore quelques modifications dans sa partie centrale et au niveau de la colonne de Clarke.

Il existe toujours un léger épaississement fibreux de la pie-mère et de l'arachnoïde. Les altérations vasculaires sont très prononcées, elles offrent les mêmes caractères et la même topographie que plus haut; elles sont surtout marquées dans les parties postéro-latérales. Dans la moelle, le nombre des vaisseaux oblitérés ou épaissis est extrêmement considérable, surtout dans le cordon latéral droit où ils acquièrent un développement énorme; mais on trouve également des vaisseaux avec le même état dans le cordon latéral gauche et même dans les régions de la moelle où le parenchyme est resté à peu près sain.

Les racines médullaires, dans les deux tiers supérieurs de la région dorsale, présentent sur les coupes des altérations manifestes, bien qu'assez peu accentuées. Ces modifications portent principalement sur les racines antérieures. Le nombre des tubes nerveux détruits est très peu considérable. L'intégrité d'un grand nombre de tubes, celle du tissu interstitiel et du périnèvre forment un contraste frappant avec l'épaississement considérable des parois vasculaires.

La dégénérescence des tubes nerveux des racines antérieures est purement secondaire, elle relève des altérations de la substance grise. Elle n'est certainement pas provoquée par l'infiltration inflammatoire du tissu interstitiel, car celui-ci est presque absolument normal ; enfin, en contact avec des vaisseaux presque oblitérés, on trouve des tubes nerveux absolument sains.

RÉGION DORSALE INFÉRIEURE. — Ce n'est qu'à la hauteur de la onzième ou de la douzième racine dorsale que la substance grise reprend ses caractères normaux ; les cellules nerveuses sont cependant encore atteintes dans les parties postéro-latérales des cornes antérieures (cornes latérales). La colonne de Clarke a récupéré en grande partie ses cellules et ses fibrilles nerveuses ; mais il existe toujours, tant dans la substance blanche que dans la substance grise, un certain nombre de vaisseaux à parois épaisses et hyalines, qui forment des taches claires sur le fond du tissu. Le parenchyme de la substance blanche est d'ailleurs sain, à part la sclérose du faisceau pyramidal.

Les méninges sont d'épaisseur normale et les altérations vasculaires diminuent d'intensité ; on note cependant un certain nombre de veines oblitérées dans le voisinage des racines postérieures et du sillon médian postérieur.

Les racines sont saines, à part les lésions vasculaires que nous avons signalées et qui se retrouvent ici.

RÉGION LOMBAIRE. — Le parenchyme nerveux de la substance grise et des cordons blancs est normal, à part la sclérose du faisceau pyramidal, dont l'intensité est plus prononcée à droite, et qui diminue peu à peu d'étendue pour disparaître dans la partie terminale de la moelle.

On trouve encore dans toutes les parties de la moelle quelques vaisseaux à parois épaisses et hyalines.

La pie-mère ne présente plus aucun épaississement et cependant, jusqu'au niveau des racines sacrées, les vaisseaux sont encore très altérés. L'artère spinale antérieure isolée a des parois épaisses, l'endartère est relativement sain, mais la tunique adventice et la tunique moyenne sont bien plus développées qu'à l'état normal et fibreuses.

Les veines spinales antérieures et postérieures possèdent encore une large lumière, mais les parois sont très épaisses et fibreuses. Quelques veines satellites des racines sont oblitérées. Tous les petits vaisseaux de la pie-mère ont des parois épaisses et fibreuses (fig. 28). Dans cette

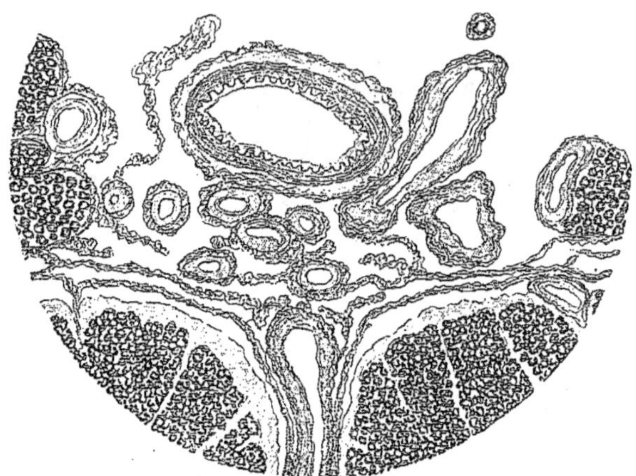

FIG. 28. — **Cas n° IV**. — Système vasculaire spinal antérieur. Épaississement hyalin des parois des vaisseaux. Intégrité des méninges et de la moelle. Coupe au niveau de la troisième racine lombaire. (Méthode de Weigert.)

région on note donc, à côté d'un parenchyme médullaire sain, l'existence, dans les parois vasculaires, d'altérations généralisées, mais arrêtées dans leur évolution, peu prononcées, et de date ancienne.

L'histoire clinique du malade qui fait l'objet de cette observation peut se résumer en quelques mots. Onze mois après un chancre infectant, le sujet éprouve quelques symptômes indiquant le début d'une lésion médullaire, puis au bout d'un certain temps deux accidents aigus à quelques semaines d'intervalle ; d'abord une rétention brusque d'urine, puis une attaque de paraplégie. A partir de ce moment, les symptômes marchent rapidement. A la suite d'un traitement spécifique, l'état du malade présente une certaine amélioration, puis reste absolument stationnaire. Un an et demi après le début des accidents, le malade offre tous les symptômes d'une paraplégie spasmodique qui persiste ensuite à l'état chronique sans modifications. Au bout de dix ans, il meurt d'une affection intercurrente.

S. 23

L'évolution et la nature des lésions anatomiques nous paraissent reconnaître l'interprétation suivante : nous avons vu que, d'une façon générale, les altérations du tissu propre de la pie-mère étaient très peu marquées et que les lésions vasculaires, au contraire, étaient prédominantes. Ces dernières atteignent leur maximum au niveau de la région dorsale supérieure, et c'est précisément en ce point que la sclérose de la moelle s'est manifestée d'une façon diffuse.

L'altération du tissu médullaire doit être considérée comme la conséquence des lésions vasculaires. En effet, la sclérose de la moelle n'a pas eu pour point de départ une infiltration embryonnaire partie de la pie-mère, car celle-ci n'adhère que faiblement au tissu médullaire, elle ne fournit qu'un petit nombre de prolongements pénétrant dans le parenchyme de la moelle, et ces prolongements sont toujours formés par des vaisseaux épaissis.

La sclérose médullaire n'a pas eu non plus son point de départ dans la paroi des vaisseaux, car dans les parties sclérosées ceux-ci sont le plus souvent isolés du tissu environnant. De plus, en plein parenchyme sain, on trouve des vaisseaux qui présentent les mêmes caractères que ceux des parties sclérosées, et ces vaisseaux sont en contact avec des tubes nerveux normaux. C'est aussi ce qu'on observe au niveau des racines.

Deux particularités permettent d'affirmer que les altérations des vaisseaux sont primitives et autonomes, et qu'elles ne sont pas consécutives soit aux lésions de la méninge, soit à la sclérose des parties qu'ils traversent. C'est d'abord ce fait que, dans les régions cervicale et lombaire où la pie-mère est normale, tous les vaisseaux sont très manifestement altérés (v. fig. 28) et que, dans toute la hauteur de l'axe spinal, de nombreuses veines isolées dans la cavité sous-arachnoïdienne sont complètement oblitérées. En outre, ainsi que nous l'avons déjà fait remarquer, on trouve, à côté de tubes nerveux absolument sains, des vaisseaux dont l'altération est extrêmement prononcée.

La sclérose médullaire qui est presque purement névroglique dans ce cas est consécutive à la dégénération des éléments nerveux. Quant à la cause de cette dégénération, elle doit être cherchée dans l'insuffisance d'irrigation sanguine qui a résulté des altérations vasculaires.

Les lésions vasculaires, bien qu'existant dans toute la hauteur de la moelle, ont leur maximum d'intensité au niveau de la région dorsale et c'est en ce point que s'est produit le ramollissement diffus de la substance médullaire. Les éléments dégénérés ont été peu à peu remplacés par la sclérose, en même temps que se manifestait la dégénération ascendante ou descendante des tubes détruits.

Toutes les lésions que nous avons décrites offrent un caractère manifeste d'ancienneté. Les parois vasculaires sont fibreuses et même hyalines, l'infiltration nucléaire est extrêmement discrète, la sclérose névroglique et conjonctive est fibreuse, les produits de désintégration des éléments du parenchyme médullaire sont très rares. En somme il s'agit, tant pour les méninges que pour la moelle, d'un véritable tissu de cicatrice. Le processus était donc arrêté depuis longtemps dans son évolution : les vaisseaux, d'abord infiltrés, ont subi ensuite la transformation fibreuse de leurs parois et le processus, qui a été bien loin dans la partie moyenne de l'axe spinal s'est arrêté en chemin au niveau des deux extrémités ; en tous cas, dans ces régions, la circulation sanguine est restée suffisante.

Il existe une concordance satisfaisante entre l'observation clinique d'une part, les lésions constatées et l'interprétation que nous en avons donnée, d'autre part. Les altérations vasculaires ont produit au début les symptômes prodromiques que nous avons notés. A la destruction définitive des éléments nerveux répond l'établissement rapide de la paraplégie.

Le temps d'arrêt suivi de sclérose subi par le processus, et l'aspect d'ancienneté des lésions constatées à l'autopsie sont bien en rapport avec l'état stationnaire dans lequel la maladie est restée pendant de nombreuses années.

A l'intégrité de la région lombaire répond la conservation des forces et des mouvements dans les membres inférieurs, les phénomènes spasmodiques étant la conséquence de la sclérose descendante du faisceau pyramidal.

Les altérations de la substance grise, que nous avons notées dans les régions dorsale supérieure et dorsale moyenne, ne paraissent pas avoir produit de symptômes bien accusés, du moins ceux-ci ont échappé à l'observation. Quant à celles de la substance grise de la région cervicale, elles expliquent l'état de faiblesse qui a été constaté dans les membres supérieurs.

L'observation précédente peut être considérée comme un type de syphilis médullaire d'intensité moyenne arrivée au dernier stade de son évolution naturelle. Dans ce cas, le processus éteint n'a subi aucune recrudescence, et la mort a résulté d'une affection intercurrente. Si les lésions de décubitus se sont produites vers la fin, c'est que l'état général qui, jusque-là, s'était montré satisfaisant, avait subi, par le fait d'une affection intercurrente grave, une atteinte profonde, permettant le développement de ces altérations.

Les trois observations suivantes nous ont été communiquées par M. Dejerine avec les préparations microscopiques qui offraient dans l'aspect des lésions une grande similitude. Ces cas sont remarquables par l'analogie de leur évolution, ils répondent au type complet caractérisé par la série des phénomènes suivants : début brusque ; établissement, puis persistance pendant un certain temps d'une paraplégie grave ; amélioration et finalement état stationnaire.

Cas n° V. — Obs. 112 (inédite). Communiquée par M. Dejerine.

Résumé clinique. — *Homme. A 22 ans, chancre, accidents secondaires, deux mois de traitement. A 27 ans, pendant quelques jours, difficulté dans la miction, attaque de paraplégie pendant la nuit; trois mois de séjour au lit, amélioration, puis état stationnaire : paraplégie spasmodique, intégrité de la sensibilité, incontinence d'urine, mort douze ans après le début, d'accidents urinaires.*
Autopsie. — *Pas de lésions macroscopiques, à part un foyer de sclérose transverse d'environ 2 centim. de haut au niveau de la région dorsale moyenne. Au microscope, sclérose névroglique du foyer, méninges peu épaissies, altérations scléreuses très prononcées des vaisseaux. Dégénérescence secondaire ascendante et descendante.*

Histoire clinique. — M..., âgé de 38 ans, entre à Bicêtre en 1884, pour une paraplégie.

Antécédents personnels. — Le sujet avait toujours été bien portant jusqu'en 1871. A cette époque, étant alors âgé de 22 ans, il contracte la syphilis. Il eut un chancre et des plaques muqueuses, et suivit alors un traitement mercuriel pendant deux mois seulement.

Maladie actuelle. Commémoratifs. — Cinq ans après cet accident, en 1876, à l'âge de 27 ans, le malade éprouva de la difficulté à uriner, puis eut de l'incontinence passagère d'urine. Ces accidents duraient depuis quelques jours seulement, lorsqu'un matin il se réveilla complètement paralysé des membres inférieurs. La paraplégie était à peu près abso-

lue ; le malade ne ressentit, paraît-il, à cette époque, aucune douleur vive,
mais ses jambes étaient engourdies. Incontinence d'urine.

Le malade dut garder le lit pendant trois mois ; au bout de ce temps,
il commença à se lever, puis à marcher peu à peu, d'abord avec des
béquilles, puis avec des cannes. Ses jambes, dit-il, étaient très raides.

L'état s'améliora pendant un certain temps, mais depuis des années
le malade est resté dans la même situation.

En 1884, il entra à l'hospice de Bicêtre et fut envoyé dans une division
de malades chroniques.

État actuel. — Homme de constitution moyennement vigoureuse,
atteint de paraplégie spasmodique avec contracture très prononcée. Le
malade marche avec deux cannes ; ses jambes sont très raides, les pieds
se détachent très difficilement du sol ; la démarche est lente, mais le
malade peut fournir une assez longue course.

La force musculaire n'est pas sensiblement diminuée dans les membres inférieurs, on éprouve une grande difficulté à fléchir les jambes
contre la volonté du malade, et celui-ci peut porter un homme sur ses
épaules, à la condition qu'il ait pris auparavant une position d'équilibre
satisfaisante.

L'intensité de la contracture gêne la recherche des réflexes tendineux
des membres inférieurs. Le pied se place en extension et on ne peut
produire le clonus caractéristique, à cause de la raideur du membre. La
même cause empêche de provoquer le réflexe patellaire. Dès qu'on
percute le tendon rotulien, la jambe se place dans l'extension forcée
par exagération de la contracture.

Le malade est atteint d'incontinence intermittente d'urine, les envies
sont impérieuses, et le malade ne quitte jamais son urinal en caoutchouc.

Sensibilité. — Dans les membres inférieurs, comme dans les autres
parties du corps, la sensibilité est, en gros, normale dans ses modes :
tact, douleurs, température.

Les membres supérieurs sont intacts.

Pupilles égales sans myosis, réagissant normalement à la lumière et
à la convergence.

Les urines sont troubles et ammoniacales.

Au mois d'avril 1888, le malade, qui avait été renvoyé dans les divisions de chroniques, remonta à l'infirmerie de l'hospice : les urines
étaient très troubles, chargées de pus, contenaient de l'albumine. L'état
général du sujet était fortement atteint, la fièvre était assez forte, l'appétit nul. On fit des lavages de la vessie avec de l'eau boriquée, mais
les accidents de cystite persistèrent et le malade succomba le 25 avril.

Autopsie. — Le cerveau et la moelle seuls ont pu être examinés.

Encéphale. — Boîte crânienne normale, pas d'exostoses. Dure-mère
saine sur ses deux faces, sans trace d'épaississement ni d'exsudat. Pie-

mère fine, normale sans adhérences pathologiques. Les vaisseaux de la
base paraissent sains.

Les coupes macroscopiques pratiquées sur le cerveau, le cervelet, la
protubérance et le bulbe, ne permettent de découvrir aucune altération
appréciable.

Moelle épinière. — Pas de lésions osseuses, tissu cellulaire périmé-
ningé d'apparence saine. Dure-mère normale sur ses deux faces.

Au niveau de la région dorsale moyenne de la moelle, on constate
une teinte grisâtre des cordons blancs, s'étendant un peu plus sur la
face antérieure que sur la face postérieure, et siégeant sur une hauteur
de 2 centimètres. A ce niveau, la pie mère présente une teinte légèrement grisâtre et paraît un peu gonflée.

Sur une coupe de la moelle fraîche, passant par la partie moyenne de
cette plaque, on constate à l'œil nu qu'à ce niveau la substance blanche
a pris une teinte gris rosé et que les limites de la substance grise et la
substance blanche sont beaucoup moins nettes qu'à l'état normal. On sent
à la pression que le tissu est induré, scléreux.

Quelques fragments, isolés au moyen de ciseaux courbes, et dissociés
dans le picrocarmin, montrent au microscope des corps granuleux, des
fibrilles névrogliques serrées et enchevêtrées, des petits vaisseaux
dont les parois hyalines sont très épaisses, beaucoup sont transformées
en un cordon fibroïde sans lumière centrale.

Les coupes transversales des autres parties de la moelle montrent
à l'œil nu une dégénérescence ascendante du cordon de Goll et une
dégénérescence descendante du faisceau pyramidal latéral.

Cas n° VI. — Observation 113 (inédite). Communiquée par M. Dejerine.

Résumé clinique. — *Homme de 19 ans, chancre, plaques muqueuses,
trois mois de traitement. A 28 ans, faiblesse brusque des jambes, guérison. Quelques jours après, mêmes phénomènes, puis paraplégie;
six mois de séjour au lit, amélioration, puis état stationnaire : paraplégie spasmodique, intégrité de la sensibilité, troubles des sphincters; mort, quatorze ans après le début, de pneumonie.*
Autopsie. — *Plaque grisâtre diffuse de la moelle au niveau de la
septième et de la huitième racine dorsale. Au microscope, foyer
de sclérose névroglique diffus, occupant surtout les cordons postérieurs et les cordons latéraux; épaississement léger des méninges,
altérations des vaisseaux. Dégénérescence secondaire ascendante et
descendante.*

Histoire clinique. — Pis..., ferblantier, âgé de 42 ans.

Antécédents personnels. — A l'âge de 19 ans, en 1865, le malade eut
un chancre syphilitique suivi de plaques muqueuses, et se soumit à
cette époque à un traitement mercuriel pendant trois mois.

Maladie actuelle. Commémoratifs. — A l'âge de 28 ans, en 1874, le malade, jusque-là bien portant, éprouva un jour, dans les jambes, une faiblesse brusque qui le fit tomber : mais ce n'était là qu'un avertissement; la faiblesse ne dura que quelques instants, et le malade recouvra bientôt l'usage de ses jambes.

Trois jours plus tard, le même accident se reproduisit : le malade se rendait à son travail, lorsqu'il fut pris de tremblement dans les jambes qui faiblirent sous lui. On dut le transporter chez lui. La paralysie fut d'abord presque totale, s'accompagna d'incontinence d'urine et le malade garda le lit pendant six mois. Au bout de ce temps, il commença à marcher, d'abord très péniblement, puis, son état s'améliorant peu à peu, il lui fut possible de reprendre ses occupations.

A partir de ce moment, la situation ne s'est guère modifiée, le malade marche avec deux cannes, mais il peut exercer sa profession, fait d'assez longues courses et reste debout plusieurs heures par jour.

En 1886, le malade entra à l'hospice de Bicêtre et fut placé dans les divisions de chroniques.

Le 21 mai 1888, il fut admis à l'infirmerie de l'hospice pour des symptômes de grippe.

On constate alors l'état suivant : le malade marche avec deux cannes, en se balançant, les jambes raides incomplètement étendues, il est digitigrade, car la pointe des pieds appuie fortement sur le sol, tandis que les talons y reposent à peine.

En temps ordinaire, le malade peut marcher assez longtemps, il va par exemple assez souvent depuis l'hospice jusque dans Paris et fait ainsi plusieurs kilomètres, mais l'allure est lente, il bute facilement et se fatigue assez vite.

La force musculaire est encore très grande dans les membres inférieurs et il n'y a pas de signes évidents d'atrophie musculaire ; mais dans les mouvements passifs on constate une raideur accentuée des membres inférieurs ; les réflexes rotuliens sont très exagérés, on provoque des deux côtés le phénomène du pied et même le tremblement clonique de la rotule.

La sensibilité objective est intacte et le malade n'accuse aucune douleur. A aucune période de sa maladie il n'a d'ailleurs jamais souffert de douleurs vives, il aurait simplement éprouvé au début des fourmillements et de l'engourdissement dans les jambes.

Les envies d'uriner sont impérieuses et parfois la miction se fait spontanément.

Les membres supérieurs et la tête sont indemnes, les pupilles réagissent normalement.

Il s'agit, en somme, d'une paraplégie spasmodique de moyenne intensité et à peu près égale des deux côtés.

Le malade succomba à une broncho-pneumonie le 6 juin 1888, à l'âge de 42 ans, quatorze ans après l'attaque de paraplégie.

Autopsie. — Les enveloppes crâniennes et l'encéphale ne présentent aucune anomalie pathologique, les méninges paraissent saines à l'œil nu, en tous cas sans adhérences entre elles ni avec la substance nerveuse.

Les coupes fraîches du cerveau et du cervelet ne montrent aucune lésion.

Moelle. — Pas d'altérations macroscopiques du rachis ni de la dure-mère ; la pie-mère ne présente pas d'épaississement appréciable ; la moelle est indurée et d'une teinte grisâtre dans la région dorsale moyenne ; à la coupe, on constate une sclérose incomplète, diffuse et de couleur gris rosé, envahissant irrégulièrement la région dorsale moyenne et présentant son maximum d'intensité au niveau des septième et huitième racines dorsales. Dégénérescence secondaire ascendante et descendante.

Cas n° VII. — Observation 114 (inédite). Communiquée par M. Dejerine.

Résumé clinique. — *Homme ; à 20 ans chancre, plaques muqueuses, traitement insuffisant ; à 26 ans, faiblesse et fourmillements des jambes, puis paraplégie complète développée en vingt-quatre heures. Huit mois de séjour au lit, amélioration et état stationnaire : paraplégie spasmodique, troubles des sphincters, sensibilité intacte, pas de douleurs, pas d'atrophie musculaire. Mort, vingt ans après le début, de tuberculose pulmonaire.*

Autopsie. — *Pas de lésion macroscopique de la moelle sauf un foyer de sclérose transverse long de 3 centim. dans la région dorsale moyenne. Au microscope : mêmes modifications que dans les cas précédents.*

Histoire clinique. — Dub..., menuisier, âgé de 45 ans, à l'hospice de Bicêtre depuis 1886.

Antécédents. — A l'âge de 20 ans, en 1863, le malade prit un chancre qui fut suivi de plaques muqueuses. Traitement pendant cinq semaines à l'hôpital du Midi.

Maladie actuelle. Commémoratifs. — A l'âge de 26 ans, en 1869, le malade éprouva dans les jambes un sentiment de faiblesse, accompagné de fourmillements douloureux. Ces symptômes se manifestèrent pendant quelques jours avec une intensité variable, lorsqu'un jour la faiblesse augmenta tout à coup assez rapidement, si bien que, vingt-quatre heures après, la paraplégie était complète.

Le malade fut transporté à l'hôpital Lariboisière où il resta plus d'une année. Pendant huit mois, il garda le lit, la paraplégie était très accentuée et s'accompagnait d'incontinence d'urine. Au bout de ce temps, le malade put se lever et commença à marcher peu à peu.

Après avoir bénéficié d'une amélioration notable et progressive, il est resté depuis de longues années dans un état absolument stationnaire.

La marche était assez pénible, mais le malade pouvait cependant exercer tant bien que mal sa profession de menuisier.

Il fit plusieurs séjours dans différents hôpitaux, et finalement fut admis à Bicêtre en avril 1886.

État actuel, février 1889. — Le malade présente les signes classiques de la paraplégie spasmodique, la contracture est très prononcée même à l'état de repos; le malade étant assis, les genoux sont rapprochés, il ne peut croiser une cuisse sur l'autre.

Dans les mouvements communiqués, on sent une grande raideur, et à ce moment la contracture prend une telle intensité qu'elle rend difficile la recherche des réflexes; le pied se place en position équine, il ne peut être relevé, et l'on ne peut pour cette raison provoquer le tremblement clonique caractéristique. Dans la marche, la raideur est également extrêmement prononcée, le sujet marche difficilement avec deux cannes, les pieds sont comme attachés au sol, le corps est penché en avant.

La sensibilité est intacte dans tous ses modes, le malade ne se plaint d'aucune douleur.

Incontinence fréquente d'urine.

Intégrité des membres supérieurs, de la face, des yeux.

Au mois de décembre 1890, le malade entre à l'infirmerie : il est atteint depuis longtemps de tuberculose pulmonaire, mais l'état général s'est beaucoup affaissé depuis quelques mois. Mort le 23 décembre, à l'âge de 46 ans, vingt ans après l'attaque de paraplégie.

Autopsie. — Intégrité à l'examen macroscopique des enveloppes crâniennes; méninges saines. Aucune lésion sur les coupes fraîches du cerveau et du cervelet.

Moelle. — Pas de lésions du canal rachidien ni des méninges appréciables à l'œil nu. La moelle, dans la partie moyenne de la région dorsale, est indurée et grisâtre sur une étendue de 3 centim. A la coupe, on trouve un tissu gris rosé qui envahit inégalement toute l'épaisseur de la moelle à ce niveau, mais est surtout disposé dans la zone périphérique et dans la partie postéro-latérale du cordon latéral et du cordon postérieur. Dégénérescence secondaire ascendante et descendante.

Examen microscopique des cas n^{os} V, VI et VII.

Les préparations microscopiques correspondant à ces trois cas nous ont été confiées par M. Dejerine. Les préparations que nous

avons examinées, colorées par le carmin ou la méthode de Weigert,
offrent des lésions très caractéristiques, qui peuvent être rapprochées de celles que nous avons décrites dans notre cas n° VI.
Elles présentent d'autre part, dans ces trois derniers cas, une
telle similitude qu'il est possible d'en donner une description d'ensemble.

Lésions des méninges et des vaisseaux périphériques. — Dans
aucune des coupes, la pie-mère n'offre d'épaississement bien marqué.
Aux régions cervicale et lombaire, elle est aussi déliée qu'à l'ordinaire ;
mais dans les régions qui correspondent aux altérations primitives du
parenchyme médullaire, elle offre une augmentation manifeste d'épaisseur qui forme même quelques amas fibreux importants aux environs
des systèmes vasculaires importants (système spinal antérieur et systèmes spinaux postéro-latéraux). On ne note cependant pas d'élargissement important des travées conjonctives qui pénètrent dans la substance
nerveuse, sauf dans les points où ces prolongements accompagnent un
vaisseau à parois très épaisses et scléreuses.

Toutes ces altérations offrent une apparence sclérense bien en rapport avec l'ancienneté du processus. En aucun point on ne trouve
d'infiltration embryonnaire jeune, soit sous forme de nappe diffuse, soit
sous forme de nodule circonscrit. La pie-mère, bien qu'accolée à la
moelle, n'y adhère pas d'une façon intime dans les parties dégénérées.
Le tissu scléreux de la méninge est tout à fait distinct de la sclérose
de la moelle sous-jacente. Souvent, entre une zone scléreuse du parenchyme nerveux et la méninge, il existe une mince bande où les tubes
nerveux persistent, ce qui indique nettement que l'altération de la moelle
n'est pas le fait d'un envahissement par une infiltration émanée de la
pie-mère. Aussi bien, dans les parties qui correspondent à l'altération
transverse primitive, bien que la pie-mère soit plus épaissie, il n'existe
aucune trace de pénétration de la moelle par un tissu conjonctif de
même nature que celui qui constitue la méninge.

Les altérations des vaisseaux périphériques offrent les mêmes aspects
dans les trois cas.

D'une façon générale, les veines sont plus atteintes que les artères, et
les grosses branches artérielles sont respectées. En aucun point on ne
constate l'oblitération de l'artère spinale antérieure, il n'existe même
pas d'endartérite bien caractérisée ; les parois du vaisseau sont seulement épaissies et fibreuses, principalement au niveau de la tunique
externe. Ces mêmes remarques sont applicables aux troncs artériels
principaux des systèmes spinaux postéro-latéraux.

Les veines correspondantes sont bien plus affectées ; on trouve de gros
troncs complètement oblitérés et réduits à un cordon hyalin dont la

périphérie seule présente un aspect fibrillaire. Il est remarquable que ces derniers vaisseaux se montrent le plus souvent isolés et sans adhérence avec la méninge plus ou moins épaissie. Tous les petits vaisseaux compris dans l'épaisseur de la pie-mère, vaisseaux dont la nature artérielle ou veineuse est d'ailleurs difficile à définir, sont au contraire profondément modifiés. Ils offrent tous une paroi hyaline très épaisse comparativement à la lumière, beaucoup sont complètement oblitérés et apparaissent au milieu du tissu scléreux de la méninge comme de petits cercles fibreux ou hyalins.

Dans les régions extrêmes de la moelle, éloignées par conséquent du foyer d'altération maximum, les lésions méningo-vasculaires présentent un aspect intéressant que nous avons décrit à propos du cas n° IV. Le stroma propre de la pie-mère est régulier et d'épaisseur normale, mais où trouve, accolés à cette même membrane, de petits vaisseaux dont la tunique externe est très épaissie et comme doublée extérieurement par une couche fibreuse. On observe aussi à la surface externe de la méninge de petits épaississements fibreux formant comme un dépôt organisé surajouté au stroma propre de la membrane.

Altérations du tissu nerveux. — Dans les trois cas, il existe à la région cervicale une dégénérescence secondaire bien accusée du cordon de Goll et du faisceau cérébelleux direct, et à la région lombo-sacrée une sclérose franche du faisceau pyramidal. Quant aux altérations primitives, nous avons déjà indiqué dans les protocoles d'autopsie les points où elles présentaient leur maximum de développement.

Dans les trois cas, la moelle n'est intéressée en aucun point dans toute son épaisseur, les lésions sont nettement prédominantes dans les cordons latéraux et les cordons postérieurs, la substance grise est généralement respectée, bien qu'on y trouve des lésions manifestes des cellules nerveuses.

Il existe d'ailleurs quelques différences pour la topographie des lésions primitives dans les trois cas.

Dans les cas n°s V et VI, les altérations primitives, bien que manifestement prédominantes dans la partie postérieure des cordons latéraux et dans la partie adjacente des cordons postérieurs, sont répandues d'une façon assez diffuse dans toute la périphérie de la moelle, sur une hauteur qui correspond au foyer d'altération que nous avons signalé.

Elles constituent un véritable foyer transverse assez limité, bien qu'incomplet, d'où est partie la dégénérescence secondaire ascendante ou descendante. Dans le cas n° VII, au contraire, la dégénérescence semble avoir atteint primitivement et symétriquement les deux cordons latéraux sur presque toute leur étendue transversale au moins dans un long segment de la moelle. Le cordon postérieur, au contraire, n'est atteint sérieusement qu'au niveau de la zone marginale. Aux parties supérieures de la moelle, la sclérose du cordon latéral dépasse les limites ordinaires assignées à la dégénérescence secondaire du faisceau cérébelleux et envahit quelque peu la région pyramidale. C'est un aspect que nous avons déjà constaté dans le cas n° IV. D'ailleurs, à mesure qu'on s'élève dans la région cervicale, l'importance de cette dégénération pyramidale s'atténue, si bien qu'à la région cervicale supérieure il ne reste que la sclérose classique du faisceau cérébelleux et peut-être celle du faisceau de Gowers sur une faible étendue.

La dégénérescence secondaire du cordon de Goll est assez peu marquée, au moins comme intensité, beaucoup moins que dans les cas n° V et n° VI.

La dégénérescence pyramidale descendante, est au contraire, extrêmement accentuée dans la région lombaire, tandis que le cordon postérieur est absolument intact.

Dans les cas n° V et n° VI, la dégénérescence du cordon latéral remonte aussi un peu en s'atténuant rapidement au-dessus de la région qui semble répondre au foyer d'altération transverse primitive, mais la dégénérescence du cordon latéral est moins accusée et la sclérose pyramidale remonte bien moins haut que dans le cas n° VII. Au contraire, le cordon postérieur est plus atteint et le cordon de Goll dégénéré est presque totalement dépourvu de tubes nerveux, excepté dans la partie médiane contiguë au septum médian postérieur. La sclérose pyramidale descendante est d'ailleurs nettement caractérisée.

Dans les trois cas, même à la hauteur du foyer transverse, il persiste dans la partie intermédiaire qui entoure la substance grise une zone de substance blanche intacte, alors que la substance grise voisine présente des modifications importantes.

Les apparences histologiques du tissu nerveux dégénéré sont absolument identiques dans les trois cas.

Les foyers de sclérose primititive et les cordons dégénérés secondairement sont constitués par du tissu névroglique très dense, ils ne se distinguent les uns des autres que par les altérations vasculaires très développées dans les premiers.

Le tissu de sclérose névroglique est composé de fibrilles très serrées et enchevêtrées, affectant les dispositions que nous avons déjà décrites. On trouve au milieu de ce tissu quelques tubes nerveux absolument intacts, et quelques cylindres-axes bien constitués, à coupe nettement circulaire, bien colorés et entourés d'une très mince gaine de myéline.

Les zones scléreuses qui affleurent le contour de la moelle et viennent au contact de la pie-mère se distinguent parfaitement du tissu fibreux de la méninge et il n'y a aucune continuité de tissu. On n'observe en aucun point la pénétration dans la moelle d'une bande conjonctive importante, en forme de coin, émanée de la pie-mère, contrairement à ce que nous avons constaté dans d'autres cas.

Le processus d'altération semble absolument univoque dans les trois cas et dans tous les points atteints primitivement.

Les produits de désintégration des éléments nerveux et les corps granuleux sont peu nombreux ; leur existence est d'ailleurs très difficile à établir sur des préparations anciennes montées dans le baume du Canada. Cependant, les zones scléreuses sont ponctuées de vacuoles claires et disséminées, et parfois confluentes, qui peuvent être considérées comme les loges de corps granuleux dissous ou éclaircis par les essences et le baume.

La sclérose névroglique des cordons dégénérés secondairement n'offre aucun caractère spécial et ces zones, dans les points où elles sont superficielles, se comportent vis-à-vis de la pie-mère adjacente comme les parties atteintes primitivement.

Les altérations vasculaires du tissu médullaire sont très développées et très importantes. Dans les zones scléreuses du foyer transverse, on trouve des vaisseaux énormes, à parois hyalines, souvent oblitérés et présentant tous les aspects que nous avons déjà décrits à propos du cas n° IV. La paroi est généralement composée de deux couches : une couche externe fibreuse, striée de fibrilles fines, ondulées et parallèles, mêlées de noyaux peu nombreux, et une couche interne hyaline, colorée en rose par le carmin, souvent séparée de la couche externe par une fente ou une zone ondulée, brillante, qui peut être considérée comme une membrane élastique. Dans ces conditions, la couche interne hyaline représenterait la membrane interne hypertrophiée du vaisseau.

Souvent, le vaisseau est complètement oblitéré et forme un cordon hyalin contenant un débris de membrane élastique et quelques noyaux fusiformes. Il est très fréquent de voir un semblable cordon creusé de deux à trois capillaires néoformés nettement caractérisés par un rang de cellules endothéliales (pl. IV, fig. 5).

Enfin le vaisseau hyalin ou fibreux est parfaitement distinct du tissu névroglique qui l'entoure et lui forme comme une ceinture de fibrilles névrogliques concentriques. Ces vaisseaux sont particulièrement nombreux et volumineux, dans les zones qui paraissent avoir été atteintes primitivement, mais on en trouve encore un grand nombre dans les cordons atteints de dégénérescence secondaire.

Enfin, remarque d'importance capitale, même dans les parties de la moelle où le tissu nerveux est intact, on voit de nombreux vaisseaux très volumineux, à parois hyalines très épaisses, presque oblitérés et en contact avec des tubes nerveux absolument sains, ou séparés de ceux-ci seulement par quelques fibrilles névrogliques disposées circulairement. Ce fait prouve d'une manière péremptoire que les altérations vasculaires sont primitives et ne résultent pas de l'action de la sclérose qui les environne.

Les altérations de la substance grise sont peu marquées ; cependant, dans les régions qui correspondent au foyer des lésions primitives du tissu nerveux, beaucoup de cellules nerveuses ont disparu, celles qui persistent sont globuleuses ou réduites à un moignon arrondi ou triangulaire fortement coloré, et n'occupant qu'une partie de la loge qui le contient.

Les racines sont, d'une façon générale, peu compromises; sur aucune des préparations elles ne sont englobées par une néoformation fibreuse, et le périnèvre est peu épaissi. Les tubes nerveux y sont très nombreux et la plupart conservés intacts, ainsi que le démontrent les préparations colorées par l'hémotaxyline de Weigert, mais les vaisseaux sont épaissis et fibreux, les espaces conjonctifs interfasciculaires élargis. En somme, les lésions sont absolument analogues à celles que nous avons constatées dans le cas n° IV.

Il est difficile, dans ces trois cas, d'établir d'une façon irréprochable la marche du processus, à cause de l'ancienneté des lésions. Cependant, nous remarquerons que les lésions vasculaires sont prépondérantes, qu'en plusieurs points elles se montrent isolées et manifestement primitives; d'autre part, que l'épaississement des méninges est modéré et qu'en aucun endroit on ne trouve les traces d'un envahissement du tissu de la moelle par un processus émané de la pie-mère.

Les altérations de la moelle doivent être considérées : les unes (celles qui sont diffuses), comme consécutives à la nécrose anémique du tissu nerveux dans des régions où la membrane nourricière de la moelle et en particulier les vaisseaux se montrent le plus altérés ; les autres (celles des cordons dégénérés systématiquement), comme le résultat de la dégénérescence secondaire des tubes nerveux interrompus dans leur trajet.

Cette interprétation est appuyée par l'étude anatomique antérieure que nous avons faite de cas à évolution plus rapide, dont le tableau clinique ne diffère de celui des trois derniers que par la plus grande intensité des symptômes. Dans les uns comme dans les autres, le début a été brusque, ainsi qu'il convient à une altération résultant d'un trouble circulatoire ; mais ces derniers cas, qui ont permis la survie du sujet, ont offert le tableau clinique complet de l'affection et ont laissé le processus scléreux, atteindre le dernier terme de son évolution.

Cas n⁰ VIII. — Observation 115 (personnelle). Recueillie dans le service de M. Dejerine, à l'hospice de Bicêtre.

Résumé clinique. — *Homme. En 1870, à l'âge de 30 ans, chancre, accidents secondaires ; traitement. — Août 1874, refroidissement suivi de quelques troubles de la sensibilité dans les jambes ; quatre semaines après, brusque rétention d'urine, faiblesse, puis raideur des jambes, douleurs lombaires. Développement progressif d'une paraplégie spasmodique qui persiste ensuite à l'état chronique. — Juillet 1891, affaiblissement général, cystite. — Mort le 26 octobre 1891.*

Autopsie. — *Tuberculose pulmonaire avancée. Pas de lésions macroscopiques dans le canal rachidien, ni dans les enveloppes de la moelle. Foyer d'altération transverse dans la région dorsale inférieure. Dégénérescence secondaire ascendante et descendante. Pas d'examen microscopique.*

Histoire clinique. — Adolphe Froid.., employé, âgé de 49 ans, entré au mois d'avril 1889 à l'infirmerie de l'hospice de Bicêtre dans le service de M. Dejerine.

Antécédents héréditaires. — Père mort à 60 ans d'une affection de l'estomac. Mère morte à 83 ans, atteinte de rhumatisme chronique déformant. La famille comprenait six enfants, dont l'aîné est mort à l'âge de 37 ans, à la suite d'une affection cérébrale qui avait duré quatre ou cinq ans et s'était manifestée par une hémiplégie droite avec aphasie. Les autres sont en bonne santé, à l'exception de notre malade.

Antécédents personnels. — F... était dans sa jeunesse d'un tempérament nerveux et délicat, il avait de fréquents maux de tête et des saignements de nez. Il reçut une instruction assez soignée, mais voulant préparer les examens du baccalauréat, il ne put supporter la fatigue cérébrale qui résultait de la vie confinée à laquelle il était astreint. Il souffrait de céphalalgie, d'insomnie et de vertiges. Il modifia alors sa façon de vivre et, de 20 à 30 ans, se mit à voyager comme placier en vins.

Malgré sa profession il échappa à l'alcoolisme.

En 1870, il eut une bronchite assez sévère qui dura plusieurs mois et s'accompagna de crachements de sang.

Il resta célibataire.

En 1870, à l'âge de 30 ans, il eut un chancre syphilitique. Il ne suivit à ce moment aucun traitement, mais quelque temps après il eut des manifestations syphilitiques cutanées assez sérieuses sur les bras et les jambes; il prit alors des sels de mercure et de l'iodure de potassium.

Deux ans après, il renonça aux voyages et alla vivre à la campagne comme cultivateur.

1874. Au mois d'août, étant occupé aux champs à un travail fatigant, qui l'avait mis en sueur, il fut trempé par un orage et resta à l'abri pendant deux heures, transi et frissonnant. Le lendemain il éprouvait dans les orteils des fourmillements qui gagnèrent rapidement les jambes et les genoux ; puis presque aussitôt des douleurs très vives dans les membres inférieurs. La sensibilité objective plantaire était en même temps plus ou moins pervertie. Il existait de plus une céphalalgie très violente. A cette époque, le malade suivit un traitement banal, mais nul traitement spécifique. Néanmoins, ces symptômes semblaient s'amender, ils étaient presque complètement effacés au bout de quatre à cinq semaines, lorsqu'à cette époque il eut une brusque rétention d'urine qui persista toute une journée et fut suivie d'une incontinence qui n'a pas cessé depuis. En même temps, il existait des troubles dans les fonctions du sphincter anal : il y eut d'abord une constipation opiniâtre, suivie d'alternatives de constipation et de diarrhée. Enfin, assez souvent, les matières s'échappaient malgré la volonté du malade.

Les jambes, cependant, devenaient raides, lourdes et inhabiles, la marche de plus en plus pénible. Ces symptômes, toutefois, se développaient insidieusement, sans obliger le malade à garder le lit.

En 1879, le sujet vint à Paris et pendant plusieurs années resta dans le même état. Les principaux symptômes étaient l'incontinence des urines et parfois des matières fécales, un certain degré de faiblesse et de raideur des membres inférieurs gênant la marche. L'état général était satisfaisant, les facultés intellectuelles intactes, le malade était alors économe dans un pensionnat.

Juillet 1887. Le malade éprouve de vives douleurs dans la région lombaire et expulse dans ses urines un calcul phosphatique du volume d'une noisette (?) accompagné de petit graviers.

Décembre 1887. Quelques troubles cérébraux, affaiblissement de la mémoire. Le malade eut même un jour une absence, il se perdit dans la rue, erra pendant un certain temps, à moitié inconscient, et rentra chez lui sans se rendre un compte exact de ce qui lui était arrivé. Le lendemain, il entra à l'hôpital Laennec, dans le service du professeur Ball et y resta trois mois. Novembre 1888, entre à l'Hôtel-Dieu, dans le service de M. Bucquoy. Avril 1889. Admission à l'hospice de Bicêtre.

État actuel, motilité. — Il existe un mélange de parésie et de raideur dans les membres inférieurs. Les mouvements sont lents, mais sans incoordination. La force est considérablement diminuée ; la jambe étant étendue, le malade ne peut résister à l'effort que l'on fait pour la fléchir ; de même, si l'on veut étendre la jambe fléchie, il ne peut s'y opposer.

D'autre part, les réflexes rotuliens sont très exagérés, surtout à droite, la trépidation clonique du pied s'obtient des deux côtés. Le réflexe cutané plantaire est plus marqué du côté droit. Debout, le malade ne présente aucune trace du signe de Romberg, mais il ne se sent pas très solide sur ses jambes et pourrait être facilement renversé. La marche est lente, les pas sont réguliers mais mal assurés, l'occlusion des yeux rend la démarche encore plus hésitante, sans amener toutefois de perte d'équilibre. Les pieds traînent sur le sol, le malade bute souvent s'il veut marcher vite, et tombe quelquefois à l'occasion d'un faux pas.

Sensibilité. — Actuellement, le malade éprouve encore quelques douleurs lombaires, mais il n'a dans les jambes aucune sensation pénible. La sensibilité objective présente quelques altérations dans les membres inférieurs. La sensibilité plantaire est quelque peu altérée, le malade croit marcher sur une surface molle comme du coton. Le chatouillement de la plante du pied est bien perçu à gauche, mais ne provoque aucune réaction ; à droite, au contraire, il produit dans tout le membre une agitation involontaire de courte durée.

Le tact et la perception de la douleur sont conservés dans les membres inférieurs. L'appréciation de la nature de l'excitation n'est pas toujours correcte ; le pincement est souvent perçu comme une piqûre et réciproquement. La sensibilité thermique est également un peu altérée, surtout vers les pieds, elle ne devient normale qu'à partir de l'abdomen. Si l'on touche la jambe avec un flacon contenant de l'eau chaude à 80°, le malade sent d'abord un contact, et ce n'est qu'un instant après qu'il perçoit la chaleur.

Le sens musculaire paraît conservé, le malade a la notion exacte de la position qu'on donne à ses membres ; pas d'incoordination motrice.

Les sens spéciaux sont indemnes, les membres supérieurs intacts. Difficulté de la miction, assez souvent rétention qui nécessite un cathétérisme.

Amaigrissement marqué des mollets et des cuisses, pas de troubles trophiques cutanés.

Le malade reste quelque temps à l'infirmerie, puis est renvoyé dans une division d'infirmes de l'hospice.

Au mois de juillet 1891, il rentre à l'infirmerie. Les troubles moteurs des jambes sont les mêmes, mais l'état général a beaucoup baissé ; le malade est amaigri, l'appétit est très diminué. Les troubles urinaires se sont compliqués d'accidents de cystite, les urines sont troubles et d'odeur ammoniacale.

Le malade succomba le 26 octobre.

Autopsie. — A l'autopsie, on constata une tuberculose pulmonaire avancée dont les progrès avaient amené la mort, et une cystite purulente. A l'ouverture du canal rachidien, on ne trouva aucune altération des parois osseuses ni de la dure-mère, ni des enveloppes molles de la moelle, du moins constatables à l'œil nu. La moelle, sectionnée à l'état frais, présentait au niveau de la région dorsale un foyer d'altération transverse dont la nature histologique restait à déterminer ; en tous cas, la consistance de la moelle était plutôt augmentée à ce niveau. Il existait de plus une dégénérescence secondaire manifeste, siégeant dans le cordon de Goll au-dessus du foyer, et dans les cordons latéraux au-dessous.

Cette moelle fut mise dans le liquide de Müller pour un examen ultérieur, mais elle fut par la suite égarée.

CHAPITRE II

Observation 116.

Leyden. — Casuistische Mittheilungen. (*Charite Annalen*, Bd III,
année 1876, édité en 1878, p. 260.)

Résumé clinique. — *Femme, 30 ans. Syphilis probable à l'âge de
16 ans. A 27 ans, en 1871, symptômes prodromiques : douleurs et
fourmillements dans les membres inférieurs, puis faiblesse brusque
suivie de parésie. Amélioration. — 4 octobre 1874, récidive brusque,
suivie d'amélioration incomplète. — 13 décembre 1874, nouvelle
rechute, suivie de symptômes graves et persistants : paraplégie
presque absolue, atrophie musculaire, douleur dans les jambes
avec diminution très marquée de la sensibilité objective, troubles
des sphincters. Aggravation progressive, à partir de janvier 1875 ;
décubitus, mort le 10 août 1875.*
Autopsie. — *Ramollissement et sclérose de la moelle lombaire, oblitération artérielle, pie-mère épaissie, adhérente. Dégénérescence
secondaire ascendante et descendante.*

Histoire clinique. — Emma K..., âgée de 30 ans. *Antécédents héréditaires* insignifiants. Sujet ordinairement sain. Réglée à 14 ans ; à
partir de cette époque, quelques migraines au moment des menstrues.

Mariée à 16 ans avec un homme âgé qui semble lui avoir communiqué la syphilis. Jusqu'à l'âge de 20 ans, elle eut quatre enfants qui
moururent rapidement.

Un peu plus tard, ayant perdu son mari, elle vint à Paris où elle mena
la vie de « femme entretenue ». Jusqu'à cette époque (1870), elle avait
vécu à Strasbourg.

En 1871, pendant le siège de Paris, elle avait alors 27 ans, elle souffrit de privations et éprouva alors dans les jambes des douleurs et des
fourmillements. Bientôt survint brusquement une faiblesse des jambes,
telle que la malade qui était dans la rue à ce moment dut s'asseoir
sous une porte cochère pour ne pas tomber. A la suite de cet accident,
flaccidité et amaigrissement des mollets.

Amélioration, mais guérison incomplète, car la malade, revenue à
Strasbourg en 1873, se plaignait de faiblesse dans les jambes.

Retour à Paris. Le 4 octobre 1874, récidive des accidents ; brusquement douleur vive dans la jambe gauche et paralysie totale. Au bout de

deux mois, amélioration incomplète. La malade retourne à Strasbourg et entre à l'hôpital le 15 décembre 1874 pour une troisième atteinte.

État actuel, 20 décembre. — Femme bien constituée, membres supérieurs et région céphalique sains, état général satisfaisant. La malade se plaint de douleurs dans les jambes et de paralysie. Les deux extrémités inférieures sont profondément et presque également paralysées ; de faibles mouvements des orteils et des articulations des pieds sont seuls possibles. Si l'on essaye de mettre la malade debout, ses jambes ploient sous elle ; atrophie des mollets, atrophie moins accentuée aux cuisses. Réflexes diminués, mais pas complètement abolis.

Sensibilité altérée, une piqûre d'épingle est mal perçue et mal localisée.

La partie inférieure du rachis est douleureuse à la pression, mais sans déformation.

Sphincters incomplètement paralysés.

La paralysie se complète jusqu'au 13 janvier, époque à laquelle elle est totale. La sensibilité disparaît peu à peu ; perte totale des réflexes, paralysie des sphincters. Les membres supérieurs étaient faibles, tremblaient dans les mouvements, mais n'étaient pas paralysés à proprement parler.

Depuis le 15 janvier, développement rapide des accidents de décubitus. Mort le 10 avril 1875.

La maladie comprend trois périodes.

La première commence en 1871 : après quelques prodromes, faiblesse, paralysie brusque, amélioration progressive mais guérison incomplète.

Deuxième attaque le 4 octobre 1874, amélioration encore incomplète

Nouvelle rechute à la suite d'un voyage le 13 décembre, rechute qui produit une paralysie totale et amène la mort le 10 avril 1875.

Autopsie. — Ramollissement et coloration grise par places dans la moelle lombaire. L'examen détaillé à la suite du durcissement a donné les résultats suivants.

Il s'agit d'un foyer morbide de la partie inférieure de la région dorsale empiétant sur le renflement lombaire et long de plusieurs centimètres. Le foyer offre d'ailleurs des aspects variés sur les différentes coupes.

Dégénération secondaire ascendante du cordon de Goll et, dans la région cervicale, atrophie de la substance grise.

Dégénérescence secondaire descendante des cordons latéraux dans le renflement lombaire avec un ratatinement de la substance grise des cornes antérieures, plus prononcé à droite qu'à gauche.

Le territoire du foyer de myélite offre des particularités remarquables.

Dans sa partie moyenne, il envahit toute la largeur de la moelle, mais d'une façon inégale.

Au premier coup d'œil, on voit que la moitié gauche est atrophiée et fortement imprégnée de couleur rouge. La moitié gauche est spongieuse, verdâtre, de consistance finement vésiculeuse. Il s'agit à gauche d'une sclérose vulgaire de la moelle, nous n'y insisterons pas. Dans la moitié droite, il s'agit, au contraire, d'un processus qui revêt tous les caractères d'une myélite aiguë.

On remarque de plus, dans la partie gauche sclérosée, un petit foyer situé à la périphérie de la partie postérieure du cordon latéral, d'une consistance ferme, et presque décoloré. C'est un tissu de cicatrice privé de fibres nerveuses et assez pauvre en cellules embryonnaires. Dans le centre, on trouve une artère complètement oblitérée et remplie de granulations jaunes, de pigment sanguin. Ce foyer est assez peu étendu et ne se retrouve que sur un petit nombre de coupes.

Enfin, dans toute l'étendue de la partie malade, la pie-mère est épaissie, infiltrée de cellules et adhérente.

Il est à remarquer que la lésion anatomique, comme l'histoire clinique, comprend trois stades.

A la première période correspond la cicatrice fibreuse avec l'artère oblitérée ; à la seconde, la sclérose ; à la troisième, le foyer de myélite aiguë.

L'auteur considère la sclérose médullaire comme une cicatrice (résidu d'un foyer de ramollissement) et le foyer de myélite comme une récidive.

Les circonstances qui plaident en faveur de l'origine syphilitique du processus sont :

1º L'infection syphilitique relevée dans les antécédents ;

2º L'évolution de l'affection, qui a présenté des alternatives de rémission incomplète et d'aggravation ;

3º Au point de vue anatomique, la constitution cicatricielle qu'on retrouve dans une faible étendue de la moelle comme résidu d'une myélite antérieure, et l'oblitération artérielle.

De nombreuses recherches sur la syphilis cérébrale ont appris que l'artérite oblitérante suivie de ramollissement est une caractéristique fréquente de la syphilis cérébrale. Cette donnée peut s'appliquer logiquement à la moelle, surtout dans le cas actuel.

Observation 117 (résumée).

Greiff. Ueber Rückenmarkssyphilis. Arch. f. Psych., 1882, Bd XII,
p. 564.

Résumé clinique. — *Femme, 43 ans, ulcérations aux parties génitales il y a douze ans ; fausse couche. Avril 1880, céphalalgie, troubles cérébraux. Septembre 1880, troubles de la motilité dans les membres, mais les phénomènes psychiques occupent le premier rang. État de la sensibilité inexplorable à cause de l'état mental. Dépression, paraplégie, collapsus. Mort le 2 mars 1881.*

AUTOPSIE. — *Cerveau. Méningite, petits foyers de ramollissement (cerveau et protubérance). Moelle. Méningite dans la région cervicale, dilatations vasculaires.*

EXAMEN MICROSCOPIQUE. — *Inflammation de la pie-mère surtout périvasculaire ; lésions considérables des artères et des veines. Altérations relativement peu prononcées des éléments propres du tissu nerveux.*

HISTOIRE CLINIQUE. — Femme de 43 ans ; rien dans les antécédents héréditaires.

Mariée depuis douze ans ; douze grossesses, dont une fausse couche de trois mois suivie de métrorrhagies abondantes. Tous les enfants sont morts au bout de quelques mois ou de quelques semaines, sauf une petite fille qui est actuellement en bonne santé.

Le mari affirme avoir toujours été bien portant, mais il a remarqué que sa femme présentait des ulcérations aux parties génitales au moment de son mariage. L'existence de la malade est pleine de fatigues et de privations ; sauf l'anémie, elle ne se plaint de rien ; cependant, après sa fausse couche (mars 1880), elle fut atteinte de manie puerpérale : insomnie, excitation, accès de colère, troubles psychiques ; ces accidents durèrent quatorze jours. La malade reprit alors son travail, mais il existait une diminution notable des forces.

En avril, douleurs frontales, caractère sombre, puis insomnie, tristesse, crainte, tendance au suicide. Cet état s'accentue et la malade entre à l'hôpital le 19 juin 1880.

Elle semble d'abord n'être qu'une mélancolique simple : dépression, peur, démence et obnubilation ; il n'existe pas de troubles moteurs, seulement quelques modifications pupillaires passagères.

A la fin de septembre, il survient de l'excitation nocturne, la malade est agitée, marmotte sans cesse les mêmes phrases. De plus, il existe des troubles de la motilité, du tremblement et des mouvements choréiques dans les mains et dans les bras. Parésie faciale droite. Marche naturelle. Quelques éclairs d'intelligence, pendant lesquels la malade se plaint de céphalalgie, d'étourdissements, d'odeurs désagréables.

Cet état se maintient jusqu'en janvier 1881. A cette époque, elle est tout à fait démente, ne reconnaît plus personne, se promène toute la journée, cherche à s'enfuir, a peur de tout. Inégalité pupillaire, parésie faciale, quelques phénomènes passagers de paralysie dans les muscles des yeux : ptosis persistant à droite, ptosis variable à gauche ; diplopie probable. La parole est embrouillée, mais la malade tire la langue directement.

Démarche trépidante, chutes fréquentes, pas de diminution notable dans la force musculaire.

La sensibilité ne peut être explorée à cause de l'état mental, mais la conductibilité douloureuse et réflexe est conservée.

Le 9 janvier, la température tombe à + 32°, sans état de collapsus, et se maintient du 13 au 16 entre + 30° et + 35°. Elle se maintient à + 36° jusqu'au 24, puis remonte à la normale, qu'elle dépasse le 26 et le 28, où elle marque + 40° et + 42°,2. La péau est sèche, il existe un état de somnolence. Dans la suite, la courbe thermométrique subit de grandes oscillations.

Au commencement de février, l'état de dépression fait place à la gaieté, au rire, à la loquacité. Les jambes sont alors très faibles, la malade ne peut se tenir debout. Ptosis gauche, convulsions dans le domaine du nerf facial gauche.

Dans le courant de février, l'excitation reparaît, accès de violences, boulimie ; la température retombe à 32°, le 2 mars. Le soir, collapsus. Mort.

Autopsie. — Calotte crânienne épaisse et compacte. Vaisseaux de la dure-mère vides. Pie-mère congestionnée ; à la base , elle est congestionnée et trouble, surtout au voisinage de la protubérance et du chiasma ; adhérences dans la fente cérébrale antérieure, épaississement de la pie-mère au niveau des tractus olfactifs ; de même au niveau du lobe temporal, jusqu'à la fosse sylvienne à droite, et sur une moins grande étendue à gauche.

Les artères de la base du cercle de Willis et de la scissure de Sylvius présentent des plaques blanchâtres et des nodosités.

Plaques grisâtres sur les nerfs optiques et sur les nerfs crâniens.

Ventricules latéraux dilatés par de la sérosité.

La substance cérébrale est ferme. A droite, au niveau de la partie antérieure du corps strié, existe une place ramollie et jaunâtre. La substance corticale est normale, sauf dans les parties qui correspondent aux adhérences. En ces points, la limite nette entre la substance grise et la substance blanche a disparu.

Dans la protubérance : à gauche, un point ramolli et jaunâtre, de la grosseur d'un pois ; à droite un foyer analogue plus petit.

Moelle. — Région cervicale ferme ; l'aire de la substance grise est plus étendue à droite, mais plus bas cette différence disparaît. Moelle plus ferme qu'à l'état normal. Aorte et artères principales saines et lisses.

Néphrite interstitielle des deux côtes. Ume masse gommeuse dans le foie. Ostéo-sclérose de la tête fémorale.

Examen microscopique (*résumé*). — Pour le cerveau, on constatait dans les artères l'altération décrite par Heubner.

Moelle. — Asymétrie des cornes antérieures, dégénérescence des cordons de Goll et des faisceaux cérébelleux directs.

Dans la substance grise et dans les sillons, on constatait à l'œil nu de nombreux petits points noirs et des stries dus aux vaisseaux.

La dure-mère est saine. L'arachnoïde est épaissie, mais a conservé sa transparence.

La pie-mère est épaissie surtout au niveau de la région cervicale, où elle a près d'un demi-millimètre d'épaisseur.

Les vaisseaux qui rampent à sa surface sont très sinueux, en partie remplis de sang. En certains points, il existe des dilatations des branches anastomotiques qui partent des vaisseaux spinaux et se dirigent avec les racines vers les orifices de la dure-mère.

Sur une artère de la région pyramidale, on trouve un renflement nodulaire de la grosseur d'un grain de chènevis.

Pour la commodité de l'étude, la pie-mère avec les vaisseaux fut détachée de la moelle et incluse à part.

Il existe des modifications très prononcées des artères et des veines.

Les artères sont atteintes de l'affection décrite par Heubner.

Pour les veines, il s'agit d'une altération d'un caractère différent, mais dont le résultat ultime est l'oblitération du vaisseau.

Artères. — Au niveau des pyramides, on trouve une endartérite d'intensité variable suivant les vaisseaux, mais d'un degré moyen en général. La tunique musculaire est normale. C'est seulement dans les points où la tunique interne atteint son plus haut degré d'altération qu'on constate une infiltration légère de la tunique adventice ; on trouve le plus souvent une endartérite manifeste avec quelques lésions de l'adventice, la musculaire étant intacte ; celle-ci n'est affectée que plus tard.

Artère spinale antérieure (cinquième racine cervicale). — Légèrement épaissie, endartérite oblitérante, accompagnée de lésions dans la tunique adventice, musculeuse intacte.

La pie-mère présente le maximum d'altération dans les régions qui entourent la tunique adventicé des vaisseaux. — (Région dorsale supérieure.) Épaississement de l'endartère, tissu composé de cellules allongées et fusiformes ; tunique moyenne intacte, légère infiltration de l'adventice et des parties voisines de la pie-mère. — (Région dorsale inférieure.) Endartérite très légère ; tuniques moyenne et externe intactes. En certains points cependant, il existe une infiltration très prononcée de l'adventice et la pie-mère, dans le voisinage, est très épaissie. — (Région lombaire.) — Endartérite de moyenne intensité. Ici l'adventice est également infiltrée.

L'infiltration de la pie-mère et des veines du voisinage est très marquée.

Veines. — Le processus est tout différent de celui qui atteint les artères. La paroi entière du vaisseau est intéressée ; il s'agit d'un épaississement avec rétrécissement concentrique qui aboutit à l'oblitération.

Dans le premier stade de simple épaississement, il existe une augmentation du nombre des cellules entre les plans des tuniques, surtout dans les couches externes ; ces cellules s'agglomèrent, tandis que la pie-mère du voisinage est aussi très infiltrée. Puis il se fait une diminution progressive du calibre de la lumière,jusqu'à la disparition complète; il en résulte un cordon solide composé de fibres ondulées et de cellules rondes.

Ces lésions sont surtout développées dans les régions cervicale et lombaire.

A côté de cette « phlébite oblitérante », on trouve des dilatations des veines, tantôt cylindriques, tantôt fusiformes.

Pie-mère. —Le stroma conjonctif est très épaissi, les faisceaux sont élargis et le tissu d'apparence presque homogène et peu coloré. L'infiltration embryonnaire est surtout développée au voisinage des vaisseaux. On peut constater très souvent que là où les modifications des artères et des veines sont le plus marquées, l'infiltration de la pie-mère est aussi la plus massive, et que l'infiltration de l'adventice des artères et des veines est en rapport immédiat avec l'infiltration de la pie-mère enflammée.

Dans la région où l'épaississement de la pie-mère était le plus accentué et visible à l'œil nu (région cervicale), le prolongement du sillon antérieur a cinq fois son diamètre normal. Tout le sillon est comblé par un stroma fin rempli de cellules rondes. L'épaississement part du sillon antérieur et se propage sur les côtés de la moelle jusque dans la partie moyenne des cordons latéraux où il s'atténue. Dans le voisinage et dans le centre de cette néoformation, les vaisseaux sont extrêmement altérés. L'arachnoïde est également épaissie en ce point.

Dans toute l'étendue de la moelle même, et surtout dans les parties cervicale et lombaire, il y a des modifications en rapport avec les lésions des vaisseaux et de la pie-mère. Sur une coupe dans la moelle cervicale, où l'épaississement de la pie-mère est le plus prononcé, on trouve un élargissement considérable des septa conjonctifs qui vont de la pie-mère dans la moelle. Ces prolongements sont quatre à cinq fois plus considérables que normalement, ils donnent naissance à des prolongements secondaires également élargis. Ce processus est étendu irrégulièrement sur la coupe transversale des cordons blancs, surtout dans les points où la pie-mère est le plus affectée, et dans les points où les vaisseaux entrent dans la moelle. En quelques endroits, le processus d'envahissement de la moelle est si intense que tout un segment de la substance est remplacé par ce tissu. Les septa les plus larges englobent des vaisseaux dont les parois sont épaissies et la gaine périvasculaire remplie de masses de cellules ; un vaisseau peut être ainsi entouré par une ou plusieurs assises de cellules. Les vaisseaux, coupés longitudinalement, montrent des élargissements fusiformes et des irrégularités de leur lumière. Dans la substance grise et surtout dans la blanche, il y a autour de ces vaisseaux un exsudat homogène tel qu'il a été décrit par Hayem, principalement au voisinage du canal central et en arrière de la commissure postérieure. On trouve encore des plaques homogènes très colorées, à contour en zigzags, qui suivent les septa, ou bien sont isolées. Parfois elles englobent la coupe d'un vaisseau ou un groupe de fibres nerveuses qui paraissent comprimées. Ces plaques contiennent quelquefois un grand nombre de noyaux, dans leur voisinage on voit des corps amyloïdes, mais pas de corps granuleux.

Les éléments nerveux sont peu altérés, cylindres-axes et gaines sont conservés en général ; la gaine manque le plus souvent dans les tubes entourés par les plaques et, au voisinage des vaisseaux élargis, il y a quelques cylindres-axes gonflés ; le tissu paraît dissocié et friable.

Les cordons de Goll présentent la prolifération du tissu interstitiel ordinaire aux dégénérescences secondaires ; il n'y a pas de dégénérescence des cordons latéraux.

La substance grise, en dehors des altérations vasculaires et périvasculaires, est à peu près saine, les cellules nerveuses sont normales, pigmentées. Le canal central est entouré de nombreuses cellules et souvent double.

Pas de ramollissement ni de lésion systématique bien prononcée.

En résumé : infiltration très accentuée de la pie-mère au début de son évolution ou très avancée suivant les points. Altération très prononcée des artères et des veines, avec lésion de la moelle caractérisée par un gonflement et une hyperplasie du tissu interstitiel, une exsudation inflammatoire autour des vaisseaux et une participation modérée des éléments nerveux.

Greiff explique la genèse des lésions artérielles de la façon suivante: l'affection débute dans la tunique externe, l'endartérite est secondaire. Cependant celle-ci est jusqu'à un certain point indépendante, car une fois provoquée elle peut s'étendre au loin et se propager dans des parties du vaisseau où il n'y a pas de modifications des couches externes. La tunique moyenne, au contraire, n'est affectée que quand l'adventice et l'endartère sont profondément altérés, elle n'a par elle-même aucune tendance à s'infiltrer primitivement.

L'affection des veines est toute particulière et Greiff semble être le premier à la décrire dans les veines de la moelle.

Les altérations du tissu nerveux propre sont consécutives à la fois à l'infiltration partie de la pie-mère et aux altérations vasculaires qui produisaient un ralentissement de la circulation.

Observation 118 (résumée).

Rumpf. — Beiträge zur pathologischen Anatomie des Centralnerven-systems (ueber Gehirn und Rückenmarks syphilis). *Arch. f. Psych.*, 1885. Bd XVI, H. 2, p. 410.

Résumé clinique. — *Syphilis à 29 ans ; onze mois après, hémiplégie droite, puis, quelques mois plus tard, paraplégie spasmodique avec troubles des sphincters. Mort deux ans après le début de l'hémi-plégie.*

Autopsie. — *Foyer appoplectique ancien dans le cerveau du côté gauche, dégénérescence secondaire du faisceau pyramidal droit dans la moelle. Sclérose primitive du cordon latéral gauche et foyer de myélite transverse dans la région dorsale. Altérations vascu-laires considérables.*

Histoire clinique (résumée). — Un tailleur de pierres prend la syphilis à 29 ans (éruption et angine), traitement par des frictions mercurielles. Onze mois après, hémiplégie droite subite qui s'améliore par l'élec-tricité et le traitement spécifique. A la suite de cette hémiplégie, il sur-vint au bout de quelques mois une paralysie spasmodique des membres inférieurs, puis de l'incontinence d'urine et des matières fécales. Dou-leurs en ceinture. Finalement la sensibilité diminua dans les deux membres inférieurs.

Le malade succomba quelques mois plus tard aux accidents du décu-bitus, deux ans environ après l'apparition de l'hémiplégie.

Autopsie. — On trouva : 1º dans le cerveau : un foyer apoplectique de vieille date dans l'hémisphère gauche, occupant la partie interne du noyau lenticulaire, empiétant un peu sur la capsule interne et le corps strié.

2º Dans la moelle : une dégénérescenc du cordon latéral gauche. Cette lésion commençait à la partie supérieure de la région cervicale, où elle était très peu marquée, et descendait en s'accentuant et en s'étendant; une dégénérescence des cordons de Goll, qui gagnait les cordons cunéiformes au niveau du segment dorsal.

Dans l'épaisseur de ce segment, la moelle était le siège d'un travail inflammatoire qui occupait toute son épaisseur, et qui se cantonnait dans les cordons postérieur le long du segment lombaire.

Toutes les parties sclérosées se distinguent par un développement considérable de vaisseaux et par l'augmentation du tissu conjonctif et des noyaux. Ces lésions sont particulièrement accentuées dans le cordon latéral gauche. Elles sont en général limitées à la région pyramidale des cordons latéraux; cependant à gauche elles s'étendent excentriquement et atteignent la corne postérieure.

En somme, d'après l'auteur, il s'agissait dans ce cas d'une dégénérescence secondaire du faisceau pyramidal droit, à laquelle se sont associées plus tard une sclérose primitive du cordon latéral gauche et une myélite transverse du segment dorsal, laquelle tenait peut-être sous sa dépendance la sclérose du cordon latéral gauche.

Les altérations vasculaires étaient extrêmement prononcées et l'auteur en donne la description suivante.

« A la région dorsale, le tissu de sclérose contient un nombre considérable de vaisseaux très développés (artères et veines). Entre ces vaisseaux, on ne trouve qu'un très petit nombre de tubes nerveux conservés. Ces altérations sont surtout marquées dans la substance blanche, tandis que la substace grise est relativement peu modifiée, à part un développement énorme des vaisseaux. A la suite du durcissement, il s'est produit dans le tissu de nombreuses fentes.

« Dans les préparations, les vaisseaux se trouvent sectionnés, soit transversalement, soit longitudinalement.

« Sur les coupes transversales, ce qui frappe tout d'abord, c'est le petit calibre de la lumière, qui est quelquefois si exiguë qu'elle ne peut être distinguée qu'avec un fort objectif. Enfin sur quelques vaisseaux elle manque totalement. Sur ces vaisseaux, et sur ceux qui possèdent encore une lumière, on trouve des parois très épaisses, formées d'anneaux concentriques assez irréguliers et composés d'un tissu fibrillaire semé de nombreux noyaux. Dans beaucoup de vaisseaux, il est impossible de différencier la tunique interne ; sur d'autres, au contraire, on peut poursuivre les modifications de cette membrane. On trouve alors une hyperplasie nucléaire considérable, qui envahit la lumière du vaisseau qu'elle rétrécit ; c'est le tableau de l'endartérite. Mais ces modifications ne se limitent pas à la tunique interne, et les autres parties de la paroi sont envahies par le même processus. En d'autres points, on trouve des vaisseaux, des veines surtout, où se sont produites des thromboses. Dans ce cas, on constate dans la lumière du vaisseau l'existence, en dehors des noyaux qui tendent à y pénétrer, de grandes cellules avec plusieurs prolongements. Ces cellules, disséminées dans la lumière, souvent unies entre elles et bien colorées par le carmin, ont l'apparence de cellules granuleuses. Il faut y joindre un fin réseau fibrillaire qui parcourt le caillot. Il s'agit évidemment là d'une artérite ou phlébite oblitérante qui s'est ajoutée aux modifications de la couche interne. Tous ces vaisseaux sont entourés par une zone de prolifération nucléaire très accentuée.

« Sur les coupes longitudinales des vaisseaux, on voit une paroi relativement compacte entourée d'une gaine qui, selon sa richesse en noyaux, s'applique plus ou moins à la paroi vasculaire et donne l'impression d'un espace lymphatique périvasculaire.

« L'infiltration embryonnaire et la prolifération du tissu conjonctif
s'étendent dans le tissu environnant. Cet envahissement est surtout
prononcé dans les points où l'artère ou bien la veine est entourée d'une
gaine abondante en noyaux qui rayonnent dans toutes les directions. La
pie-mère est relativement très peu altérée, sauf dans la région dorsale.
A ce niveau, les vaisseaux sont épaissis et le tissu conjonctif hyperplasié, surtout dans le sillon médian postérieur où le prolongement de la
pie-mère contient des vaisseaux épaissis et de nombreux noyaux. Au-
dessus et au-dessous de cette région, la pie-mère redevient normale.

« A mesure que l'on considère dans la moelle des régions plus éloignées
de la région dorsale, les altérations vasculaires diminuent d'intensité.
Toutefois, dans ces parties, les nombreux vaisseaux que l'on y trouve
sont encore atteints soit d'artérite, soit de phlébite dont les apparences
sont analogues à celles que nous avons décrites.

« Ces altérations sont surtout développées dans le cordon latéral gauche
pour presque toute la longueur de la moelle. Elles sont moins accentuées
dans le cordon latéral droit.

« Dans la région lombaire, tous les cordons affectés montrent des altérations vasculaires également assez prononcées, moins toutefois qu'au
niveau du segment dorsal. »

L'auteur établit une comparaison entre les lésions vasculaires qu'il
a constatées et celles qui ont été décrites par Heubner dans les vaisseaux du cerveau et par Greiff dans ceux de la moelle. Il reconnaît
toutefois que ces modifications, bien que pouvant être logiquement
attribuées à la syphilis, n'ont cependant rien d'absolument caractéristique.

OBSERVATION 119 (résumée).

SCHMAUSS. Zur Kenntniss des Rückenmarkssyphilis. *Deutsches Arch.
f. klin. Med.*, Leipzig, 1888-89, XLIV, p. 244-264, 2 pl.

RÉSUMÉ CLINIQUE. — *Homme. Syphilis à 25 ans, en 1875, traitement.
Printemps 1887, iritis. Avril 1887, symptômes prodromiques d'une
affection spinale. Début en septembre 1887, à 37 ans; traîne la jambe
pendant quelques jours, puis paraplégie brusque, rétention d'urine,
troubles de la sensibilité, décubitus, mort en deux semaines.*
AUTOPSIE. — *Pas d'altérations osseuses ni méningées; dans la moelle,
plaques diffuses de sclérose.*
EXAMEN MICROSCOPIQUE. — *Méninges saines, à part des lésions vasculaires. Vaisseaux de la moelle et de la pie-mère très altérés, infiltration et dégénérescence hyaline des parois; thromboses. Altéra-*

tions du parenchyme médullaire en rapport avec les lésions vasculaires.

HISTOIRE CLINIQUE (résumée). — Le sujet était un homme, qui vers l'âge de 25 ans, en 1874 ou 1875, contracta la syphilis. Le traitement spécifique fut institué à cette époque.

Au printemps de 1887, le malade, alors âgé de 37 ans, eut une iritis syphilitique.

Au mois d'avril de la même année il se maria, bien qu'à cette époque il commençât à éprouver de la fatigue dans les jambes, des douleurs dans la région sacrée et une abolition de la perception du sol sur lequel il marchait; il lui semblait que son pied reposait sur une semelle de caoutchouc. Au commencement de septembre, il commença à traîner la jambe, et quelques jours après il fut pris d'une paralysie subite, avec rétention de l'urine et des matières fécales.

On constata alors des altérations très marquées de la motilité et de la sensibilité. Un peu plus tard, la sensibilité s'améliora un peu, puis elle disparut complètement. Il se produisit des secousses dans les jambes. La paralysie du rectum et de la vessie persista. Vers la fin, l'urine s'écoulait goutte à goutte et les matières fécales s'échappaient en dehors de la volonté du malade.

Puis, phénomènes de décubitus aigu, escarre énorme qui dénude le sacrum, œdème périmalléolaire. Fièvre, 39°-40°, frissons, diarrhée, collapsus. Mort le 14 septembre 1887.

AUTOPSIE. — Aucune altération macroscopique des enveloppes osseuses ou molles de la moelle.

L'autopsie fut assez imcomplète et Schmauss n'eut à sa disposition que les portions cervicale et dorsale de la moelle, avec la partie correspendante de la colonne vertébrale.

EXAMEN MICROSCOPIQUE (*passim*). — La *moelle* présentait des foyers d'altération en plaques et en stries.

Cordons postérieurs. — Dans le renflement cervical, le cordon de Goll est dégénéré en entier jusqu'à la commissure grise. Les parties antéro-latérales des cordons postérieurs sont également atteintes, et il existe une légère augmentation du tissu conjonctif dans les faisceaux cunéiformes.

Un peu plus bas, la partie dégénérée du cordon de Goll n'atteint pas la commissure. Les portions antérieures du cordon postérieur sont saines ; mais des deux côtés, la zone marginale voisine de la racine postérieure est le siège d'une dégénération qui se prolonge dans le cordon grêle. Plus bas encore, le cordon de Goll seul est pris, les cordons grêles sont sains.

Dans la région dorsale, la sclérose des cordons postérieurs est irrégulièrement distribuée. En certaines régions, elle se limite aux cordons de Goll ; en d'autres, elle forme des plaques diffuses. Dans d'autres points, la portion antérieure des cordons de Goll est saine, etc.

Cordons latéraux. — Dans les régions cervicale et dorsale, il existe des plaques irrégulières de sclérose, le plus souvent disposées à la périphérie, plus rarement dans les parties centrales. Il n'y a pas de localisation exclusive aux pyramides ; les lésions sont plus prononcées au voisinage des racines postérieures.

Cordons antérieurs. — Même localisation à la périphérie ; élargissement des septa conjonctifs.

Les méninges sont saines, à part des lésions vasculaires. Dans la moelle, les vaisseaux sont, les uns normaux, les autres à parois très épaisses, avec une lumière rétrécie. Les trois couches des tuniques vasculaires ne se comportent pas de la même façon : la couche interne est épaissie et hyaline, la membrane fenêtrée éloignée du centre. Sur certaines places, l'endartère épaissi présente une structure fibrillaire ou est infiltré de cellules rondes. Dans les portions hyalines, il existe aussi des espaces circulaires remplis de cellules.

Les cellules endothéliales sont quelquefois multipliées, mais pas constamment ; dans quelques vaisseaux, les noyaux endothéliaux ont disparu ou sont réduits à quelques vestiges.

La membrane élastique est très nette et quelquefois multiple.

Parfois l'infiltration de la tunique interne fait défaut, ou bien se place au second plan, les altérations étant plus marquées dans la tunique moyenne ou la gaine lymphatique.

L'altération de la couche moyenne se caractérise par la perte des noyaux musculaires et par le développement de cellules analogues à celles qui envahissent l'endartère.

Parfois l'infiltration est surtout prédominante dans les parties périphériques du vaisseau artériel.

Il existe entre ces trois formes des types de transition et des types combinés.

Il faut ajouter que, dans la dégénérescence hyaline, le bloc hyalin semble avoir une structure fibrillaire, avec peut-être une dégénération homogène partielle. On constate dans beaucoup de petits vaisseaux des thrombus formés pendant la vie. L'abondance des globules blancs et le nombre restreint des globules rouges indique une formation lente. Le caillot est parcouru par un fin réseau fibrineux avec des granulations. Les parois présentent d'ailleurs les altérations que nous connaissons. Les zones sclérosées de la moelle ont partout un rapport défini avec les vaisseaux modifiés, elles accompagnent les vaisseaux qu'on trouve avec leur gaine lymphatique infiltrée au milieu des plaques de sclérose.

La destruction des gaines de myéline et des fibres suit la direction de la gaine lymphatique qui est le point de départ du processus de dégénération.

S.   25

La sclérose est constituée par une disparition des fibres nerveuses, avec formations de tractus épais et hyalins, qui séparent les tubes persistants.

Les noyaux sont augmentés de nombre et ne se distinguent pas des noyaux de névroglie. Pas de caryokinèse.

Il existe de grands noyaux irréguliers, étoilés, dont les rayons très fins se prolongent dans la substance interstitielle, donnant l'aspect de cellules araignées. Les autres parties du tissu interstitiel paraissent sans structure, même avec le plus fort objectif.

Les modifications vasculaires que nous avons signalées existent dans la substance blanche, la substance grise et dans la pie-mère ; elles ne se limitent pas à un territoire vasculaire déterminé, mais atteignent jusqu'aux plus petits vaisseaux.

Les veines étaient également atteintes de phlébite et d'endophlébite oblitérante.

En résumé, il s'agissait de foyers irréguliers de sclérose de la substance blanche, sclérose marginale et dégénérescence secondaire des cordons de Goll qui s'expliquait par les foyers de sclérose situés plus bas et dont l'ensemble intéressait toute la largeur du cordon postérieur. Toutefois cette dégénérescence n'est pas exclusivement secondaire, car les cordons cunéiformes sont également atteints et, de plus, le tissu de sclérose présente une dégénérescence hyaline analogue à celle des foyers inférieurs.

L'altération des vaisseaux est certainement primitive; en effet, dans les méninges, il n'y a pas de lésions, bien que les vaisseaux y soient même plus altérés que dans la moelle; de plus les lésions de la moelle accompagnent partout les vaisseaux.

Les altérations vasculaires sont, les unes régressives, ce sont la dégénération hyaline, la transformation fibrillaire, l'oblitération ; les autres inflammatoires, comme l'infiltration cellulaire. Il existe de plus des thrombus composés de cellules lymphatiques.

Tantôt c'est l'infiltration cellulaire qui domine, ou bien c'est la dégénérescence hyaline ; d'autres fois ces deux processus sont également développés ; aussi peut-on regarder l'infiltration comme une inflammation régressive, qui est en tous cas postérieure à la dégénérescence hyaline.

L'endartérite est consécutive à l'altération des deux couches externes ou est combinée à ces modifications.

L'altération vasculaire précédente se distingue de l'athérome par l'absence de processus de nécrose et par l'envahissement de toutes les parties de la paroi (*panartérite*).

L'altération du tissu nerveux peut être considérée comme secondaire aux lésions vasculaires. L'évolution du processus serait la suivante : oblitération vasculaire et troubles de nutrition suivis de dégénération des éléments nerveux. Il se fait ensuite un travail secondaire de proliération de noyaux et de cellules fusiformes. Les corps granuleux sont un indice de résorption.

OBSERVATION 120 (résumée).

MAGNUS MÖLLER. — Zur Kenntniss des Rückenmarkssyphilis. *Archiv. f. Dermatologie und Syphilis.* — Wien, 1891, XIII, p. 207-252, 2 pl.

Dans ce travail, M. Möller rapporte cinq observations de syphilis médullaire intéressant trois hommes et deux femmes. Ces cas sont survenus moins de deux ans après l'infection. Le cinquième cas fut suivi de mort et est particulièrement intéressant. L'auteur a constaté des altérations vasculaires considérables qu'il a décrites et figurées.

RÉSUMÉ CLINIQUE. — *Homme, 45 ans, syphilis en automne 1887. En 1888, quelques phénomènes cérébraux. — 16 avril 1889, paraplégie survenue en une journée, rétention d'urine, paresthésies légères, paraplégie flasque. Décubitus. Mort le 22 juin.*
AUTOPSIE. — *Pas d'altérations microscopiques de la moelle.*
EXAMEN MICROSCOPIQUE. — *Altérations vasculaires considérables dans la moelle et les méninges. Endartérite et endophlébite prédominantes. Infiltration embryonnaire de la pie-mère très discrète et périvasculaire. Foyer de ramollissement ischémique long de 3 à 4 centim. dans la région dorsale moyenne. Dégénérescence secondaire ascendante et descendante.*

HISTOIRE CLINIQUE. — J.-L.-J. Charpentier, 45 ans, entré à l'hôpital le 16 mai, mort le 22 juin 1880.

A l'automne de l'année 1887, le sujet avait pris la syphilis ; accidents secondaires, traitement mercuriel.

En 1888, quelques phénomènes cérébraux : céphalalgie, bourdonnements d'oreille, surdité.

16 avril 1889. Le matin, impossibilité d'uriner ; l'après-midi, fourmillements dans les cuisses et faiblesse des jambes. Pas de douleurs, ni dans les jambes ni dans le rachis ; pas de douleurs en ceinture ni de raideur du dos.

Les jours suivants, même état, cathétérisme obligatoire.

19 avril. Escarre sacrée qui s'agrandit rapidement.

16 mai. Paraplégie complète, flasque, avec quelques secousses dans les jambes ; pas de douleurs, à part un sentiment d'engourdissement dans les jambes, abolition des réflexes rotuliens et cutanés, léger

œdème des malléoles ; hypothermie. Pas de troubles trophiques ni vaso-moteurs en dehors de l'escarre gangréneuse.

24 mai. Aggravation des symptômes du décubitus ; incontinence des urines et des matières fécales ; marasme.

Malgré le traitement spécifique, mort le 22 juin, deux mois et six jours après l'attaque de paraplégie.

Autopsie. — On ne trouve dans la moelle et les méninges aucune altération macroscopique appréciable, en sorte qu'on aurait pu croire à une paralysie « *sine materia* », comme disaient les anciens auteurs (Zambaco).

Après cinq mois de séjour dans le liquide de Müller, la moelle présente sur les coupes examinées à l'œil nu un foyer d'altération long de 3 à 4 centim. et situé au milieu de la région dorsale. En ce point, on trouve dans la substance blanche des stries et des petites taches disposées en rayons qui n'atteignent pas la substance grise. Les plus grands foyers sont surtout situés à la partie postérieure des cordons latéraux. La coloration de ces foyers est jaune gris, comme celle de la substance grise, mais d'un ton plus mat, d'apparence plus granuleuse.

Il n'y a pas d'altérations macroscopiques de la substance grise. On observe de plus une dégénération ascendante des cordons de Goll et des faisceaux cérébelleux directs et une dégénération descendante des cordons latéraux.

Les méninges et les racines paraissent saines.

Examen microscopique. — Au microscope on reconnaît :

1° Une altération des vaisseaux, qui aboutit à la diminution de calibre et à l'oblitération complète de la lumière du vaisseau ;

2° Des altérations de la substance blanche ;

1° Sur toutes les coupes, les vaisseaux compris dans l'épaisseur de la pie-mère ou situés en dehors d'elle ont leurs parois épaissies ou sont oblitérés.

A la partie supérieure de la moelle, près du sillon médian postérieur, on trouve une grosse veine oblitérée.

Au niveau du renflement lombaire, on trouve également un vaisseau oblitéré près du sillon postérieur.

Si, de ces deux parties extrêmes, on se rapproche du milieu de la région dorsale, on constate que le nombre des vaisseaux malades augmente progressivement. L'intensité des altérations vasculaires s'accentue également et atteint son maximum au niveau du segment de la moelle qui à l'œil nu paraissait le plus modifié.

Dans cette région, les vaisseaux sont altérés surtout dans la partie postérieure (zones radiculaires postérieures et sillon postérieur ; pie-mère et substance médullaire). La moitié au moins des vaisseaux est oblitérée. Dans la région antérieure, les modifications sont moins prononcées ; près du sillon antérieur, il n'y a que des altérations veineuses.

L'affection porte à la fois sur les artères et sur les veines.

Pour les *artères*, si l'on cherche quel est le point de départ du processus et son mode de progression dans la paroi, on constate que c'est la membrane interne qui est affectée la première.

Sur la coupe des vaisseaux, on trouve de nombreuses formes de transition, depuis un léger épaississement de la membrane interne, jusqu'à l'oblitération complète. Les coupes successives d'une même artère montrent une série d'altérations croissantes de la membrane interne. Au début, l'épaississement n'est pas aussi accentué sur tout le pourtour interne du vaisseau, il a l'apparence d'une prolifération en forme de croissant et constituée par une masse fondamentale d'apparence granuleuse contenant des cellules fusiformes. Dans un stade plus avancé, les cellules s'allongent encore et se placent concentriquement dans la substance intermédiaire légèrement striée. Puis, à mesure que l'épaississement progresse, le nombre des cellules diminue, les stries de la substance fondamentale se voient moins et la structure est moins différenciée.

Tandis que les modifications de la membrane interne atteignent ce degré d'intensité, les autres couches de la paroi du vaisseau conservent ordinairement leur aspect normal.

La membrane élastique est partout distincte et la couche musculaire bien limitée. La tunique adventice a son épaisseur normale, avec des cellules en quantité ordinaire. Mais peu à peu, la limite entre les diverses couches devient plus indistincte, la membrane élastique n'est plus aussi finement striée, elle devient trouble et semble parfois se dédoubler; on constate aussi plusieurs membranes élastiques ondulées sur quelques artères. La tunique musculaire se charge de petites granulations, les noyaux sont moins nets. L'adventice est encore saine.

Enfin, quand l'artère est complètement oblitérée, on voit en dedans de la couche élastique une partie centrale d'apparence homogène contenant une petite quantité de cellules fusiformes, ou même complètement privée de cellules.

Quand la membrane élastique a complètement disparu, le centre est formé par une boule hyaline à la périphérie de laquelle on voit quelques noyaux allongés indiquant la place de l'ancienne musculaire. Tout à fait en dehors se trouve la tunique adventice, avec ou sans hyperplasie cellulaire.

Pour les *veines*, c'est encore la membrane interne qui est essentiellement affectée. Sur les veines qui ont leur paroi modifiée, mais où la lumière persiste, l'adventice a à peu près l'aspect normal, tandis qu'entre elle et l'endothélium on trouve une couche hyaline. On constate parfois dans cette couche une striation concentrique qui, ici comme pour les artères, correspond à un stade plus avancé dans l'altération.

Dans les vaisseaux oblitérés, on trouve parfois un ou plusieurs petits vaisseaux de nouvelle formation, à la place ordinairement où se trouvait la couche musculaire ou bien en dedans de celle-ci.

Bien qu'en général les modifications de l'adventice soient plus tardives que celles de la membrane interne, on trouve cependant par exception des vaisseaux où à l'épaississement de la tunique interne se joint une infiltration très marquée de la tunique adventice.

La plupart des vaisseaux, même ceux dont le calibre est très rétréci, contiennent du sang qui a conservé ses caractères normaux. Mais plusieurs vaisseaux sont thrombosés, la lumière est partiellement remplie par une masse granuleuse riche en cellules qui ont l'aspect de globules blancs, et parcourue d'un fin reticulum. La pie-mère est d'épaisseur normale, en dehors des modifications que nous avons décrites. *On ne trouve d'hyperplasie cellulaire qu'au pourtour des vaisseaux.*

2° Pour les altérations du tissu nerveux, sur les coupes faites dans le segment de la moelle où les lésions macroscopiques étaient le plus marquées, coupes colorées par les méthodes de Weigert ou de Pal, on trouve une dégénération ou une destruction des éléments nerveux. Les fibres nerveuses ont disparu, elles sont remplacées par des produits de dégénération et des éléments étrangers.

Sur des champs entiers de microscope, au niveau surtout des cordons postérieurs, on ne trouve plus une fibre nerveuse normale, ou bien une ou deux tout au plus ; çà et là, on voit un cylindre-axe granuleux et renflé dont la gaine de myéline est réduite à un contour bleu noirâtre, le fond est constitué par une masse de grumeaux et de fragments de nuance plus claire, mais dont la couleur bleu noirâtre indique l'origine myélinique.

Ces modifications sont encore plus caractéristiques sur les coupes longitudinales. La gaine de myéline est remarquablement variqueuse. séparée par places du cylindre-axe mis à nu, formant en d'autres points des amas fusiformes dont le centre est parfois occupé par une partie claire en forme de vacuole.

Les cylindres-axes montrent des renflements fusiformes, ils se disposent en zigzags, en forme de vrille, de crochet, etc. Ces altérations sont surtout accentuées dans la périphérie de la moelle et aussi au voisinage de la substance grise ; les fibres de la zone intermédiaire sont moins altérées.

La substance fondamentale (interstitielle ?) qui résulte de la destruction des éléments nerveux est partout prédominante. Elle est constituée par un reticulum de névroglie dans les mailles duquel se trouvent logés les éléments de dégénération que nous venons d'indiquer. On y trouve encore des cellules graisseuses plus ou moins grosses, tantôt très nettement dessinées, tantôt irrégulières. Elles ont disparu en certains points, laissant dans le tissu un espace vide vacuolaire.

On trouve, par places, des îlots formés par un amas de cellules granuleuses enserrées dans un réseau névroglique qui est refoulé à la périphérie.

A côté de ces produits d'un processus dégénératif, on pouvait s'attendre à trouver des phénomènes d'irritation des vaisseaux : augmentation du nombre des cellules périvasculaires, etc. On constate bien un certain degré de ce processus, les cellules de l'adventice sont hyperplasiées, mais les parois des vaisseaux sont à peine épaissies.

Dans quelques vaisseaux, la lumière est remplie par un amas de globules blancs entourés d'un reticulum fin. Les éléments de la substance grise, vaisseaux et tissu interstitiel, cellules et tubes nerveux, sont restés intacts.

Les *racines* des portions cervicale et dorsale supérieure de la moelle sont intactes. Pour les racines voisines du foyer, il existe des lésions irrégulièrement distribuées dans les fibres postérieures. A un faible grossissement, on voit nettement une hyperplasie embryonnaire au pourtour des vaisseaux et une destruction accentuée des fibres nerveuses. Avec un fort objectif, on constate des modifications analogues à celles de la moelle : disparition des fibres nerveuses, prédominance du tissu interstitiel qui forme un réseau dont les mailles sont vides ou remplies pas des corps granuleux. Léger épaississement hyalin ou fibrillaire des parois vasculaires. Les cellules granuleuses sont nombreuses autour des vaisseaux. Périnèvre intact. Aucune formation pathologique au point où la racine traverse la dure-mère, ni dans les ganglions rachidiens.

Au niveau de la protubérance, on trouve quelques altérations vasculaires.

M. Möller fait suivre l'exposé de cette observation des considérations suivantes :

Le foyer constaté au niveau de la région dorsale résultait d'une nécrose anémique consécutive à l'altération des vaisseaux radiculaires postérieurs.

L'altération des artères consistait surtout en une endartérite analogue à celle que Huebner a décrite dans les vaisseaux du cerveau. Le sujet était syphilitique et la lésion présentait les caractères attribués à la syphilis artérielle.

Deux caractères négatifs importants sont encore en faveur de la nature syphilitique du processus : c'étaient, d'une part, l'absence de dégénérescence graisseuse dans la paroi des vaisseaux altérés, et d'autre part, l'absence également de lésions athéromateuses dans l'aorte et les gros troncs.

Enfin, ni les commémoratifs ni l'examen microscopique n'ont permis de concevoir une étiologie autre que la syphilis pour expliquer la maladie.

Le fait de la localisation exclusive de la syphilis aux vaisseaux n'est pas rare dans la littérature médicale. Le développement soudain de la paraplégie dans ce cas peut paraître surprenant, mais cette brusquerie dans le début de la paralysie est ordinaire dans la syphilis artérielle du cerveau et l'explication est la même pour la moelle.

Dans le rétrécissement progressif des artères, la substance nerveuse peut plus ou moins s'accoutumer à une diminution lente dans l'apport des matériaux de nutrition ; mais cette modification ne peut s'accentuer impunément au delà d'une certaine limite ; il arrive un moment où la circulation est insuffisante, et il se produit alors une altération du tissu nerveux.

Il est possible encore qu'à ce degré l'altération ne persiste pas et que la substance nerveuse s'habitue de nouveau à cette faible circulation ; mais bientôt survient un nouvel accès. On peut ainsi observer une série d'oscillations avant la nécrose définitive.

Dans le cas actuel, l'absence de phénomènes d'excitation, de contracture, de raideur et de douleur est en rapport avec l'intégrité des méninges. Les altérations partielles des racines dorsales et lombaires expliquent l'absence des réflexes et l'existence de l'hyperesthésie.

Le traitement spécifique a été et devait être inutile, car il était nécessairement sans action sur un parenchyme nécrosé.

Les trois observations suivantes sont empruntées à Siemerling, elles sont complexes, tant par la localisation des lésions primitives que par l'évolution de ces lésions et les altérations secondaires qui en ont résulté. En effet, deux de ces observations ont trait à des cas de syphilis cérébro-spinale ; de plus, à côté d'altérations médullaires secondaires relevant des troubles circulatoires produits par l'inflammation des vaisseaux et de la membrane nourricière tout entière, on trouve dans ces trois cas un envahissement plus ou moins étendu de la moelle même par l'infiltration spécifique gommeuse.

OBSERVATION 121 (résumée).

E. SIEMERLING. Zur Syphilis des Centralnervensystems. *Arch. f. Psych.*, 1891, Bd XXII, p. 191 (obs. 1).

RÉSUMÉ CLINIQUE. — *Femme, 47 ans. Syphilitique. Douleurs dans les jambes pendant plusieurs semaines, puis paraplégie développée en une nuit (11 mai 1887). — 21 mai : paraplégie flasque, réflexes dimi-*

*nués, sensibilité amoindrie dans le membre inférieur gauche, para-
lysie des sphincters. Aggravation progressive des phénomènes paralytiques et des troubles de la sensibilité. Mort le 7 juin.*

AUTOPSIE. — *Congestion de la substance cérébrale, athérome des
artères de la base. Dans la moelle, foyer de myélite transverse au
niveau de la région dorsale inférieure, avec épaississement et infiltration gommeuse partant de la pie-mère et envahisssnt le cordon
antérieur gauche jusqu'à la corne antérieure. Foyer de ramollissement dans le locus niger.*

HISTOIRE CLINIQUE. — B. M..., femme âgée de 47 ans, alcoolique et
syphilitique; l'époque de la contamination est inconnue, mais elle a subi
plusieurs cures spécifiques, en particulier, au mois de janvier 1886, puis
au mois de septembre de la même année, pour une iritis syphilitique.
En 1887, après plusieurs semaines de symptômes prodromiques, pendant
lesquelles elle éprouva dans les jambes de vives douleurs, elle ressentit
une nuit (le 11 mai 1887) des douleurs au niveau du sacrum et se
trouva paraplégique, elle ne perdit pas connaissance, mais put à peine
se dresser assise sur son lit.

État actuel, 21 mai. — Paralysie flasque des extrémités inférieures,
réflexes diminués, altération de la sensibilité, diminution et lenteur
dans la perception des impressions douloureuses au niveau du membre
inférieur gauche. Incontinence des urines et des matières fécales. L'état
des réflexes patellaires a beaucoup varié d'un jour à l'autre pendant les
dix-neuf jours qui ont précédé la mort. Au début, il y avait une diminution des réflexes et même une absence complète du côté gauche, puis
on constata une abolition complète, et bientôt après une exagération,
puis un retour à l'état normal.

La mort survint dans le collapsus, le 8 juin. Température post
mortem, 42°, 5.

AUTOPSIE. — L'étude porta sur le cerveau et sur la moelle. La moelle
montre, sur une coupe de la région dorsale inférieure, des taches rouges
dans la substance blanche. La région lombaire supérieure et le renflement correspondant paraissent sur toute la coupe très rouges et semés
d'un grand nombre de taches grisâtres.

La calotte crânienne est extraordinairement rouge et dure. Cerveau
petit, pèse 1,110 grammes, très congestionné.

Les vaisseaux de la base, en particulier l'artère basilaire et l'artère
sylvienne, sont d'apparence athéromateuse de deux côtés. Les ganglions
centraux sont intacts.

Diagnostic. — Myélite transverse, congestion cérébrale, athérome
des artères de la base du crâne.

ÉTUDE MICROSCOPIQUE. — Les altérations atteignent leur maximum
d'intensité dans la région dorsale inférieure de la moelle, elles diminuent au-dessus et au-dessous.

Coupe dans la *région dorsale inférieure*. — La pie-mère est épaissie, composée de stratifications conjonctives, surtout au niveau des régions antérieure et postérieure, moins au niveau des cordons latéraux. Au niveau du cordon antérieur gauche, elle forme un bourrelet saillant dans lequel l'infiltration cellulaire est très prononcée. De ce point, l'infiltration pénètre en forme de coin dans la substance blanche et envahit même la corne antérieure dont les éléments cellulaires ont disparu. Presque tous les septa conjonctifs détachés de la pie-mère sont élargis et infiltrés de cellules. Dans la substance blanche, comme dans la grise, on trouve un grand nombre de vaisseaux dont les parois sont épaissies et infiltrées. Au niveau de la tumeur même, les vaisseaux sont remplis de sang et un grand nombre oblitérés. Çà et là, on trouve une fibre nerveuse dont la gaine est fragmentée et le cylindre-axe très petit.

Les cellules de la corne antérieure droite sont intactes, tandis que celles de l'autre côté sont détruites. Un grand nombre de fibres nerveuses de la substance blanche, en particulier au voisinage du foyer, présentent des altérations assez accentuées. La gaine de myéline a perdu sa disposition concentrique, le cylindre-axe est gonflé ou détruit.

Les vaisseaux de la pie-mère, notamment l'artère et la veine spinales antérieures montrent des modifications de leurs parois. L'artère spinale antérieure est atteinte d'une endartérite assez légère ; la veine correspondante est infiltrée de cellules, mais l'oblitération n'est pas complète. Le même aspect se retrouve sur les grosses et petites veines accolées à la pie-mère ou contenues dans son épaisseur, les parois sont épaisses, infiltrées, quelques veines sont oblitérées.

Les racines antérieures sont englobées par le processus et complètement détruites. Les racines postérieures ont beaucoup moins souffert. Le périnèvre est infiltré, mais les fibres nerveuses sont pour la plupart intactes. Quelques gaines de myéline et quelques cylindres-axes seulement ont disparu. Les vaisseaux des racines ont leurs parois envahies par des cellules embryonnaires et sont le point de départ de traînées de noyaux qui s'infiltrent entre les tubes nerveux.

Dans la *région dorsale tout à fait inférieure* et dans la *région lombaire*, l'énorme épaississement de la pie-mère a disparu, il existe seulement une légère infiltration, qui pénètre moins dans la substance blanche.

La veine spinale antérieure est si épaisse qu'elle est complètement oblitérée, tandis que l'artère correspondante ne montre d'infiltration qu'au niveau de la tunique adventice.

A mesure que l'on descend vers la partie inférieure de la moelle, l'épaississement de la pie-mère et l'importance de la prolifération diminuent. Le nombre des septa épaissis est encore assez grand, notamment dans les cordons latéraux. L'artère spinale antérieure, comme les autres vaisseaux de la pie-mère, présente les mêmes aspects que plus haut, mais la veine spinale antérieure n'est pas oblitérée. Beaucoup de vaisseaux de la substance grise ont leurs parois infiltrées de noyaux, particulièrement les veines voisines du canal central.

Un peu au-dessus du *renflement lombaire*, les altérations sont beaucoup moins accentuées. L'épaisseur de la pie-mère diminue, le nombre des septa épaissis est très restreint. L'infiltration des parois vasculaires, celle de la veine spinale antérieure, en particulier, est modérée et se limite à l'adventice. Au niveau du renflement, l'épaississement de la pie-mère est très léger; les septa sont plus élargis. Les éléments de la substance nerveuse et les racines sont intacts.

Régions supérieures de la moelle. — Dans la *région cervicale*, la pie-mère ne paraît pas épaissie, mais elle est cependant infiltrée. Quelques septa des cordons latéraux sont élargis. Rien de particulier dans la substance nerveuse. Pour l'artère spinale antérieure, infiltration très légère de la tunique adventice; même particularité pour la veine, mais à un degré plus marqué. Toutes les autres veines ont leurs parois infiltrées.

Racines antérieures intactes. Dans les racines postérieures d'un côté, il existe un faisceau de fibres complètement dégénéré et remplacé par du tissu conjonctif riche en cellules.

Dans le *renflement cervical*, mêmes altérations, racines intactes.

Région dorsale supérieure. — C'est à ce niveau que commence l'élargissement des septa et l'infiltration des parois veineuses. Les vaisseaux de la substance grise sont intéressés. Le processus augmente d'intensité à mesure qu'on se rapproche de la région dorsale moyenne.

Le bulbe, la protubérance et les tubercules quadrijumeaux ont également été étudiés sur des coupes. Il existe un petit foyer de ramollissement dans le locus niger, au voisinage du noyau oculo-moteur commun d'un côté. Les autres parties sont saines.

L'artère vertébrale d'un côté présente sur la coupe une membrane interne très épaisse, une infiltration de la tunique interne et de la tunique musculaire, avec de petits foyers hémorrhagiques récents. La membrane élastique a perdu sa disposition ondulée et est comme tendue.

OBSERVATION 122 (résumée).

E. SIEMERLING. *Loc. cit.,* p. 197 (obs. II). Syphilis cérébro-spinale.

RÉSUMÉ CLINIQUE. — *Femme 65 ans. Date de l'infection syphilitique inconnue. En 1882, accidents oculaires. Décembre 1887, parésie progressive des jambes. 26 décembre, attaque apoplectiforme. 18 janvier 1888, hémiparésie droite, paralysie oculaire, phénomènes pupillaires, démence, affaiblissement rapide. Mort le 22 février.*

Autopsie. — *Gommes et foyers multiples de ramollissement dans les hémisphères et l'isthme de l'encéphale.*

Moelle. — Dégénérescence de la paroi des vaisseaux, épaississement de la pie-mère, gomme de la région dorsale inférieure et des cordons postérieurs. Dégénérescence ascendante. Foyers hémorrhagiques dans le segment cervical. Atrophie des racines postérieures.

Histoire clinique. — P..., femme âgée de 65 ans. L'époque de la contamination syphilitique n'a pu être fixée. En 1878, la malade eut une éruption sur tout le corps.

A l'été de 1882, après un refroidissement, paralysie des muscles de l'œil gauche, accompagnée de diplopie.

Au commencement de décembre 1887, parésie progressive des jambes. La malade put d'abord continuer à marcher, puis le séjour au lit devint nécessaire.

26 décembre 1887. Attaque aplopectiforme, suivie d'une paralysie passagère du côté droit, affaiblissement intellectuel.

Le 18 janvier 1888, la malade entre à l'hôpital. Pendant les trente-quatre jours qui précédèrent sa mort, elle présenta les symptômes suivants : démence, hémiparésie droite avec participation du facial. Abolition de la réaction pupillaire. Paralysie complète de l'oculo-moteur à droite. Exagération des réflexes patellaires surtout à droite. L'état mental de la malade ne permet pas de se renseigner sur les troubles de la sensibilité. La malade succombe dans le collapsus le 22 février 1888.

Autopsie. — On trouve des gommes et des foyers multiples de ramollissement dans les ganglions centraux et dans la capsule interne gauche. Un foyer situé dans la couche optique à droite se continuait dans le pédoncule. L'examen histologique a fait constater des altérations des parois des artères de l'encéphale, la dégénérescence des noyaux et troncs de l'oculo-moteur commun et de l'oculo-moteur externe du côté gauche. Infiltration du chiasma ; atrophie des nerfs optiques.

Moelle. — Dure-mère intacte. La pie-mère, dans la région cervicale supérieure et la région dorsale inférieure, est modérément épaissie. Dans le renflement cervical, le septum antérieur forme un coin épais. *Les amas de noyaux de la pie-mère sont surtout localisés autour des vaisseaux.*

A la région lombaire, l'épaississement de la pie-mère cesse, on trouve seulement çà et là une légère infiltration de cellules rondes. Les altérations des vaisseaux de la pie-mère sont surtout prononcées dans les veines, tandis que les artères sont proportionnellement très peu intéressées. Cette différence est partout sensible, mais elle est surtout manifeste dans les gros vaisseaux. L'artère spinale antérieure ne présente dans la région cervicale supérieure qu'un léger épaississement de la membrane interne et une faible infiltration de la tunique adventice ;

dans les autres points de son parcours, on ne trouve pas d'altérations marquées. Il en est tout autrement de la veine : l'adventice est infiltrée au niveau de la région dorso-lombaire sur une longue étendue, la membrane interne est très épaissie.

A la hauteur du renflement cervical, la veine est complètement oblitérée. On trouve un grand nombre de vaisseaux néoformés, on en compte jusqu'à six dans l'épaisseur du thrombus ; quelques-uns contiennent des globules rouges, ils ont tous une lumière très nette. Malgré cette oblitération complète, la membrane élastique a bien conservé son aspect de ruban ondulé, la tunique musculaire est peu infiltrée, il n'y a que l'adventice qui soit épaisse et riche en noyaux.

Pour la substance médullaire, on trouve par places des altérations variées de la substance grise et de la substance blanche, jusqu'au niveau de la région dorsale inférieure. Plus bas, la moelle et les racines émergentes sont intactes, à part une légère infiltration de la pie-mère.

A partir de la partie moyenne de la région dorsale, on constate une dégénération ascendante du cordon de Goll, avec prédominance d'un côté. Cette dégénération a pour point de départ une *tumeur gommeuse* qui siège dans la région dorsale inférieure. Cette tumeur est accolée à la pie-mère légèrement épaissie et pénètre comme un coin dans un des cordons postérieurs. La corne postérieure du même côté est complètement détruite ; les deux cornes antérieures sont intéressées, les cellules et les fibrilles nerveuses en grande partie détruites. Cette néoformation comprime le cordon postérieur du côté opposé et l'envahit même un peu plus haut, en faisant disparaître la séparation constituée par le septum postérieur. Dans le cordon postérieur ainsi comprimé, on constate une atrophie très marquée des tubes nerveux. Les racines postérieures sont dégénérées.

Les cordons latéraux ont également souffert de la pression excentrique de la tumeur. Les septa sont élargis, infiltrés de noyaux. La plupart des tubes nerveux sont en voie de dégénération.

En un point du cordon antérieur, on trouve encore une petite infiltration partie de la pie-mère.

Sur les coupes qui intéressent des parties plus élevées de la région dorsale, on note un développement marqué des vaisseaux dans la substance blanche et surtout dans la substance grise, et un élargissement des septa. La tumeur se prolonge un peu en avant.

Les nombreux vaisseaux qui parcourent la substance grise ont leurs gaines lymphatiques très élargies, souvent remplies de globules rouges ; les parois elles-mêmes du vaisseau sont épaisses, infiltrées de cellules rondes.

La dégénération ascendante du cordon de Goll se prolonge dans la moelle allongée jusqu'au noyau du cordon grêle. Dans la région cervicale supérieure et le renflement cervical, on voit des foyers hémorrhagiques

dans la substance médullaire (substance grise et cordons blancs surtout).
Ces foyers ont amené le déplacement de certaines parties ; une des
cornes postérieures est ainsi déjetée. Après résorption partielle du sang,
il se produit une rétraction du tissu et une diminution du diamètre de
toute la coupe ; ainsi, en un point de la région cervicale inférieure, à la
suite d'une hémorrhagie dans la corne antérieure et la substance blanche
voisine, le cordon blanc est réduit presque de moitié. A la périphérie
du foyer, on voit encore quelques globules sanguins, mais le tissu
détruit, d'aspect homogène, ne présente aucune structure, aucun développement de tissu conjonctif. Dans la corne antérieure opposée, il y a
quelques globules rouges.

En certains points, notamment au niveau du cordon antéro-latéral
d'un côté, il existe un envahissement embryonnaire parti de la pie-
mère.

Les racines antérieures des régions cervicale et dorsale supérieure
sont intactes. Dans les racines postérieures, quelques fibres sont le siège
d'une atrophie simple.

OBSERVATION 123 (résumée).

E. SIEMERLING. — *Loc. cit.*, p. 205 (OBS. III). Syphilis cérébro-spinale

RÉSUMÉ CLINIQUE. —*Femme, 42 ans, pas de traitement spécifique
antérieur. Depuis le mois de mars 1887, nombreuses manifestations
de syphilis cérébrale : ictus, phénomènes convulsifs et paralytiques. État actuel, 8 février 1888 : démence, hémiplégie gauche,
parésie de la jambe droite, troubles pupillaires, hémianopsie droite
reflexes variables. Sensibilité (?). Dans la suite aggravation, phénomènes bulbaires; mort dans le coma après une attaque apoplectiforme le 26 mars 1888.*
AUTOPSIE. — *Gommes, foyers hémorrhagiques et foyers de ramollissement dans le cerveau et l'isthme, dégénérescence partielle des
nerfs crâniens.*
MOELLE. — *Épaississement considérable des méninges, altération
des parois vasculaires. Foyers gommeux dans la substance de la
moelle, altérations myélitiques diffuses. Dégénérescence ascendante
du faisceau pyramidal antérieur à droite, atrophie des racines
antérieures et postérieures. Destruction d'une moitié de la moelle,
consécutive à une hémorrhagie et à un ramollissement.*

HISTOIRE CLINIQUE. — A. E..., âgée de 42 ans. L'époque de l'infection
syphilitique est inconnue, en tous cas la malade n'a jamais suivi de
traitement spécifique.

Au mois de mars 1887, attaque apoplectiforme suivie d'une paralysie
du côté gauche qui s'améliore rapidement.

Retour de la paralysie quelques mois plus tard. Août 1887, fin janvier 1886 : deux attaques convulsives avec perte de connaissance.

Le 7 février, troisième attaque de paralysie du côté gauche. Le lendemain, la malade entre à l'hôpital en état de démence, avec une paralysie de tout le côté gauche, facial compris ; parésie de la jambe droite, abolition de la réaction pupillaire, hémianopsie droite. Parole traînante, nasillarde. Conservation des réflexes patellaires. Plus tard, l'état des réflexes varie beaucoup d'un jour à l'autre. La paralysie gauche rétrocède ; nouvelles attaques épileptiformes. Les réactions pupillaires reparaissent.

Par moments, symptômes graves de paralysie bulbaire.

L'état de démence ne permet pas de se renseigner sur l'état de la sensibilité.

Mort dans le coma après une attaque apoplectiforme, 26 mars 1888.

Autopsie. — *Cerveau* et *isthme* : ramollissement de l'hémisphère gauche ; une gomme du volume d'une noix dans le lobe temporal gauche. Sclérose des artères de la base. Foyers hémorrhagiques dans la moelle allongée, dans la protubérance, dans les tubercules quadrijumeaux. Dégénérescence descendante de la pyramide droite. Tuméfaction et infiltration du chiasma, atrophie partielle rétrobulbaire du nerf optique. Légère dégénérescence des deux nerfs oculo-moteurs communs.

Moelle. — Les enveloppes molles, la substance médullaire et les racines sont très altérées.

La pie-mère est épaissie depuis le haut de la région cervicale jusqu'à la région sacrée, stratifiée, et infiltrée de cellules rondes. Le maximum d'épaississement siège dans la région cervicale et le renflement lombaire, le minimum dans la région dorsale moyenne. Les parois des vaisseaux de la pie-mère sont très altérées, surtout celles des veines. Cette prédominance est du moins manifeste pour les vaisseaux dont le calibre permet d'établir leur nature artérielle ou veineuse.

L'artère spinale antérieure n'est pas atteinte au même degré dans les différentes régions :

Au niveau du renflement cervical, l'endothélium est soulevé par une hémorrhagie, la membrane élastique et la tunique musculaire sont saines, l'adventice est infiltrée.

Dans la région dorsale supérieure, l'adventice seule est envahie par des cellules rondes.

Dans la région dorsale moyenne, l'épaississement considérable de l'endartère oblitère presque complètement la lumière du vaisseau. A partir de ce point, l'adventice seule est infiltrée, les autres membranes sont saines.

Au commencement de la région lombaire, l'artère est intacte ; puis l'infiltration de l'adventice reparaît au niveau du renflement lombaire.

Dans les autres vaisseaux, l'endartère est aussi épaissi.

La veine spinale antérieure est également atteinte comme l'artère. Elle est absolument saine juste au-dessus du renflement lombaire. Dans les autres régions, la paroi est infiltrée de cellules, mais l'épaississement ne va pas jusqu'à l'oblitération.

La substance blanche est très altérée et par divers processus.

Dans toute la hauteur de la moelle, on trouve une dégénération descendante de la pyramide latérale gauche et de la pyramide antérieure droite jusqu'au milieu de la région dorsale.

La pie-mère épaissie envoie dans la substance médullaire des septa épaissis et riches en cellules. En plusieurs points, on trouve une infiltration très prononcée qui pénètre comme un coin à des profondeurs variées. Cette infiltration n'a pas toujours l'aspect du tissu conjonctif émané de la pie-mère, en certains points elle a les caractères d'un épaississement gommeux et paraît même en état de nécrobiose. Cet aspect est surtout manifeste pour une masse qui, dans la région dorsale inférieure, a détruit une corne avec une grande partie de la substance grise.

Au niveau de la région dorsale supérieure, une tumeur gommeuse s'est développée dans l'épaisseur du faisceau pyramidal dégénéré et a envahi une grande partie du cordon latéral. La pie-mère à ce point n'est pas particulièrement épaissie et la périphérie de la moelle contient même encore des fibres saines. Les coupes pratiquées à ce niveau semblent indiquer que la néoplasie n'a pas eu la pie-mère pour point de départ; tout au contraire, l'existence d'une bande marginale saine semble prouver qu'elle a pris naissance dans le faisceau pyramidal dégénéré, et qu'elle s'est étendue excentriquement.

L'infiltration embryonnaire émane le plus souvent de la pie-mère des régions antérieures ; celle-ci envoie d'épais tractus dans la substance blanche au niveau du renflement cervical, de la région dorsale inférieure, de la région lombaire supérieure et du renflement correspondant.

Les racines antérieures traversent sans altération la partie atrophiée du renflement cervical. L'infiltration gommeuse des cordons antérieurs est surtout prononcée dans la région dorsale inférieure. En ce point, on trouve la tumeur que nous avons déjà mentionnée et qui détruit une grande partie de la substance grise.

Les cordons latéraux adjacents, principalement celui du côté gauche dans lequel existe la dégénération descendante, sont fortement envahis.

Dans la région dorsale inférieure, la destruction porte sur presque toute une moitié de la moelle. Quelques portions des cordons antérieur et latéral persistent encore. Les deux cornes de ce côté sont fortement prises. La pie-mère adjacente est très épaissie. L'ensemble de la coupe est déformé, le septum médian déplacé.

L'origine du processus est difficile à déterminer, il n'a pas l'aspect d'un tissu de cicatrice, mais résulte peut-être de la fonte d'une tumeur gommeuse ou de la résorption d'un foyer hémorrhagique, peut-être des deux à la fois. L'affaissement de la région et le déplacement du septum antérieur s'accordent bien avec l'idée d'une tumeur qui aurait existé en ce point.

Les altérations des cordons postérieurs sont relativement plus légères. La dégénération d'une partie des cordons postérieurs est certainement secondaire à l'atrophie très marquée des racines postérieures ; lésions que nous décrirons plus loin. Cette dégénération est visible dans le renflement cervical, les régions dorsale inférieure, lombaires supérieure et moyenne et le renflement correspondant. Cependant, dans les étages où les racines postérieures sont moins atteintes, les altérations des cordons postérieurs sont également moins prononcés ; dans les régions cervicale inférieure et dorsale supérieure, par exemple. Il n'y a d'infiltration dans les cordons postérieurs qu'au niveau d'une mince zone périphérique à la hauteur de la région cervicale inférieure ; autrement, il ne s'agit que d'une atrophie simple avec disparition des fibres.

Au sujet des altérations de la substance grise que nous avons déjà en partie décrites, il faut ajouter qu'ici, comme dans la substance blanche, les parois des vaisseaux sont très épaissies, notamment celles des veines qui se trouvent au voisinage du canal central. Les parois vasculaires sont surtout très épaisses dans la région dorsale supérieure, où se trouvent également des hémorrhagies récentes. Les cellules des cornes antérieures sont intactes.

Le processus d'altération de la substance blanche est surtout représenté par une infiltration de cellules rondes. La pie-mère épaissie envoie des tractus élargis et riches en noyaux dans le tissu nerveux. Les vaisseaux sont dilatés, leurs parois sont infiltrées de cellules rondes, bon nombre sont oblitérés. La plupart des tubes nerveux sont détruits ou en voie de dégénérescence.

Il ne nous reste plus que les racines à étudier. Les racines antérieures et postérieures sont atteintes de la même façon. Cependant le processus est plus marqué là où, avec un épaississement prononcé de la pie-mère, on constate un envahissement du tronc nerveux, en particulier dans la région dorsale inférieure. Dans les régions cervicale et dorsale supérieure, les racines ont moins souffert.

Les altérations ne sont pas non plus régulièrement réparties dans toutes les racines d'un même étage ; c'est ainsi que dans la région lombaire on trouve sur les racines divers degrés d'altération, et les nerfs de la queue de cheval présentent des faisceaux intacts, à côté d'autres complètement détruits.

La nature du processus de destruction est la même que pour la moelle.

S.   26

Le périnèvre est épaissi, infiltré de cellules, il entame le faisceau nerveux sans le pénétrer. D'autres fois l'endonèvre est intéressé, il est épaissi, rempli de noyaux qui s'amassent surtout autour des vaisseaux.

L'intensité de cette prolifération est très variable. En certains points, il existe, comme dans la moelle, du tissu gommeux en voie de nécrose. Cet aspect est surtout net dans une racine antérieure de la région dorsale supérieure; tandis que la moitié du faisceau nerveux est infiltrée de noyaux, le reste est composé d'un tissu nécrosé, riche en vaisseaux et pauvre en noyaux, qui entourent les quelques tubes nerveux persistants.

Dans cette prolifération, les tubes nerveux ont plus ou moins souffert. En certains points ils ont totalement disparu, ailleurs on trouve des fibres avec cylindre-axe et gaine de myéline en plein tissu infiltré ou nécrosé. La gaine de myéline a souvent perdu son apparence concentrique, le cylindre-axe est gonflé ou très petit. Dans les faisceaux où le périnèvre seul est atteint, les tubes nerveux sont sains.

L'auteur fait remarquer la variété des altérations constatées dans ces trois cas.

Infiltration de la pie-mère, altérations vasculaires, envahissement du tissu nerveux (substance blanche et racines) par l'infiltration, hémorrhagies et foyers de ramollissement, altérations myélitiques des éléments de la substance blanche, dégénérescence secondaire ascendante et descendante. Enfin il existait de véritables tumeurs gommeuses dont le point de départ, le plus souvent méningé, a été aussi dans un cas rant médullaire. Ces néoplasies gommeuses ont subi en certains points la caséification centrale.

Les altérations des éléments nerveux sont toujours secondaires.

Mais c'est principalement sur les altérations des vaisseaux que l'auteur attire l'attention. Il rappelle les cas où des altérations analogues ont été constatées et fait remarquer la diversité de ces modifications.

Tantôt c'est dans la tunique adventice que domine l'infiltration, les autres parties du vaisseau restant presque saines, d'autres fois on constate une endartérite type prédominante telle que l'a décrite Heubner.

Les veines sont toujours plus profondément modifiées et atteintes de phlébite oblitérante.

Les parois vasculaires sont infiltrées de cellules embryonnaires ou hyalines; la lumière souvent oblitérée.

De nombreux vaisseaux néoformés apparaissent, tant dans les parois du vaisseau épaissi que dans le caillot central organisé.

L'intensité de l'altération n'est pas toujours proportionnelle à celle du tissu environnant. C'est ainsi que dans des parties où la pie-mère est très épaissie, les vaisseaux peuvent être peu touchés ; dans d'autres, au contraire, leurs lésions sont prédominantes.

Ces lésions vasculaires n'ont d'ailleurs rien de spécifique, et c'est plutôt dans l'ensemble des lésions qu'il faut chercher une caracté-ristique de la syphilis.

OBSERVATION 124. (résumée).

S. GOLDFLAM. Ueber Ruckenmarks-syphilis. *Wiener Klinik.* Feb.-März 1893, p. 41. (obs. X), p. 65. Myelitis acuta. Myelomalacia.

RÉSUMÉ CLINIQUE. — *Homme, 31 ans, syphilis depuis quinze mois. Période prodromique : douleurs lancinantes et engourdissement dans les jambes, douleurs en ceinture. Puis rétention d'urine. Après douze ou quatorze jours, paraplégie rapide et complète. État actuel, quatre semaines après le début (29 août 1885) : paraplégie absolue, flasque, anesthésie jusqu'à la ceinture, douleurs en ceinture légères, constipation, incontinence d'urine. Dans la suite escarres, infec-tion, mort le 11 septembre.*

AUTOPSIE. — *Épaississement léger de la pie-mère cérébrale, pas de lésions du cerveau. Moelle : deux foyers de ramollissement (cin-quième et sixième racines dorsales), (douzième dorsale, première racine lombaire).*

EXAMEN MICROSCOPIQUE. — *Pie-mère infiltrée surtout au pourtour des vaisseaux. Altérations vasculaires extrêmement prononcées dans la pie-mère et dans la moelle. Foyers hémorrhagiques, nécrose des éléments nerveux, au niveau des foyers de ramollissement. Dégé-nérescence secondaire des cordons de Goll. Racines très altérées dans la région dorsale.*

HISTOIRE CLINIQUE. — H..., 31 ans, entre à l'hôpital le 29 août 1885, pour une paraplégie.

Début il y a quatre semaines, par des douleurs vives dans les jambes et les organes génitaux externes, pendant quelques minutes seulement le premier jour. Le jour suivant (mercredi) les douleurs reprennent et cèdent à un bain ; douleurs en ceinture d'abord légères. Jusqu'au ven-dredi, le malade se sentait assez bien ; le soir, reprise des douleurs en ceinture et des élancements dans les jambes, amélioration par l'huile de ricin, les douches, la quinine.

Le mardi suivant, état assez bon, légères douleurs en ceinture et épigastriques, engourdissement des extrémités inférieures.

Jeudi, rétention d'urine, le lendemain cathétérisme obligatoire, les jambes sont plus raides et le malade est obligé de se coucher. Quelques jours plus tard, treize ou quatorze jours après le début des accidents, le malade ne pouvait plus faire aucun mouvement avec ses jambes.

Au bout de quelques jours, escarre sacrée, puis escarre des trochanters, œdème des jambes, constipation, incontinence des urines qui sont troubles, douleurs en ceinture légères.

Le malade, quinze mois auparavant, avait eu un chancre induré avec ganglions cervicaux, angine; à la suite, traitement mercuriel et absence de manifestations jusqu'en janvier 1885. A cette époque, céphalalgie, puis paralysie passagère du bras droit sans participation de la face ni de la parole ; guérison en quatre ou cinq jours. Un peu plus tard, douleur et gonflement du coude droit.

Dans le jeune âge, scrofule, excès sexuels, fièvre typhoïde, pas d'alcoolisme.

État actuel. — Bonne constitution, alopécie, ganglions inguinaux et épitrochléens, pas d'autres signes de la syphilis, arthrite modérée du coude droit, avec atrophie partielle des muscles du bras et de l'épaule, diminution de l'excitabilité électrique.

Pieds et jambes enflés. Escarres sacrée et trochantériennes.

Extrémités inférieures complètement paralysées et flasques.

Persistance de quelques petits mouvements.

Réflexe rotulien très faible à droite, un peu plus accusé à gauche, perte de l'excitabilité électrique.

Sensibilité (tact, douleur, température) abolie dans les pieds et les jambes, très émoussée dans les cuisses.

Perte du sens musculaire, conservation du réflexe cutané plantaire.

Incontinence des urines, qui sont alcalines et troubles, constipation, absence d'érections.

L'anesthésie remonte jusqu'à l'ombilic.

Les muscles abdominaux sont paralysés, et le réflexe abdominal aboli.

Nerfs crâniens sains, intelligence conservée.

5 septembre. Frissons depuis quelques jours, affaiblissement général. Les jours suivants : extension des escarres, fièvre, état infectieux. Mort le 11 septembre 1885.

Autopsie. — Épaississement des méninges cérébrales. Substance cérébrale congestionnée, mais sans lésions macroscopiques.

Dure-mère spinale adhérente aux corps vertébraux dans la région lombaire.

Moelle ramollie en deux points.

1° A la hauteur des cinquième et sixième racines dorsales. La coupe dans cette partie montre de nombreux petits foyers hémorrhagiques, surtout dans la moitié gauche de la moelle et dans la substance grise. Dans le cordon latéral droit, une tache jaunâtre. La couleur de la substance médullaire est gris jaunâtre. Le dessin de la substance grise est conservé.

2° A la hauteur des douzième dorsale et première lombaire. La pie-mère est épaissie, congestionnée, les cordons latéraux comme gonflés, la consistance est encore plus molle que celle du premier foyer, la teinte jaune plus accusée; la substance grise est déformée.

Les vaisseaux de la pie-mère, à la hauteur de la queue de cheval, sont remplis de caillots rouges et mous.

Les préparations à l'état frais montrent des boules et des granulations de myéline, des gouttes de graisse, des tubes nerveux gonflés et des corps granuleux.

Pas de tuberculose pulmonaire, cystite, pyélonéphrite ascendante.

EXAMEN MICROSCOPIQUE. — Après durcissement de la moelle, l'examen microscopique décèle des altérations surtout marquées dans les deux foyers dorsal et lombaire.

Foyer dorsal (cinquième et sixième racines dorsales). — On trouve une masse de vaisseaux sur la coupe, car les petits eux-mêmes sont remplis de sang. Les parois vasculaires sont très épaisses et scléreuses, aux dépens surtout de la membrane interne qui est fibreuse. La tunique adventice et la gaine lymphatique sont remplies de cellules lymphoïdes. Les cellules de l'endothélium sont augmentées de nombre et pénètrent dans la lumière du vaisseau. Les plus petits vaisseaux présentent cet épaississement prononcé de la tunique interne et l'infiltration périvasculaire.

L'épaississement des parois est tel que les vaisseaux voisins arrivent à se confondre. Certains vaisseaux ont un volume absolument inaccoutumé.

Le rétrécissement de la lumière est souvent extrême et va jusqu'à l'oblitération complète.

A côté des vaisseaux, il y a des épanchements sanguins microscopiques et même visibles à l'œil nu et souvent, dans l'épaisseur même des parois vasculaires, des granulations de pigment sanguin.

L'infiltration de la tunique adventice et de l'espace périvasculaire s'étend souvent dans les parties environnantes du tissu médullaire.

Les éléments nerveux sont très altérés. Dans la substance blanche, principalement dans les cordons latéraux au niveau des points qui constituent les taches jaunes visibles à l'état frais, les tubes nerveux sont détruits presque complètement. Le degré de l'altération est variable : fibres ne se colorant plus, cylindres-axes hypertrophiés, corps granuleux.

Le réseau névroglique est hypertrophié, riche en noyaux. En maints endroits, le tissu médullaire prend l'aspect d'un tissu granuleux semé de noyaux, ou bien est constitué par un réseau de travées épaissies ; les mailles sont occupées par des corps granuleux ou forment des vacuoles privées de corps granuleux par l'action de l'alcool et des essences. Les fibres nerveuses saines sont relativement plus nombreuses dans le voisinage de la substance grise.

Les cellules nerveuses des cornes antérieures se colorent mal, elles sont gonflées, arrondies, vitreuses, sans noyau et privées de prolongements ; un petit nombre seulement a conservé son noyau et ses nucléoles. Mêmes altérations dans les cellules des colonnes de Clarke. La *pie-mère* est épaissie, infiltrée de cellules qui sont surtout groupées autour des vaisseaux. Les parois de ceux-ci présentent au plus haut degré les mêmes modifications que les vaisseaux intramédullaires. L'épaississement porte surtout sur la membrane interne. L'adventice est infiltrée, la lumière rétrécie est obstruée par un caillot ou complètement oblitérée. Dans le centre des vaisseaux, on trouve de nombreuses cellules lymphoïdes. Il y a de plus dans la pie-mère des épanchements sanguins et des granulations de pigment hématique, mais pas d'épaississement des prolongements de la pie-mère dans la moelle.

Dans les *racines* tant antérieures que postérieures, on ne trouve presque plus de tubes nerveux, le périnèvre et l'endonèvre sont infiltrés, on trouve des faisceaux de fibres détruits et des corps granuleux. Les vaisseaux des racines sont épaissis et infiltrés.

L'intensité des altérations atteint son maximum à la hauteur des cinquième et sixième racines dorsales ; au-dessus et au-dessous, elle diminue, surtout dans la direction du segment cervical.

Au niveau du *premier nerf dorsal*, les modifications sont encore notables : hyperhémie, foyers hémorrhagiques peu nombreux, épaississement et infiltration modérés des parois vasculaires, tissu névroglique hyperplasié et riche en noyaux, fibres nerveuses détruites, corps granuleux, vacuoles. Dans les cordons de Goll, début de la dégénérescence secondaire ascendante.

Mais à cette hauteur il y a déjà beaucoup de fibres nerveuses saines. Les cellules nerveuses sont encore gonflées, vitreuses sans prolongements ni noyau.

Les modifications de la pie-mère sont analogues à celles que nous connaissons, mais moins prononcées. Les racines sont encore très infiltrées et presque complètement privées de fibres.

Dans la *région cervicale inférieure* et le *renflement cervical*, l'aspect est presque absolument normal, mise à part la dégénérescence secondaire du cordon de Goll. Pas d'altération des vaisseaux, la névroglie est déliée, les tubes nerveux se colorent bien. Dans les cornes antérieures, le réseau nerveux reparaît, les groupes de cellules nerveuses occupent leur place ; ces éléments sont polygonaux, possèdent leurs prolongements et leur noyau. La pie-mère est mince et sans modification, à part quelques petits foyers d'infiltration périvasculaire. Les racines nerveuses sont intactes.

L'aspect normal s'accentue à mesure qu'on remonte vers la moelle allongée.

Au-dessous du foyer dorsal, les altérations continuent assez marquées.

A la hauteur de la *huitième racine dorsale*, on trouve les modifications des vaisseaux, les foyers hémorrhagiques, des foyers de nécrose dans la substance blanche, l'altération des cellules nerveuses, l'infiltration de la pie-mère surtout autour des vaisseaux comme plus haut.

A la hauteur de la *dixième racine dorsale*, les altérations s'atténuent.

Les tubes nerveux sont conservés partout, les vaisseaux sont moins nombreux, moins remplis de sang, les parois sont moins épaisses et moins infiltrées. La névroglie n'est épaissie que dans les zones périphériques. Beaucoup de cellules nerveuses sont bien formées, mais quelques-unes sont dégénérées. La pie-mère, mince et peu infiltrée, contient encore de nombreux vaisseaux, notamment de grosses veines énormément épaissies, très infiltrées et oblitérées. Les racines sont peu touchées.

Au niveau du *deuxième foyer d'altération* (*douzième dorsale, première lombaire*), le processus atteint le plus haut degré d'intensité.

La *pie-mère* est épaissie et l'infiltration, développée surtout autour des vaisseaux, prend même en certains points l'aspect d'une tumeur gommeuse qui ne pénètre d'ailleurs jamais dans le tissu même de la moelle. Les vaisseaux de la méninge sont épaissis, infiltrés, le rétrécissement de leur lumière va jusqu'à l'oblitération.

L'infiltration cellulaire envahit les racines dont les tubes sont détruits, les gaines de Schwann sont vides. Le périnèvre, l'endonèvre et les vaisseaux sont épaissis.

Par suite vraisemblablement de l'épaississement de la pie-mère, la moelle est déformée, le diamètre antéro-postérieur est diminué, la fissure antérieure est sinueuse, les cornes antérieures, surtout celle de droite, sont inclinées vers les cordons latéraux. Dans la substance médullaire il existe une hyperplasie des noyaux, les vaisseaux sont congestionnés, leurs parois épaissies, infiltrées, entourées de petits foyers hémorrhagiques moins nombreux toutefois que dans le foyer dorsal. Le nombre des cellules nerveuses, surtout dans la corne gauche, est diminué; celles qui persistent sont hyalines ou granuleuses, sans prolongements ni noyau.

Dans la partie moyenne du *renflement lombaire*, l'hyperplasie nucléaire est encore notable, on trouve encore des foyers hémorrhagiques. Les altérations vasculaires sont plus modérées ; dans la substance grise, il y a de nombreux larges capillaires (néoformés) dont les parois sont infiltrées (ces néocapillaires ont déjà été notés par Oppenheim et Jürgens).

Les tubes nerveux sont conservés, le réseau nerveux de la substance grise bien formé, les cellules nerveuses saines pour la plupart, la pie-mère normale. Dans les racines : nombreuses fibres saines, péri-nèvre et endonèvre peu infiltrés.

Région lombaire inférieure. — Les altérations sont minimes. La pie-mère est mince ; dans les racines, quelques fibres seulement sont détruites. Dans la substance grise, de nombreux capillaires néoformés et quelques petits foyers hémorrhagiques.

L'artère vertébrale et ses branches étaient atteintes d'une endartérite très prononcée, la périartérite était au contraire peu marquée.

Pas d'altération des troncs nerveux périphériques ni des muscles des membres inférieurs.

L'auteur considère ce cas comme un exemple de ramollissement (*myélomalacie*) relevant des altérations du système circulatoire de la moelle.

OBSERVATION 125 (résumée).

S. GOLDFLAM. *Loc. cit.* (obs. XI), p. 73. Myelomalacia.

RÉSUMÉ CLINIQUE. — *Homme, 22 ans, Au début du mois de mai 1890, chancre induré, accidents secondaires, traitement. Céphalalgie précoce. Au commencement de septembre 1890 : symptômes prémo-nitoires, rachialgie, etc., quelques jours après, paralysie de la jambe droite, puis de la jambe gauche. Bientôt paraplégie complète. Anes-thésie jusqu'aux fausses côtes, rétention d'urine. Puis escarres, fièvre, marasme. Mort le 12 octobre 1890, trente-deux jours après le début des phénomènes paralytiques, cinq mois après l'infection.*
AUTOPSIE. — *Pas de tuberculose pulmonaire, cystite, pyélo-néphrite. Cerveau sain. Ramollissement de la moelle dorsolombaire.*
EXAMEN MICROSCOPIQUE. — *Altérations légères du tissu propre de la pie-mère. Altérations vasculaires énormes, nécrose anémique de la moelle.*

HISTOIRE CLINIQUE. — Homme de 22 ans, entré à l'hôpital le 24 sep-tembre 1890. Au commencement de mai 1890, chancre induré, ganglions, roséole. Traitement : frictions et KI. Un peu plus tard, céphalalgie intense, sensation de froid' dans le dos, puis rachialgie qui privait le malade de sommeil. Quatorze jours avant l'entrée à l'hôpital, paralysie des sphincters, paresthésie et paralysie de la jambe droite dans la même journée. Le lendemain, la jambe gauche est prise. La sensibilité a persisté encore quelque temps, dans la jambe gauche surtout. Cathé-térisme obligatoire. Constipation. Traitement mixte infructueux.

État à l'entrée. — Paralysie flasque et complète des membres inférieurs. Réflexe plantaire faible. Disparition des réflexes crémastérien et abdominal. Sensibilité et sens musculaire complètement abolis, le malade ne perçoit ni les piqûres, ni le pincement, ni le contact de l'eau bouillante.

Rétention complète d'urine, perte du sentiment de distension vésicale et du besoin de la défécation. Urines alcalines, purulentes. Le malade ne peut s'asseoir sur son séant sans aide, les muscles abdominaux ne se contractent plus. La colonne vertébrale n'est pas sensible à la pression.

L'anesthésie remonte jusqu'aux fausses côtes en avant et jusqu'à la dernière vertèbre dorsale en arrière.

Pupilles égales, réagissant bien. Les organes des sens, la face, l'intelligence, sont intacts. Traitement mixte.

29 septembre. Escarre sacrée ; petits frissons depuis quelques jours.

Les jours suivants, l'escarre s'étend, d'autres se produisent au niveau des trochanters ; œdème des jambes, fièvre, frissons répétés, anorexie, marasme.

Mort le 12 octobre 1890, trente-deuxième jour de la maladie, cinq mois après l'infection syphilitique.

Autopsie. — Cadavre amaigri, etc. Poumons sains, cystite purulente avec péritonite circonscrite dans le voisinage. Pyélonéphrite ascendante.

Dure-mère cérébrale saine ; pie-mère œdémateuse. Cerveau sain à la coupe.

Dure-mère spinale lisse, mais congestionnée. A la coupe de la moelle dorsale, on trouve des foyers gris rosé dans la substance blanche et la substance grise. Dans la région lombaire supérieure, cette apparence envahit toute la surface de la coupe, sauf une mince bande marginale. Les contours de la substance grise sont diffus (myélite aiguë disséminée dorso-lombaire).

Examen microscopique de la moelle. *Région cervicale supérieure.* — Cordons de Goll dégénérés secondairement. Nombreuses veines à parois infiltrées.

Région cervicale inférieure. — La pie-mère, surtout dans la partie postérieure, est épaissie et infiltrée. La plupart des vaisseaux ont des parois très épaisses et infiltrées de cellules. Altération qui va jusqu'à l'oblitération. L'infiltration cellulaire est surtout prononcée au niveau de la tunique adventice ; cependant beaucoup de vaisseaux présentent un épaississement de la membrane interne. Ces modifications intéressent surtout les veines, les artères sont bien moins malades. Infiltration légère des racines antérieures et postérieures.

Dans la moelle, les vaisseaux sont congestionnés, beaucoup ont leurs parois infiltrées. Hémorrhagie dans la corne antérieure. Sur les confins de la corne antérieure, on trouve dans le cordon antérieur une accumulation de cellules rondes qui correspond vraisemblablement à un vaisseau. Le nombre des tubes nerveux est diminué dans la partie postérieure des cordons postérieurs, la névroglie est gonflée.

Région dorsale supérieure. — Pie-mère assez infiltrée de cellules. Les vaisseaux, surtout les veines, ont des parois énormément épaissies, la tunique adventice est infiltrée, beaucoup de lumières sont oblitérées. Dans les racines, il y a presque autant de fibres altérées que de fibres saines.

Les vaisseaux de la moelle sont dilatés ou à parois infiltrées. Dans la substance blanche, les petits foyers visibles à l'œil nu montrent des altérations très prononcées des tubes nerveux : la myéline a disparu, le cylindre-axe est gonflé, souvent granuleux ; corps granuleux ; destruction complète des tubes ; vacuoles vides. A la périphérie de la moelle, il y a cependant encore quelques fibres saines ; la névroglie est en prolifération.

Parmi les cellules nerveuses, il n'y en a que quelques-unes qui ont conservé leurs prolongements ; les autres sont atrophiées, arrondies ou triangulaires, avec ou sans noyau. Cet aspect se retrouve en particulier au niveau des colonnes de Clarke.

Région dorsale moyenne. — Mêmes altérations de la méninge ; c'est-à-dire épaississement énorme des parois vasculaires surtout pour les veines, oblitérations vasculaires, infiltration de la tunique adventice.

Racines antérieures et postérieures très altérées : destruction de la gaine de myéline, hypertrophie des cylindres-axes, vacuoles, destruction complète. Infiltration modérée du périnèvre et de l'endonèvre. Parois vasculaires épaissies ; mais tous les tubes ne sont pas détruits, il en persiste même un assez grand nombre.

Dans cette région, le tissu médullaire est très altéré. Pour la substance blanche, on trouve une foule de petits foyers ou de grands où les tubes sont complètement détruits. Entre ces foyers, il y a encore des parties relativement saines. Cet état de ramollissement siège surtout dans les zones marginales ; il existe aussi dans la partie centrale, et couvre sur la coupe une étendue plus considérable que les parties relativement saines surtout disposées autour de la substance grise.

L'altération s'étend partout, mais intéresse les cordons antéro-latéraux plus que les postérieurs.

La forme des foyers est irrégulière : ils sont tantôt triangulaires à base périphérique, tantôt ronds ou ovales, ou irréguliers. Dans ces foyers, les cylindres-axes sont énormes, la myéline a disparu, les vaisseaux sont dilatés, infiltrés, çà et là existent des petits foyers hémorrhagiques.

Altérations profondes des cellules nerveuses des cornes antérieures et des colonnes de Clarke ; elles sont gonflées, granuleuses, vacuolaires, rondes ou ovales, ordinairement sans prolongements ni noyau.

Région dorsale inférieure. — Mêmes altérations. Dans les parois épaissies des vaisseaux on trouve de nombreux capillaires néoformés dont le nombre peut aller jusqu'à une dizaine.

Région lombaire supérieure. — Les altérations vasculaires de la pie-mère sont ici très marquées. En un point de la partie latérale, on trouve dans la pie-mère une grosse veine très épaissie, infiltrée et oblitérée, qui déprime la moelle sans que l'infiltration pénètre dans son intérieur entre les tubes nerveux.

Dans la substance blanche, il n'y a presque pas de modifications, quelques tubes nerveux seulement sont détruits à la périphérie de la coupe et la névroglie est hyperplasiée.

Les cellules nerveuses sont encore profondément altérées.

Région lombaire moyenne. — Pie-mère mince, légèrement infiltrée, vaisseaux peu altérés, à part un certain nombre de veines oblitérées. Racines saines. Dans la moelle, congestion peu prononcée, la plupart des cellules et des tubes nerveux sont sains.

Dans une corne antérieure, il y a un amas de cellules lymphoïdes qui semble correspondre à la coupe d'un vaisseau, mais le fait n'est pas absolument certain.

Région lombaire inférieure. — Pie-mère légèrement infiltrée, vaisseaux légèrement épaissis et infiltrés mais sans diminution de calibre. Les parties périphériques de la moelle présentent une légère hyperplasie de la névroglie. Les cellules nerveuses sont normales pour la plupart.

L'auteur insiste sur la faible intensité des lésions propres à la pie-mère, l'absence de participation des prolongements pie-mériens dans la moelle. Il fait ressortir l'importance des lésions vasculaires, en faisant remarquer l'existence de la vascularisation secondaire. Enfin, il considère la lésion médullaire comme un ramollissement anémique consécutif aux altérations des vaisseaux.

Observation 126.

S. Goldflam. *Loc. cit.* (obs. VII), p. 55.

Résumé clinique. — *Homme, syphilis en 1884, à 49 ans. En 1885, douleurs sacrées, faiblesse des jambes, puis paralysie développée progressivement, paralysie des sphincters. État en 1888 (11 mars): paraplégie complète avec participation des sphincters. Sensibilité conservée, sauf pour la température. Réflexes rotuliens conservés. Les jours suivants aggravation, escarres, marasme, mort le 3 juin 1888.*

Autopsie. — *Cerveau sain, la moelle présente de nombreuses taches de sclérose, surtout dans la région dorso-lombaire, pie-mère légèrement épaissie et trouble.*

— 412 —

Examen microscopique. — *Pie-mère épaissie, infiltrée, surtout autour des vaisseaux. Altérations vasculaires énormes. Dans la moelle, dégénérescence ascendante du cordon de Goll, sclérose marginale dans la région dorsale moyenne et inférieure. Moelle déformée et perte de substance centrale à la région dorsale inférieure. Ramollissemen dans la région lombaire supérieure. Nécrose des éléments nerveux, sclérose névroglique. Racines médullaires du segment dorsal très altérées.*

Histoire clinique. — L..., 53 ans, entre à l'hôpital le 11 mars 1888. Depuis trois ans, il souffre de douleurs dans la région sacrée. Progressivement il s'est développé une faiblesse des jambes qui est allée jusqu'à la paralysie complète. Depuis le début de l'affection, incontinence des urines et des matières fécales.

Il y a quatre ans, infection syphilitique suivie de traitement.

État actuel. — Homme vigoureux, sans lésions des viscères. Paralysie complète des jambes, sensibilité conservée sauf pour la température, réflexes conservés.

Traitement mixte, bains, électrisation.

17 mars 1888. Apparition des symptômes de décubitus au niveau du sacrum.

Le 22. Œdème des jambes, les plaies des pointes de feu ne se guérissent pas.

Avril. Escarres aux malléoles externes, bulles remplies de sérosité à la plante des pieds.

Le 13. Perte des réflexes rotuliens ; la sensibilité disparaît au niveau des pieds.

Mai. Légère amélioration, quelques mouvements reparaissent dans les pieds.

Le 27. Aggravation ; les jours suivants, extension des escarres, abcès, fièvre, marasme.

Mort le 3 juin 1888.

Autopsie. — Lésions du décubitus, etc. Aortite chronique, cœur gros, poumons sans lésions tuberculeuses, néphrite.

Cerveau. — Pie-mère laiteuse, surtout à la convexité des hémisphères petit foyer hémorrhagique de la pie-mère au niveau de la protubérance. Artères de la base du cerveau épaissies. Substance cérébrale pâle, ventricules dilatés, granulations épendymaires sur la paroi des ventricules latéraux et du quatrième ventricule.

Moelle. — Liquide sous-arachnoïdien abondant. Pie-mère épaisse et trouble, unie à la dure-mère par de nombreux tractus lâches. La substance médullaire est pâle. La moelle, un peu grêle dans la région dorsale inférieure, est aplatie latéralement ; dans la moitié gauche, on trouve une cavité arrondie, large de 2 millim. et haute de trois quarts de centimètre qui semble formée surtout aux dépens de la corne postérieure droite et est remplie de sang. La substance médullaire présente une coloration diffuse à cette hauteur, la consistance paraît normale.

Examen microscopique après durcissement. *Deuxième racine cervicale*. — Dégénération secondaire des cordons de Goll. Dégénération marginale du cordon latéral. Pie-mère mince, légèrement infiltrée, vaisseaux sains, sauf l'artère spinale antérieure dont la membrane interne est épaissie. Dans la substance grise, quelques petits foyers hémorrhagiques. Beaucoup de cellules nerveuses ont perdu leurs prolongements et leur noyau.

Quatrième racine cervicale. — Même disposition des parties dégénérées. Pie-mère mince, mais gros vaisseaux (artères et veines) présentant un épaississement de la membrane interne. Beaucoup de veines ont une lumière très rétrécie. Racines : épaississement de l'endonèvre, infiltration légère et épaississement modéré des parois vasculaires.

Huitième racine cervicale. — Pie-mère épaissie, infiltrée, prolongements intramédullaires importants. Vaisseaux épaissis, tunique adventice infiltrée, cellules endothéliales multipliées, pénétrant dans la lumière du vaisseau. Dans la moelle, dégénération marginale du cordon latéral et sclérose prononcée des cordons de Goll. Espaces périvasculaires remplis de cellules. Quelques corps amyloïdes. Nombreuses cellules nerveuses, sans prolongements ni noyau, remplies de pigment.

Deuxième racine dorsale. — Même état de la pie-mère, vaisseaux, artères surtout, avec une membrane interne épaissie, lumière très rétrécie, en partie comblée par des cellules endothéliales. Atrophie partielle des racines avec infiltration et altérations vasculaires. Dans la moelle, la dégénération marginale s'étend en profondeur. Réseau névroglique épaissi, corps amyloïdes. Entre les parties très altérées et les parties saines, zone de transition où les tubes nerveux présentent des modifications variées, depuis la destruction de la gaine de myéline, le gonflement du cylindre-axe, jusqu'à la disparition complète de la fibre et la formation de corps granuleux. Cellules araignées hypertrophiées et multipliées. Cellules nerveuses très altérées. Les parois des vaisseaux sont épaisses, légèrement fibreuses, les espaces périvasculaires dilatés et remplis de petites cellules, de corps amyloïdes et de corps granuleux. L'infiltration périvasculaire s'étend un peu dans le tissu environnant.

Sur les coupes longitudinales, la névroglie forme, au niveau des cordons de Goll, des faisceaux parallèles, et dans la sclérose marginale, un réseau épais.

Cinquième racine dorsale. — Dégénérescence de presque tout le cordon postérieur, sauf une petite bande contiguë aux cornes postérieures. La dégénération marginale est toujours prononcée, surtout au niveau des cordons latéraux. Le tissu médullaire (tubes et racines) et les vaisseaux présentent les mêmes altérations que plus haut. De même pour les racines. Dans les cordons postérieurs, la névroglie forme des tourbillons analogues à ceux qu'ont signalés Dejerine et Letulle dans la maladie de Friedreich (sclérose névroglique pure).

Septième racine dorsale. — La moelle est déformée, aplatie latéralement du côté droit, la corne correspondante déjetée en dehors. Les régions scléreuses occupent à peu près la même situation et les modifications du tissu médullaire sont celles que nous avons indiquées. Petit foyer hémorrhagique à la base de la corne antérieure gauche.

Dixième racine dorsale. — Moelle aplatie d'avant en arrière, cornes postérieures écartées. Dans la partie postérieure de la moitié droite de la moelle, il y a une perte de substance, elliptique, formée aux dépens de la corne postérieure et limitée par un épaississement de la névroglie. La dégénération marginale est moins large que plus haut. Les altérations microscopiques du tissu sont celles que nous connaissons.

Région dorso-lombaire. — On voit ici comment le ramollissement médullaire est sous la dépendance des altérations des vaisseaux de la pie-mère. En rapport avec un épaississement énorme de la paroi de l'artère spirale antérieure (épaississement surtout formé par la membrane interne), et avec un rétrécissement excessif de la lumière du vaisseau, on trouve des altérations très prononcées des cordons antérieurs et des cornes antérieures. Les éléments nerveux sont nécrosés : tubes nerveux détruits et remplacés par des corps granuleux, etc., cellules nerveuses atrophiées, etc. Il existe quelques petits foyers hémorrhagiques dans la substance grise.

Région lombaire inférieure. — Lésions moins prononcées. L'endartère de l'artère spinale antérieure est moins épais, la lumière du vaisseau largement béante, les vaiseaux de la moelle sont moins altérés. Cordons postérieurs presque intacts. Dégénération marginale légère. Dans la substance grise, quelques petits foyers hémorrhagiques. Altération modérée des cellules nerveuses.

Racines presque absolument saines.

Dans l'aorte descendante, inflammation de la membrane interne.

Endartérite prononcée des branches de l'artère basilaire et de l'artère cérébrale postérieure.

D'après l'auteur, les altérations de la moelle sont dues à deux causes. L'épaississement de la pie-mère tient sous sa dépendance la dégénération marginale. D'autre part, la destruction des tubes, le ramollissement, les petites hémorrhagies sont une conséquence des troubles circulatoires résultant des lésions des vaisseaux.

CHAPITRE III

OBSERVATIONS CLINIQUES PERSONNELLES

Observation 127 (personnelle).

Résumé clinique. — *Homme. Décembre 1886, 19 ans : chancre, accidents secondaires, traitement. Juin 1887, six mois après le chancre faiblesse génitale. 29 juin, refroidissement ; lourdeur des jambes, troubles vésicaux. 14 juillet, attaque de paraplégie, inconti- nence des urines et des matières fécales. Amélioration. 22 juillet, rapide recrudescence des symptômes, douleurs en ceinture, crises rectales et vésicales. Traitement intensif. 1888 : après amélioration, guérison incomplète et persistance des symptômes à l'état chronique. 1892 : paraplégie spasmodique légère, troubles des sphincters, sensi- bililé intacte.*

Histoire clinique. — M. X..., 25 ans, étudiant.

Antécédents héréditaires. — Rien d'important à signaler, aïeul maternel sujet aux rhumatismes, mère rhumatisante.

Antécédents personnels. — Aucune maladie sérieuse, sujet vigoureux.

1886. Décembre. A cette époque, M. X..., alors âgé de 19 ans, eut un chancre induré de la verge. Cet accident fut bientôt suivi de manifes- tations secondaires de la syphilis : roséole et plaques muqueuses dis- crètes. Le traitement du début fut assez suivi, il prit en effet cent pilules de protoiodure, quelques grammes d'iodure de potassium et environ 1,000 grammes de sirop de Gibert.

Maladie actuelle. Commémoratifs. — 1887. Vers le milieu du mois de juin, six mois par conséquent après l'accident primitif, survint un affaiblissement très marqué de la puissance virile, ce fut le premier symptôme qui frappa le malade ; en même temps quelques douleurs lombaires assez vagues se manifestèrent.

Le 29 juin, étant en sueur, le malade subit un refroidissement brusque et, deux jours après, il éprouvait une recrudescence des douleurs lom- baires, les jambes devenaient lourdes, engourdies, il semblait au malade qu'à chaque membre inférieur un poids très lourd était attaché; néan- moins, la marche était encore possible quoique assez pénible. La mic- tion était très gênée, l'urine n'était émise qu'après de longs efforts, goutte à goutte et en plusieurs reprises.

13 juillet. La faiblesse des jambes augmenta notablement, dans la soirée, la marche était devenue très difficile, elle n'était même possible qu'avec l'aide d'un camarade.

Le 14. Au matin, le malade, essayant de se lever, ne peut se tenir sur les jambes qui fléchissent sous lui, il tombe et ne peut se relever. Il existe d'assez vives douleurs dans la région lombaire et sur le trajet des nerfs intercostaux, mais pas dans les jambes au niveau desquelles le malade n'éprouve qu'une sensation d'engourdissement.

Les sphincters sont totalement paralysés, l'urine s'écoule goutte à goutte et les matières fécales ne peuvent être retenues. En même temps, il existe une certaine obnubilation de l'intelligence, le malade ne se rappelle pas très bien tous les détails des accidents qu'il a présentés à cette époque, car il se trouvait dans un état semi-comateux.

Toutefois ce premier orage ne dura pas, au bout de quelques jours le malade put se relever ; il se remit même sur pied avec une rapidité surprenante, puisque à partir du 19 juillet il put sortir et subir, le 21, un examen pour le baccalauréat. Il éprouvait cependant une grande difficulté dans la marche et souffrait de douleurs lombaires ; l'incontinence d'urine persistait.

Le 22. Comme conséquence peut-être des fatigues que le malade avait supportées la veille, il survint une recrudescence des symptômes. M. X... fut forcé dès lors de garder le lit et commença à suivre un traitement régulier, ce qui n'avait pas encore été fait depuis le début des symptômes médullaires. Le traitement spécifique fut institué et des pointes de feu appliquées fréquemment sur la région rachidienne. Les douleurs lombaires et intercostales étant assez vives, on usa également de quelques vésicatoires volants. Vers le milieu du mois d'août, les symptômes tendant à s'amender, le malade put se lever et commença à faire quelques pas, puis de courtes promenades. Mais il existait toujours une faiblesse extrême des jambes, la marche n'était possible qu'avec deux cannes. L'urine et les matières fécales n'étaient retenues qu'à grand'peine, les besoins étaient absolument impérieux.

Un fait qui mérite d'être signalé, c'est que, pendant que se déroulaient des symptômes spinaux, il n'en existait pas moins des manifestations de syphilis cutanée et le malade eut des taches sur la peau jusqu'au mois de septembre.

Mi-septembre. Au retour d'une promenade, le malade éprouve brusquement dans la région vésicale une douleur excessivement vive qui persiste près de six heures. Ce nouveau symptôme fut un des plus pénibles que le malade ait ressentis. Ces crises vésicales furent d'abord très rapprochées, puis ne se manifestèrent que tous les quinze jours et s'espacèrent encore davantage dans la suite. Elles consistaient en une sorte de ténesme avec faux besoin d'uriner et émission douloureuse de quelques gouttes d'urine. Un phénomène analogue ne tarda pas à se manifester au rectum. Les crises rectales toutefois étaient moins violentes, le malade éprouvait la sensation d'un corps étranger volumineux qui faisait office de dilatateur. Ce symptôme n'a pas disparu aujourd'hui et il est très gênant, car outre la douleur qui en résulte, le malade est dans l'impossibilité absolue de retenir les gaz intestinaux.

1888. Avec cette année, commence ce que le malade appelle très justement sa période d'état stationnaire. Les symptômes ne sont pas assez accentués pour l'empêcher de participer à la vie commune. La marche est assez difficile, les jambes sont raides, mais avec une canne il ne s'en tire pas mal et peut sortir pour se livrer à ses occupations journalières. Il n'existe aucune douleur dans les jambes, seulement quelques douleurs vagues dans les reins, mais surtout des crises vésicales et rectales qui sont le symptôme le plus pénible. Toutefois, ces crises sont moins fréquentes qu'au début, elles ne surviennent que tous les mois, elles sont plus supportables bien que leur durée semble augmenter. Les sphincters sont toujours très insuffisants; l'impuissance génitale absolue.

Le traitement pendant cette année fut régulièrement suivi :

Pointes de feu trois fois par semaine. 2 gr. d'iodure par jour. Bains sulfureux, un par semaine. Faradisation ; deux séances par semaine.

En somme, à la fin de l'année, le malade bénéficiait d'une certaine amélioration, surtout à l'égard du fonctionnement des jambes.

1889. Pendant les mois de janvier et de février, l'administration de l'iodure est continuée, puis cessée au commencement de mars.

Mars et avril. Le malade essaie quelques séances de suspension. Il éprouve pendant l'opération une sensation de bien-être dans les jambes, puis à la suite aucune amélioration. Douches froides et bains alcalins.

De mai en septembre aucun traitement.

Septembre, octobre, novembre. 6 gr. d'iodure par jour.

Décembre. Aucun traitement.

1890. Janvier, février, mars. KI, 6 gr. par jour.

D'avril en novembre, aucun traitement ; état stationnaire.

Novembre, décembre. Reprise du traitement et médication intensive. Tous les trois jours on faisait au malade une injection hypodermique d'un centimètre cube de la solution suivante :

Peptonate d'hydrargyre...................... 50 centigr.
Eau... 10 gr.

L'iodure de potassium est consommé à des doses excessives qui atteignent jusqu'à 10 gr. par jour.

1891. Cessation du traitement pendant les trois premiers mois.

Avril, mai. Traitement intensif, accidents d'iodisme.

Juin, juillet. Séjour à La Malou. Amélioration sensible pendant la cure, mais nullement persistante.

Août, septembre. Le malade laisse de côté les médicaments spécifiques et prend des préparations ferrugineuses et de la noix de Kola.

1892. Depuis de nombreux mois, l'état du malade reste le même, les deux symptômes dominants sont la raideur des jambes et l'incontinence d'urine.

État actuel, septembre 1892. — Sujet vigoureux, de taille moyenne, santé générale excellente.

Motilité. — La face est intacte, les membres supérieurs également à part une légère augmentation du réflexe olécrânien. Tous les phénomènes sont localisés à la moitié inférieure du corps.

Le malade étant assis, meut ses jambes assez facilement, mais les mouvements sont gênés par une raideur qui oblige le malade à un effort considérable pour l'exécution des différents mouvements. Cette gêne se manifeste lorsqu'on demande au malade de croiser l'une de ses cuisses sur l'autre pour l'étude des réflexes ; il exécute difficilement ce mouvement, et est obligé de s'aider de ses mains. Cependant, ce n'est pas la force musculaire qui manque, car le malade peut opposer une résistance invincible dans les conditions ordinaires à un mouvement de flexion communiquée. Il n'existe non plus aucune incoordination motrice, mais une sorte de maladresse due à la contracture. Les réflexes rotuliens sont très exagérés des deux côtés et l'on provoque facilement le tremblement clonique du pied. Les réflexes cutanés sont également très développés; une excitation un peu vive du tégument provoque un mouvement brusque dans les jambes. Le malade a lui-même remarqué ce phénomène : il a au pied un cor qui n'est pas très douloureux, mais, lorsqu'un choc vient atteindre ce cor, bien que la douleur ne soit pas très vive, elle détermine néanmoins un mouvement intempestif que le malade ne peut réprimer.

Dans la station debout, les jambes sont rapprochées, les pieds parallèles et non en équerre comme il est normal.

L'extension des deux membres n'est pas absolue, le membre inférieur étendu ne forme pas une courbe à concavité antérieure, mais il existe une très légère flexion de la jambe. Pas de signe de Romberg. La force est considérable, et l'on peut se suspendre aux épaules du malade sans faire fléchir ses jambes.

La marche est possible sans canne, elle peut se prolonger un temps très long, mais le sujet se fatigue cependant plus vite qu'un individu sain. Les pas sont courts, les genoux frottent l'un contre l'autre. La trace des pas, au lieu de faire avec la ligne de direction un angle ouvert en avant, est parallèle à cette ligne ou même forme un angle ouvert en arrière. En effet, la pointe du pied tend à se porter en dedans en même temps qu'elle est abaissée. A chaque pas, la pointe du pied frôle le sol et le bout de la semelle s'use rapidement; c'est pour cette raison que le malade marche plus facilement avec des chaussures à talon haut. Le sujet marche à petits pas en exagérant le soulèvement du corps et en imprimant à son bassin un léger mouvement de rotation pour permettre au pied qui est en arrière de se porter en avant. Toutes ces particularités modifient l'allure et lui donnent un caractère spécial.

La course est naturellement très gênée; si le sujet veut accélérer l'allure de son pas, les enjambées deviennent de plus en plus courtes et les jambes s'embarrassent.

Sensibilité, phénomènes subjectifs. — Nous avons signalé les douleurs lombaires du début, elles ont aujourd'hui à peu près complètement disparu. Le malade n'a jamais éprouvé de véritables douleurs dans les jambes, il a simplement ressenti au début une sorte d'engourdissement qui se confondait avec le sentiment de lourdeur qui existait en même temps.

Depuis un an environ, le malade a une céphalalgie frontale persistante, plutôt diurne que nocturne.

Les crises vésicales sont actuellement très rares ainsi que les douleurs rectales, et très supportables.

Sensibilité objective. — Il n'existe pour ainsi dire pas de modifications de la sensibilité objective, le sujet perçoit le moindre contact, apprécie très exactement les variations de température des corps que l'on applique sur les téguments. Il semblerait présenter un certain degré d'hyperesthésie au chatouillement et à la douleur, à cause de l'exagération des réflexes qui provoquent ces excitations ; mais ce phénomène traduit tout simplement une augmentation de la réflectivité médullaire et non une exaltation de la perception.

La pression sur les apophyses épineuses de la colonne vertébrale est douloureuse dans la portion dorsale moyenne. Cette zone s'étend du niveau correspondant à l'angle interne de l'omoplate jusqu'à 6 centim. au-dessous. De plus, l'apophyse mastoïde droite est douloureuse à la pression, il semble exister en ce point un léger degré de périostite.

Troubles des sphincters. — Les besoins d'uriner sont fréquents et impérieux, le malade se plaint même de ne pas toujours percevoir très nettement ce besoin et de perdre ses urines. Chaque fois qu'il fait un effort, ou, si étant assis, il se lève un peu brusquement, quelques gouttes d'urine s'écoulent, en sorte que le malade est presque constamment mouillé. Les matières fécales sont assez bien retenues, il n'en est pas de même des gaz intestinaux qui s'échappent contre le gré du malade.

Le *sens génital* est extrêmement troublé dans son fonctionnement. Dans les premières périodes de l'affection, les érections étaient supprimées, et dans les tentatives de coït, l'éjaculation était remplacée par un gonflement douloureux du gland et de la verge. Actuellement, il existe bien des érections, mais le malade les déclare inutilisables ; ou bien, l'éjaculation survient accompagnée d'une sensation anormale extrêmement vive et la verge restant flaccide.

Il n'existe ni troubles trophiques cutanés ni atrophie musculaire, les urines sont claires. L'état général est excellent, l'examen des différents appareils n'indique aucune lésion viscérale.

OBSERVATION 128 (personnelle). (Malade observé dans le service de M. DUJARDIN-BEAUMETZ, à l'hôpital Cochin, puis dans le service de M. le professeur DEBOVE à l'hôpital Andral.)

RÉSUMÉ CLINIQUE. — *Homme. En 1880 à 28 ans, chancre, accidents secondaires, traitement insuffisant. Mai 1891, onze ans après le chancre : céphalalgie, douleurs lombaires, engourdissement, lourdeur des jambes. Septembre, même accident suivi de persistance de phénomènes parétiques. État 1892. Paraplégie spasmodique de moyenne intensité, troubles vésicaux, sensibilité intacte. 1893 : même état.*

HISTOIRE CLINIQUE. — Edouard Del..... ajusteur mécanicien, âgé de 40 ans, entré le 3 mai 1892, dans le service de M. Dujardin-Beaumetz à l'hôpital Cochin.

Antécédents héréditaires. — Père mort à l'âge de 45 ans, d'accidents palustres (?) Mère vivante bien portante, âgée de 58 ans. Fils unique.

Antécédents personnels. — N'a jamais été malade dans son enfance ; à 14 ans, il devient apprenti mécanicien, puis soldat de 21 ans à 24 ans. Il était très vigoureux. Reste célibataire.

En 1880, à l'âge de 28 ans, chancre syphilitique suivi d'une roséole caractéristique et de plaques muqueuses. Le malade fut traité pendant deux mois à deux mois et demi par des pilules de protoiodure et du sirop de Gibert. Ce fut le seul traitement du début.

En 1882, 30 ans. Syphilides cutanées, éruption de boutons sur tout le corps. Le malade prit à cette époque un « sirop dépuratif » pendant un mois. Ce furent les seuls accidents que le malade éprouva dans les premières années qui suivirent l'infection syphilitique.

Maladie actuelle. Commémoratifs. — Au mois de mai 1891, à l'âge de 39 ans, onze ans après le chancre, il éprouva quelques maux de tête, des vertiges passagers, en même temps que quelques sensations pénibles dans la région lombaire. Il éprouvait également de temps à autre, une sorte d'engourdissement dans les jambes qui lui semblaient plus sensibles au froid que de coutume, il chercha même à combattre cette mpression en portant des caleçons de flanelle. Tous ces symptômes étaient assez légers et le malade continuait de travailler. Certains jours, il éprouvait un peu plus de fatigue que de coutume, ses jambes étaient un peu moins souples sans être raides, enfin le soir il ressentait quelques crampes, mais il n'a noté à cette époque aucun trouble des fonctions urinaires.

Cet état se prolongea pendant quelques mois, il était assez peu grave pour que le malade ne songeât pas à se soigner.

Au mois d'août, trois mois environ après le début des symptômes que nous venons de signaler, il se produisit un phénomène important.

Depuis plusieurs jours, le sujet avait eu un surcroît de besogne ; le travail pressant un peu dans la fabrique où il était employé, il avait fait « des heures en plus », et il se sentait assez fatigué, lorsque, un matin, en sortant de l'atelier pour aller déjeuner, il éprouva tout à coup dans les reins une sensation de refroidissement, il fut pris à ce moment d'un tremblement généralisé et ses jambes fléchirent sous lui.

Il vacillait et allait tomber sans l'aide de ses camarades qui l'accompagnaient. Ceux-ci le maintinrent et le firent asseoir. Au bout de quelques instants, il put se relever, mais il se traînait avec peine et se sentait « éreinté ». Il dut rentrer chez lui et se reposer le reste de la journée. Le lendemain il reprit son travail, mais ses jambes étaient faibles et la fatigue survenait rapidement. Un mois plus tard, il eut une nouvelle attaque de paraplégie qui survint à peu près dans les mêmes circonstances. Le soir, en revenant de l'atelier, ses jambes faiblirent sous lui tout à coup, il dut s'asseoir et ne put rentrer chez lui que soutenu par plusieurs personnes.

Néanmoins, les jours suivants, le malade n'était pas complètement paraplégique, il pouvait encore marcher, mais en traînant les jambes et avec une canne.

A partir de ce moment, le malade souffre de la constipation, il n'a pas de rétention ni d'incontinence d'urine, mais il éprouve une longue hésitation dans la miction. La sensation pénible que le malade ressentait à la région lombaire devint plus vive dans les premiers mois qui suivirent son attaque de paraplégie, c'était une douleur continue, sourde, contusive, il s'y joignait un sentiment de constriction en ceinture. Ces symptômes douloureux s'exagéraient lorsque le malade, étant assis, faisait un effort pour se relever. Cependant la raideur des jambes augmentait, c'était elle, plutôt que la faiblesse, qui gênait le malade ; les membres inférieurs tendaient à se fléchir légèrement, le malade ne pouvait les étendre complètement, et lorsqu'il faisait effort pour y arriver, ses jambes étaient prises de tremblement.

Dans ces conditions, le travail journalier était impossible, le malade reste chez lui, il prend 2 grammes d'iodure par jour et quelques bains sulfureux.

Au mois de décembre 1891, il entre à l'hôpital Laennec dans le service du professeur Ball. On le traite par l'iodure, 4 grammes par jour, des frictions mercurielles, des pointes de feu sur la colonne vertébrale et des bains sulfureux. Le malade dit avoir éprouvé une certaine amélioration pendant son séjour à l'hôpital, où il reste jusqu'à la fin d'août 1892.

Il entre le 3 mai à l'hôpital Cochin dans le service de M. Dujardin-Beaumetz.

État actuel. Mai 1892. — Le malade est un sujet de haute stature et bien constitué. L'état général est excellent, l'examen des viscères ne permet de relever aucune altération. Le malade se plaint seulement d'avoir les jambes raides et d'être fort gêné dans la marche. Il n'existe pas de troubles céphaliques, ni rien d'anormal dans les yeux ni les muscles de la face. Les fonctions des membres supérieurs sont absolument intactes. Tous les symptômes sont localisés aux membres inférieurs.

Motilité. — Le malade a la démarche typique d'un sujet atteint de paraplégie spasmodique. Il s'appuie sur une canne, les jambes sont légèrement fléchies et la pointe du pied ne peut être complètement détachée du sol sur lequel elle traîne. Les jambes frottent l'une contre l'autre, les pas sont courts et croisés. Le dandinement du tronc qui accompagne chaque pas traduit l'effort que fait le malade pour porter la jambe en avant. La partie antérieure de la semelle des chaussures est complètement usée.

Cette raideur des jambes et l'effort que nécessite la marche amènent une prompte fatigue et s'opposent à toute allure un peu vive. Si le malade essayait de courir, les jambes s'embarrasseraient et il tomberait. Cet accident lui est d'ailleurs arrivé plusieurs fois. Il n'existe d'autre part aucune incoordination motrice, ni signe de Romberg. Le malade étant assis ne peut croiser une jambe sur l'autre sans le secours de ses mains. Dans cette situation, on constate une exagération très marquée du réflexe patellaire des deux côtés et la trépidation clonique du pied s'obtient facilement.

Au lit, le sujet éprouve une certaine difficulté à soulever ses jambes, il ne peut le faire qu'avec lenteur. Toutefois, la force musculaire est pour ainsi dire intacte, car lorsque le malade maintient ses jambes dans l'extension, on ne peut les fléchir avec les moyens ordinaires.

Sensibilité. — Les douleurs de reins ont diminué depuis quelque temps, le malade n'a jamais eu de douleurs dans les jambes, actuellement il sent parfaitement le sol sur lequel il marche et ne présente aucun trouble de la sensibilité objective. Il existe une certaine difficulté de la miction, des envies impérieuses et une tendance à la constipation.

Pendant dix mois le malade fut traité à l'hôpital Cochin par l'iodure, les pointes de feu sur la colonne vertébrale et les bains sulfureux, sans qu'on ait pu noter la moindre modification dans son état.

En mars 1893, il entre à l'hôpital Andral, dans le service de M. Debove. Les symptômes sont les mêmes, les douleurs lombaires ont complètement disparu. En somme, après deux attaques brusques de paraplégie, le malade est resté frappé d'une paraplégie spasmodique de moyenne intensité.

Le processus d'altération médullaire est aujourd'hui arrêté dans sa progression, mais la lésion produite n'en persiste pas moins et le malade est atteint d'une affection vraisemblablement incurable.

Mars 1894. — Même état.

OBSERVATION 129 (personnelle). — Recueillie dans le service de
M. DEJERINE, à l'hospice de Bicêtre.

RÉSUMÉ CLINIQUE. — *Homme, fin 1885, 22 ans, chancre. Mars 1891,
cinq ans et demi après le chancre, troubles urinaires. Mai, faiblesse et raideur des jambes. En juin, établissement d'une paraplégie développée en quelques jours. Cystite, décubitus, infection
urineuse. Mort le 22 août. Pas d'autopsie.*

HISTOIRE CLINIQUE. — Théodore G..., employé, âgé de 28 ans, entré
le 6 août 1891 à l'infirmerie de l'hospice de Bicêtre, dans le service de
M. Dejerine.

Nous ne trouvons rien de particulier à signaler dans les *antécédents*,
sinon que, à la fin de l'année 1885, le sujet alors âgé de 22 ans eut un
chancre à la verge. Cet accident fut suivi d'une roséole et de plaques
muqueuses. Il n'a pas été noté dans l'observation si le malade a suivi un
traitement rigoureux au début de sa maladie.

Quoi qu'il en soit, au mois de mars 1891, cinq ans et demi environ après l'accident primaire, le sujet éprouve quelques troubles
vésicaux, il avait de fréquents besoins, d'autres fois il éprouvait de la
difficulté à uriner. Toutefois ces symptômes étaient légers, si bien que,
au printemps de cette même année, le malade put accomplir comme
réserviste une période d'exercices de vingt-huit jours.

En rentrant du régiment, au mois de mai, il éprouva quelques fai-
blesses dans les jambes avec engourdissement et de lourdeur, en même
temps que les troubles des sphincters s'accentuaient.

Au mois de juin, les symptômes paralytiques atteignirent en quelques
jours un tel degré d'intensité que le malade dut prendre le lit. Il se
manifesta des symptômes de cystite pour lesquels il entra dans le service de M. le professeur Guyon à l'hôpital Necker.

De Necker, le sujet fut transporté à l'hospice de Bicêtre et nous avons
constaté à son entrée l'état suivant.

État actuel, 6 août. — Il existe une très grande raideur des jambes
qui rend très difficiles les mouvements spontanés et oppose une vive
résistance aux mouvements communiqués.

Les réflexes rotuliens sont très exagérés.

Le malade peut encore se tenir sur ses jambes et faire même quelques pas, mais il n'y arrive qu'avec peine, les jambes ont tendance à
se croiser, les pointes des pieds ne quittent pas le sol sur lequel elles
frottent.

Le malade se plaint de vives douleurs lombaires, mais ne présente
pas de troubles de la sensibilité objective.

Les urines s'écoulent malgré la volonté du malade, elles sont troubles, fétides. Le sujet est atteint d'une cystite grave et présente tous les signes d'une infection urineuse, température dépassant 40°, insomnie, agitation légère, langue sèche et rouge sur les bords.

Pendant les jours qui suivirent, l'état général ne fit qu'empirer, la fièvre prit le type rémittent à grandes oscillations.

Le 14 août, on constatait l'état suivant.

L'état spasmodique des membres inférieurs est beaucoup atténué et a fait place à une paralysie presque complète et flasque. Le malade ne peut plus lever les jambes au-dessus du plan du lit. Si on lui demande de soulever les membres inférieurs, il traîne le talon sur le lit et peut à peine esquisser la flexion de la jambe. Les réflexes rotuliens se manifestent encore, mais ils sont beaucoup moins accusés qu'au jour de l'entrée du malade.

L'insuffisance du sphincter vésical persiste et les urines sont de plus en plus altérées.

Une escarre sacrée s'est développée.

L'état général est très affaibli. La sensibilité est toujours à peu près conservée.

Le malade succomba le 22 août aux progrès de l'infection urineuse.

Il ne nous fut pas possible de vaincre la résistance de la famille qui s'opposa à l'autopsie.

OBSERVATION 130 (personnelle). — Recueillie dans le service de
M. DEJERINE.

RÉSUMÉ CLINIQUE. — *Homme : Syphilis à 19 ans, en 1864. 1868, 23 ans ; phénomènes prémonitoires : incontinence passagère d'urine, effondrement des jambes, douleurs rachidiennes. 10 jours après, paraplégie brusque, douleurs en ceinture. Séjour au lit pendant dix mois, amélioration progressive jusqu'au dix-huitième mois, puis, état stationnaire. État actuel, 1890 : paraplégie spasmodique intense, troubles légers de la sensibilité, incontinence d'urine. 1893, même état.*

HISTOIRE CLINIQUE. — Laf., 48 ans. A l'hospice de Bicêtre depuis 1871.

Antécédents héréditaires. — Père mort de la poitrine à 47 ans, mère morte à 74 ans à la suite d'une chute. La grand'mère maternelle a été hémiplégique pendant vingt ans. Deux frères bien portants.

Antécédents personnels. — Rougeole dans l'enfance, pas de rhumatismes.

Dans l'adolescence, quelques excès de vin, léger degré d'alcoolisme ; pituites matinales, cauchemars la nuit.

A l'âge de 19 ans, en 1864, il eut des chancres qui furent diagnostiqués infectants à l'hôpital du Midi. A la suite, accidents secondaires dans la gorge, qui ont traîné six mois. Pas de traitement.

A l'âge de 20 ans, chute grave. Le malade, qui était couvreur, tombe du deuxième étage ; à la hauteur du premier, il heurte un échafaudage, il s'y accroche d'abord, mais ne peut s'y retenir et arrive sur le sol les pieds les premiers, puis tombe à la renverse. Cet accident n'eut pas de suites bien graves, le malade put marcher le reste de la journée, mais la courbature l'obligea à prendre un repos de huit jours.

Maladie actuelle. Commémoratifs. — En 1868, à l'âge de 23 ans, il éprouva un jour de la difficulté à uriner, et constata bientôt après qu'il urinait malgré lui. Quelques jours après, ce fut un autre symptôme : il fut pris en travaillant d'une sorte de commotion vive dans le jarret qui fléchit brusquement ; il crut d'abord qu'un camarade l'avait frappé par derrière. Huit ou dix jours après l'apparition de ces accidents, il ressentit dans les reins une douleur intense. Le lendemain matin, il prit une purgation, alla à la selle, se recoucha, se rendormit et quand, quelques heures après, il se réveilla, il était paralysé des jambes.

La marche et la station debout étaient impossibles, le malade resta confiné au lit pendant dix mois, complètement paraplégique d'abord et perdant ses urines. L'amélioration se produisit lentement. Au bout de dix mois, il put commencer à se lever et à se tenir sur ses jambes avec un solide appui, mais ce n'est qu'au bout de dix-huit mois qu'il parvint à marcher avec deux cannes. C'est alors qu'il remarqua surtout la raideur extrême dont ses jambes étaient le siège.

Depuis cette époque, l'état du malade est resté absolument stationnaire.

Dès le début de la paralysie, le malade ressentit dans les membres inférieurs des douleurs vives, assez brusques, d'un caractère presque fulgurant, siégeant dans les cuisses, les mollets et la verge. Leur acuité n'est pas très forte, mais leur fréquence très grande. Certains jours, il aurait pu compter une centaine de crises, qui s'accompagnaient de secousses dans les jambes et même dans les muscles de la moitié inférieure du tronc. De temps en temps, mais beaucoup plus rarement, il existait des douleurs en ceinture à la hauteur de la région lombaire. Ces phénomènes douloureux ont beaucoup diminué dans la suite.

Anaphrodisie à peu près complète depuis le début de l'affection.

État actuel, 1890. — Malade âgé de 45 ans. Homme de constitution vigoureuse, maigre, mais assez bien musclé, sans atrophie musculaire.

Paraplégie spasmodique. Le malade marche en traînant les jambes sur le sol, surtout du côté droit. A gauche, le malade parvient à élever la pointe du pied et à éviter de frôler le sol avec les orteils, ce qu'il ne peut faire avec le pied droit.

Il existe un état de contracture permanente très prononcé ; le malade étant assis ou couché, le moindre mouvement volontaire ou passif détermine une rigidité telle qu'il est impossible de se rendre compte de la force musculaire des membres inférieurs.

Cependant cet état de contracture intense diminue quelquefois, dans certaines conditions, lorsque la volonté du malade cesse d'intervenir, ou quand les mouvements communiqués ne sont pas trop brusques. On peut alors, dans ces conditions, constater une certaine diminution de la force musculaire, sans qu'il soit possible d'apprécier exactement jusqu'à quel degré, car cet état de contracture légère fait place immédiatement à une rigidité intense lorsqu'on ordonne au malade de résister au mouvement passif.

Les réflexes tendineux des membres inférieurs sont très exagérés. La percussion du tendon rotulien détermine un tremblement de tout le membre et une exagération de la contracture, qui maintient la jambe en extension.

Le phénomène du pied est difficile à obtenir à cause de l'intensité de la raideur qui maintient le pied en position équine.

Sensibilité. — La sensibilité tactile est diminuée dans la partie inférieure du corps, jusqu'à environ cinq centimètres au-dessous d'une ligne horizontale passant par le mamelon, en avant et en arrière ; il semble au malade qu'on le touche à travers un caleçon ou un maillot.

La perception douloureuse est au contraire plus exquise dans les membres inférieurs que dans les membres supérieurs et la moitié supérieure du tronc. Il existe une zone circulaire, haute de cinq travers de doigt environ, au niveau de l'ombilic, dans laquelle la sensibilité à la douleur est au contraire un peu diminuée.

L'appréciation de la température est très altérée dans les membres inférieurs. Le contact d'un objet en métal froid détermine les sensations suivantes sur les jambes et sur les cuisses : d'abord une sensation de chaleur désagréable, presque un sentiment de brûlure, ce n'est qu'au bout de quatre à cinq secondes que la sensation de froid apparaît. A partir de la racine des membres inférieurs, cette perversion de la sensibilité au froid disparaît peu à peu.

Un flacon rempli d'eau à 50° environ étant appliqué sur les différentes parties des membres inférieurs, la sensation de chaleur n'est provoquée qu'au bout de plusieurs secondes, et elle est très amoindrie en comparaison de la finesse de perception au niveau des membres supérieurs. Le retard dans la transmission et la diminution dans la perception qualitative s'atténuent dans la racine des membres inférieurs et disparaissent dans la moitié inférieure de l'abdomen. Le retard dans la transmission n'existe que pour la perception de la température, il fait complètement défaut pour le tact et pour la douleur.

Le sens musculaire et la notion de position des membres sont normaux.

Actuellement, il n'existe pas de douleurs spontanées, le malade se plaint seulement d'un sentiment d'engourdissement dans les jambes.

Le réflexe crémastérien a disparu.

Le chatouillement de la plante du pied détermine une exagération de la contracture dans les membres inférieurs.

Sphincters. — Incontinence des urines, le malade ne perd pas ses urines continuellement, mais elles s'échappent par instants contre sa volonté. Constipation.

Dans les membres supérieurs et dans la sphère des nerfs crâniens, on ne note aucun symptôme anormal. Réflexes iriens normaux.

État actuel, mars 1893. — Le malade, examiné de nouveau, se trouve absolument dans le même état ; ce qui frappe surtout, c'est l'extrême intensité de la contracture développée dans les membres inférieurs. Dans l'acte de la marche, les pieds sont collés au sol, à la surface duquel ils décrivent un léger arc de cercle à chaque pas. Lorsque le malade allonge les jambes, le mouvement d'extension s'exagère, il gagne tous les segments du membre, la position équine du pied s'accentue et tout mouvement antagoniste est pour un certain temps devenu impossible.

En somme, depuis vingt-trois ans, l'état est resté absolument stationnaire.

OBSERVATION 131 (personnelle). — Recueillie dans le service de M. DEJERINE, à l'hospice de Bicêtre.

RÉSUMÉ. — *Homme, chancre syphilitique à 37 ans, traitement insuffisant. En septembre 1880, apparition des symptômes prémonitoires d'une affection médullaire : troubles vésicaux, lourdeur des jambes, etc., qui durent trois mois. En décembre 1881 : paraplégie brusque ; six mois de séjour au lit, puis amélioration, marche possible. Persistance d'une paraplégie spasmodique avec troubles des sphincters sans modification jusqu'à l'époque actuelle (1893).*

HISTOIRE CLINIQUE. — M..., tailleur, âgé de 49 ans, entré le 1er mars 1891, dans le service de M. Dejerine à l'hospice de Bicêtre.

Antécédents héréditaires. — Insignifiants.

Antécédents personnels. — Le malade ne présente aucune particularité intéressante dans ses antécédents ; il ne s'est pas marié, n'a jamais souffert d'aucune maladie grave.

En 1879, à l'âge de 37 ans, il eut à la verge un chancre accompagné d'une induration locale très nette, et d'un engorgement ganglionnaire inguinal. A la suite, il eut une éruption de syphilides papulo-squameuses sur tout le corps et des plaques muqueuses dans la bouche. Le traitement à cette époque fut pour ainsi dire nul ; le malade a pris quelques pilules dont il ignorait la composition et pendant un petit nombre de jours seulement.

Maladie actuelle. Commémoratifs. — Au mois de septembre 1880,

juste un an après l'infection, le malade remarqua que les besoins d'uriner devenaient plus fréquents ; ils furent bientôt impérieux si bien que,
lorsqu'il ne les satisfaisait pas à bref délai, la miction s'opérait en
dehors de sa volonté. Presque simultanément il sentit que son membre
inférieur gauche devenait lourd et était le siège de picotements. La
jambe droite fut bientôt prise de phénomènes analogues, quoique plus
légers. Néanmoins tous ces symptômes étaient assez légers pour que le
malade pût continuer à marcher et à se livrer à ses occupations journalières. Cet état durait depuis trois mois environ avec une faible accen-
tuation progressive, lorsque, au mois de décembre, il survint une paraplégie brusque sans douleur dans l'espace d'une nuit.

Le malade fut alors transporté à l'hôpital Beaujon dans le service de
M. Millard. La paraplégie était absolue, mais le malade ne se souvient
pas s'il existait en même temps une anesthésie correspondante, en tous
cas il n'a souffert à cette époque d'aucune douleur vive. Pendant les cinq
ou six premiers mois, le malade ne put quitter son lit, puis peu à peu,
sous l'influence d'un traitement énergique (pointes de feu, KI dont le
malade prenait jusqu'à 8 gr. par jour), l'amélioration se produisit, et la
marche redevint possible.

En juin 1881, il fut envoyé aux eaux de Bagnères-de-Luchon.

Au mois d'octobre 1881, le malade entra dans le service de Damas-
chino à Laennec, où il resta quatre ans. Pendant tout ce temps, il fut
soumis à un traitement régulier, mais son état ne subit aucune modification. Le malade nous dit qu'il marchait comme actuellement, c'est-à-
dire avec deux cannes, que ses jambes étaient raides tandis que ses
bras ont toujours été absolument indemnes. Ses reins étaient faibles
et lorsqu'il voulait s'asseoir, il se laissait tomber plutôt qu'il ne s'as-
seyait. Il avait également de la difficulté à se relever.

Au sortir de l'hôpital Laennec, à la fin de l'année 1885, le malade qui
pouvait marcher avec deux cannes et dont les bras étaient valides,
reprit son ancien métier de tailleur. Il vécut ainsi pendant plusieurs
années assez misérablement, tantôt livré à ses propres ressources, tantôt séjournant pendant quelque temps à l'hôpital ; il obtint enfin son
admission à l'hospice de Bicêtre.

État actuel, mars 1891. — Le malade marche avec deux cannes et
traîne les pieds à la surface du sol ; il peut à peine soulever ses pieds et
ne peut non plus étendre complètement les jambes qui, dans la station
debout, présentent toujours un certain degré de flexion. Dans ces conditions, la station verticale est possible sans appui pourvu que le
malade n'essaye pas de faire un mouvement avec les jambes ; il conserve
l'équilibre après l'occlusion des paupières.

Dans la marche, les pieds butent contre les moindres saillies et les
chaussures sont très usées à la partie antérieure de la semelle.

Lorsque le malade est assis, la contracture en flexion s'exagère, les jambes ne se mettent toutefois pas facilement à angle droit ainsi qu'il est naturel dans cette position, il doit faire de grands efforts pour les y placer et il lui est encore plus difficile de les allonger complètement.

La raideur est très prononcée, mais la force musculaire très développée.

Les réflexes rotuliens sont très exagérés des deux côtés.

La sensiblité paraît intacte dans tous ses modes.

Envies impérieuses d'uriner et mictions involontaires si le malade ne peut satisfaire immédiatement ce besoin. On institue dès cette époque un traitement suivi par l'iodure de potassium et le malade est envoyé dans les divisions de chroniques.

État actuel, avril 1893. — A un nouvel examen, le malade présente l'état suivant :

Motilité. — L'état des membres inférieurs est toujours le même. État assis, le malade ne peut croiser une jambe sur l'autre qu'au prix de grands efforts et en s'aidant de ses mains. Les jambes ne peuvent être allongées complètement et lorsqu'elles sont dans cette situation d'extension incomplète, le malade éprouve de grandes difficultés à rapprocher ses pieds de la chaise. En somme, tous les mouvements des membres inférieurs s'accompagnent d'une raideur extrême. Cette contracture latente ne cesse d'ailleurs jamais complètement et, si on ordonne au malade de se laisser aller en s'abandonnant absolument, on éprouve une extrême résistance dans les mouvements communiqués. La force musculaire paraît d'ailleurs intacte ; si l'on dit au malade de s'opposer aux mouvements imprimés à ses jambes, il résiste avec énergie et efficacement.

Les réflexes rotuliens sont excessivement exagérés, le clonus du pied s'obtient facilement des deux côtés ; les mouvements spasmodiques réflexes se produisent du reste spontanément, le malade éprouve fréquemment des secousses dans les jambes et si la pointe du pied est posée seule à terre, la jambe est prise de trémulation.

Dans la station verticale, le malade garde l'équilibre même les yeux fermés et peut supporter un poids considérable, mais l'équilibre disparaît si on le pousse ou s'il veut se servir de ses jambes, car alors la raideur se développe et entrave les mouvements.

Dans l'acte de la marche, qui n'est possible qu'avec le secours d'au moins une canne, la raideur atteint son maximum, les pieds pressent sur le sol dont ils ne peuvent se détacher, les genoux frottent l'un contre l'autre et le malade penché en avant, traîne les pieds et accroche les moindres aspérités du sol.

Il existe de plus une certaine faiblesse dans les muscles lombaires ; la raideur est bien le phénomène qui gêne le plus le malade lorsqu'il veut s'asseoir et qui l'empêche de se lever librement ; mais, lorsqu'il est assis, il se maintient dans cette position assez faiblement et oscille facilement à droite ou à gauche lorsqu'on le pousse.

Sensibilité. — Le malade n'a jamais ressenti de vives douleurs, il a seulement éprouvé, dans les premiers temps de sa maladie, une sensation pénible de pesanteur dans les lombes et des fourmillements ou des picotements dans les jambes. Actuellement, les jambes sont un peu engourdies, mais il n'y a pas de douleurs.

La sensibilité objective est intacte sauf une certaine diminution dans la finesse de la perception tactile.

Sphincters. — La tendance à la constipation est légère, mais les troubles vésicaux occupent toujours une place importante : mictions impérieuses et involontaires à l'occasion.

Troubles trophiques. — Dans la période d'acuité de son affection, le malade a eu dans la région sacrée des excoriations qui ont guéri dans la suite. Aujourd'hui il n'existe pas de troubles trophiques cutanés ni d'atrophie musculaire notables.

Les membres supérieurs sont absolument intacts ainsi que le domaine des nerfs crâniens. L'intelligence est normale ; l'état général satisfaisant.

OBSERVATION 132 (personnelle). — Recueillie dans le service de M. DEJERINE.

RÉSUMÉ CLINIQUE. — *Homme. Février 1887, 26 ans, chancre. Accidents secondaires, traitement insuffisant. Septembre 1888, vingtième mois, douleur rachidienne, faiblesse de la jambe droite développée rapidement, troubles des sphincters. Mars 1889, jambe gauche prise ; aggravation progressive des symptômes de paraplégie spasmodique. Amélioration légère, puis état stationnaire. État en mars 1893 : paraplégie spasmodique de moyenne intensité, sensibilité intacte troubles des sphincters.*

HISTOIRE CLINIQUE. — Amédée Bail..., cocher, âgé de 22 ans. Hospice de Bicêtre.

Antécédents héréditaires. — Père et mère encore vivants en bonne santé. Quatre frères et une sœur bien portants. Un frère mort du croup.

Antécédents personnels. — Le sujet n'a gardé le souvenir d'aucune maladie grave dans son enfance. Il travailla aux champs jusqu'à l'âge de 21 ans ; il n'était pas buveur. De 21 ans à 23 ans, soldat ; pendant son service, il prend les oreillons sans complications testiculaires. Au retour du régiment, il entre comme cocher dans une maison bourgeoise.

En février 1887, à l'âge de 25 ans, chancre induré du prépuce du côté gauche. A la suite, roséole, plaques muqueuses. Ces accidents cutanés ont persisté jusqu'au dix-huitième mois après le chancre, puis ont disparu et ne se sont jamais reproduits.

Le malade n'a jamais suivi de traitement sérieux, il a pris seulement une petite quantité d'iodure de potassium et de sirop de Gibert après l'apparition de la roséole, mais très irrégulièrement.

Maladie actuelle. Commémoratifs. — Le 11 septembre 1888, 19 mois après le chancre, il menait, à six heures, du matin ses chevaux chez le maréchal-ferrant, lorsqu'il éprouva un sentiment de refroidissement général avec des frissons. Lorsqu'il rentra, une heure après, il sentit sa jambe droite devenir lourde, il put cependant marcher dans l'après-midi mais en traînant la jambe. Dans cette même journée, il commença à ressentir une douleur sourde dans la région dorso-lombaire, un sentiment de tension qui s'exagérait lorsqu'il se courbait ou qu'il penchait la tête en avant. Dans les jours qui suivirent, la paralysie de la jambe, qui était d'abord légère, s'accentua progressivement.

Au bout de trois semaines, il commença à éprouver de la difficulté à uriner, puis des besoins impérieux, si bien qu'il lui est souvent arrivé d'uriner dans son pantalon.

Malgré ces accidents, le malade continue à travailler, mais la faiblesse et la raideur de la jambe droite augmentaient.

Mars 1889. Six mois après le début des symptômes paralytiques, la jambe gauche se prend à son tour et les symptômes s'accentuent rapidement dans les deux membres inférieurs. Pendant cette période, le malade se soumit à un traitement assez régulier qui consistait en bains sulfureux, frictions mercurielles et iodure de potassium, 2 à 3 gr. par jour.

15 avril 1889. Le malade quitte complètement son service et se retire chez ses parents, à la campagne, où il reste 14 mois. A son départ et pendant son séjour à la campagne, il lui était impossible de travailler, il ne pouvait marcher sans cannes, ses pieds butaient contre tous les reliefs du sol et il faisait des chutes fréquentes. Il existait toujours de la pollakiurie et de plus, la constipation qui existait au début avait fait place à un certain degré de relâchement du sphincter anal. Lorsque le malade urinait, il lui arrivait souvent de laisser échapper des matières fécales.

Le traitement était continué sans grand succès.

1er juin 1890. Le malade revient à Paris et entre immédiatement dans le service de M. Duguet, à l'hôpital Lariboisière, où il reste cinq mois, toujours dans le même état.

2 décembre 1890. Il entre à l'infirmerie de l'hospice de Bicêtre, dans le service de M. Dejerine : on constate l'état suivant :

État actuel. — La marche est à la rigueur possible sans le secours de cannes, mais elle ne peut se prolonger bien longtemps et le malade bute contre le moindre obstacle. La base de sustentation est élargie par l'écartement des jambes, les pieds traînent sur le sol, les muscles des cuisses et des jambes sont contracturés ; la démarche est nettement spasmodique. Après un effort, il persiste un certain degré de contracture dans les muscles des jambes et on constate des secousses rapides qui cessent bientôt.

Au repos, les pieds sont légèrement équins, les orteils peuvent être fléchis, mais la flexion du pied sur la jambe et de la jambe sur la cuisse est limitée et difficile.

Les réflexes patellaires et plantaires sont très exagérés, la trépidaton épileptoïde du pied très facile à provoquer.

Pas d'atrophie musculaire. Sens musculaire intact.

Sensibilité. — Le tact, la perception de la douleur et de la tempérarature sont normaux. Il existe de la pollakiurie et parfois de l'incontinence d'urine. Constipation habituelle. Les membres supérieurs sont intacts ainsi que le domaine des nerfs crâniens.

21 mars 1891. Le malade quitte l'hospice de Bicêtre pour entrer dans le service de M. Landouzy à l'hôpital Laennec. Il y resta deux ans et suivit un traitement régulier par les frictions mercurielles d'abord, puis par l'iodure de potassium, sans bénéficier d'aucune amélioration.

Le malade entre définitivement à Bicêtre le 2 mars 1893.

État actuel. 15 mars 1893. —*Motilité.* — Le malade étant assis, les jambes ont tendance à se placer dans l'extension, il ne peut croiser une jambe sur l'autre, ni à droite ni à gauche, il soulève très difficilement ses pieds au-dessus du sol, surtout le droit, il lui est très difficile également de rapprocher les genoux jusqu'au contact.

Les jambes sont très raides, et l'on a beaucoup de peine à déterminer des mouvements communiqués rapides, bien que le malade s'efforce de laisser ses membres aussi souples que possible. La force musculaire est très développée et l'on n'arrive que difficilement à fléchir la jambe du malade contre sa volonté. Les réflexes sont extrêmcment exagérés, le clonus de la rotule et du pied s'obtiennent des deux côtés. Cependant la raideur semble un peu moins prononcée du côté gauche.

Dans la station debout, le malade une fois « calé », se tient bien en équilibre ; pas de signe de Romberg.

La marche n'est possible qu'avec un bâton, le malade marche sur la pointe des pieds, il bute facilement et tombe souvent ; fréquemment pendant la marche ses jambes sont prises de tremblement.

Le malade use ses chaussures à la pointe et en dehors surtout du côté droit, il a fait lui-même cette remarque, que « les talons sont encore tout neufs lorsque le bout est percé ».

La nuit, il éprouve des secousses dans les jambes.

Sensibilité. — Actuellement, il n'existe aucune altération marquée de la sensibilité objective. Le malade nous raconte qu'au début de son affection il existait une diminution très prononcée de la sensibilité : lorsqu'on lui piquait les jambes avec une épingle, il ne percevait d'abord qu'un simple contact, et ne ressentait une douleur que lorsque l'épingle était profondément enfoncée.

Au début également il avait des douleurs lombaîres assez vives, des fourmillements dans les jambes avec un sentiment d'agacement. Les orteils étaient douloureux.

A l'époque actuelle, le malade n'éprouve plus aucune douleur, il ressent seulement une légère impression de froid dans les jambes.

Les apophyses épineuses ne sont pas douloureuses à la pression.

Sphincters. — Il existe une certaine difficulté de la miction, l'incontinence a disparu, mais les besoins sont toujours impérieux ; la constipation domine, le malade reste parfois huit jours sans aller à la selle.

Au début, il perdait ses matières, mais cet accident ne lui est pas arrivé depuis plus d'un an. Le sens génital est complètement aboli.

Les membres supérieurs, la face, sont intacts, l'intelligence parfaitement conservée.

En somme, il s'agit d'une localisation morbide exclusivement spinale ; l'affection est apparue à peine deux mois après la disparition des dernières manifestations cutanées, elle a débuté assez brusquement, puis s'est développée progressivement pendant une année jusqu'à un certain degré. Après une légère amélioration à la suite d'un traitement opiniâtre, l'état est resté stationnaire depuis cinq ans environ.

OBSERVATION 133 (personnelle). — Recueillie dans le service
de M. DEJERINE.

RÉSUMÉ CLINIQUE. — *Homme. En 1868, 20 ans, chancre, traitement incomplet. 1872, douleurs rachidiennes, raideur des jambes, développement progressif des accidents, mais nombreuses petites attaques de paraplégie, suivies chaque fois d'une aggravation dans les symptômes. Depuis 1885, état stationnaire. État en 1891 : paraplégie spasmodique modérée, sensibilité intacte, pollakiurie, mictions involontaires. 1893 : même état.*

HISTORIQUE CLINIQUE. — A. R..., charron, 45 ans.

Antécédents héréditaires. — Père mort à 75 ans et mère morte à 74 ans de vieillesse (?). Douze enfants : quatre morts en bas âge, huit vivants en bonne santé sauf notre malade.

Antécédents personnels. — Rien de particulier dans l'enfance de notre sujet, qui commença à marcher à l'âge ordinaire et ne présenta jamais rien dans les membres inférieurs. A l'âge de 8 ans il est apprenti fumiste, puis imprimeur à l'âge de 13 ans et enfin, à 15 ans, charron, métier qu'il a conservé depuis.

En 1867, à l'âge de 19 ans 1/2, il a l'œil gauche crevé accidentellement et est dans la suite réformé du service militaire pour cette infirmité.

A 20 ans, en 1888, il prend un chancre et se traite quinze jours seulement.

A 26 ans, il se marie malgré l'apparition depuis déjà près de deux ans des premiers symptômes de l'affection dont il est atteint actuellement.

Sa femme a eu neuf enfants et n'a jamais fait de fausse couche. De ces enfants quatre sont morts en bas âge, deux de la diphtérie, un d'accident et un autre d'une affection indéterminée, les cinq autres sont bien portants.

Maladie actuelle. Commémoratifs. — Vers 1872, le malade commença à éprouver dans les jambes un sentiment d'alourdissement qui augmenta lentement et progressivement. En même temps il éprouvait quelques douleurs sourdes dans les reins et une sensation de refroidissement au niveau des genoux.

Peu à peu, les jambes devinrent plus raides et la marche devint difficile, le malade butait souvent.

Ces symptômes étaient très peu marqués dans les premières années, car le malade continuait son état et put se marier en 1874. Nous avons vu même qu'il avait eu de nombreux enfants.

Cependant dans la suite, l'affection fit des progrès, de nouveaux accidents particuliers attirèrent son attention à partir de l'année 1880 à peu près. En effet, au cours de l'évolution de la maladie, le malade a éprouvé à plusieurs reprises des aggravations brusques qui se manifestaient par de petites attaques de paraplégie, à la suite desquelles il était obligé pendant un ou deux jours de garder le repos. Mais il n'a jamais éprouvé de paralysie prononcée le forçant à un séjour prolongé au lit.

Après un certain nombre d'alternatives, d'aggravations et d'améliorations incomplètes, l'état est resté absolument stationnaire depuis 1885.

A partir de cette époque, le malade devient un infirme, il peut marcher, mais la marche est difficile, et il ne peut travailler qu'assez irrégulièrement. En 1887, le malade entre à l'hospice de Bicêtre.

État actuel, en 1891. — Homme de constitution vigoureuse, bien musclé et en bonne santé. Tous les phénomènes sont localisés dans les membres inférieurs.

Motilité. — A l'état de repos, il existe une contracture de faible intensité dans les membres inférieurs qui manquent de souplesse dans les mouvements passifs. Mais pas de raideur prononcée, ni d'équinisme.

La force musculaire est considérable, on ne peut fléchir les jambes du malade contre sa volonté même en déployant une grande force.

Les réflexes rotuliens sont exagérés, mais il n'existe pas de tremblement clonique des pieds.

La démarche est celle de la paraplégie spasmodique ordinaire, elle est possible sans canne, mais ne peut se prolonger longtemps sans fatigue. Elle est gênée par la contracture et non par la faiblesse, car le malade peut porter un homme sur ses épaules sans que ses jambes faiblissent

Sensibilité. — La sensibilité est absolument normale dans tous ses modes. Le tact, la douleur, la perception de la température sont aussi développés que dans les membres supérieurs.

Il n'existe pas de douleurs vives dans les jambes ni dans la région lombaire, le malade éprouve seulement un sentiment pénible de tension au niveau de la région lombaire inférieure dans la station debout. Le réflexe cutané plantaire est exagéré.

Sphincters. — Mictions fréquentes et souvent involontaires. Les membres supérieurs et le domaine des nerfs crâniens sont intacts. Réflexes lumineux et accommodatif normaux pour l'œil droit, le seul persistant.

État actuel, 10 mai 1893. — Le malade marche avec deux cannes en traînant la pointe du pied sur le sol, il « pique du bout du pied », bute souvent et tombe même.

Raideur très marquée des jambes qui, dans la position assise, ne peuvent être croisées sans le secours des mains.

Réflexes rotuliens très marqués ; pas de clonus du pied.

Sensibilité intacte.

Envies impérieuses d'uriner, pas de constipation marquée. Rien aux membres supérieurs.

L'état se maintient sans changement.

OBSERVATION 134 (personnelle). — Recueillie dans le service
de M. DEJERINE.

RÉSUMÉ CLINIQUE. — *Homme, 1857, 30 ans, chancre et accidents secondaires. — 1861, faiblesse passagère des jambes. Septembre 1862, attaque légère de paraplégie brusque, prédominance dans la jambe droite, rétention d'urine. Puis aggravation progressive dans les deux jambes, paralysie des sphincters, douleurs dans les reins. Depuis l'année 1864 à peu près, état stationnaire. — État en 1889, 62 ans : paraplégie spasmodique avec prédominance à droite, sensibilité intacte, troubles des sphincters, atrophie musculaire du membre inférieur droit. — Dans la suite, affaiblissement de l'état général. — État en 1893, 66 ans : séjour au lit, paraplégie spasmodique plus marquée à droite, amaigrissement des jambes, troubles légers de la sensibilité, paralysie des sphincters, escarre sacrée.*

HISTOIRE CLINIQUE. — Prosper J..., garçon de restaurant, âgé de 66 ans, à l'hospice de Bicêtre depuis 1865.

Antécédents héréditaires. — Père alcoolique, mort à 75 ans. Mère morte à 71 ans. A eu quatre frères dont un est mort à 50 ans et une sœur morte jeune

Antécédents personnels. — Fièvre typhoïde à l'âge de 16 ans.

Devient garçon de café et de restaurant ; malgré sa profession, n'aurait pas commis d'excès alcooliques, mais excès vénériens de 20 à 30 ans. Exempté du service militaire par le sort.

En 1857, à l'âge de 30 ans, il contracte à la verge un chancre dont il n'a que la cicatrice ; trois ou quatre mois après, apparition de plaques muqueuses sur les lèvres et dans la bouche, croûtes sur la tête et chute des cheveux. Ces accidents durent un an. Le malade n'a pas été soigné par un médecin, mais il prenait chez un pharmacien des médicaments dont il ne peut indiquer la nature.

En 1860, à l'âge de 33 ans, il se maria et eut six mois après un fils qui vécut.

Maladie actuelle. Commémoratifs. — Dans le courant de l'année 1861, le malade éprouva à plusieurs reprises un sentiment de faiblesse dans les jambes ; le travail était devenu plus pénible. Ce phénomène n'était pas absolument persistant, mais il se prolongeait quelquefois et s'exagérait certains jours.

Au mois de septembre 1862, le malade était employé comme garçon dans un restaurant du Palais-Royal, fut pris soudainement, pendant qu'il faisait son service, de vives douleurs dans les reins, ses deux membres inférieurs pris d'une faiblesse subite fléchirent sous lui. Il put néanmoins rentrer à pied chez lui, mais il lui semblait qu'il marchait sur du caoutchouc et que ses pieds s'enfonçaient dans le sol. Il dut prendre le lit et vingt-quatre ou quarante-huit heures après, il avait une rétention complète d'urine. Le médecin appelé pratiqua le cathétérisme qui dut être répété deux fois par jour, et soumit le malade à un traitement qui, au bout de deux mois, n'avait produit aucune amélioration.

En novembre 1862, il entra dans le service de Cullerier, à l'hôpital du Midi, où il fut soumis pendant trois mois à un traitement spécifique : pilules et KI.

Pendant le premier mois, le malade continua à souffrir de rétention d'urine, puis il se produisit une incontinence de l'urine et des matières fécales ; le besoin était bien perçu, mais l'expulsion ne pouvait être retardée. Le malade était atteint d'une diarrhée persistante et l'état général laissait à désirer.

La faiblesse des jambes, qui au début était plus marquée à droite, s'égalisait dans les deux jambes et au bout de trois mois de séjour à l'hôpital elle était encore assez prononcée pour que le malade ne pût marcher que difficilement avec l'aide d'une canne.

Le malade sort de l'hôpital du Midi pour entrer immédiatement à l'Hôtel-Dieu où il resta six mois. Traitement : bains sulfureux et iodure de potassium.

En août 1863, il entre à Necker chez Delpech où il fut soumis à un traitement spécifique très actif, qui dut être suspendu à cause de la salivation abondante et du déchaussement des dents. L'état général s'était amélioré, mais l'état des jambes était toujours le même, le malade ne pouvait marcher qu'avec des cannes, l'incontinence d'urine persistait.

En 1864, le malade fut successivement soigné par Hérard, à Lariboisière et par Maisonneuve, à l'Hôtel-Dieu, sans plus de résultat.

En 1865, il entre à l'hospice de Bicêtre. De 1865 à 1889, l'affection est restée absolument stationnaire, le malade souffrait toujours un peu des reins, il marchait avec difficulté et perdait souvent ses urines et les matières fécales. De temps à autre les douleurs lombaires devenaient plus vives, et les jambes lui manquaient tout d'un coup complètement, il s'affaissait alors et avait beaucoup de peine à se relever. Il éprouvait aussi fréquemment du tremblement dans la jambe droite.

En 1889, les symptômes augmentèrent d'intensité, le malade qui sortait souvent de Bicêtre les années précédentes, dut renoncer à le faire surtout à cause de la paralysie des sphincters.

État actuel, novembre 1889. — Malade âgé de 62 ans. A l'inspection, ce qui frappe tout d'abord c'est un amaigrissement marqué de tout le membre inférieur droit.

Les réflexes rotuliens sont exagérés des deux côtés, mais surtout à droite, le tremblement clonique du pied n'existe que de ce côté.

Le malade ne peut marcher qu'avec une canne qu'il tient de la main gauche, il fauche de la jambe droite qui est dans l'extension et contracturée ; la pointe du pied est abaissée et traîne sur le sol.

La sensibilité est intacte dans tous ses modes, le réflexe plantaire peu modifié.

La miction est lente, l'urine ne sort qu'après de grands efforts et en petite quantité, les matières fécales s'échappent fréquemment au cours de la miction. D'autres fois au contraire il existe des envies impérieuses suivies immédiatement de miction involontaire.

L'atrophie musculaire est très nette dans le membre inférieur gauche, les mesures circonférentielles des différents segments des deux membres indiquent une différence de 2 à 3 centimètres.

Les membres supérieurs, les nerfs crâniens, les organes des sens sont intacts. L'examen des différents organes décèle des lésions pulmonaires localisées aux sommets.

Dans les années suivantes l'état général s'affaiblit peu à peu, le malade souffre d'une bronchite chronique, la motilité disparaît peu à peu dans les membres inférieurs.

État actuel, en mai 1893. Malade âgé de 66 ans.

Le malade est presque incapable de se maintenir debout. Il présente les signes d'une paraplégie spasmodique avec prédominance dans la jambe droite. Assis dans un fauteuil, il peut encore croiser la jambe gauche sur la droite, mais non la droite sur la gauche. Au lit, il arrive encore à soulever ses deux membres inférieurs à une faible hauteur au-dessus du plan du lit, mais le droit moins facilement. Raideur à l'occasion des mouvements volontaires, surtout à droite. Quand la jambe est dans l'extension, il résiste assez bien aux tentatives de flexion. Les mouvements de flexion sont limités, le malade ne peut amener la face postérieure de la jambe en contact avec la cuisse.

Amaigrissement des membres inférieurs, état flasque et atrophie des deux mollets. Pas de contraction fibrillaire, pas d'exagération de la contraction idio-musculaire.

Trépidation épileptoïde du pied surtout à droite, réflexes rotuliens exagérés des deux côtés. Marche et station debout impossibles.

Sensibilité. — Il existe une légère diminution de la sensibilité dans tous ses modes, et un peu de retard dans la perception. La différence est à peine sensible entre la partie inférieure et la partie supérieure du tronc, cependant l'hypo-esthésie semble remonter sur le tiers inférieur de l'abdomen.

Troubles trophiques. — Léger œdème cachectique des jambes. Escarre sacrée.

Pas de phénomènes douloureux actuellement dans les jambes.

Sphincters. — Insuffisants. Incontinence des matières fécales. Alternative de rétention et d'incontinence d'urine ; actuellement, le malade est atteint de rétention avec incontinence par regorgement ; on est obligé de le sonder, l'urine est épaisse, trouble, ammoniacale, sédimenteuse et renferme du pus. Douleur à la fin de l'évacuation par le cathéter. Le malade se plaint d'une douleur continue avec exacerbations dans la région vésicale et irradiations dans les reins. Alternatives de constipation et de diarrhée. Les membres supérieurs, le domaine des nerfs crâniens et les sens spéciaux sont indemnes.

Mais l'état général est très atteint, le malade souffre de sa vessie, il est atteint de bronchite chronique et a perdu l'appétit.

Depuis deux ou trois ans les phénomènes spasmodiques sont moins accentués dans les membres inférieurs, mais l'élément parétique a fait des progrès (1).

OBSERVATION 135 (personnelle). — Recueillie dans le service de
M. DEJERINE.

RÉSUMÉ CLINIQUE. — *Homme. En 1882, à 25 ans, syphilis, traitement mercuriel; accidents secondaires, céphalée, angine spécifique grave. Juillet 1888, six ans après le chancre, accidents cérébraux graves diffus, hémiplégie incomplète, variable, délire, coma; traitement, guérison. Septembre 1888, symptômes spinaux, puis paralysie rapide intéressant d'abord une jambe, puis les deux. Paraplégie complète, anesthésie, contracture presque immédiate,*

(1) Le malade a succombé en février 1894 ; l'examen anatomique sera publié ultérieurement.

paralysie des sphincters, escarres. Amélioration. Persistance d'une paraplégie spasmodique excessivement intense, marche et station debout impossibles, sensibilité presque intacte, alternatives d'incontinence et de rétention des urines. 1892, même état. 1893, légère amélioration, mais marche encore impossible.

Histoire clinique. — Joseph ,Gr..., employé de chemin de fer, âgé de 33 ans, entré en avril 1891, dans le service de M. Dejerine, à l'hospice de Bicêtre.

Antécédents héréditaires. — Père et mère âgés, mais bien portants. Sur quatre enfants, un est mort du croup à 5 ans, une sœur est morte à 26 ans de phtisie galopante; restent un frère de 25 ans, bien portant, et notre malade. Pas d'hérédité nerveuse dans la famille.

Antécédents personnels. — Dans l'enfance, rougeole, croup à l'âge de 6 ans.

A partir de l'âge de 19 ans, le malade est marin, jusqu'à l'âge de 24 ans, puis il devient employé dans une compagnie de chemins de fer.

En 1882, au milieu de l'année, le malade prend la syphilis et se met au traitement spécifique trois semaines après avoir reconnu son chancre. Il prend de la liqueur de Van Swieten pendant deux mois et des bains. La roséole passe inaperçue, mais le malade perd ses cheveux. Céphalalgie, syphilides, corona veneris. Plaques muqueuses, qui apparaissent quatre mois après le chancre et se montrent excessivement rebelles. Ces plaques, très étendues et profondément ulcérées, persistèrent d'une façon presque continue pendant plus de deux ans; elles envahirent la gorge et provoquèrent des accidents assez graves pour qu'on dût songer, un moment, à pratiquer la trachéotomie (deux ans et demi après le chancre). Le malade suivit alors un traitement spécifique énergique pendant trois mois.

Puis le malade resta pendant deux ans sans présenter aucune manifestation, si bien qu'à l'âge de 31 ans, au mois d'avril 1888, il se maria.

Maladie actuelle. Commémoratifs. — Moins de trois mois après son mariage, dans le courant de juillet, le malade était, paraît-il, occupé depuis plusieurs jours à des travaux intellectuels fatigants, il avait à son bureau un surcroît de besogne, lorsque survint dans son caractère un changement considérable. Il devint irascible, bizarre, puis bientôt éprouva des vertiges; un jour, il fut pris d'un délire furieux, on dut le ramener chez lui et le faire coucher, il souffrait d'une céphalée violente, et le moindre bruit réveillait ses douleurs, il ne reconnaissait personne, était très agité. Cet état ne s'améliora pas malgré l'administration d'une dose quotidienne de 8 gr. de bromure ; il durait depuis une quinzaine de jours, lorsque le malade fut frappé dans la nuit d'une attaque d'hémiplégie gauche. Tout d'abord, le malade ne pouvait faire aucun mouvement avec le bras ni avec la jambe; cependant, à son dire, la face était restée intacte et l'état de délire s'était amendé. On institua un traitement énergique par l'iodure et les frictions. Peu à peu, les mouvements revinrent dans les membres paralysés, si bien que le malade se levait complètement guéri, trente jours après l'attaque de paralysie et quarante-cinq jours après l'apparition des premiers symptômes cérébraux. Le traitement fut alors interrompu.

Deux semaines environ plus tard, le malade, qui avait repris ses occupations, éprouva dans les jambes de l'engourdissement avec un sentiment de lourdeur ; moins de vingt-quatre heures après, la jambe gauche était paralysée ; le lendemain, c'était le tour de la droite. La paraplégie fut alors complète, absolue et flasque, elle s'accompagnait d'anesthésie dans les membres inférieurs, car le malade ne percevait à ce niveau ni les piqûres, ni le pincement, ni les brûlures. Les sphincters étaient complètement paralysés, le malade était absolument incapable de retenir ses urines ou ses matières. Pendant quelques jours, par contre, la vessie ne se vidait pas spontanément et l'on dut avoir recours au cathétérisme. La position assise ne pouvait être maintenue. Les membres supérieurs étaient intacts ainsi que la tête.

Le malade resta chez lui pendant quelques semaines avec un traitement mixte, puis entra au commencement de novembre dans le service de M. le professeur Fournier, à l'hôpital Saint-Louis. A ce moment, le malade était encore complètement paralysé des jambes, mais la paralysie avait changé de caractère, les phénomènes spasmodiques étaient très développés. La contracture, excessivement intense, était apparue, au dire du malade, quinze jours environ après l'attaque de paraplégie. Les jambes se plaçaient dans la demi-flexion, le malade était incapable de les étendre spontanément, et pour les allonger, on devait user d'une force considérable.

Durant les vingt-huit mois que le malade passa à l'hôpital Saint-Louis, il fut soumis au traitement suivant :

Première année : KI d'une façon continue et jusqu'à 13 grammes par jour. De plus, frictions pendant les six premiers mois et pilules mercurielles pendant les six autres.

Deuxième année : KBr., 6 grammes par jour.

Pendant les quatre derniers mois, le traitement fut suspendu. On usa aussi de courants électriques continus.

Les phénomènes graves persistèrent pendant plus de deux ans, la paraplégie était absolue, le malade ne pouvait s'asseoir sur son lit, les contractures étaient excessives, l'incontinence des sphincters permanente, les érections disparues.

La sensibilité revint peu à peu dans les membres paralysés, la perception était même exaltée comme la réflectivité médullaire, qui était si développée que le moindre attouchement provoquait un mouvement réflexe désordonné ; un choc contre le lit du malade le faisait tressauter.

Des escarres énormes se développèrent, puis rétrocédèrent dans la suite, elles n'étaient pas encore cicatrisées lorsque le malade quitta l'hôpital.

Suivant le malade, son état s'améliora un peu vers la fin de la deuxième année de son séjour à Saint-Louis, mais il ne put jamais se mettre debout.

En avril 1891, il entra à l'hospice de Bicêtre.

État actuel. — Le malade est incapable de se tenir debout; au lit, il ne peut se maintenir assis sans l'aide des infirmiers. Les jambes sont dans l'extension et maintenues dans cette position par une contracture excessive; elles ne peuvent être soulevées spontanément au-dessus du plan du lit, et l'adduction est si énergique que les jambes se croisent souvent sans que le malade puisse les écarter.

On éprouve une difficulté extrême à fléchir la jambe sur la cuisse et même à soulever la jambe étendue à cause de la raideur musculaire. Lorsque les jambes sont fléchies, le malade ne peut les allonger, il y parvient cependant au moyen d'un artifice : en pinçant la peau de la face antérieure de ses cuisses, il détermine un réflexe qui ramène ses jambes dans l'extension ; on provoque le même phénomène par la percussion des tendons rotuliens. Lorsque les jambes sont étendues, la raideur est telle que le réflexe rotulien ne peut être déterminé ; il en est de même du clonus du pied, les pieds sont maintenus en position équine, et il est impossible de les fléchir sur la jambe.

Le malade éprouve de temps à autre des secousses dans les membres inférieurs; d'autres fois, les jambes se fléchissent spontanément et lentement et restent pendant un temps variable dans cette position que le malade est incapable de modifier; souvent alors, elles s'allongent subitement avec la brusquerie d'un ressort qui se détend. Les muscles de la région lombaire sont aussi contracturés; lorsque surviennent les paroxysmes de contracture, le malade est alors, selon son expression, comme « une barre de fer ».

La contracture, dans ce cas, atteint son plus haut degré, et les muscles, loin d'être paralysés, donnent la mesure de leur plus grande énergie; seuls, les muscles de la ceinture offrent, à côté de la raideur, une parésie assez marquée; mais il est difficile de reconnaître quelle part revient à l'un et à l'autre de ces deux phénomènes pour expliquer l'impuissance où se trouve le malade à se tenir sur son séant.

Sensibilité. — La sensibilité au tact et à la douleur est conservée, elle est même exaltée, et les excitations cutanées déterminent des mouvements réflexes exagérés. Le malade n'a jamais souffert de douleurs, au début de son affection, il a seulement éprouvé un sentiment de refroidissement et d'engourdissement dans les jambes; actuellement, il a encore cette impression, mais n'a aucun élancement, aucune douleur sourde dans les jambes, ni dans les reins.

Sphincters. — Les urines s'écoulent continuellement, tantôt goutte à goutte, tantôt par jets intermittents. Le malade est absolument incapable de modérer cette miction spontanée qu'il perçoit d'ailleurs à peine. Le relâchement du sphincter anal qui existait au début a fait place à une constipation persistante. ·

Les érections sont totalement abolies.

Troubles trophiques. — Si l'on en croit le malade, les membres inférieurs auraient un peu maigri, il n'existe cependant aucune atrophie musculaire notable et les membres sont bien musclés.

Au niveau du sacrum, on trouve une escarre en bonne voie de guérison, et dont les bords sont entourés d'un tissu de cicatrice.

Les membres supérieurs et le domaine des nerfs crâniens sont intacts, l'intelligence parfaite, l'état général excellent. Nous avons eu le loisir d'observer ce malade pendant tout le cours de l'année 1891, dans le service de M. Dejerine, et nous n'avons remarqué aucune modification importante dans l'aspect de l'affection. A part la cicatrisation complète de l'escarre, quelques mois après l'entrée à Bicêtre, l'état du malade est resté stationnaire.

Laissant de côté le traitement mercuriel, on prescrivit une dose quotidienne modérée d'iodure et des bains sulfureux.

Les contractures persistaient avec la même intensité, l'incontinence d'urine et la constipation òffraient toujours le même caractère et le malade ne se plaignait d'aucune douleur. Souvent, on le levait dans un fauteuil, les jambes se mettaient alors en flexion et les pieds se plaçaient sous le meuble avec une énergie telle, souvent, que le malade était attiré en avant et qu'il avait beaucoup de peine à se maintenir sur son siège. Peut-être, à la fin de l'année, le malade avait-il au total bénéficié d'une très légère amélioration; en tous cas, il était alors incapable de se tenir debout, même avec un soutien.

État actuel, 26 mars 1893. — Nous avons revu la malade un an après et noté l'état suivant.

Depuis quatre mois, le malade peut se tenir assis sur son lit. Il peut même à la rigueur se tenir debout, mais pas plus de quatre à cinq minutes, appuyé sur son lit, et, pour ainsi dire, en équilibre instable, car il n'y a que le pied droit qui repose en entier sur le sol; le pied gauche, en extension forcée, ne touche le plancher que par la pointe. Dans cette position, le malade ne peut faire aucun mouvement de ses jambes qui sont raides « comme des piquets ». Ainsi qu'il le fait lui-même remarquer très justement, c'est cette contracture qui est la cause de son impotence, il sent bien ses jambes fortes, elles sont même « plus fortes que lui », car il ne peut modifier les mouvements et les positions qu'elles affectent spontanément.

Clonus de la rotule et du pied; réflectivité médullaire extrême.

La sensibilité est intacte, l'incontinence d'urine n'est pas persistante,

mais les envies sont impérieuses. Constipation modérée ; le malade va
à la selle deux à trois fois par semaine. Les érections renaîtraient
Mars 1894. Même état.

OBSERVATION 136 (personnelle). — Recueillie dans le service de
M. DEJERINE.

RÉSUMÉ CLINIQUE. — *Homme. A 21 ans, en 1880, chancre induré, accidents secondaires, pas de traitement. 1883 : accidents tertiaires, gommes, douleurs en ceinture. 26 juillet 1883, rétention d'urine brusque. Le lendemain fourmillements dans les jambes, puis paraplégie
rapide. Six mois de séjour au lit. Marche possible avec des béquilles
au bout de huit mois. État stationnaire. État en 1891 : paraplégie spasmodique de moyenne intensité, signe de Romberg, sensibilité objective à peu près intacte, douleurs rachidiennes légères, troubles
des sphincters.*

HISTOIRE CLINIQUE. — J. Jeand.., menuisier, âgé de 29 ans à son entrée
à Bicêtre, le 29 décembre 1888.

Antécédents héréditaires — Père mort d'accident à 63 ans ; mère
morte de péritonite à 52 ans, un frère vivant, âgé d'une quarantaine
d'années, bien portant.

Antécédents personnels. — Rougeole à 5 ans. A 16 ans, chancre
mou et bubon suppuré.

En 1880, à l'âge de 21 ans, chancre induré, et cinq à six semaines
après, plaques muqueuses multiples de la gorge et de l'anus.

Le malade part au régiment et ne suit aucun traitement. Cependant à
la fin de l'année 1882, deux ans et demi environ après le chancre, il présenta quatre gommes sous-cutanées au niveau de la cuisse gauche, une
sur le troisième métacarpien de la main droite et une entre les doigts
de cette même main.

Il prit alors, chaque jour, pendant deux mois seulement : 1 gramme
d'iodure de potassium et une cuillerée à café de liqueur de Van
Swieten.

Maladie actuelle. Commémoratifs. — Pendant les premiers mois de
l'année 1883, le malade éprouva quelques douleurs en ceinture, il avait
souvent mal aux reins, se sentait courbaturé, mais ces symptômes
n'étaient pas assez marqués pour l'obliger à cesser son service.

Le 26 juillet 1883, après un fort abus de boisson, il fut pris de violentes érections, accompagnées de douleurs en ceinture très vives. Le
lendemain il ne put se lever, il lui était impossible d'uriner. Pendant
48 heures, il éprouva des fourmillements dans les jambes, et souffrait
d'une véritable hyperesthésie au niveau des membres inférieurs.

Lorsqu'on transporta le malade à l'hôpital militaire, il était complètement paraplégique ; il ne souffrait plus, mais il ne se rappelle pas si

ses jambes étaient devenues insensibles. Il sait seulement que, lorsqu'on l'examina dans la suite à plusieurs reprises, ses réflexes patellaires et plantaires étaient exagérés et qu'il présentait le phénomène du pied.

Peu à peu, les mouvements, qui n'avaient d'ailleurs pas complètement disparu, revinrent dans les jambes, mais le malade ne put commencer à se lever qu'au bout de six mois.

Deux mois après il pouvait marcher avec des béquilles.

Pendant tout le temps de son séjour à l'hôpital militaire, il fut soumis au traitement par l'iodure, par les frictions mercurielles ou le sirop de Gibert.

Il fut alors envoyé à Paris en convalescence pendant trois mois, puis aux eaux de Barèges où il continua son traitement spécifique. A la suite de cette cure, il fut réformé du service militaire (fin 1884).

Depuis cette époque, le malade est resté à peu près dans le même état, il entra successivement dans plusieurs services hospitaliers à Paris, puis fut définitivement admis à l'hospice de Bicêtre le 24 décembre 1888.

État actuel, 1891. — Le malade marche d'ordinaire avec une canne, les jambes écartées et penché en avant, les pieds quittent difficilement le sol sur lequel ils traînent par la pointe.

La marche est possible sans canne, mais les caractères particuliers de l'allure spasmodique sont ici très marqués. Au moment où le malade se met en marche, la raideur envahit les jambes, elle atteint son maximum dans les muscles fessiers qui immobilisent l'articulation coxofémorale et, pour porter sa jambe en avant, le malade incline son tronc tout d'une pièce du côté opposé. Il en résulte une démarche hanchée particulière accompagnée d'un balancement des bras. Les talons frappent le sol, les jambes sont maintenues dans l'extension, le regard est fixé sur le sol. Le malade peut fournir une course assez longue sans fatigue, mais il marche lentement et ne peut courir.

Le malade étant assis ou couché on constate que les réflexes rotuliens sont très exagérés, le phénomène du pied s'obtient facilement. Les mouvements sont gênés par la contracture, mais pas incoordonnés, seulement un peu brusques. La force musculaire des jambes est très développée bien qu'inférieure à la normale.

Les jambes seraient amaigries, au dire du malade; il n'y a pas d'atrophie musculaire vraie.

Nous avons vu que le malade talonne en marchant, d'une façon un peu spéciale il est vrai; qu'il ne quitte pas le sol des yeux et que les mouvements sans être incoordonnés sont un peu brusques. Il faut joindre à ces particularités l'existence bien caractérisée du signe de Romberg. L'ensemble de ces signes forme l'ébauche du syndrome tabétique qui prend ici une certaine importance.

Sensibilité. — La sensibilité objective (sensibilité douloureuse, perception du tact et de la température) est bien conservée dans les membres inférieurs. Cependant, sur le côté gauche du tronc, au niveau d'une bande large de trois doigts, partant du milieu de la ligne blanche abdominale et allant jusqu'à la colonne vertébrale, il existe une diminution manifeste de la sensibilité dans tous ses modes.

A intervalles éloignés, douleurs sourdes très supportables dans la région dorso-lombaire.

Les sphincters sont atteints dans leur fonctionnement : le malade est forcé d'obéir immédiatement au besoin d'uriner sous peine d'avoir de l'incontinence. Parfois il y a de l'incontinence nocturne. Plusieurs fois, au cours de ces dernières années les urines sont devenues troubles et la miction douloureuse.

Le besoin de la défécation est également impérieux, les matières s'échappent même souvent lorsqu'elles sont liquides. Fonctions génitales abolies.

Les membres supérieurs, la tête, les sens spéciaux, sont intacts.

1893. Nous avons retrouvé le malade dans le même état. Il marche avec une canne et sort chaque jour de l'hospice, il présente toujours la même allure spéciale. A l'examen on constate les mêmes phénomènes spasmodiques. Les envies d'uriner sont toujours impérieuses, le malade porte un urinal en caoutchouc.

OBSERVATION 137 (inédite). — Tirée du registre d'observations de
M. DEJERINE à l'hospice de Bicêtre.

RÉSUMÉ CLINIQUE. — *Homme. Syphilis (?) en 1864, à 28 ans. 1874, douleurs rachidiennes. Mai 1875, brusque rétention d'urine, douleurs en ceinture, paraplégie rapide, flasque, sensibilité (?) Séjour au lit obligatoire pendant les deux années suivantes. En 1877. État : paraplégie spasmodique, contracture, station debout impossible, troubles de la sensibilité, incontinence d'urine par regorgement, troubles trophiques.*

HISTOIRE CLINIQUE. — François Mich..., garçon de café, 41 ans, entré à Bicêtre en mai 1877.

Antécédents personnels. — Blennorrhagie en 1860. Alcoolisme.

En 1864, à l'âge de 28 ans, il eut trois petits chancres sur la nature desquels il est difficile de se prononcer. Le malade aurait été traité à l'hôpital du Midi pendant trois semaines sans prendre de mercure. Ces chancres auraient été diagnostiqués mous. Le malade ne présente pas d'accidents secondaires.

Dix ans plus tard, au début de l'année 1874, il éprouva des accidents dont la nature semble indiquer une inoculation syphilitique antérieure de date récente, bien que l'accident primitif ait passé inaperçu. Il eut en effet des croûtes sur le cuir chevelu, perdit ses cheveux et présenta des ulcérations anales pour lesquelles il alla à l'hôpital Saint-Louis ; on lui prescrivit une pommade mercurielle et des pilules. Ces accidents durèrent trois à quatre mois.

Maladie actuelle. Commémoratifs. — Un mois plus tard, le malade ressentit dans les reins des douleurs accompagnées de frissons qui l'obligèrent à prendre le lit pendant une huitaine de jours ; c'étaient des douleurs aiguës que le malade compare à des piqûres profondes. Après quelques semaines de repos, le malade reprit son travail, mais les jambes étaient pesantes, et la fatigue les envahissait rapidement. Ces symptômes s'amendèrent peu à peu, mais, pendant le reste de l'année 1884 et au commencement de l'année 1875, il ressentait de temps à autre une douleur lombaire sourde et de la faiblesse des jambes.

Au mois de mai 1875 (39 ans), il fut tout d'un coup dans l'impossibilité d'uriner malgré une envie pressante, en même temps il se sentait la tête lourde, ses jambes réfusaient de le porter, il chancelait et dut se coucher.

A ce moment, il n'éprouvait aucune sensation remarquable dans les jambes, mais il lui semblait avoir un « corset de fer » autour de la poitrine. Quelques heures plus tard, il était complètement paralysé et dans l'impossibilité de mouvoir ses jambes. Dans les premiers temps, la paraplégie était flasque, et il semble qu'à cette époque les membres inférieurs aient perdu la sensibilité. Il y eut, au début, de la rétention persistante d'urine et l'on dut sonder le malade pendant six mois, matin et soir.

Pendant vingt-deux mois, le malade fut soigné chez lui, et ne put quitter son lit. Il fut traité par l'iodure et le bromure de potassium.

Séjour de deux mois à l'hôpital Lariboisière, puis admission à Bicêtre en mai 1877, deux ans après l'attaque de paraplégie.

A ce moment, le malade pouvait se tenir quelques instants debout sur les jambes, en s'appuyant sur un fauteuil, mais la marche était absolument impossible.

Les jambes étaient raides, les réflexes très exagérés et le sphincter vésical insuffisant.

Vers le mois de décembre 1877, le malade éprouva des douleurs dans la cuisse droite et un sentiment de brûlure dans les jambes. La contracture augmenta et les jambes se placèrent dans la demi-flexion.

État actuel. Janvier 1878. — L'état général est assez satisfaisant, le malade paraît bien musclé, mais il est complètement paraplégique, il est incapable de se tenir debout. Il ne peut faire aucun mouvement de ses jambes, et parvient seulement à remuer les orteils. Les membres inférieurs sont contracturés, la jambe droite dans la demi-flexion, la jambe gauche allongée. La raideur oppose une grande résistance aux mouvements communiqués et s'exagère lorsqu'on essaie de les déterminer.

Sensibilité. — La sensibilité objective dans tous ses modes (tact, douleur, température) est atténuée dans le membre inférieur droit et très émoussée à gauche. Il y a de plus erreur dans la localisation des excitations. Il n'existe pas actuellement de douleurs.

Sphincters. — Incontinence d'urine par regorgement. Avec la sonde, on retire 300 ou 400 gr. d'urine et le malade reste alors deux ou trois heures sans perdre d'urine.

Il n'existe pas d'atrophie des muscles des membres inférieurs, la contractilité faradique est conservée, la sensibilité électrique plus marquée à droite.

Les membres supérieurs et la tête sont indemnes.

Traitement. — Pointes de feu sur la région rachidienne; 1 gr. d'iodure de potassium et une cuillerée de sirop de Gibert par jour.

En février, congestion pulmonaire, point de côté, toux, fièvre, râles humides et bronchophonie.

Juin. Plaque érythémateuse très étendue, envahissant la face interne des cuisses, les bourses et la moitié inférieure de l'abdomen. Plaques analogues sur le flanc gauche et sur la face palmaire de l'avant-bras gauche. Cette dernière localisation prouve qu'il s'agit d'un érythème infectieux (urines troubles, ammoniacales) et non d'un trouble trophique, car les bras sont indemnes de phénomènes paralitiques. Janvier 1879. Même état pour les membres inférieurs. Plaque arrondie, large de 10 centim. environ, indurée et de couleur vineuse sur la fesse droite, il s'agit bien ici d'une lésion de décubitus.

L'observation s'arrête là et nous ignorons quelle a été la destinée du malade.

OBSERVATION 138 (inédite). — Communiquée par M. DEJERINE.

RÉSUMÉ CLINIQUE. — *Homme. En mars 1890, à 52 ans, chancre, traitement incomplet. Août 1891, paraplégie développée en deux ou trois jours, incontinence d'urine; aggravation rapidement progressive; séjour au lit, puis amélioration. Mars 1892. Paraplégie spasmodique, sensibilité intacte, troubles des sphincters.*

HISTOIRE CLINIQUE. — M. X..., profession libérale.

Antécédents. — Au mois de mars 1890, M. X..., alors âgé de 52 ans prit un chancre qui, paraît-il, ne fut pas suivi d'accidents secondaires. Il suivit un traitement insuffisant car il ne prit que trente pilules de Ricord en tout.

Maladie actuelle. Commémoratifs. — Depuis cette époque, il n'éprouva aucun symptôme jusqu'en août 1891. A ce moment, sans phénomènes prémonitoires il fut frappé en deux ou trois jours d'une paraplégie avec incontinence d'urine et constipation. Cependant la paralysie des jambes n'était pas complète, car pendant trois semaines le malade put encore marcher, quoique avec beaucoup de difficulté.

Il survint alors une aggravation rapide des symptômes et le malade dut garder le lit pendant plusieurs semaines. Lorsque, au bout de ce laps de temps, il commença à se lever et à marcher, il constata que ses jambes, encore très faibles, étaient aussi très raides. Ces symptômes prédominèrent d'abord dans la jambe gauche, puis s'égalisèrent dans les deux membres.

Le malade qui, depuis le début des accidents spinaux ne s'était soumis à aucun traitement spécifique, vint, au mois de mars 1892, consulter M. Dejerine.

État actuel. — Le sujet a tous les symptômes de la paraplégie spasmodique, la démarche est classique, il traîne les pieds sur le sol et marche en se dandinant.

La contracture latente se développe dans les mouvements voulus et même dans les mouvements passifs, car on éprouve de la résistance dans les mouvements imprimés aux jambes. Incontinence d'urine intermittente.

Réflexes patellaires exaltés, phénomènes du pied.

Force musculaire considérable.

Sensibilité intacte dans tous ses modes.

Intégrité des membres supérieurs, du domaine des nerfs crâniens et des fonctions psychiques.

Traitement : frictions mercurielles, KI. à haute dose.

En août, séjour à Aix, en Savoie. Légère amélioration dans la contracture.

Fonctions génitales complètement abolies.

OBSERVATION 139 (inédite). — Tirée du registre d'observations du service de M. DEJERINE à l'hospice de Bicêtre.

RÉSUMÉ CLINIQUE. — *Homme. A 24 ans, en 1885, chancre et accidents secondaires. Novembre 1887, élancements dans les jambes, faiblesse et raideur, pas de douleurs vives. Marche progressive de l'affection, et en février 1888 aggravation des symptômes : parésie des deux jambes, anesthésie correspondante. État en 1889 : paraplégie spasmodique, sensibilité intacte, troubles des sphincters. 2 avril 1890, encéphalopathie, phénomènes transitoires, aphasie passagère. Dans la suite, localisation aux membres inférieurs, état stationnaire.*

HISTOIRE CLINIQUE. — Dur..., Léon, commissionnaire, entré en décembre 1888 à l'hospice de Bicêtre dans le service de M. Dejerine.

Antécédents. — On ne trouve noté aucune particularité importante dans les antécédents héréditaires ou personnels du malade, si ce n'est le fait suivant :

En 1885, a l'âge de 24 ans, le sujet qui était célibataire fut atteint d'un chancre suivi de roséole et de plaques muqueuses. Il n'est pas dit s'il suivit un traitememt à cette époque.

Maladie actuelle, Commémoratifs. — En 1887, vers le mois de novembre, il ressentit dans les deux jambes des élancements qu'il compare à des secousses électriques mais non douloureuses, partant du bout des pieds et remontant vers les hanches. Ces secousses ont persisté pendant très longtemps, mais ont diminué d'intensité à la suite d'un traitement spécifique. Le sujet n'éprouvait d'ailleurs aucune douleur vive. A cette même époque les jambes étaient plus faibles que de coutume et souvent raides,

Tous ces symptômes se développaient très lentement et n'eurent tout d'abord qu'une très faible intensité. Mais au mois de février 1888, il se produisit une aggravation rapide des accidents. La jambe gauche surtout faiblit rapidement il arriva même plusieurs fois qu'elle se déroba sous le malade et occasionna des chutes. La jambe droite ne tarda pas à se prendre à son tour mais avec moins d'intensité,

A cette époque les symptômes parétiques étaient extrêment accusés et s'accompagnèrent d'une anesthésie qui remontait jusqu'au pli de l'aine ; le malade, qui ne perdit d'ailleurs pas complètement l'usage de ses jambes, ne sentait pas le sol sur lequel reposaient ses pieds.

Au bout de quelque temps les accidents subirent un temps d'arrêt puis le malade soumis à un traitement spécifique vit son état s'améliorer.

État actuel, janvier 1889. — A son entrée à l'hôpital de Bicêtre, le malade dont l'état reste stationnaire depuis quelques mois présente les symptômes suivants.

Motilité. — Démarche spasmodique caractéristique surtout développée pour la jambe gauche. Quand le malade marche, tous les muscles entrent en contracture, la jambe ne se fléchit pas, le talon antérieur de la plante du pied traîne sur le sol. Il n'existe d'ailleurs pas d'incoordination motrice ; le malade ne lance pas ses jambes de côté. La jambe droite se fléchit plus facilement, les muscles sont bien aussi contracturés mais plus faiblement. Les réflexes rotuliens sont exaltés peut-être un peu davantage du côté gauche. Le phénomène du pied facile à provoquer des deux côtés est aussi plus marqué à gauche. Réflexe plantaire aboli avec conservation de la perception du chatouillement. Pas de signe de Romberg.

Sensibilité. — Pas de retard dans la perception des différentes excitations cutanées. La température, le contact, les excitations douloureuses, sont perçus d'une façon égale et normale des deux côtés.

Dans les premiers mois de son affection, le malade eut une anesthésie complète remontant jusqu'au pli de l'aine des deux côtés ; abolition qui portait sur tous les modes de la sensibilité : il ne sentait pas le parquet sur lequel reposaient ses pieds, on lui traversait complètement la peau sans provoquer de douleur.

Nous trouvons dans l'intensité de ce symptôme la preuve de l'existence d'une période d'acuité à l'origine de la maladie.

Sphincters. — Dans les premiers temps le malade eut de la rétention d'urine puis de l'incontinence. Il souffrait également d'évacuations involontaires des matières fécales. Aujourd'hui, il n'a plus d'incontinence mais est obligé au contraire de faire des efforts pour uriner et pour aller à la selle.

Pas de troubles trophiques ni d'atrophie musculaire. Le malade mis au traitement par l'iodure de potassium pendant quelques semaines quitte au bout de ce temps l'hospice de Bicêtre dans le même état.

Le 21 mars 1890, le malade entre de nouveau dans le service; depuis un mois ses jambes sont, paraît-il, plus faibles, il ne peut quitter son bâton et fait de fréquents faux-pas. Il n'y a d'ailleurs rien de changé dans les autres symptômes.

Le 2 avril 1890, hier au soir, le malade a souffert d'un mal de tête qui a persisté toute la nuit. Au matin, la céphalalgie a augmenté et vers dix heures, le malade est devenu totalement aphasique. Les bras remuaient encore mais étaient pris de tremblement à l'occasion des mouvements voulus.

Au moment où nous voyons le malade dans la matinée, il exprime par des gestes le mal de tête dont il souffre et se montre très affecté de ne pouvoir parler, la langue d'ailleurs se meut librement et n'est pas déviée.

Le malade entend et comprend très bien les questions qu'on lui pose, l'intelligence paraît intacte mais l'aphasie est complète.

Il est incapable de lire et ne peut même reconnaître les lettres. Il est également incapable d'écrire, il saisit de travers la plume qu'on lui présente mais parvient après quelques griffonnages à tracer son nom.

Il éprouve des éblouissements passagers et voit moins distinctement que de coutume. Il existe d'ailleurs de l'inégalité dans les pupilles, la gauche est plus petite que la droite. *Traitement*. — KI, 2 gr., une pilule de protoiodure de mercure,

3 Avril. Même état que la veille, intelligence intacte, vision plus claire.

Le 4. Le malade a recouvré complètement l'usage de la parole, pas de bredouillement. Il lit très bien.

Les jours suivants les phénomènes cérébraux ne se sont pas produits, mais les symptômes sont toujours les mêmes dans les membres inférieurs.

Quelques semaines plus tard le malade quitte le service.

Observation 140 (personnelle). — Recueillie dans le service de M. le professeur Debove, à l'hôpital Andral.

Résumé clinique. — *Homme, janvier 1886, 17 ans et demi, chancre, accidents secondaires, traitement incomplet. Septembre 1890, phénomènes prémonitoires: douleurs de reins, difficulté de la miction; engourdissement, lourdeur des jambes, céphalalgie. Puis paraplégie progressive qui atteint son maximum en trois semaines. Séjour au lit pendant trois mois, amélioration aboutissant à une paraplégie spasmodique persistant à l'état chronique. Mars 1893, paraplégie spasmodique légère avec signe de Romberg, diminution de la sensibilité, douleurs rectales, miction impérieuse.*

Histoire clinique. — Louis Och..., journalier, âgé de 24 ans.

Antécédents héréditaires. — Père mort subitement à 60 ans; mère morte phthisique à 35 ans. Sur cinq enfants, trois sont morts de tuberculose pulmonaire, deux restent: un sujet de 21 ans bien portant et notre malade.

Antécédents personnels. — Le sujet né à terme et élevé au biberon a marché assez tard, il ne se souvient pas d'avoir fait dans son enfance de maladie grave, mais il était chétif et a uriné au lit jusqu'à l'âge de 12 ans. Il alla à l'école jusqu'à l'âge de 15 ans, puis travailla depuis dans les plumes. Au mois de janvier 1889, à l'âge de 17 ans et demi, il prit un chancre de la verge sur la partie droite du frein, à la suite il eut une roséole et des maux de gorge. Dès qu'il se fut aperçu de l'existence de son chancre il alla à l'hôpital Saint-Louis où il ne resta pas.

Le traitement qu'il suivit à cette époque fut le suivant: Pilules de protoiodure, 2 par jour pendant un mois. KI, 2 gr. pendant trois mois.

A la fin de l'année il perdit ses cheveux et éprouva de la céphalée surtout le soir, il reprit alors KI, 2 gr. pendant trois à quatre mois.

Dans la suite rien à signaler, quelques maux de tête sans persistance. En 1888, il entre à Saint-Louis pour une affection cutanée des deux mains (eczéma du métier?)

Maladie actuelle. Commémoratifs. — A la fin de septembre 1890, trois ans et neuf mois après le chancre (21 ans), le malade éprouva des maux de reins et des douleurs en ceinture assez fortes. La douleur rachidienne était surtout marquée la nuit, elle empêchait le malade de dormir et s'accompagnait d'un sentiment de constriction à la ceinture. Huit jours après, le malade éprouvait de la difficulté pour uriner, la miction exigeait de grands efforts.

Huit jours encore plus tard survinrent dans les jambes des fourmillements, des picotements, mais pas de douleurs vives, en même temps le malade sentait ses jambes lourdes elles n'étaient pas raides, mais assez faibles, les mouvements étaient incertains et la marche festonnée, hésitante. En même temps il existait de la céphalalgie surtout le soir.

La difficulté dans la marche, puis la paralysie des mouvements s'accentuèrent rapidement dans les jours suivants, si bien que trois semaines après l'apparition des premières douleurs le malade ne pouvait se tenir debout et qu'on dut le transporter à l'hôpital. Il entra au mois d'octobre 1890, dans le service de M. Rendu à l'hôpital Necker. Il fut soigné par les frictions mercurielles, le KI, jusqu'à 8 grammes par jour. Révulsion locale : ventouses scarifiées, pointes de feu.

Pendant trois mois le malade garda le lit, il pouvait remuer les jambes avec difficulté, se tenait bien assis dans un fauteuil, mais était incapable de marcher.

Les frictions mercurielles furent arrêtées au bout de deux mois à cause de la gingivite. Bains sulfureux.

Après trois mois de séjour au lit, le malade commença à marcher en s'appuyant aux lits, puis avec une canne, il ne perdait pas ses urines comme au début de son affection, mais les envies étaient impérieuses.

Le malade resta cinq mois à l'hôpital ; quand il en sortit, le 15 mars 1891, l'état était considérablement amélioré, si bien qu'il pouvait marcher sans canne. Dans ces conditions, il put reprendre son travail chez lui, mais il était incapable de retourner à l'atelier. Il dut bientôt abandonner complètement son métier et s'occupa à coller des bandes de journaux. Le traitement était continué : KI, 1 gr par jour pendant cinq à six mois.

A partie de cette époque la situation du malade ne s'est modifiée en aucune façon à ce qu'il dit.

Il éprouva cependant quelques accidents passagers qui l'obligèrent plusieurs fois à entrer à l'hôpital.

Il fit successivement les différents stages hospitaliers suivants :

Juillet 1891, entre à l'hôpital Lariboisière chez M. Duguet à cause de la reprise de la céphalalgie et pour quelques troubles de la vue. Traitement : sirop de Gibert, KI, bains sulfureux. Reste trois semaines.

Novembre 1891. Entre à l'hôpital Andral, service de M. Debove, pour de la céphalalgie, des douleurs de reins et des crises de douleurs gastriques. KI et solution de cocaïne pour les douleurs stomacales. Séjour : 1 mois, puis convalescence à l'asile de Vincennes.

Janvier 1892, entre à l'hôpital de la Charité, service de M. Constantin Paul ; céphalalgie, séjour un mois.

Juillet 1892. Séjour de deux mois à l'hôpital Cochin, dans le service de M. Gouraud pour des douleurs de reins. Traitement : KI, pointes de feu.

Le 1er mars 1893. Le malade entre à l'hôpital Andral.

État actuel. — Malade chétif, peu musclé ; étant assis, les genoux sont rapprochés, il a de la peine à les écarter et à croiser une cuisse sur l'autre. Les mouvements sont gênés par un mélange de parésie et de raideur, mais il n'existe pas de contracture persistante.

Réflexes rotuliens très exagérés et clonus du pied des deux côtés avec prédominance des symptômes du côté droit. La force des membres inférieurs est un peu diminuée.

Le malade peut se tenir debout mais il perd l'équilibre les yeux fermés.

La marche s'accompagne du balancement classique qu'on observe chez les sujets atteints de paraplégie spasmodique, mais la roideur des jambes n'est pas aussi absolue que dans les cas ordinaires. Le sujet a le corps penché en avant, il marche sans le secours de cannes ; les pieds frottent sur le sol à chaque pas, et le talon frappe fortement à chaque pas, surtout à gauche.

Le malade marche beaucoup plus difficilement dans l'obscurité, il perd l'équilibre quand il change brusquement de direction ou lorsqu'il fait demi-tour, il ne peut avancer les yeux fermés car il chancelle immédiatement.

Il n'existe d'ailleurs pas d'incoordination motrice nette, ni de perte du sens musculaire, mais le malade étant couché ne peut maintenir ses jambes élevées sans que celles-ci soient prises immédiatement de tremblement.

Sensibilité. — Le malade n'éprouve aucune douleur au niveau des jambes mais il souffre encore un peu des reins et la pression de la colonne vertébrale est douloureuse entre la neuvième et la onzième vertèbre dorsale. Il se plaint de fréquents maux de tête, surtout le soir.

Sensibilité objective. — Diminution du tact, l'attouchement n'est pas perçu dans la partie inférieure du corps jusqu'à un travers de main au-dessous de l'ombilic en avant et jusqu'à l'extrémité supérieure du pli interfessier en arrière. Il existe une égale diminution de la perception douloureuse et de la perception thermique. Le malade souffre d'envies d'uriner impérieuses, il est en général constipé mais est sujet à des crises de diarrhée accompagnées de coliques et a parfois à ce moment de l'incontinence des matières.

Il éprouve parfois, au niveau du rectum, des élancements brusques et des sensations de brûlure qui rappellent les douleurs fulgurantes. Appétit génital très atténué.

Les membres supérieurs et le domaine des nerfs crâniens sont indemnes. Depuis deux ans, le malade a la vue un peu trouble, son acuité visuelle a diminué, mais ce symptôme relève d'une certaine opacité du cristallin. Les réflexes iriens sont normaux.

On note quelques signes légers de tuberculose aux sommets des poumons et un souffle systolique à la pointe du cœur. Le malade est soumis aux frictions mercurielles et à l'iodure de potassium.

Il quitte l'hôpital à la fin d'avril 1893, dans le même état, il y revient d'ailleurs deux mois après.

État actuel, septembre 1893. — État stationnaire, paraplégie spas-modique légère, réflexes très exagérés, démarche spastique et légè-rement festonnée, signe de Romberg manifeste, mais aucune douleur, réflexes iriens normaux, céphalalgie légère intermittente.

OBSERVATION 141 (personnelle). — Recueillie dans le service de M. le professeur DEBOVE à l'hôpital Andral.

RÉSUMÉ CLINIQUE.—*Homme de 31 ans, mars 1889, chancre, traitement, accidents secondaires. Septembre 1892 période prémonitoire : dou-leurs lombaires troubles des sphincters. 5 octobre, paralysie de la jambe droite, puis paraplégie les jours suivants; rétention d'urine, troubles de la sensibilité objective, douleurs lombaires violentes ; améliora-tion, marche possible au bout de trois mois, puis état stationnaire. État en juin 1893 : paraplégie spasmodique très légère, contracture latente, exagération marquée des réflexes, sensibilité intacte, diffi-culté de la miction. Traitement. Octobre 1893, guérison presque com-plète, léger état spasmodique des membres inférieurs.*

HISTOIRE CLINIQUE. — François P..., employé de commerce, âgé de 37 ans.

Antécédents héréditaires. — Père asthmatique, 62 ans. Mère morte d'une affection utérine. Cinq enfants : quatre bien portants et notre sujet.

Antécédents personnels. — Rien de particulier dans l'enfance. Appelé sous les drapeaux à l'âge de 21 ans, il accomplit la dernière année de son service militaire en Algérie, où il souffre d'une légère atteinte de la fièvre intermittente. A cette même époque, légère poussée de rhumatisme articulaire.

Retour en France en 1882.

En 1883, le malade vient à Paris pour y exercer la profession d'em-ployé de commerce.

En mars 1887, à l'âge de 31 ans, il prend un chancre du filet. Traite-ment immédiat : deux cuillerées de liqueur de Van Swieten pendant quatre mois. Roséole et quelques plaques muqueuses dans la bouche. Depuis cette époque, au printemps et à l'automne de chaque année, le malade prend 3 à 4 gr. d'iodure pendant trois semaines ou un mois. Pas de nouveaux accidents secondaires, pas de céphalalgie marquée.

Maladie actuelle. Commémoratifs. — Vers le 22 septembre 1892 quatre ans et demi après le chancre, le malade commença à éprouver une douleur de reins et des douleurs en ceinture, qui d'abord légères s'accentuèrent peu à peu pour devenir violentes au bout de trois semaines le malade souffrait surtout la nuit et éprouvait de la difficulté pour uriner, la marche était d'ailleurs normale et les jambes solides.

Dans la nuit du 5 au 6 octobre, le malade ressentit comme une « crampe » dans la jambe droite ; le lendemain, il put se lever, mais sa jambe droite était lourde, elle « fauchait », suivant son expression, et le pied correspondant sentait mal le plancher. Trois ou quatre jours après, ce fut le tour de la jambe gauche. Le lendemain de ce nouvel accident, le malade pouvait encore marcher, mais peu à peu la faiblesse s'accentua. Le 10, il éprouvait de grandes difficultés pour uriner,

Le 15, au matin, il ne put se lever, ses jambes étaient presque complètement paralysées. Rétention d'urine, cathétérisme obligatoire pendant vingt jours. Constipation absolue.

Le malade resta couché pendant trois semaines sans pouvoir se mettre debout, puis il resta au lit pendant trois mois en se levant un peu chaque jour tandis que son état s'améliorait.

Dans les premiers temps de sa paraplégie, le malade éprouvait dans les reins des douleurs excessivement vives, il ressentait également des fourmillements et des crampes dans les jambes et dans les pieds. Ses membres inférieurs étaient parfois agités de secousses convulsives ; il existait également au début une diminution manifeste de la sensibilité au tact et à la douleur dans les parties paralysées. Pendant ces trois mois, le malade prit chaque jour de l'iodure de potassium à des doses croissantes de 4, 6, 8, 10 et 12 gr. Il fut soumis à des frictions mercurielles quotidiennes jusqu'à salivation.

Après cette période, le malade pouvait marcher avec une canne ; quelques semaines plus tard, il marchait sans canne mais souffrait encore de douleurs lombaires. A partir de ce moment, l'état des jambes au point de vue moteur est resté sensiblement le même, mais les douleurs de reins ont beaucoup diminué. Le malade continuait d'ailleurs à prendre de l'iodure de potassium.

Le huitième mois après l'attaque de paraplégie, le malade entra dans le service de M. le professeur Debove à l'hôpital Andral (5 juin 1893).

État actuel. — Le malade marche sans appui. Lorsqu'il est au lit, on constate que les mouvements des jambes sont conservés, il n'y a pas d'incoordination motrice, le sens musculaire est intact. La force musculaire des jambes, des reins, des muscles de l'abdomen est normale. Il n'existe pas de contracture mais une simple raideur modérée dans les mouvements volontaires. Réflexes rotuliens exagérés, clonus du pied des deux côtés. Le tremblement des jambes, les secousses convulsives ont disparu. Les phénomènes spasmodiques ont d'ailleurs beaucoup diminué au dire du malade. La sensibilité objective est intacte dans tous ses modes, il existe une légère douleur sourde dans les genoux et un peu d'engourdissement dans les jambes.

Étant assis, le malade peut croiser spontanément une cuisse sur l'autre, mais avec un peu de tremblement à grandes oscillations pour la jambe gauche. Il se lève debout facilement sans le secours de ses bras.

Debout, l'équilibre est bien conservé, il peut porter un homme sur ses épaules. Pas de signe de Romberg, mais le malade ne peut se tenir en équilibre sur une jambe les yeux fermés.

Il talonne un peu en marchant ; les yeux fermés, il marche en zigzag mais ne tombe pas. N'usant d'aucune canne, il fait de fréquents faux pas, mais il n'est jamais tombé. Les pieds frottent modérément sur le sol, cependant la partie antérieure de la semelle est fortement usée.

Les jambes manquent de souplesse, le malade ne peut marcher vite ni courir. Quand il se baisse, ses jambes faiblissent, il ne peut aller à la selle accroupi.

La miction exige un certain effort et est toujours très hésitante. Pas d'incontinence.

Au point de vue génital, le malade est resté absolument impuissant pendant quatre mois au début de son affection ; depuis cette époque, les érections sont revenues peu à peu, elles seraient même parfois gênantes la nuit, mais il n'y a pas eu de coït depuis un an. Constipation modérée.

Il n'y a jamais eu de céphalalgie ni aucun phénomène cérébral, ni avant ni pendant le cours de l'affection spinale. Les membres supérieurs sont indemnes, la face, les yeux, mouvements, réflexes iriens sont intacts. Intelligence et sens parfaits.

Le malade est soumis d'une façon régulière au traitement.

Septembre 1893. Amélioration considérable. Jambes souples à l'état de repos, le malade marche bien sans canne, mais les jambes sont encore un peu raides, il ne peut marcher vite ni courir. Il peut monter sur une chaise d'une seule jambe, mais en descend un peu brusquement. Assis, il croise facilement une cuisse sur l'autre. Les réflexes sont encore manifestement exagérés, pas de clonus du pied. Pas de tremblement.

Sensibilité objective intacte. Le malade éprouve encore dans les mollets une sorte d'engourdissement douloureux continu, mais pas de douleur lombaire.

Debout, pas de signe de Romberg, équilibre possible sur un pied, les yeux fermés. Miction normale, érections fréquentes.

Réflexes iriens et mouvements des yeux normaux.

En somme, guérison presque complète.

———————

INDEX BIBLIOGRAPHIQUE

Adamkiewicz. — Die Blutgefässe des menschlichen Rückenmarkes. *Sitzungsberichte der Kaiserlichen Akademie der Wissenschaften*, Bd. LXXXIV, Abth. III, H. IV, nov. 1881 et Bd. LXXXV, Abth. III, H. I, janv. 1882, Wien.

Alison. — Some cases of syphilitic chorea. *The American Journ. of med. science*, 1877, July.

Allain. — *Monit. des hôpit.*, 1858.

Althaus. — Syph. affect. of the nervous system. *Med. Times*, 10 nov. 1877, p. 511.

Althaus. — (Un cas de syph. cérébro-spinale.) *Centr. f. Nervenheilk.*, 1883, p. 1.

Anderson. — On a case of syphilitic disease of the spinal cord. *Glasgow med. Journ.*, 1888, 4e S., XXIX, 273-276, 1 pl.

Aparicio. — *Tremblement syphilitique*. Thèse, Paris, 1872.

Artigalas. — Sur la syphilis artérielle. *Languedoc médical*, 22 janv. 1892.

Astruc. — *De morbo venere*, 1736, lib. IV, cap. III.

Barety. — *Annales de dermatologie*, 1873-74, t. V, p. 206 et 276.

Barnes. — (Cas d'oblitération de l'aorte chez une primipare.) *Amer. Journ. of med. Soc.*, janv. 1873.

Barth. — Oblitération complète de l'aorte. *Arch. gén. de méd.*, 1835, 2e S., t. III.

Barth. — Myélopathie ascendante aiguë, syph. 5 ans auparavant. *France médicale*, 17 avril 1884.

Baudouin. — *Contribution à l'étude des syphilis graves précoces*. Thèse, Paris, 1889.

Baumgarten. — (Syphilis artérielle et nerveuse, etc.) *Arch. d. Heilk.* 1875, Bd. XII. — *Virchow's Arch.*, Bd. LXXIII, S. 90. — Bd. LXXVI, S. 268. — Bd. LXXXVI, S. 179.

Bayer. — Heilung einer acut. ascend. spinal Paralyse unter antisyph. Behandl. *Arch. der Heilkunde*, 1869, Bd. IX, S. 105.

Bechtereff. — Affections du cône terminal de la moelle et de la queue de cheval, etc. *Wracht*, St-Peters., 1890, XI, 831-884. (Analyse in *Neurol. Centralbl.*, 1891, p. 153.)

Bedel. — *De la Syphilis cérébrale*. Thèse, Strasbourg, 1851.

Berger. — (Un cas d'hémiparaplégie spinale avec anesthésie croisée syph.) *Berlin. Klin., Wochenschr.*, 1876, p. 234.

Bernhardt. — *Berlin. Klin. Wochenschr.*, 1888.

Bertin. — *Dict. encyclopéd. d. sc. méd.*, 2e S., t. VIII (art. Moelle, Anémie, Ischémie, ramollissement), 1874.

Beevor. — (Tumeurs syphilitiques de la moelle.) *Société clinique de Londres*, séance du 10 nov. 1893.

Bonnet. — *Sepulchretum*, 1669, lib, IV, sect. IX, addimentum.

Boulloche. — Contribution à l'étude des paraplégies d'origine syph. *Ann. de derm.*, oct. 1891.

Bourdon. — Oblitération des artères iliaques. Paraplégies et gangrènes. *Gazette des hôp.*, 1866, p. 147.

Brandis. — *Grundsätze bei Behandlung der Syphilis*. Berlin, 1870.

Breteau. — *Des myélites syph. précoces*. Thèse, Paris, 1889.

Boadbent. — Lettsiomian lectures. Syph. as a cause of disease of the nerv. syst., *Lancet*, 10, 24 janv.; 7, 21 fév. 1874.

Brouardel. — *Gazette des hôp.*, 1874; nos 39, 41, 43.

Brown-Sequard. — (Ligat. de l'aorte.) *Comptes rendus de l'Acad. d. sc.*, 1851; t. XXXII, p. 855.

Brown-Sequard. — *Leçons sur les paralysies des membres inférieurs.* Paris, 1865.

Bruberger. — Ein Fall von meningitis syph., etc. *Virch. Arch.*, 1874; Bd. LX.

Budor. — Paraplégie à forme de tabes dorsal spasmodique. *Ann. de dermat. et syph.*, 1887.

Buttersack. — Zur Lehre von der syphilitischen Erkrankungen des Centralnervensystems. *Arch. f. Psych.*, Bd. XVII, p. 603.

Buzzard. — On paralytic convulsions and other nerv. syst. affections in syphilitic subjects. *Lancet*, 22 fév., 8 mars, 5 av., 26 av., 17 mai 1873; and *Clinical aspects of syphilitic affect.* London, 1874.

Buzzard. — A case of syphilitic paraplegia. Recovery. *Lancet*, 18 Aug. 1877.

Caizergues. — *Myélites syphilitiques.* Thèse, Montpellier, 1878.

Calmeil. — *Dict. en 30 vol.*, 1839; t. XX, p. 33 (art. Malad. de la moelle).

Carter. — A case of syphilitic disease of the nervous system. *Lancet*, 24 July 1875.

De Cérenville. — *Lyon médical*, t. XXIV, p. 357; 1877.

Charcot. — *Leçons sur les maladies du système nerveux*, 1872-73.

Charcot. — Méningomyélite syphilitique et rachialgie nocturne. *Médecine moderne*, 17 juin et 26 juillet 1893.

Charcot et **Gombault.** — Note sur un cas de lésions disséminées des centres nerveux observées chez une femme syphilitique. *Arch. de Phys.*, 1873, t. V, p. 143.

Chevalet. — Paralysie ascendante aiguë guérie par les onctions mercurielles. *Bulletin thérap.*, 1867, t. LXXIII, p. 77.

Cholmeley. — Syph. paralysis with marked local muscular wasting. *Brit. med. Journ.*, febr. 15, 1873.

Cirillo. — *Maladies vénériennes*, 1786.

Clifford Albutt. — Cases of disease of the nervous system. *St-Georg. hosp. rep.*, 1869, t. IV, p. 44.

Cohn. — *Klinik der embolischen Gefässkrankheiten* (p. 407-410). Berlin, 1860. (Analysé in *Schmidt's Jahrbücher*, 1861, n° 112, p. 348.)

Cornil. — *Leçons sur la syphilis.*, p. 354, Paris, 1879.

Cothenet. — *Du diagnostic des paraplégies.* Thèse, Paris, 1858.

Cummins. — Case of paraplegia from arteritis. *Dublin quaterley Journ.*, 1856, t. I, p. 294.

Darier. — (Syphylis des vertèbres.) *Bull. Soc. anat.*, 1893, p. 22.

Darier. — Syphilis médullaire. In *Manuel de médecine* de Debove et Achard, t. III, p. 512.

Davidoglou. — *Syphilis du système nerveux.* Thèse, Paris, 1868.

Dejérine. — Atrophie musculaire et paraplégie dans un cas de syphlilis maligne précoce. *Arch. de physiol.*, 1876, p. 430.

Dejerine. — La myélite aiguë centrale survenant chez les syphilitiques, etc. *Rev. de méd.*, janv. 1884, p. 60.

Dejerine. — Sur les lésions de la moelle épinière dans la paraplégie syphilitique. *Soc. de biol.*, 22 avril 1893.

Dercum. — Note on late improvement of condition in syphilis of the cord. *Univ. m. mag.*, Phila., 1888-89, I, 102-104.

Deval. — *Traité de l'amaurose*, 1851.

Devergie. — *Clinique des maladies syph.*, 1826.

Dieulafoy. — De l'artérite cérébrale syphilitique. *Gaz. hebd. de méd. et de chir.*, 1892, p. 579.

Dinkler. — Tabes dorsalis incipiens mit meningitis spinalis syphilitica. *Deutsche Zeitschr. für Nervenheilk.*, 1893; Bd. III, H. 4 et 5.

Dittrich. — *Prager Vierteljahrschrift*, 1845, t. IV, p. 97.

Dreschfeld. — *The practitioner*, may 1875.

Dreschfeld. — On a case of diffuse (syphilitic ?) sclerosis of the spinal cord, producing symptoms of postero-lateral sclerosis. *Brain*, London, 1887-88, X, 441, 450

Drysdale. — Med. Society of London. *Lancet*, april 1878.

Du Bois-Reymond. — Abänderung des Stenson'schen Versuches für Vorlesungen. *Arch. f. Anat. und Phys.*, 1860, p. 639.

Ehrlich et Brieger. — Ueber die Ausschaltung des Lendenmarkgrau. *Zeitsch. für klin. Med.*, 1884, Bd. VII, S. 155, Supplementheft.

Eisenlohr. — (Poliomyélite antérieure subaiguë, syph.) *Arch. für Psych.*, 1878, Bd. VIII, S. 314.

Eisenlohr. — *Virchow's Arch.*, 1878, Bd. LXXIII, p. 73.

Eisenlohr. — *Neurol. Centralbl.*, 1884, n° 4.

Eisenlohr. — Zur Pathologie der syphilitischen Erkrankung der Hinterstränge des Rückenmarks. *Festschr. z. Eroffn. d. n. allg. Krank. zu Hamb.*, Eppendorf, Hamb., 1889, 128-143, 1 pl.

Engelstedt. — Ueber syph. Affect. des Centralnervensystems (in *Behrends Syphilidologie*). Erlangen, 1858.

Erb. — Ueber syphilitische Spinalparalyse. *Neurol. Centralbl.*, 1892, XI, 161-168.

Erlenmeyer. — *Centralbl. f. Nervenheilk.*, 1888, n° 21.

Ewald. — Ein unter dem klinischen Bilde der Tabes verlaufender Fall von syphilitischer (?) Rückenmarks-Erkrankung. *Berlin. klin. Wochenschr.*, 1893, XXX, 284-288.

Faid. — *Analgésie syphilitique*. Thèse, Paris, 1870.

Faurès. — *Gazette hebdomadaire*, 1855.

Feltz. — *Étude clinique et expérimentale des embolies capillaires*. Paris, 1868.

Finley. — Spinal syphilis, with a report of three cases. *Montreal med. Journ.*, 1890-91, XIX, 664-670.

Fisher. — Antifebrin as an anodyne in spinal syphilis. *Med. News*, Phila., 1887, LI, 107.

Folet. — (Hémiparaplégie et hémianesthésie croisées.) *Bull. thérap.*, 1867, t. LXXXIII, p. 90.

Fournier. — Formes précoces de syphilis nerveuse. *Gazette hebdomadaire*, 1872, n° 45.

Fournier. — *La syphilis du cerveau*, 1879.

Fournier. — De la neurasthénie syphilitique. *Gaz. des hôp.*, 5, 12 sept. 1893.

Fournier. — *Affections para-syphilitiques*. Paris, 1894.

Gajkiewicz. — *Syphilis du système nerveux*. Paris, 1892.

Gallard. — *Union médicale*, 1874 ; 706.

Gerhardt. — Syphilis und Rückenmark. *Berlin. klin. Wochenschr.*, 11 déc. 1893 n° 50, p. 1209.

Gilbert et Lion. — De la syphilis médullaire précoce. *Arch. de méd.*, 1889.

Gilbert. — Sur un cas de syph. médull. précoce. *Bull. et mém. Soc. méd. des hôp. de Paris*, 1890, S. 3, VII, 644-654.

Gilbert et Lion. — Sur la pluralité des lésions de la syphilis médullaire. *Soc. Biol.*, 22 avril 1893.

Gilde Meester et Hoyack. — (Lésions artérielles dans la syphilis.) *Nederl. Weekblad*, janv. 1854, p. 23.

Gilkens. — A case of syph. of nervous system. *Philadelphia med. and surgic. report*, 1871.

Gilles de la Tourette et Hudelo. — Deux obs. pour servir au diagn. des parapl. syph. *Nouv. iconogr. de la Salpêtrière*, 1893, n° 1.

Gjör. — *Norsk magazin for Lœgevidenskalen.* Christiania, 1857, p. 774 et 813.

Goldflam. — Ueber Rückenmarkssyphilis. *Wien. Klinik*, 1893, 41-96.

Greppo. — *Gaz. méd. de Lyon*, 1849.

Greiff. — Ueber Rückenmarkssyphilis. *Arch. für Psych.*, 1882; Bd. XII, p. 564.

Griesinger. — Ueber luetische Erkrankungen des Gehirns und Rückenmarks. *Arch. der Heilkunde*, 1860, p. 68-81.

Gros et Lancereaux. — *Des affections nerveuses syphilitiques.* Paris, 1861.

Gull. — Paraplegia from obstruction of the abdominal aorta. *Guy's hospital reports*, 1858.

Hallopeau. — *Nouv. dict. de méd. et de chir.* (art. Moelle, Pathol., Anémie, Ischémie), 1876, t. XXII.

Hammond. — *A treatise on the diseases of the nervous system*, 1881.

Hammond. — Syphilis of the spinal cord. *New-York med. Journ.*, 1886, XLIII, 39; disc., 52.

Handford. — Case of unilateral syphilitic affection of the spinal cord. *Prov. med. Journ.*, Leicester, 1889, VIII, 66-68.

Hanot. — Syphil. cérébr. *Revue des sc. méd.*, 1877, t. IX, p. 724.

Hayem. — Note sur deux cas de myélite aiguë centrale diffuse. *Arch. de physiol.*, 1874.

Hérard. — *Gazette hebdomadaire*, 1864, p. 501.

Heubner. — Ueber Hirnerkrankung der Syphilitischen. *Arch. der Heilkunde*, 1870, p. 272.

Heubner. — *Die luetische Erkrankung der Hirnarterien.* Leipzig, 1874.

Homolle. — *Progrès médical*, 1876.

Hood. — Case of partial paraplegia. *Lancet*, 22 janv. 1887, p. 172.

Hoppe. — Zur Kenntniss der syphilitischen Erkrankungen des Rückenmarks und der Brücke. *Berlin. klin. Wochenschr.*, 6 mars 1893.

Houstet. — Paraplégie syphilitique guérie par frictions mercurielles. *Mém. Acad. de chirurgie*, 1810.

Huber. — *Virchow's Archiv.*, Bd. LXXIX, S. 587.

Huistow (von). — *Archiv. für Psych.*, 1863; Bd. IV, p. 65.

Hutchinson. — Syphil. disease of nerv. syst. *Med. and surg. Journ. of med. science*, july 1871.

Israël. — *Deutsche Zeitung f. prak. Med.*, 1878; n°ˢ 35 et 36.

Jaccoud. — *Les paraplégies et l'ataxie du mouvement.* Paris, 1864.

Jackson et Hutchinson. — *Med. Times and Gaz.*, june 22, 1861, p. 648.

Jackson (H.). — Cases of diseases of the nerv. syst. in patients subjects of inherited syphilis. *Lancet*, 10 avril 1860.

Jacobson. — Syph. affect. of the nervous system. Tuars. *Chicago med. Journ. and exam.*, 1878, p. 285.

Jaksch. — Klinische Vorträge über die Lehre von den Syphilis innerer Organe. *Prager med. Wochenschr.*, 1864, n°ˢ 1 à 52.

Jarisch. — *Vierteljahrschrift für Dermat. und Syphilis*, 1881, p. 621.

Jasinski. — *Gazeta leskarska*, 1883, n° 46.

Jasinski. — Ueber syphilitische Erkrankungen der Wirbelsäule. *Arch. für Dermat. und Syph.*, 1891, p. 409.

Joffroy. — Paraplégie syphilitique. *Gazette des hôp.*, 1882, n° 116.

Julliard. — *Etude critique sur les localisations spinales de la syphilis.* Thèse, Lyon, 1879.

Jullien. — *Traité des maladies vénériennes*, 1878, p. 936 et 956.

Jürgens. — Ueber syphilis des Rückenmarks und seiner Häute. *Charite Ann.*, Berlin, 1885, X, 729-749.

Kadyi. — *Ueber die Blutgefässe des menschlichen Rückenmarks.* Lemberg, 1889.

Kahler. — Die multiple syphilitische Wurzelneuritis. *Zeitsch. für Heilk.*, 1887, VIII.

Kahler. — *Prager Vierteljahrschr.*, 1887, Bd. VIII.

Kalenderu. — Mielite sifilitica precoce. *Clinica*, Bucuresci, 1890, I, 253, 265.

Kalmeier. — (Gomme de la capsule surrénale et de la moelle épinière.) *Bolnitsch. gaz. Botkina*, St-Pétersb., 1890, I, 1059-1063.

Kasimir. — *Contribution à l'étude des myélites syphilitiques.* Thèse, Paris, 1893.

Keyes. — Syphilis of nerv. syst. *New-York med. Journ.*, nov. 1870.

Knapp. — Ueber einen Fall von acuter Myelitis mit beiderseitiger Ophthalmoplegie und Stauungspapille. *Neurol. Centralb.*, 1885, n° 21, p. 493.

Knorre. — Syphilitische Lähmungen. *Deutsche Klinik*, 22 déc. 1849, p. 69.

Köster. — *Sitzungsberichte der niederrheinischen Gesellschaft für Natur und Heilkunde in Bonn*, 15 mars et 20 déc. 1875.

Köster. — *Berlin. klin. Wochenschr.*, 1876, p. 454.

Kovalewski. — (Traitement de la syph. cérébrale.) *Arch. psychiat.*, etc., Charkov, 1891, XVII, n° 2, 1-44.

Kovalewsky. — Zur Lehre der syphilitischen Spinalparalyse von Erb. *Neurol. Centralbl.*, 15 juin 1893.

Kuh. — Ein Fall von Tabes dorsalis mit meningitis cerebrospinalis syphilitica. *Arch. für Psych.*, XXII, 3, p. 699.

Kuh. — Die Paralysis spinalis syphilitica (Erb) und verwandte Krankheitsformen. *Deutsche Zeitschr f. Nervenheilk.*, 1893, Bd. III, p. 259.

Kussmaul et **Tenner.** — Ueber den Ursprung der fallsuchtartigen Zuckungen, etc. *Moleschott's Untersuchungen zur Naturlehre*, 1857, Bd. III, p. 59.

Ladreit de Lacharrière. — *Des paralysies syphilitiques.* Thèse, Paris, 1861.

Lagneau. — *Maladies syphilitiques du système nerveux.* Paris, 1860.

Lalouette. — Tremblement syphilitique. In *Nouvelle méthode de traiter les mal. vénér.*, 1776.

Lamy. — *De la méningo-myélite syphilitique.* Thèse, Paris, 1893.

Lancereaux. — Syphilis viscérale, dégénérescence secondaire. *Gaz. hebd.*, 1864.

Lancereaux. — *Traité de la syphilis*, 1874. — *Traité d'anat. pathol.*, 1889.

Lancereaux. — De l'encéphalite et de la méningite syphilitiques. *Gaz. hebd.*, 1873, n° 32.

Lancereaux. — Lésions syphilitiques des artères. Congrès du Havre.

Lancereaux. — Artérite médullaire syphilitique. *Semaine méd.*, 11 avril 1891.

Lenhossék (von). — Beiträge zur pathol. Anat des Rückenmarks, 1 pl. *Beilage zur Oesterr. Ztschr. f. prakt. Heilk.*, 1859, V, 43, 44.

Lépine. — *Gazette méd. de Paris*, 1874, n° 14.

Leubuscher et **Henoch.** — Analysé in *Gazette hebd.*, 1861.

Leudet. — De la curabilité de l'artérite syph. *Union méd.*, 14 oct. 1884.

Leven. — *Bull. Soc. biol.*, 1863, et *Gaz. méd. de Paris*, 1864.

Levot. — *Des lésions syphilitiques du rachis.* Thèse, Paris, 1881.

Leyden. — Ueber experimentell-erzeugte Rückenmarkssklerose und die Ausgänge der Myelitis. *Charite Annalen*, 1876, Bd. III, p. 250.

Leyden. — (Observ. d'artérite médull. syph.) *Charite Annalen*, 1876, Bd. III, p. 260 (publiée en 1878).

Leyden. — *Maladies de la moelle épinière*. Traduct. franç., 1879.

Leyden. — Ueber einen Fall von syphilitischer Wirbelerkrankung. *Berlin. klin. Wochenschr.*, 1889, n° 21, p. 461.

Ljungreen Arik. — Ueber Syph. des Gehirns und Nervensystems, *Arh. f. Dermat. und Syph.*, 1871.

Lorenzo Hales. — (Gomme de la moelle.) *American Journ. of syphilography*, oct. 1872.

Lucas-Championnière. — (Hémiplégie et paraplégie guéries par le mercure.) *Journ. Luc. Champ.*, 1851.

Lyman. — *The Boston med. and surg. Journal*, 1875.

Mackenzie. — A case of hemiparaplegia spinalis. *The Lancet*, 9 juin 1883.

M'Clure. — Syphilitic paraplegia; rapid cure. *Lancet*, 19 july 1879, p. 106.

Mac Dowell. — (Gomme de la moelle.) *Dublin. quart. Journal*, n° 5, XXXI, 1861, p. 321.

Marie. — De la syphilis médullaire. *Sem. méd.*, 25 janv. 1893.

Mathias. — *Un cas de syphilis tertiaire*. Thèse, Strasbourg, 1865.

Mauriac. — (Paraplégie. Ramollissement de la moelle; région dorsale.) 1872.

Mauriac. — Mémoire sur les affect. syph. précoces des centres nerveux. *Ann. de dermat. et de syph.*, 1874, 1879.

Mauriac. — *Gazette hebd.*, 1876-77. — *Progr. méd.*, 1877.

Mauriac. — Clinique des maladies vénériennes, processus des cérébro-syphiloses. *Écho méd.*, Toulouse, 1889, 2e sér., III, 517-520.

Mayaud. — *Syph. second. et tert. du syst. nerv.* Thèse, Paris, 1873.

Mayer. — Zur Lehre von der anämie des Rückenmarks. *Zeitschr. f. Heilk.*, 1883. Bd. IV, p. 26.

Melchior Robert. — *Traité des mal. vénér.*, 1853.

Minkowski. — Primäre Seitenstrangssklerose nach Lues. *Deutsch. Arch. f. klin. Med.*, 1885-86; Bd. XXXIV, p. 433.

Minor. — Hemiplegie und Paraplegie bei Tabes. *Zeitschr. f. klin. Med.*, 1891, XIX, 586, 1 pl.

Moja. — Mielita transversa lombare sifilitica, guarigione merce le acque del Pollini e le terme di Vinadio. *Giorn. ital. d. mal. ven.*, Milano, 1886, XXI, 30-32.

Moller. — Studier öfver Ryggmärgssyphilis. *Nord. med. Akad.*, Stockholm, 1890, XXII, n° 22, 1, 67, 2 pl.

Moller. — Zur Kenntniss des Rückenmarkssyphilis. *Arch. f. Dermat. und Syph.*, Wien., 1891, XXIII, 207-252, 2 pl.

Mollière. — *Ann. de dermat. et de syph.*, 1870, t. II, p. 311.

Moore. — *The Dublin quart Journal of med. science*, may 1866.

Moxon. — On syph. diseases of spinal cord. *Dublin quart. Journ.*, 1870, t. LI, p. 449, *Guy's hospit. rep.*, 3e sér., vol. XVI, p. 217-240, 1871.

Muchin. — Paralysis spinalis syphilitica (Erb). *Centralbl. f. Nervenheilk. und Psych.*, mai 1892.

Murchison. — (Oblitération de l'aorte à la suite du typhus.) *Transact of the pathol. society of London*, 1863.

Naunyn. — Mittheilungen aus der Königsberger med. Klinik (cité par SIEMERLING. *Arch.f. Psych.*, XXII, p. 270).

Neumann. — Rückenmarkserkrankung bei Lues. *Aerztl. Ber. d. k. k. allg. Krankenh. zu Wien*, 1886-1888, XXXIX, 97-111.

Ollivier d'Angers. — *Maladies de la moelle épinière.* Paris, 1837, 3e édit.

Oppenheim. — Ueber einen Fall von syph. Erkrank. des Centr. nerv. syst., welche vörubregehend das klinische Bild der Tabes dorsalis vortäuschte. *Berlin. klin. Wochenschr.*, 1883, n° 53, p. 1061.

Oppenheim. — Zur Kenntniss der syphilitischen Erkrankungen des centralen Nervensystems. *Berlin. klin. Wochenschr.*, 1889, n°s 48-49.

Oppenheim. — Ueber die « syphilitische Spinalparalyse ». *Berlin. klin. Wochenschr.*, 1893, n° 35.

Ordt (van). — (Des tumeurs gommeuses.) Paralysie des nerfs oculo-moteurs, paraplégie, etc., 1859. (In Caizergues bibliogr.).

Oster. — Case of syphiloma of the cord of the cauda equina ; death from diffuse central myelitis. *J. nerv. and ment. diseases.* N.-Y., 1889, XVI, 449-507.

Oustaniol. — *Tumeurs des méninges rachidiennes.* Thèse, Paris, 1892, p. 23.

Owen-Rees. — Remarks on nerv. diseases syphil. *Guy's hospit. report*, 1872, XVII.

Panum. — Ueber den Tod durch Embolie. *Aus d. Biblioth. f. Laeger.*, VIII, 23 ; mitgeth. von *G. v. d. Busch in Günsb. Ztschr.*, 1856, VII, p. 401.

Panum. — Experimentelle Beiträge zur Lehre von der Embolie. *Virchow's Archiv..* 1862 ; Bd. XXV, p. 303-339 et p. 433-551.

Panum. — *Experimentelle Unters. zur Physiol. und Pathol. der Embolie, Transfusion und Blutmenge.* Berlin, 1864.

Passavant. — Syphilitische Lähmungen. *Virchow's Arch.*, 1862, XXV.

Passerini. — Mielite in seguito a compressione da probabile gomma syphilitica del midollo lombare. *Osservatore.* Torino, 1888, XV, 241, 245.

Le Petit. — *Étude sur la paraplégie syphilitique.* Thèse, Paris, 1878.

Philippson. — Two cases of syphilitic paraplegia. *The Lancet*, mars 1878.

Portal. — *Nature et traitement du rachitis*, 1797.

Porter. — A case of syphilitic paraplegia, with remarks. *Lancet*, 28 juin 1884.

Prost. — *La médecine éclairée par l'ouverture des corps*, 1804, t. II, p. 59.

Proux. — *Contribution à l'étude de la paraplégie précoce d'origine syphilitique*, Thèse, Bordeaux, 1886-87.

Psilander. — (Oblitération de l'aorte chez un homme de 56 ans.) *Canstatt's Jahresbericht*, 1859, Bd. II, p. 81.

Putzel. — *Syphilis of the central nervous system.*

Rabot. — *Lésions syph. des artères cérébrales.* Thèse, Paris, 1875.

Rauking. — Case of syphilitic poliomyelitis. *St-Barth. hosp. rep.*, London, 1886, XXII, 250-252.

Raymond. — (Atrophie musculaire chez des syphilitiques.) *Bull. de la Soc. méd. des hôpit.*, 9 févr. 1893.

Reade. — Tertiary syphilis. *Dublin quartely Journ.*, XIII-XXXVI, p. 324, 1863.

Reder. — Syphilitische Affect. der centralnervensyst. *Vierteljahrschrift*, 1874.

Reinhold. — Multiple herdförmige and strangförmige Degeneration des Rückenmarks, warscheimlich auf luetischer Basis enstanden. *Centralbl. f. allg. Path. und Anat.*, Iéna, 1891, II, p. 657-664.

Renault. — Sur un cas de myétite syph. lombaire aiguë. *Ann. de dermat. et syph.*, 1890, 3 s., I, 565-571.

Renzi (de). — Sifilide spinale. *Boll. d. clin.*, Napoli, 1884, I, 305-307. — 1885, II, 25-28.

Reynolds. — Syphilitic disease of spinal cord. *Brit. Med. Journ.*, London, 1889, II, 1221.

S.

Ribail. — Observ. pour servir à l'histoire de l'arachnitis et de la lepto-méningite chronique; sclérose médullaire second., *Gaz. méd. de Paris*, 1885, 7 s., II, 25, 37.

Richet. — (Paraplégie avec amaigrissement des membres inférieurs, syph.). In Thèse de Vialle, 1875.

Ricord. — (Paraplégie sans lésion macroscopique), 1842.

Ricord. — *Gazette des hôpitaux*, 1846.

Rinecker. — Festschrifft der 3 Säcularfeier der Alma Jul. Maxim, Leipzig, 1882.

Rinecker. — Ueber syphilitische Rückenmarkserkrankungen. *Berlin. klin. Wochenschr.*, 10 juillet 1882.

Rocchi. — Sifilide spinale. *Giorn. ital. delle mal. vener.*, p. 273, 1873.

Rodet. — *Gaz. méd. de Lyon*, avril 1859.

Roger. — Myélite syphilitique, *Encéphale*, Paris, 1886, VI, 34-36.

Romberg. — (Oblitération de l'aorte.) *Lehrbuch der Nervenkrankheiten*, p. 722-730, 1844.

Rosenthal. — *Traité des maladies du système nerveux*, p. 364, 1877.

Rosenthal. — Zur Charakteristik der Myelitis und Tabes nach Lues. *Wien. med. Presse*, n° 3, 1881.

Ruiz Diaz de Isla. — En casa de Robertis. Sevilla, in-fol., 1559.

Rumpf. — Beiträge zur pathol. Anat. des Centr. nerv.-systems. *Archiv. f. Psych. u. Nervenkr.*, Bd. XVI, H. 2, S. 410, 1885.

Rumpf. — Ueber syphilitische Erkrankungen des Gefässystems. *Verhandl. d. Congr. f. innere Med.*, Wiesb., 1886, V, 201-210.

Rumpf. — *Die syphilitischen Erkrankungen des Nervensystems.* Wiesbaden, 1887 (J.-F. Bergmann, 620 p., 2 pl., 8°).

Russel. — *Med. Times and Gaz.*, 8 févr. 1852; 17 oct. 1864; 25 févr. 1871; 25 nov. 1874.

Sachs. — Multiple cerebro spinal syphilis. *The New-York med. Journ.*, 19 sept. 1891.

Sandras. — *Gazette des hôpitaux*, 7 juillet 1852.

Savard. — *Etude sur les myélites syphilitiques.* Thèse, Paris, 1882.

Schiffer. — Ueber die Bedeutung der Stenson'schen Versuches. *Centralbl. f. d. Med. Wissenschaften*, 1869, n°s 37, 38.

Schlesinger. — (Oblitération de l'aorte.) *Casper's Wochenschr.*, 1836.

Schmauss. — Fall son primärer syphilitischer Arteritis im Rückenmark. *Sitzungsb. d. Gesellsch. f. Morph. u. Physiol. in München*, 1888, IV, 115.

Schmauss. — Zur Kenntniss der Rückenmarkssyphilis. *Deutsches Arch. f. klin. Med.*, Leipzig, 1888-89, XLIV, 244-264, 2 pl.

Schultze. — Ueber die Beziehungen der Myelitis zur Syphilis. *Wanderversammlung der Südwestdeutschen Neurologen und Irrenärzte*, 1877; und *Arch. f. Psych.*, 1878, Bd. VIII, S. 222.

Schultze. — (Cas de poliomyélite syph.) *Berlin. klin. Wochenschr.*, 1883, n° 39.

Schuster. — Ein Fall von multipler Sklerose, etc. *Deutsche med. Wochenschr.*, 1885, n° 51.

Schützenberger. — *Gazette méd. de Strasbourg*, 1850.

Seguin. — Paraplegia occuring in syphilitic subjects. *Arch. dermat.*, Phila., 1879.

Sénéchal. — *Troubles urinaires prémonitoires des myélites syphilitiques.* Thèse, Lille, 1890.

Siemerling. — Zur Lehre von der congenitalen Hirn und Rückenmarkssyphilis. *Arch. f. Psych. u. Nervenkr.*, 1889, Bd. XX, H. 1, p. 102.

Siemerling. — Klinisches und Anatomisches zur Rückenmarks syphilis. *München. med. Wochenschr.*, 1889, XXVIX, 931.

Siemerling. – Zur Syphilis der Centralnervensystems. *Arch. f. Psych.*, 1891, Bd. XXII, H. 1, 2, S. 191, u. S. 257.

Sonrel. — *Des paralysies syphilitiques du mouvement.* Thèse, Strasbourg, 1862.

Sottas. — Sur la nature des lésions médullaires dans la paraplégie syphilitique. *Soc. de biol.*, 15 avril 1893.

Souques. — *Etude des syndromes hystériques « simulateurs » des maladies organiques de la moelle épinière.* Thèse, Paris, 1891.

Spronck. — Contribution à l'étude expérimentale des lésions de la moelle épinière déterminées par l'anémie passagère de cet organe. *Arch. de physiol.*, Paris, janv. 1888.

Stannius. — Untersuchungen über Leistungsfähigkeit der Muskeln und Todtenstarre. *Vierordt's Archiv. f. physiol. Heilkunde*, Jahrg. XI, p. 1-28, 1853.

Stenon. — *Elementorum myologiæ specimen.* Florentiæ, 1667, p. 87.

Strümpell. — Beiträge zur Pathol. des Rückenmarks. *Arch. f. Psych.*, 1880, p. 677.

Surmont. — Syphilis médullaire précoce. *Bulletin médical du Nord*, 1892, n° 15.

Taylor. – Contribution of the study of syph. of nerv. syst. *Boston med. and surg. Journ.*, déc. 1871.

Taylor. — Syphilitic meningitis and gumma of the spinal pia mater, with tubular cavity in the spinal cord (syringomyelus). *Transact of the Pathol. Soc. of London*, 1884, t. XXXV, p. 36.

Thérèse. — *Etude anat. pathol. et expér. des artérites second. aux mal. inf.* Thèse, Paris, 1893.

Thibierge. — Les lésions artérielles de la syphilis. *Gazette des hôpitaux*, 26 janvier 1889.

Thierry de Héry. — *La méthode curatoire de la maladie vénérienne*, 1634.

Thomas. — A case of cerebro spinal syphilis, with an unusual lesion in the spinal cord. *Johns Hopkins hosp. rep.*, Balt., 1890-91, II, 369-392.

Thompson. — Sudden paraplegia from syphilitic disease. *The brit. med. Journ.*, 14 juin 1890, p. 1371.

Tietzen. — *Die acute Erweichung des Rückenmarks (sog. spont. Myel. acut. transvers.).* Inaug. Dissert., Marburg, 1886.

Towsend. — *Philadelphia med. and surg. reports*, 14 déc. 1872.

Tuckwell. — Some remarks on maniacal chorea and its probable connexion with embolism, illustrated by a case. *Brit. and foreign med. review*, oct. 1867.

Tuckwell. — (Paralysie probabl. syphilitique affectant la forme ascendante ; guérison par KI à haute dose.) *Lancet*, 14 janv. 1882.

Turner. — Syphilitic pachymeningitis of cervial enlargement of cord following injury; recovery. *Lancet*, 1889, I, 984.

Tutschek. — Ein fall von vollständiger Verstopfung der Aorta abdominalis, etc., Vortrag gehalten in der Sitzung der aertzl. Vereins in München vom 9 April 1873. *Aerzt. Intelligenzblatt.*

Ulrich de Hutten. — *De morbo gallico*, p. 1519.

Vialle. — *Paraplégies syphilitiques.* Thèse, Paris, 1875.

Vidal de Cassis. — *Maladies vénériennes*, 1853.

Vinache. — *Contribution à l'étude des paraplégies syphilitiques.* Thèse, Paris, 1880.

Virchow. — Ueber die Natur der constitutionnelsyphilitischen Affectionen. *Virchow's Archiv.*, Bd. XV, p. 217. — *La syphilis constitutionnelle.* (Traduction Picard.) Paris, 1860.

Vulpian. — Sur la durée de la persistance des propriétés des muscles, des nerfs et de la moelle épinière après l'interruption du cours du sang dans ces organes. *Gaz. hebd.*, 1861.

Vulpian. — *Maladies du système nerveux*, 1879.

Wagner. — Das Syphilom des Rückenmarks. *Arch. der Heilk.*, 1863, p. 173.

Walker. — A case of syphilitic paraplegia. *Lancet*, 1889, 8 juin, p. 1135.

Weidner. — Ueber spinale Lähmungen nach Syph., nach *Canstatt's Jahrber.*, 1869, et inaug. Dissert., Iéna, 1869.

Weil. — (Histoire complète des expériences de Sténon.) Inaug. Dissert., Strasbourg, 1873.

Weigert. — Zur pathologischen Histologie der Neurogliafasergerüsts. *Centralbl. f. allgem. Path. und path. Anat.*, 1890, t. I, p. 729.

Westphal. — *Charite Annalen*, 1876, p. 420.

Westphal. — Ueber die Beziehungen der Lues zur Tabes dorsalis, etc., *Arch. Psych.*. 1881, Bd. XI, p. 230.

Wilks. — On the syphilitic affect. of intern. organs., *Guy's hosp. reports*, 1863, 3e série, IX, p. 1.

Williamson. — The changes in the spinal cord in a case of syphilitic paraplegia. *Medical chronicle*, London, juill. 1891.

Wilson. — *Transact. of a Society for the improvement of med. and chirurg. knowledge*, London, vol. III, p. 115-121.

Winge. — Disease of the spinal cord. *Dublin med. pres.*, 1863, 2e série, vol. IX, p. 659.

Waldemar-Steenberg. — Kjöbenhaven, 1860 (analysé in *Medico-chirurg. Review*, 1861).

Wunderlich. — Ueber syph. Affect. der Gehirns und Rückenmarks. In *Sammlung klin. Vorträge*, 1874-1875, n° 93, 3e fasc., 4e série.

Yespersen. — Copenhague, 1874 (123 cas de syph. nerv.).

Yvaren. — Des métamorphoses de la syphilis. *Gaz. méd. de Lyon*, 1854.

Zambaco. — *Des affections nerveuses syphilitiques*, Paris, 1862.

Zenner. — Syphilis of the spinal cord. *Cincinn. Lancet clinic*, 1891, XXVI, 619-623.

Ziemssen. — Syphilis des Nervensystems (cité par SIEMERLING. *Arch. f. Psych.*, Bd. XXII, p. 270).

TABLE DES MATIÈRES

DEUXIÈME PARTIE

Observations justificatives.

IMPRIMERIE LEMALE ET Cie, HAVRE

EXPLICATIONS DES PLANCHES

PLANCHE 1. — Cas n° I.

FIG. 1. — Partie marginale gauche d'une coupe passant au niveau de la quatrième racine dorsale. — Trois grosses veines et deux petites artères ont leurs parois très épaissies. Les éléments se colorent mal, quelques noyaux seulement ont pris l'hématoxyline. Le contenu des vaisseaux est formé d'une substance granuleuse semée de cellules granuleuses et de globules sanguins déformés. Une veine énorme est remplie par un caillot fibrino-leucocytique. Le stroma conjonctif de la pie-mère est peu épaissi, mais tous les espaces sont remplis par une masse granuleuse, trouble, amorphe, où l'on ne distingue que des éléments dégénérés sans affinité pour les colorants. Dans la substance nerveuse, les tubes sont irréguliers, déformés. Pas d'inflammation du tissu interstitiel, les vaisseaux capillaires seuls sont entourés de noyaux. Les racines nerveuses sont saines. — *Gross.:* ob. 4, oc. 3.

FIG. 2. — Veines accolées à la pie-mère dans la région dorsale supérieure. — Le tissu propre de la méninge est très peu épaissi et nullement infiltré. Les parois veineuses sont composées de fibrilles et de cellules plates dont les noyaux sont pour la plupart réfractaires à l'imprégration par l'hématoxyline. On voit dans l'épaisseur des parois des blocs homogènes qui représentent, soit des cellules géantes dégénérées, soit des îlots de tissu nécrosé. — *Gross.:* ob. 4, oc. 1.

FIG. 3. — Veine isolée accompagnant une racine antérieure (région cervicale). — Épaississement considérable des tuniques par une infiltration de cellules qui résistent à l'action de l'hématoxyline. — *Gross.:* ob. 4, oc. 1.

FIG. 4. — Veine spinale postérieure (région cervico-dorsale). — Le processus d'altération est plus avancé ; la veine complètement oblitérée ne forme plus qu'un cordon plein dont le tissu homogène et trouble se colore mal. On n'y trouve que quelques cellules dégénérées, des granulations pigmentaires et des amas granuleux. Pie-mère normale. — *Gross.:* ob. 4, oc. 1.

FIG. 5. — Une racine nerveuse dans la région cervicale. — Envahissement de la paroi d'une veine volumineuse par l'infiltration. Intégrité du reste de la racine. — *Gross.:* ob. 4, oc. 1.

FIG. 6. — Une racine dans la région dorsale. — Nodules d'infiltration périvasculaire, oblitération des vaisseaux. Les noyaux s'insinuent dans les espaces interfasciculaires. — *Gross.:* ob. 4, oc. 1.

FIG. 7 et 8. — Nodules périvasculaires développés autour de petits vaisseaux dans l'épaisseur de la substance blanche et au voisinage de la pie-mère (région dorsale supérieure). — Un nodule est accompagné d'une cellule géante. Altération des tubes nerveux de la substance blanche : hypertrophie des cylindres-axes, dilatation des gaines. Gonflement, état granuleux et troubles du tissu interstitiel. (Lésions initiales de la nécrose du tissu nerveux.) — *Gross.:* ob. 7, oc. 1.

PLANCHE II. — Cas n° II.

Colorations : carmin, hématoxyline. *Grossissement* : ob. 4, oc 1.

Fig. 1. — Tumeur gommeuse développée dans la paroi d'une grosse veine de la pie-mère, au niveau du bulbe. — La partie centrale de la tumeur est en dégénérescence caséeuse; les couches profondes de la tunique veineuse sont atteintes par le même processus. La lumière du vaisseau est très aplatie, vide de sang et ne contient que quelques détritus granuleux étalés sur la paroi interne. Les couches périphériques de la néoplasie sont constituées par des cellules vivaces qui envahissent la pie-mère (dans la partie droite de la figure).

Fig. 2. — Artères et veines au voisinage du bulbe. — Les artères libres dans la cavité sous-arachnoïdienne offrent les lésions de la péri-endartérite. Une veine libre est complètement oblitérée. La pie-mère est relativement presque normale, elle contient une artère enflammée et une veine très dilatée, gorgée de sang.

Fig. 3. — Coupe au niveau de la septième racine cervicale, sillon médian antérieur. — L'artère spinale antérieure est très épaissie : la tunique adventice est infiltrée, l'endartère très épaissi rétrécit considérablement la lumière centrale. La tunique musculaire est envahie dans une partie de son contour. Les autres branches artérielles présentent des modifications analogues. Une veine montre une infiltration surtout développée dans les couches externes de la paroi. La pie-mère est relativement peu épaissie et l'infiltration est surtout périvasculaire. Nécrose du parenchyme nerveux dans la zone marginale.

Fig. 4. — Même région au niveau de la huitième racine dorsale. — La lumière de l'artère est presque complètement oblitérée par l'épaississement de l'endartère; la tunique musculaire est détruite en un point; l'adventice est scléreuse, infiltrée et confondue avec le tissu de la pie-mère. Même aspect du tissu nerveux. Entre ces deux étages, l'altération de l'artère spinale antérieure augmentait à peu près régulièrement de haut en bas.

PLANCHE III. — Cas n° III.

Fig. 1. — Partie antérieure du cordon postérieur gauche au niveau de la dixième racine dorsale. — Sclérose névroglique totale, sauf en un point où il persiste un petit groupe de tubes nerveux, au voisinage de la substance grise (partie centrale de la figure. En A, canal central dont les cellules épendymaires multipliées forment un amas irrégulier. En B, foyer de corps granuleux. Vaisseaux énormes à parois épaisses et hyalines dont les couches externes sont envahies par une infiltration confluente qui est nettement séparée du tissu de sclérose névroglique environnant. *Color.* : carmin, hématoxyline. *Gross.* : ob. 4, oc. 1.

Fig. 2 et 3. — Origine du sillon médian antérieur au niveau des cinquième et sixième racines dorsales. — Oblitération presque complète de tous les vaisseaux artériels et veineux périphériques. Dans les artères, endartérite extrêmement prononcée, intégrité relative de la tunique moyenne, épaississement et infiltration de la tunique adventice qui se confond avec le tissu fibreux environnant. Oblitération des veines. Dans la figure 2, sur le côté gauche des artères, existe une grosse veine qui est transformée en un cordon plein, hyalin. — Épaississement considérable et infiltration de la pie-mère, particulièrement autour des vaisseaux qui plongent dans la moelle avec les travées conjonctives émanées de la pie-mère. *Color.* : carmin, hématoxyline. *Gross.* : ob. 4, oc. 1.

Fig. 4. — Vaisseaux de la substance blanche dans une coupe transversale de la moelle au niveau de la région dorsale. — Oblitération du tronc principal qui forme un cordon hyalin semé de quelques noyaux fusiformes et contenant des débris de membrane élastique. Épaississement et infiltration de la tunique adventice. Développement compensateur des vasa-vasorum. *Color.* : picro-carmin. *Gross.* : ob. 7, oc. 1.

PLANCHE IV

FIG. 1. — Vaisseau volumineux de la substance blanche dans une coupe longitudinale de la moelle à la région dorsale (cas n° III). — Au centre, se trouve un bloc de tissu hyalin qui peut être considéré soit comme un caillot organisé ayant subi la dégénérescence hyaline, soit comme le résultat de l'épaississement de la membrane interne. La tunique musculaire est indiquée par quelques noyaux musculaires disposés concentriquement. Le reste de la paroi est très épaissi et infiltré. Dilatation des vasa-vasorum. La périphérie du vaisseau est nettement séparée du tissu de sclérose névroglique dont on voit les fibrilles longitudinales ondulées. Nombreux corps granuleux éclaircis par les essences et le baume. *Color.* : carmin, hématoxyline. *Gross.* : ob. 7, oc. 1.

FIG. 2. — Vaisseau de la substance blanche (cas n° III). — Oblitérateur du tronc vasculaire, développement compensateur de capillaires dans un nodule d'infiltration de la couche externe. *Color.* : picro-carmin. *Gross.* : ob. 7, oc. 1.

FIG. 3. — Vaisseau de la partie profonde du cordon latéral dégénéré (cas n° IV). — Ce vaisseau présente des dimensions énormes. La couche externe est fibreuse (lésion ancienne) et contient trois vaisseaux capillaires ; le reste de la paroi est constitué par un tissu hyalin contenant quelques noyaux fusiformes et des fibrilles (élastiques ?) ondulées. La lumière très petite, mais encore perméable, est entourée par une zone hyaline. Dans l'épaisseur de la paroi, on voit de plus un bloc de substance trouble, plus colorée et nettement circonscrite, dont la nature reste indécise. *Color.* : carmin, hématoxyline. *Gross.* : ob. 7, oc. 1.

FIG. 4. — Partie postéro-latérale du cordon latéral droit au niveau de la quatrième racine dorsale (cas n° IV). — Sclérose dense contenant des vaisseaux très nombreux et très volumineux, à parois hyalines, et souvent complètement oblitérés, et quelques rares tubes nerveux.
La pie-mère est scléreuse mais peu épaisse et sans adhérence marquée avec le tissu scléreux de la moelle. *Color.* : picro-carmin. *Gross.* : ob. 4, oc. 3.

FIG. 5. — Une portion du cordon latéral sclérosé du cas n° VII. — Sclérose névroglique très dense au milieu de laquelle se trouvent quelques tubes nerveux intacts. Vaisseaux hyalins très épaissis formant des cordons creusés d'un ou plusieurs capillaires. La partie centrale du cordon est hyaline et parfois séparée de la couche externe fibrillaire par une zone claire (membrane élastique ?) *Color.* : carmin. *Gross.* : ob. 7, oc. 1.